王佃亮　黄晓颖 ∥ 主编

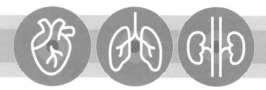

内科医师
诊疗与处方

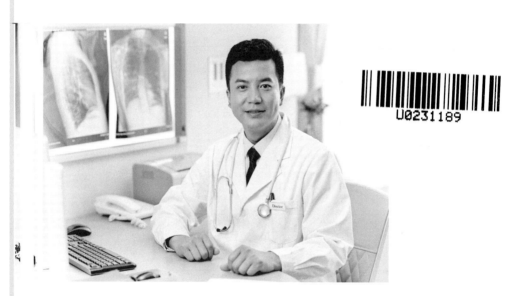

 化学工业出版社

·北京·

内容简介

本书精编了呼吸内科、心血管内科、消化内科、肾内科、血液内科、内分泌风湿免疫科、神经内科等科室的临床经验处方，概括介绍了所治疗疾病的诊断要点、鉴别诊断、治疗原则、一般治疗和药物处方，附录包括"合理用药与注意事项"和"常用实验室检查正常参考值"。撰写处方的作者均是来自临床一线的专家和学者，他们长期从事临床诊疗工作，具有丰富的处方经验。作者们在编写时查阅了大量文献，融合了自己丰富的临床实践经验和科研成果。全书内容全面、专业、简洁，可操作性强，是广大医务工作者、科研人员、患者和医学爱好者的实用参考工具书。

图书在版编目（CIP）数据

内科医师诊疗与处方/王佃亮，黄晓颖主编. —北京：化学工业出版社，2023.5
ISBN 978-7-122-42973-5

Ⅰ.①内… Ⅱ.①王…②黄… Ⅲ.①内科-疾病-诊疗②内科-疾病-处方 Ⅳ.①R5

中国国家版本馆 CIP 数据核字（2023）第 028200 号

责任编辑：戴小玲 李少华　　　　　　　文字编辑：张晓锦 陈小滔
责任校对：赵懿桐　　　　　　　　　　　装帧设计：张 辉

出版发行：化学工业出版社（北京市东城区青年湖南街 13 号 邮政编码 100011）
印　　刷：三河市航远印刷有限公司
装　　订：三河市宇新装订厂
710mm×1000mm 1/16 印张 25½ 字数 488 千字 2023 年 6 月北京第 1 版第 1 次印刷

购书咨询：010-64518888　　　　　　　售后服务：010-64518899
网　　址：http://www.cip.com.cn
凡购买本书，如有缺损质量问题，本社销售中心负责调换。

定　　价：88.00 元

本书编写人员名单

主　编：王伽亮　黄晓颖

副主编：张国新　涂晓文　武涧松　张伟京　陈卫丰

编　者（排名不分先后）：

王伽亮　中国人民解放军火箭军特色医学中心

涂晓文　中国人民解放军火箭军特色医学中心

武涧松　中国人民解放军火箭军特色医学中心

杨　蕾　中国人民解放军火箭军特色医学中心

周　莉　中国人民解放军火箭军特色医学中心

董书魁　中国人民解放军火箭军特色医学中心

于　楠　中国人民解放军火箭军特色医学中心

刘　娟　中国人民解放军火箭军特色医学中心

王佳楠　中国人民解放军火箭军特色医学中心

孙万军　中国人民解放军火箭军特色医学中心

崔美颖　中国人民解放军火箭军特色医学中心

冯巧婵　中国人民解放军火箭军特色医学中心

吕林利　中国人民解放军火箭军特色医学中心

张　丹　中国人民解放军火箭军特色医学中心

黄晓颖　温州医科大学附属第一医院

张国新　江苏省人民医院

康红军　中国人民解放军总医院

高　巍　中国人民解放军总医院

朱耀文　中国人民解放军总医院

胡　贵　中国人民解放军总医院

朱晗玉　中国人民解放军总医院

达　永　中国人民解放军总医院

张伟京　中国人民解放军总医院

刘　静　中国人民解放军总医院

鲁　云　中国人民解放军总医院

段连宁　中国人民解放军空军特色医学中心

潘兴华　中国人民解放军联勤保障部队第 920 医院

黄春萍　广州市番禺中心医院

苏　珍　广州市番禺中心医院
李　娟　广州市番禺中心医院
郑鸿雁　广州市番禺中心医院
李健豪　广州市番禺中心医院
黄惠敏　广州市番禺中心医院
张在勇　广州市番禺中心医院
曲　红　广州市番禺中心医院
刘筱姝　广州市番禺中心医院
陶　媛　广州市番禺中心医院
闫　磊　河南省人民医院
徐丹丹　河南省人民医院
耿文佳　广东省中医院
邵　清　江阴市人民医院
陈卫丰　江阴市人民医院
黄雌友　无锡市第二人民医院
郑雪萍　厦门大学附属妇女儿童医院

前　言

　　《内科医师诊疗与处方》是以中国人民解放军火箭军特色医学中心、中国人民解放军总医院、中国人民解放军空军特色医学中心、中国人民解放军联勤保障部队第 920 医院、江苏省人民医院、广州市番禺中心医院、温州医科大学附属第一医院、河南省人民医院、广东省中医院、江阴市人民医院、无锡市第二人民医院等大型三级甲等医院具有丰富临床工作经验的教授、专家为主撰写的。在编写过程中，多次组织临床专家对写作大纲、方案进行修订完善。初稿完成后，又组织相关领域专家对不同临床学科的处方进行了审校。

　　与同类图书相比，本书具有几个显著特点：一是专家阵容强大，临床知识经验丰富；二是内容全面，信息量大，实用性强；三是章节编排尽可能照顾就医习惯，便于读者查阅；四是各病种的撰写层次清晰，简明扼要；五是书后附有"合理用药与注意事项""常用实验室检查正常参考值"，便于弄懂临床检验报告和科学合理用药。

　　需要注意的是，药物特性需要与患者个体化统一，做到因人、因地、因时具体用药。临床上有许多因素可影响药物选择和作用，譬如患者年龄、性别、个体差异与特异体质和机体所处不同生理、病理状态等，因而本书处方仅供广大医务工作者、科研人员、患者及医学爱好者参考，不同患者具体用药应在临床医师指导下进行。

　　在本书策划、编写过程中，各位作者、编辑付出了艰辛的劳动，在此表示由衷的感谢。由于时间仓促及水平所限，书中疏漏之处在所难免，诚盼不吝指正。

主编　王佃亮

2023 年 1 月 28 日于北京

目　录

肺脓肿

肺脓肿（pulmonary abscess）是多种病因所引起的肺组织化脓性病变。早期为化脓性炎症，继而坏死形成脓肿。多发生于壮年，男性多于女性。根据发病原因有经气管感染、血源性感染和多发脓肿及肺癌等堵塞所致的感染。肺脓肿也可以根据相关的病原进行归类，如葡萄球菌性、厌氧菌性或曲霉菌性肺脓肿。自抗生素广泛应用以来，肺脓肿的发生率已大为减少。

一、诊断要点

（1）既往口腔手术、昏迷、呕吐、异物吸入、急性发作的畏寒、高热、咳嗽和咳大量脓臭痰等病史。

（2）白细胞总数和中性粒细胞显著增高。

（3）胸部 X 线示两肺多发性小脓肿，肺野大片浓密炎性阴影中有脓腔及液平面。

（4）血、痰培养，分离细菌。

（5）有皮肤创伤感染、疖、痈等化脓性病灶，发热不退并有咳嗽、咳痰等症状，可诊断为血源性肺脓肿。

二、鉴别诊断

因肺部疾病多有咳嗽、咳痰、发热症状，肺部体征亦较明显。需与细菌性肺炎、肺结核、肺癌、肺囊肿继发感染等相鉴别。细菌性肺炎发热多为稽留热，咳痰较多但无脓臭味，影像学无空洞形成，使用抗生素多有效，病程较短。肺结核病程较长，多有咳嗽、咳痰、盗汗、消瘦等，空洞壁厚，无液气平面，一般痰中结核菌阳性。肺癌，一般有咳嗽、咯血、胸痛，肺实质病灶 CT 检查有毛刺征，病例可确诊。肺囊肿继发感染，有囊肿病史，症状轻，空洞壁薄，治疗效果好。

三、治疗原则

抗菌和引流，早期和彻底治疗是根治肺脓肿的关键。

四、一般治疗

（1）保持脓液引流通畅至关重要。

（2）身体较好者可采用体位引流排痰，每日 2～3 次，每次 10～15min。亦可考虑给予纤维支气管镜（纤支镜）冲洗、吸引。

（3）外科治疗。手术指征：①支气管阻塞疑为支气管肺癌者；②慢性肺脓肿经内科治疗 3 个月，脓肿不缩小，感染不能控制者；③并发支气管扩张或支气管胸膜瘘或反复感染者；④大咯血经内科治疗无效者。

五、药物处方

在病原菌未明确前，应选用能覆盖上述细菌的抗需氧菌和抗厌氧菌药物。明确病原菌后，根据药物敏感（药敏）试验结果，结合临床情况调整用药。抗菌药物总疗程 8～12 周，或直至临床症状完全消失，胸部 X 线片显示脓腔及炎性病变完全消散，仅残留纤维条索状阴影为止。

处方①：青霉素。青霉素对厌氧菌及革兰染色阳性球菌等需氧菌疗效较好，240 万～1000 万 U/d 肌内注射（肌注）或静脉滴注（静滴）。体温一般在治疗 3～10 日后可下降至正常。

【注意事项】

（1）过敏反应。青霉素过敏反应较常见，包括荨麻疹等各类皮疹、白细胞减少、间质性肾炎、哮喘发作等和血清病型反应；过敏性休克偶见，一旦发生，必须就地抢救，予以保持气道畅通、吸氧及使用肾上腺素、糖皮质激素等治疗措施。

（2）毒性反应。静脉滴注大剂量本品或鞘内给药时，可因脑脊液药物浓度过高导致抽搐、肌肉阵挛、昏迷及严重精神症状等，称为青霉素脑病。

（3）赫氏反应和治疗矛盾。用青霉素治疗梅毒、钩端螺旋体病等疾病时可由于病原体死亡致症状加剧，称为赫氏反应；治疗矛盾也见于梅毒患者，系治疗后梅毒病灶消失过快，而组织修补相对较慢或病灶部位纤维组织收缩，妨碍器官功能所致。

（4）可引起血清谷丙转氨酶或谷草转氨酶升高。

（5）应用大剂量青霉素钠可因摄入大量钠盐而导致心力衰竭。

（6）应用前需详细询问药物过敏史并进行青霉素皮肤试验，皮试液为每 1mL 含 500U 青霉素，皮内注射 0.05～0.1mL，经 20min 后，观察皮试结果，呈阳性反应者禁用。

处方②：林可霉素（洁霉素）。肌内注射：成人每日 0.6～1.2g，小儿每日按体重 10～20mg/kg，分次注射。静脉滴注：一般成人一次 0.6g，每 8h 或 12h 1 次，每 0.6g 溶于 100～200mL 输液中，滴注 1～2h。小儿每日按体重 10～20mg/kg。

【注意事项】

（1）静脉滴注时每 0.6g 溶于不少于 100mL 的溶液中，滴注时间不少于 1h。

（2）婴儿小于 4 周者不用。

（3）有哮喘或其他过敏史者慎用。

处方③：克林霉素。中度感染每日 0.6～1.2g，可分 2～4 次给药；严重感染每日 1.2～2.4g，可分 2～4 次给药。

【注意事项】

（1）少数患者可发生一过性碱性磷酸酶、血清氨基转移酶轻度升高及黄疸。

（2）和青霉素、头孢菌素类抗生素无交叉过敏反应，可用于对青霉素过敏者。

（3）与氨苄西林（氨苄青霉素）、苯妥英钠、巴比妥盐酸盐、氨茶碱、葡萄糖酸钙及硫酸镁可产生配伍禁忌，与红霉素呈拮抗作用，不宜合用。

处方④：甲硝唑，口服，每日 0.6～1.2g，分 3 次服，小儿用药口服每日按体重 20～50mg/kg。

【注意事项】

（1）对青霉素过敏者、不敏感（如脆弱拟杆菌）或耐药者，可选用。

（2）禁止与氨苄青霉素、苯妥英钠、巴比妥类、氨茶碱、葡萄糖酸钙及硫酸镁配伍。

处方⑤：阿米卡星，0.4g，静滴，每日 1 次＋青霉素或第二代/第三代/第四代头孢菌素或酶抑制剂如哌拉西林钠他唑巴坦钠，4.5g，静滴，每 6h 一次；头孢呋辛钠，1.125g，静滴，每 8h 一次；头孢哌酮钠舒巴坦钠，3.0g，静滴，每 8h 一次；头孢吡肟，1.0g，静滴，每 12h 一次。

【注意事项】

（1）肝肾功能不全者注意调整抗生素剂量。

（2）对上述药物过敏者禁用。

（3）应用抗生素前应予痰培养检查或血培养检查，以确定病原菌。

（4）院内获得性感染肺脓肿多为革兰阴性菌或葡萄球菌感染，可联合使用抗生素。

处方⑥：环丙沙星，成人的每日用量（以环丙沙星计）为 0.5～1.5g，分 2 次口服。静脉滴注，每日 0.2～0.6g，分 2 次滴注。

【注意事项】

（1）滴速不宜过快，每次时间约 1h。

（2）口服本品宜空腹服用。

（3）可引起轻度胃肠道刺激或不适，恶心、烧心、食欲缺乏，有轻度神经系统反应，如眩晕、嗜睡、头痛、不安，停药后症状消失。

处方⑦：莫西沙星，0.4g，静滴，每日 1 次。

【注意事项】

（1）滴速不宜过快，每次时间大于 1h。

（2）胃肠道症状多有恶心、腹泻。

处方⑧：氨溴索，30mg，口服，每日 3 次；或者，30mg，静脉推注（静推），每日 3 次。

0.9％NS 10mL＋α-糜蛋白酶 4000U，雾化吸入，每日 2 次或每日 3 次。

【注意事项】

（1）胃肠道疾病者应用祛痰药物应慎重。

（2）气道高反应性者应用高张盐水等药物雾化时应慎重，易引起喘憋发作。

（高巍 康红军）

肺 栓 塞

肺栓塞（pulmonary embolism）是内源性或外源性栓子阻塞肺动脉引起肺循环功能障碍的临床和病理生理综合征，包括肺血栓栓塞症、脂肪栓塞综合征、羊水栓塞、空气栓塞、肿瘤栓塞和细菌栓塞等。

一、诊断要点

如果具有下肢静脉曲张、下肢静脉血栓、长期卧床、近期手术、恶性肿瘤等危险因素的患者突然出现不明原因的呼吸困难、胸痛、咳嗽、咯血、晕厥等临床表现，应怀疑肺栓塞可能。

如果具备以下条件，基本可以明确诊断为肺栓塞。

（1）有深静脉血栓形成或肺栓塞的危险因素。

（2）不明原因的呼吸困难、胸痛、咯血、发绀、大汗、晕厥、心悸、低血压等。

（3）血气分析提示低氧血症，动脉血二氧化碳分压正常或降低。

（4）D-二聚体（D-dimer）：D-dimer＞$500\mu g/L$，对于老年患者这一标准要提高到 $750\mu g/L$ 以上；D-dimer＜$500\mu g/L$ 可以排除急性肺栓塞。

（5）心电图出现下述改变多表现为右心负荷过重。包括不完全性右束支传导阻滞或完全性右束支传导阻滞；$S_I Q_{III} T_{III}$，即在 I 导联出现深 S 波，III 导联出现 Q 波和 T 波倒置；II 导联无 Q 波；QRS 电轴＞90°或不确定；肢体导联低电压；II 导联 T 波倒置或 $V_1 \sim V_4$ 导联 T 波倒置。

（6）核素肺通气灌注显像：肺通气扫描正常，而灌注扫描呈典型肺段分布的灌注缺损，通气灌注不匹配。

（7）超声心动图包括直接征象和间接征象。直接征象为直接看到血栓（超声见到血栓与预后不良有关），间接征象为右心室扩张、右心室壁运动减弱、室间隔运动异常、RV/LV 比值增大（＞0.5），肺动脉扩张和三尖瓣反流流速增快（3～3.5m/s）。

对疑诊病例进一步明确诊断。

以下四项，其中一项阳性即可明确诊断。

（1）螺旋 CT 直接征象　肺动脉内的低密度充盈缺损，或完全充盈缺损，远端血管不显影。

（2）间接征象　肺野楔形密度增高影，条带状的高密度区或盘状肺不张，中心肺动脉扩张及远端血管分布减少或消失等。

（3）放射性核素肺通气与肺血流灌注比值扫描　典型征象是与通气显像不匹配的呈肺段分布的肺灌注缺损。

（4）磁共振显像　可直接显示肺动脉内栓子及低灌注区，对肺段以上肺血栓诊断的敏感度和特异度均高。

肺动脉造影是诊断肺栓塞的"金标准"，其敏感性为 98%，特异性为 95%～98%。肺栓塞的肺动脉造影征象有：①血管腔内充盈缺损；②肺动脉截断现象；③某一肺区域血流减少。间接征象包括造影剂流动缓慢，局部低灌注，肺静脉血流减慢或延迟。但目前不提倡肺栓塞患者常规肺动脉造影。

二、鉴别诊断

应与冠心病、肺炎、胸膜炎、气胸、急性心肌梗死、主动脉夹层动脉瘤等疾病相鉴别。

三、治疗原则

（1）抢救生命，稳定病情，使肺血管再通。

（2）吸氧。

（3）建立静脉通路，抗凝，静脉溶栓治疗。

四、一般治疗

（1）一般处理。卧床 1～2 周，重症监护，对合并下肢深静脉血栓（DVT）的患者应绝对卧床至抗凝治疗达到一定强度［保持国际标准化比值（INR）在 2.0～3.0］方可，保持大便通畅，避免用力。

（2）改善氧合和通气功能，可吸氧或无创面罩通气，必要时气管插管机械通气。

（3）动态监测心电图、动脉血气分析。

（4）确诊后尽量避免其他有创检查手段，以免在抗凝或溶栓治疗过程中出现局部大出血。应用机械通气中应尽量减少正压通气对循环系统的不良影响。

（5）在内科治疗无效、致命肺栓塞、存在溶栓抗凝禁忌的情况下可考虑行肺动脉血栓摘除术；导管碎解和抽吸术，放置下腔静脉滤网，可防止下肢血栓再次掉落而阻塞肺血管。

五、药物处方

处方①：尿激酶，2 万 U/kg，溶于 0.9％氯化钠注射液 100mL 或 5％葡萄糖注射液 100mL 中，2h 内滴完。

【注意事项】

（1）使用时应按需要做优球蛋白溶解时间试验及凝血酶时间和凝血酶原时间测定，在给药期间应做凝血象的监护观察。

（2）用药期间应密切观察患者反应，如脉率、体温、呼吸频率和血压、出血倾向等，至少每 4h 记录一次。如发现过敏症状如皮疹、荨麻疹等应立即停用。

（3）静脉给药时，要求穿刺一次成功，以避免局部出血或血肿。动脉穿刺给药时，给药毕，应在穿刺局部加压至少 30min，并用无菌绷带和敷料加压包扎，以免出血。

（4）在用尿激酶进行溶栓治疗时，应继以肝素抗凝以维持溶栓效果。

（5）6-氨基己酸、对羟基苄胺可对抗本品作用。

（6）本品不得用酸性的输液稀释，以免药效下降。

（7）溶解后易失活，应立即使用，不宜存放。

（8）在溶栓期间应避免做穿刺，要使用保留针头。

处方②：链激酶（SK），25 万 IU 静脉推注，30min；随后 10 万 IU/h 静脉滴注，连续 24h。

【注意事项】

（1）应用前须做出血时间、活化部分凝血活酶时间（APTT）、凝血酶原时间、凝血酶时间、血小板计数、血红蛋白、血细胞比容等项检查，以排除出血素质。凝血酶时间（TT）可以作为治疗监测。

（2）初期诱导剂量，必须在短时间内（15～30min）给予足够的 SK 初量以中和体内 SK 抗体。但初量过大能使体内纤溶酶原库及凝血因子Ⅴ、Ⅷ耗竭而影响溶栓效果。儿童及新生儿有链球菌感染者，体内 SK 抗体含量较高，使用本品前，应先测定抗 SK 值；如果＞100 万 U，不宜使用本品。

（3）量过大引起出血者，可用氨基己酸或氨甲苯酸等抗纤溶药救治止血后，若病情需要，可考虑用半剂量启动，避免再次用冲击量，每 12h 测定 TT。

（4）变态反应　①发热，SK 常引起中等发热，可加服非甾体抗炎药，激素对预防发热反应无效；②过敏反应，由免疫复合物机制参与，少见，激素无预防作用。

（5）在开始溶栓治疗之初，宜将 SK 与低剂量阿司匹林（160mg）合用，待溶栓后，继续使用阿司匹林 1 个月，以降低急性期及 15 个月内病死率，但出血倾向略加重。

处方③：rt-PA，成人用 50～100mg，溶于 0.9％氯化钠注射液 100mL 或

5％葡萄糖注射液 100mL 中，2h 内滴完。同时应用肝素，普通肝素治疗先予2000～5000IU 或按 80IU/kg 静脉注射，继以 18IU/（kg·h）维持。根据 APTT调整肝素剂量，APTT 的目标范围为基线对照值的 1.5～2.5 倍，连用 5～10 日。

【注意事项】

（1）必须有足够的监测手段才能进行溶栓/纤维蛋白溶解治疗。

（2）老年患者颅内出血的危险增加，因此，对老年患者应仔细权衡使用本品的风险及收益。

（3）本品的用量不应超过 100mg，否则颅内出血的发生率可能增高。

（4）临床经验证明应当在治疗过程中进行血压监测且需延长至 24h。如果收缩压超过 180mmHg 或舒张压高于 105mmHg，建议进行静脉内抗高血压治疗。

（5）由于可能导致出血风险增加，在本品溶栓后的 24h 内不得使用血小板聚集抑制剂治疗。

（6）妊娠和哺乳妇女谨慎使用。对于急性的危及生命的疾病，应权衡收益与潜在风险。

处方④：肝素，溶栓结束后，2～4h 测 APTT，当其恢复至正常对照值的 2 倍时，给予抗凝治疗。普通肝素治疗先予 2000～5000IU 或按 80IU/kg 静脉注射，继以 18IU/（kg·h）维持。根据 APTT 调整肝素剂量，APTT 的目标范围为基线对照值的 1.5～2.5 倍，连用 5～10 日。

【注意事项】

（1）本品过量可致自发性出血倾向。肝素过量时可用 1％的硫酸鱼精蛋白溶液缓慢滴注，如此可中和肝素作用。每 1mg 鱼精蛋白可中和 100U 的肝素钠。

（2）肌注或皮下注射刺激性较大，应选用细针头做深部肌内或皮下脂肪组织内注射。

（3）不与香豆素及其衍生物等可能抑制血小板功能药物、肾上腺皮质激素、尿激酶等合用。

（4）肝素与透明质酸酶混合注射，既能减轻肌注痛，又可促进肝素吸收，但肝素可抑制透明质酸酶活性，故两者应临时配伍使用，药物混合后不宜久置。

（5）肝素可与胰岛素受体作用，从而改变胰岛素的结合和作用，已有肝素致低血糖的报道。

处方⑤：低分子肝素钠，根据 APTT 调整剂量。每日 1 次用法：200IU/kg，皮下注射每日 1 次，每日总量不可超过 18000IU。每日两次用法：100IU/kg，皮下注射每日两次，该剂量适用于出血危险较高的患者。

【注意事项】

（1）禁止肌内注射，不适用于儿童。

（2）由于分子量、抗Ⅹa因子活性及剂量不同，不同的低分子量肝素不可互相替代使用。应特别注意并遵守相应产品的使用方法。当有肝素诱导的血小板减少症患者使用时，应密切监测血小板水平。

（3）在任何适应证、使用剂量下注射本品，都应进行血小板计数监测。建议在使用低分子量肝素治疗前进行血小板计数，并在治疗中进行常规计数监测；如果血小板计数显著下降（低于原值的30%～50%），应停用。

（4）使用后可能存在出血，注射部位瘀点瘀斑、轻度血肿和坏死；局部或全身过敏反应；血小板减少症（血小板计数异常降低）；注射部位严重皮疹（少见）；转氨酶升高等不良反应。

（5）在下述情况中应慎用：肝肾功能不全患者，有消化道溃疡史，或有出血倾向的器官损伤史，出血性脑卒中，难以控制的严重动脉高压史，糖尿病性视网膜病变，近期接受神经或眼科手术和蛛网膜下腔/硬膜外麻醉。妊娠初3个月或产后妇女使用本品可能增加出血危险，须慎用；60岁以上老人（特别是女性）对肝素较敏感，使用时需注意出血。

（6）在下述情况忌用：对肝素及低分子量肝素过敏；严重凝血障碍；有肝素及低分子量肝素诱导的血小板减少症史（血小板计数明显下降）；活动性消化道溃疡或有出血倾向的器官损伤；急性感染性心内膜炎（心内膜炎），除心脏瓣膜置换术所致的感染外。此外，对于有严重的肾功能损害、出血性脑卒中、难以控制的动脉高压的患者不推荐使用低分子肝素钠。

（7）为避免药物相互作用增加出血倾向，本品不推荐联合使用以下药物：用于解热镇痛剂量的乙酰水杨酸及其衍生物；非甾体抗炎药（全身用药）；酮咯酸；右旋糖酐-40（肠道外使用）。同时，与以下药品共同使用时应小心使用：口服抗凝剂、溶栓剂、用于抗血小板凝集剂量的乙酰水杨酸（用于治疗不稳定型心绞痛及非Q波心肌梗死）、糖皮质激素（全身用药）。

处方⑥：使用肝素或低分子肝素钠，1～3天后加服华法林3～5mg，每日1次。按照INR、PT的测定结果调整华法林用量，使PT较正常对照延长1.5～2.5倍，口服华法林抗凝治疗3～6个月。并发肺动脉高压和肺心病者，疗程应延长，12个月或终生。

【注意事项】

（1）服用过量易引起出血。

（2）禁忌证同肝素。

（3）孕妇禁用。

（4）华法林可以透过胎盘屏障，引起胎儿的骨骼发育迟缓。

（5）以下情况须慎用：恶病质、衰弱、发热、慢性酒精中毒、活动性肺结核、充血性心力衰竭、重度高血压、亚急性细菌性心内膜炎、月经过多、先兆流产等。

（6）在长期应用最低维持量期间，如需进行手术，可先静注维生素 K_1 150mg，但进行中枢神经系统及眼科手术前，应先停药。

（7）胃肠手术后，应进行大便潜血试验。

处方⑦：对右心功能不全、心排血量下降但血压尚正常的患者，可给予具有一定肺血管扩张作用和正性肌力作用的药物，如多巴胺或多巴酚丁胺；若出现血压下降，可增大剂量或使用其他血管加压药物，如去甲肾上腺素等。血管活性药物在静脉注射负荷量（多巴胺 3～5mg、去甲肾上腺素 1mg）后，持续静脉泵入。

【注意事项】

（1）对于液体负荷疗法需谨慎，因为过多的液体负荷可能会加重右心室扩张进而影响心排血量。

（2）应用血管活性药物时应严密观察，予心电监测，避免出现室性心律失常等异常表现。

（高巍 康红军 黄晓颖）

肺 结 核

结核病（tuberculosis）是由结核分枝杆菌引起的慢性传染病，可侵及许多脏器，以肺部结核感染最为常见。排菌者为其重要的传染源。人体感染结核菌后不一定发病，当抵抗力降低或细胞介导的变态反应增高时，才可能引起临床发病。若能及时诊断，并予合理治疗，大多可获临床痊愈。

一、诊断要点

1. 全身症状

发热，多数为长期低热，可伴有倦怠、乏力、夜间盗汗、食欲减退、体重减轻、妇女月经不调、易激惹、心悸、面颊潮红等。

2. 呼吸道症状

咳嗽、咳痰、咯血、胸痛、呼吸困难。

3. 体征

病灶以渗出性病变为主的肺实变且范围较广或干酪性肺炎时，叩诊浊音，听诊闻及支气管呼吸音和细湿啰音。

继发型肺结核好发于上叶尖后段，故听诊于肩胛间区闻及细湿啰音，有极大提示诊断价值。

空洞性病变位置浅表而引流支气管通畅时有支气管呼吸音或伴湿啰音；巨大空洞可出现带金属调的空瓮音。

慢性纤维空洞型肺结核的体征有患侧胸廓塌陷、气管和纵隔间向患侧移位、叩诊音浊、听诊呼吸音降低或闻及湿啰音，以及肺气肿征象。

支气管结核有局限性哮鸣音，特别是于呼气或咳嗽末。

4. 病原学检查

（1）痰涂片抗酸染色直接镜检有助于诊断。

（2）痰培养具有较高的敏感性和特异性。

（3）结核菌抗原和抗体检测。

5. 影像学检查

（1）胸部 X 线片。

（2）胸部 CT。

6. 结核菌素试验

将结核菌素纯蛋白衍生物（PPD）5U（0.1mL）注入左前臂内侧上中三分之一交界处皮内，使局部形成皮丘。48～96h（一般为72h）观察局部硬结大小，判断标准为：硬结直径<5mm 阴性反应，5～10mm 一般阳性反应，10～19mm 中度阳性反应，≥20mm 或不足 20mm 但有水疱或坏死为强阳性反应。

阳性反应表示感染，3 岁以下婴幼儿按活动性结核病论；成人强阳性反应提示活动性结核病可能，应进一步检查；阴性反应特别是较高浓度试验仍阴性则可排除结核病；菌阴肺结核诊断除典型 X 线征象外，必须辅以结核菌素阳性以佐证。

7. 纤维支气管镜检查

纤维支气管镜与支气管肺泡灌洗液检查，经纤维支气管镜肺活检可辅助明确诊断。

二、鉴别诊断

应与以下疾病相鉴别。

1. 急性血行播散型肺结核

注意与败血症、肺尘埃沉着病、肺泡细胞癌、伤寒、脑膜炎、含铁血黄素沉着症等疾病相鉴别。

2. 原发综合征

注意与胸内结节病、中心型肺癌、淋巴瘤、转移癌等疾病相鉴别。

3. 浸润型肺结核

注意与肺脓肿、肺真菌病、肺癌、肺转移癌、各类肺炎、肺囊肿和其他肺良性病变相鉴别。

三、治疗原则

遵行早期、规律、全程、适量、联合五项原则。

（1）早期用药。早期是渗出性病变，病变区域有良好的血液循环，药物浓度较高，细菌对药物的敏感性较好。

（2）规律用药。目前使用的都是短程治疗，一般开始 2 个月用 4 种药物，以后 4 个月用 2 种药物。

（3）联合用药。治疗结核病需要至少两种以上的药物合用，才能提高治疗效果和避免耐药性的形成。

（4）全程用药。治疗结核病的整个过程中，注意用药的连续性。

（5）适量用药。只有这样才能将毒副反应降到最低又可以起到杀菌的作用的。

四、一般治疗

（1）肺结核的一般症状在合理化疗下很快减轻或消失，无需特殊处理。

（2）咯血是肺结核的常见症状，咯血处置要注意镇静、止血、患侧卧位，预防和抢救因咯血所致的窒息，并防止肺结核播散。具体治疗可见支气管扩张所致咯血。

五、药物处方

处方①：异烟肼，成人 0.3g，口服，1 次／日；儿童每日 10～15mg/kg，每日 1 次顿服。异烟肼对氨基水杨酸盐，成人 0.6g，口服，每周 2～3 次。

【注意事项】

（1）交叉过敏反应：对乙硫异烟胺、吡嗪酰胺、烟酸或其他化学结构有关药物过敏者也可能对本品过敏。

（2）对诊断的干扰：用硫酸铜法进行尿糖测定可呈假阳性反应，但不影响酶法测定的结果；异烟肼可使血清胆红素、谷丙转氨酶及谷草转氨酶的测定值增高。

（3）有精神病、癫痫病史、严重肾功能损害者应慎用。

（4）如疗程中出现视神经炎症状，应立即进行眼部检查，并定期复查。

（5）异烟肼中毒时可用大剂量维生素 B_6 对抗。

处方②：链霉素，成人 0.75g，肌注，每日 1 次；儿童 15～30mg/(kg·d)，每日 1 次。

【注意事项】

（1）交叉过敏，如对一种氨基糖苷类过敏的患者可能对其他氨基糖苷类也过敏。

（2）下列情况应慎用链霉素。

① 失水，可使血药浓度增高，易产生毒性反应。

② 第Ⅷ对脑神经损害，因本品可导致前庭神经和听神经损害。

③ 重症肌无力或帕金森病，因本品可引起神经肌肉阻滞作用，导致骨骼肌

软弱。

④ 肾功能损害，因本品具有肾毒性。

（3）疗程中应注意定期进行下列检查。

① 尿常规和肾功能测定，以防止出现严重肾毒性反应。

② 听力检查或听力图（尤其高频听力）测定，这对老年患者尤为重要。

（4）有条件时应监测血药浓度，并据此调整剂量，尤其对新生儿、年老和肾功能减退患者。每 12h 给药 7.5mg/kg 者应使血药峰浓度维持在 15～30mg/mL，谷浓度 5～10mg/mL；每日 1 次给药 15mg/kg 者应使血药峰浓度维持在 56～64mg/mL，谷浓度＜1mg/mL。

（5）对诊断的干扰：本品可使谷丙转氨酶、谷草转氨酶、血清胆红素浓度及乳酸脱氢酶浓度的测定值增高；血钙、镁、钾、钠浓度的测定值可能降低。

处方③：利福平，0.45g，口服，每日 1 次；儿童 10～20mg/(kg·d)，每日 1 次，饭前 2h 顿服。利福喷丁，0.45g，每日 1 次，饭前或饭后顿服。

【注意事项】

（1）酒精中毒、肝功能损害者以及婴儿、3 个月以上孕妇和哺乳期妇女慎用。

（2）对诊断的干扰：可引起直接抗球蛋白试验（Coombs 试验）阳性；干扰血清叶酸浓度测定和血清维生素 B_{12} 浓度测定结果；可使磺溴酞钠试验滞留出现假阳性；可干扰利用分光光度计或颜色改变而进行的各项尿液分析试验的结果；可使血液尿素氮、血清碱性磷酸酶、血清谷丙转氨酶、血清谷草转氨酶、血清胆红素及血清尿酸浓度测定结果增高。

（3）利福平可致肝功能不全，在原有肝病患者或本品与其他肝毒性药物同服时有伴发黄疸死亡病例的报道，因此原有肝病患者，仅在有明确指征情况下方可慎用，治疗开始前、治疗中严密观察肝功能变化，肝损害一旦出现，立即停药。

（4）高胆红素血症系肝细胞性和胆汁潴留的混合型，轻症患者用药中自行消退，重者需停药观察。血胆红素升高也可能是利福平与胆红素竞争排泄的结果。治疗初期 2～3 个月应严密监测肝功能变化。

（5）单用利福平治疗结核病或其他细菌性感染时病原菌可迅速产生耐药性，因此本品必须与其他药物合用。治疗可能需持续 6 个月至 2 年，甚至数年。

（6）利福平可能引起白细胞和血小板减少，并导致齿龈出血和感染、伤口愈合延迟等，此时应避免拔牙等手术，并注意口腔卫生，刷牙及剔牙均需慎重，直至血象恢复正常，同时用药期间应定期检查外周血象。

（7）利福平应于餐前 1h 或餐后 2h 服用，清晨空腹一次服用吸收最好，因进食影响本品吸收。

（8）肝功能减退的患者常需减少剂量，每日剂量≤8mg/kg。

（9）肾功能减退者不需减量。在肾小球滤过率减低或无尿患者中利福平的血药浓度无显著改变。

（10）服药后尿、唾液、汗液等排泄物均可显橘红色。

处方④：吡嗪酰胺，成人 1.5g/d，儿童 20～30mg/d，每日 1 次顿服，或分 2～3 次服用。

【注意事项】

（1）交叉过敏：对乙硫异烟胺、异烟肼、烟酸或其他化学结构相似的药物过敏患者可能对本品也过敏。

（2）对诊断的干扰：本品可与硝基氰化钠作用产生红棕色，影响尿酮测定结果；可使谷丙转氨酶、谷草转氨酶、血尿酸浓度测定值增高。

（3）糖尿病、痛风或严重肝功能减退者慎用。

（4）应用本品疗程中血尿酸常增高，可引起急性痛风发作，须进行血清尿酸测定。

（5）本品亦可采用间歇给药法，每周用药 2 次，每次 50mg/kg。

处方⑤：乙胺丁醇（EMB、E），成人 0.75g/d，儿童 15～25mg/(kg·d)，每日 1 次，顿服。

【注意事项】

（1）对诊断的干扰：服用本品可使血尿酸浓度测定值增高。

（2）下列情况应慎用：痛风、视神经炎、肾功能减退。

（3）治疗期间应定期检查。检查眼部，视野、视力、红绿鉴别力等，在用药前、疗程中每日检查一次，尤其是疗程长，每日剂量超过 15mg/kg 的患者；应行血清尿酸测定，由于本品可使血清尿酸浓度增高，引起痛风发作，因此在疗程中应定期测定。

（4）如发生胃肠道刺激，乙胺丁醇可与食物同服。一日剂量分次服用可能达不到有效血药浓度，因此本品一日剂量宜一次顿服。

（5）乙胺丁醇单用时细菌可迅速产生耐药性，因此必须与其他抗结核药联合应用。本品用于曾接受抗结核药的患者时，应至少与一种以上药物合用。

（6）鉴于目前尚无切实可行的测定血药浓度方法，剂量应根据患者体重计算。

（7）肝或肾功能减退的患者，本品血药浓度可能增高，半衰期延长。

（8）有肾功能减退的患者应用时需减量。

处方⑥：丙硫异烟胺，成人 0.75g/d，儿童 10～20mg/(kg·d)，每日分 3 次服用。

【注意事项】

（1）交叉过敏：患者对异烟肼、吡嗪酰胺、烟酸或其他化学结构相近的药物过敏者可能对本品过敏。

（2）对诊断的干扰：可使谷丙转氨酶、谷草转氨酶测定值增高。

（3）有下列情况时慎用　糖尿病、严重肝功能减退。

（4）治疗期间须进行以下检验。

① 用药前和疗程中每2～4周测定谷丙转氨酶、谷草转氨酶，但上述试验值增高不一定预示发生临床肝炎，并可能在继续治疗过程中恢复。

② 眼部检查，如治疗过程中出现视力减退或其他视神经炎症状时应立即进行眼部检查，并定期复查。

处方⑦：对氨基水杨酸钠，成人8.0g/d，儿童150～250mg/(kg·d)，每日分3次服用。

【注意事项】

（1）交叉过敏反应：对其他水杨酸类包括水杨酸甲酯（冬青油）或其他含对氨基苯基团（如某些磺胺药或染料）过敏的患者对本品亦可过敏。

（2）对诊断的干扰：使硫酸铜法测定尿糖出现假阳性；使尿液中尿胆原测定呈假阳性反应（氨基水杨酸类与Ehrlich试剂发生反应，产生橘红色混浊或黄色，某些根据上述原理做成的市售试验纸条的结果也可受影响）；使谷丙转氨酶和谷草转氨酶的正常值增高。

（3）下列情况应慎用：充血性心力衰竭、胃溃疡、葡萄糖-6-磷酸脱氢酶（G-6-PD）缺乏症、严重肝功能损害、严重肾功能损害。

处方⑧：阿米卡星（丁胺卡那霉素），成人0.4g，肌注，1次/日；儿童10～20mg/kg，肌注，1次/日。

【注意事项】

（1）失水可使血药浓度增高，易产生毒性反应。

（2）第Ⅷ对脑神经损害，因本品可导致前庭神经和听神经损害。

（3）重症肌无力或帕金森病，因本病可引起神经肌肉阻滞作用，导致骨骼肌软弱。

（4）肾功能损害者，因本品具有肾毒性。

（5）对诊断的干扰：本品可使谷丙转氨酶、谷草转氨酶、血清胆红素浓度及乳酸脱氢酶浓度的测定值增高；血钙、镁、钾、钠浓度的测定值可能降低。

（6）氨基糖苷类与β内酰胺类（头孢菌素类与青霉素类）混合时可导致相互失活，本品与上述抗生素联合应用时必须分瓶滴注。

（7）阿米卡星亦不宜与其他药物同瓶滴注。

（8）应给予患者足够的水分，以减少肾小管损害。

（9）配制静脉用药时，每 500mg 加入氯化钠注射液或 5% 葡萄糖注射液或其他灭菌稀释液 100～200mL，成人应在 30～60min 内缓慢滴注，婴儿患者稀释的液量相应减少。

处方⑨：氧氟沙星，成人 0.4g/d，体重大于 50kg，0.6g/d，每日 1 次或分 2～3 次应用。

左氧氟沙星，成人 0.3g，同氧氟沙星每日 1 次或分 2～3 次应用。

【注意事项】
下述患者要慎重给药。
（1）重度肾功能减退的患者（可能导致持续高血药浓度）。
（2）罹患或曾患过癫痫等疾病的患者（可能引起痉挛）。

（高巍　康红军）

肺孢子虫病

由肺孢子菌引起的肺炎，又称卡氏肺孢子菌肺炎（pneumocystis carinii pneumonia，PCP）。多发生于免疫力低的婴儿或患者，如肾移植患者等。婴儿型起病缓慢，患儿有不安、纳差、腹泻、低热或无热，一周后出现干咳，病情逐渐加重，并有气短及发绀。儿童、成人型起病急骤，有高热。剧烈咳嗽、呼吸困难等，肺部体征不明显。胸部 X 线片显示间质性肺炎。

一、诊断要点

（1）以呼吸道症状，如咳嗽（无痰）、呼吸急促、呼吸困难及发绀为主，伴随全身症状，如发热、食欲缺乏、嗜睡，持续数周到数月，有免疫缺陷患者，起病相对较缓。

（2）体征，如双肺听诊仅能听到少许啰音或没有啰音，症状重而体征轻。

（3）胸部 X 线片是 PCP 非特异性诊断手段之一，双下肺纹理增粗，呈网状或小囊状改变，或呈毛玻璃样改变。

（4）咳出痰液检出率很低，支气管肺泡灌洗液可达 90% 以上，用 Giemsa、Wrigt、甲基蓝染色，子孢子、滋养体、孢囊均可着色。

（5）乳酸脱氢酶（LDH）上升，动脉血氧分压（PaO_2）下降。

二、鉴别诊断
应与肺结核、衣原体肺炎、肺真菌感染等疾病相鉴别。

三、治疗原则
早诊断，早治疗，因本病病死率高，但早期治疗效果较好，多数可以得到恢复。

四、一般治疗

支持治疗，吸氧，改善通气功能，保持水和电解质平衡。

五、药物处方

处方①：复方磺胺甲噁唑（复方新诺明），80～100mg/(kg·d)，每日 3～4
次，口服或静脉滴注，21 日。

【注意事项】

（1）可能发生耐药。

（2）交叉过敏反应：对一种磺胺药呈现过敏的患者对其他磺胺药也可能
过敏。

（3）肝脏损害，可发生黄疸、肝功能减退，严重者可发生暴发性肝衰竭，故
有肝功能损害患者宜避免应用。

（4）肾脏损害，可发生结晶尿、血尿和管型尿，故服用本品期间应多饮水，
保持高尿流量，如应用本品疗程长、剂量大时，除多饮水外，宜同服碳酸氢钠，
以防止此不良反应。

（5）失水、休克和老年患者应用本品易致肾损害，应慎用或避免应用本品。

（6）肾功能减退患者不宜应用本品。

（7）对呋塞米、砜类、噻嗪类利尿药、磺脲类、碳酸酐酶抑制药呈现过敏的
患者，对磺胺药亦可过敏。

（8）下列情况应慎用：缺乏葡萄糖-6-磷酸脱氢酶、血卟啉症、叶酸缺乏性
血液系统疾病、失水、艾滋病、休克和老年患者。

（9）用药期间须注意监测肝肾功能、血象及尿常规。

（10）严重感染者应测定血药浓度，对大多数感染疾患者游离磺胺浓度达 50～
150g/mL（严重感染 120～150g/mL）可有效。总磺胺血浓度不应超过 200g/mL，
如超过此浓度，不良反应发生率增高。

（11）不可任意加大剂量、增加用药次数或延长疗程，以防蓄积中毒。

（12）由于本品能抑制大肠埃希菌的生长，妨碍 B 族维生素在肠内的合成，
故使用本品超过一周以上者，应同时给予 B 族维生素以预防其缺乏。

（13）如因服用本品引起叶酸缺乏时，可同时服用叶酸制剂，后者并不干扰
TMP 的抗菌活性，因细菌并不能利用已合成的叶酸。如有骨髓抑制征象发生，
应立即停用本品，并给予叶酸 3～6mg 肌注，每日 1 次，使用 2 日或根据需要用
药至造血功能恢复正常，对长期、过量使用本品者可给予高剂量叶酸并延长
疗程。

处方②：克林霉素，600mg，每 6h 一次，口服或静脉滴注，合用伯氨喹 15～

30mg，每日 1 次，21 日。

【注意事项】

（1）G-6-PD 缺乏症患者禁用伯氨喹。

（2）孕妇、哺乳期妇女及糖尿病患者均应慎用克林霉素和伯氨喹。

（3）系统性红斑狼疮及类风湿关节炎患者服用伯氨喹易发生粒细胞缺乏。

（4）应定期检查红细胞计数及血红蛋白含量。

（5）下列情况应慎用克林霉素。

① 胃肠道疾病或有既往史者，特别是患溃疡性结肠炎、局限性肠炎或抗生素相关肠炎者（本品可引起假膜性肠炎）。

② 肝肾功能严重减退。

③ 有哮喘或其他过敏史者。疗程长者，需定期检测肝肾功能和血常规。严重肾功能减退和（或）严重肝功能减退，伴严重代谢异常者，采用高剂量时需进行血药浓度监测。

（6）对实验室检查指标的干扰：服药后血清谷丙转氨酶和谷草转氨酶可有增高。

（7）用药期间需密切注意大便次数，如出现排便次数增多，应注意假膜性肠炎的可能，需及时停药并作适当处理。轻症患者停药后即可能恢复；中等至重症患者需补充水、电解质和蛋白质，如经上述处理无效，则应口服甲硝唑 250～500mg，一日 3 次。如复发，可再次口服甲硝唑，仍无效时可改用万古霉素（或者去甲万古霉素）口服，一次 125～500mg，每 6h 1 次，疗程 5～10 日。

（8）克林霉素偶尔会导致不敏感微生物的过度繁殖或引起二重感染，一旦发生二重感染，应立即停药并采取相应措施。

处方③：戊烷脒，4mg/（kg·d），每日 1 次，缓慢静脉输注，连用 21 日。

【注意事项】

（1）肌内注射后局部可发生硬结和疼痛，偶见形成脓肿。静脉注射易引起低血压及其他严重的即刻反应。

（2）偶引起肝肾功能损害（均为可逆性）、低血糖或高血糖、焦虑、头晕、头痛、嗜睡等。

（3）妊娠和哺乳期妇女，血液病、心脏病、糖尿病或低血糖、肝肾功能不全、低血压患者应慎用或禁用。

（4）在用药期间宜做血糖、肝肾功能、血常规、心电图、血压等监测。

（5）该药可使原有肺结核病灶恶化。

处方④：泼尼松/泼尼松龙，40～80mg，每日 1 次，口服，5 日；此后 14～21 日逐渐减量，辅助用药。

【注意事项】

（1）已长期应用本药的患者，在手术时及术后 3～4 日内常须酌增用量，以防皮质功能不足。一般外科患者应尽量不用，以免影响伤口的愈合。

（2）该品及可的松均需经肝脏代谢活化为氢化泼尼松或氢化可的松才有效，故肝功能不良者不宜应用。

（3）肾上腺皮质功能亢进、高血压病、动脉粥样硬化、心力衰竭、糖尿病、神经病、癫痫、术后患者以及胃与十二指肠溃疡和有角膜溃疡、肠道疾病或慢性营养不良、肝功能不全者不宜使用；孕妇应慎用或禁用；对病毒性感染应慎用。

（高巍　康红军）

肺动脉高压

肺动脉高压（pulmonary hypertention）是由多种病因引起肺血管床受累而肺循环阻力进行性增加，最终导致右心衰竭的一类病理生理综合征。

一、诊断要点

在海平面状态下，静息时，右心导管检查肺动脉收缩压＞30mmHg（1mmHg＝0.133kPa）和（或）肺动脉平均压＞25mmHg，或者运动时肺动脉平均压＞30mmHg，并且，肺动脉楔压（PCWP）≤15mmHg。

二、鉴别诊断

应与肺间质或肺实质性疾病、心脏瓣膜病、限制型心肌病、肺动脉栓塞（血栓、肿瘤）、结缔组织病、左向右分流性先天性心脏病、遗传性出血性毛细血管扩张症、肺毛细血管瘤样增生症、肺血管炎（大动脉炎累及肺血管等）、肥胖及睡眠呼吸暂停、门静脉高压、肺静脉闭塞病、特发性肺动脉扩张等疾病相鉴别。

三、治疗原则

（1）因原发性肺动脉高压病因不明，应首先针对原发疾病进行积极治疗。

（2）治疗主要针对血管收缩、内膜损伤、血栓形成及心功能不全等方面进行，旨在恢复肺血管的张力、阻力和压力，改善心功能，增加心排血量，提高生活质量。

（3）针对右心功能不全和肺动脉原位血栓形成，应用肺血管扩张剂。

（4）先天性心脏病患者应尽早行介入封堵或外科修补矫治术。

（5）氧疗。肺动脉高压患者吸氧治疗的指征是血氧饱和度低于 90％。

四、一般治疗

康复训练和运动、避孕、预防感染、择期手术指导和心理治疗等多个方面，鼓励患者战胜疾病。

五、药物处方

处方①：利尿药。氢氯噻嗪，25mg，1～3 次/日；或氨苯蝶啶，50～100mg，1～3 次/日。重度可用呋塞米，20mg，肌注或口服。

【注意事项】

（1）对于合并右心功能不全的肺动脉高压患者，初始治疗应给予利尿药。原则上使用作用轻的利尿药，小剂量使用。

（2）利尿药应用后可出现低钾、低氯性碱中毒，痰液浓缩，注意预防。

处方②：去乙酰毛花苷，0.2mg，加入 10% 葡萄糖注射液 20mL，缓慢静推。

【注意事项】

（1）正性肌力药物。心排血量低于 4L/min 或心脏指数低于 $2.5L/(min \cdot m^2)$ 是应用洋地黄类的绝对指征；另外，右心室明显扩张、基础心率大于 100 次/min、心室率偏快的心房颤动等均是应用洋地黄类的指征。

（2）正性肌力药物的剂量宜小，为正常的 1/2 量；同时选用排泄快的药物。

（3）过量时，可有恶心、食欲缺乏、头痛、心动过缓、黄视等不良反应。

（4）有蓄积性，可能引起恶心、食欲缺乏、头痛二联律等中毒现象，故本品应在医师指导下使用。

（5）严重心肌损害及肾脏功能不全者慎用。

（6）禁与钙注射剂合用。

（7）近期用过其他洋地黄类强心药者慎用。

（8）钾低者慎用。

处方③：多巴胺，一般起始剂量为 3～5μg/(kg·min)，可逐渐加量到 8～10μg/(kg·min) 甚至更高。

【注意事项】

（1）多巴胺是重度右心衰竭（心功能Ⅳ级）和急性右心衰竭患者首选的正性肌力药物。

（2）交叉过敏反应：对其他拟交感胺类药高度敏感的患者，可能对本品也异常敏感。

（3）孕妇应用时必须权衡利弊。

（4）本品是否排入乳汁未定，但在乳母应用未发现问题；嗜铬细胞瘤患者不宜使用。

（5）闭塞性血管病（或有既往史者），包括动脉栓塞、动脉粥样硬化、血栓闭塞性脉管炎、冻伤（如冻疮）、糖尿病性动脉内膜炎、肢体动脉痉挛症（雷诺病）等慎用。

（6）对肢端循环不良的患者，须严密监测，注意坏死及坏疽的可能性。

（7）频繁的室性心律失常时应用本品也须谨慎。

（8）在滴注本品时须进行血压、心排血量、心电图及尿量的监测。

（9）选用粗大的静脉静注或静滴，以防药液外溢，及产生组织坏死；如确已发生液体外溢，可用 $5\sim10\text{mg}$ 酚妥拉明稀释溶液在注射部位浸润。

（10）静滴时应控制滴速，滴注的速度和时间需根据血压、心率、尿量、外周血管灌流情况、异位搏动出现与否等而定，可能时应做心排血量测定。

（11）遇有血管过度收缩引起舒张压不成比例升高和脉压减小、尿量减少、心率增快或出现心律失常，滴速必须减慢或暂停滴注。

（12）突然停药可产生严重低血压，故停用时应逐渐递减。

处方④：华法林，口服第一日 $0.5\sim20\text{mg}$，次日起用维持量，每日 $2.5\sim7.5\text{mg}$。

【注意事项】

（1）为了对抗肺动脉原位血栓形成，一般使 INR 控制在 $1.5\sim2.0$；注意监测凝血功能，及时调整剂量。

（2）服用过量易引起出血。

（3）华法林可以透过胎盘屏障，引起胎儿的骨骼发育迟缓。

（4）以下情况须慎用：恶病质、衰弱、发热、慢性酒精中毒、活动性肺结核、充血性心力衰竭、重度高血压、亚急性细菌性心内膜炎、月经过多、先兆流产等。

（5）在长期应用最低维持量期间，如需进行手术，可先静注维生素 K_1 150mg，但进行中枢神经系统及眼科手术前，应先停药。胃肠手术后，应检查大便潜血。

（6）孕妇禁用。

处方⑤：钙通道阻滞剂（CCB），如硝苯地平，150mg/d，或尼群地平，口服。成人常用量：开始一次 10mg（1 片），每日 1 次，以后可根据情况调整为 20mg（2 片），每日 2 次。

【注意事项】

（1）对没有做急性血管扩张试验或血管扩张试验阴性的患者应禁止使用 CCB。

（2）对正在服用但疗效不佳的患者应逐渐减量用，经急性血管扩张试验评价后再决定是否用。

处方⑥：前列环素，如伊洛前列素 $2.5\sim5\mu g/$次，$6\sim9$ 次/日。

【注意事项】

（1）对于体循环压力较低的患者（收缩压低于 85mmHg），不应当开始本药治疗。应注意监测以避免血压的进一步降低。

（2）对于急性肺部感染、慢性阻塞性肺疾病，以及严重哮喘的患者应做密切监测。

（3）对于能够进行外科手术的栓塞性肺动脉高压患者不应首选本药治疗。

（4）有晕厥史的肺动脉高压患者应避免一切额外的负荷和应激，如运动过程中。如果晕厥发生于直立体位时，每天清醒但未下床时吸入首剂药物是有帮助的。如果晕厥的恶化是由基础疾病所造成，应考虑改变治疗方案。

（5）肝功能异常患者，肾功能衰竭需要血液透析的患者，伊洛前列素的清除均是降低的，因此应考虑降低剂量。

处方⑦：内皮素受体拮抗剂，波生坦，62.5～125mg，口服，每日 2 次。

【注意事项】

（1）如果患者收缩压低于 85mmHg，须慎用本品。

（2）使用波生坦每月检查一次肝功能，转氨酶＜3 倍上限，可继续使用；3～5 倍，应减半或暂停，同时每 2 周查一次肝功能；5～8 倍，应暂停，每 2 周查一次肝功能；8 倍以上，应停用，不再考虑重新用药。

（高巍　康红军）

支气管哮喘

支气管哮喘简称哮喘（asthma），是由多种细胞包括气道的炎性细胞、结构细胞（如嗜酸粒细胞、肥大细胞、T 淋巴细胞、中性粒细胞、平滑肌细胞、气道上皮细胞等）和细胞组分参与的气道慢性炎症性疾病。这种慢性炎症导致气道高反应性，通常出现广泛多变的可逆性气流受限，并引起反复发作性的喘息、气急、胸闷或咳嗽等症状，常在夜间和（或）清晨发作、加剧，多数患者可自行缓解或经治疗缓解。哮喘发病的危险因素包括宿主因素（遗传因素）和环境因素两个方面。根据临床表现，哮喘可分为急性发作期、慢性持续期和临床缓解期。急性发作期是指喘息、气促、咳嗽、胸闷等症状突然发生，或原有症状急剧加重，常有呼吸困难，以呼气流量降低为其特征，常因接触变应原、刺激物或呼吸道感染诱发。其程度轻重不一，病情加重，可在数小时或数天内出现，偶尔可在数分钟内即危及生命，故应对病情作出正确评估，以便给予及时有效的紧急治疗。慢性持续期是指每周均不同频度和（或）不同程度地出现症状（喘息、气急、胸闷、咳嗽等）。临床缓解期系指经过治疗或未经治疗症状、体征消失，肺功能恢复到急性发作前水平，并维持 3 个月以上。

一、诊断要点

符合以下（1）～（4）条或（4）、（5）条者，可以诊断为哮喘。

（1）反复发作喘息、气急、胸闷或咳嗽，多与接触变应原、冷空气，物理、化学性刺激以及病毒性上呼吸道感染、运动等有关。

（2）发作时在双肺可闻及散在或弥漫性，以呼气相为主的哮鸣音，呼气相延长。

（3）上述症状和体征可经治疗缓解或自行缓解。

（4）排除其他疾病所引起的喘息、气急、胸闷和咳嗽。

（5）临床表现不典型者（如无明显喘息或体征），应至少具备以下 1 项试验阳性：①支气管激发试验或运动激发试验阳性；②支气管舒张试验阳性 FEV_1 增加≥12%，且 FEV_1 增加绝对值≥200mL；③呼气流量峰值（PEF）1 日内（或 2 周）变异率≥20%。

二、鉴别诊断

应与左心衰竭引起的喘息样呼吸困难、变态反应性肺浸润、慢性阻塞性肺疾病、气管或主支气管肺癌等疾病相鉴别。

三、治疗原则

（1）急性发作期的治疗　主要是迅速解除支气管痉挛，缓解哮喘症状，同时制订长期控制方案预防再次发作。

（2）缓解期的治疗　主要是使用控制药物，是指需要长期每天使用药物。持续、长期、规范、个体化应用，这些药物主要通过抗炎作用使哮喘维持临床控制，确定并减少危险因素接触。避免各种诱发因素的接触和吸入，降低气道高反应性，达到并维持哮喘控制。

四、一般治疗

（1）消除病因和诱发因素。

（2）增强患者免疫力，防治并发症。

五、药物处方

处方①：激素。激素是最有效的控制气道炎症的药物。

给药途径包括吸入、口服和静脉应用等。吸入为首选途径。

（1）吸入制剂　见表 1-1。

表 1-1　吸入制剂的每天用量

药物	低剂量/μg	中剂量/μg	高剂量/μg
二丙酸倍氯米松	200～500	500～1000	>1000～2000
布地奈德	200～400	400～800	>800～1600
丙酸氟替卡松	100～250	250～500	>500～1000
环索奈德	80～160	160～320	>320～1280

（2）口服给药　泼尼松龙，30～50mg/d，5～10 天。

（3）静脉给药　琥珀酸氢化可的松，400～1000mg/d，2～3 次/日；或甲泼尼龙，80～160mg/d。无激素依赖倾向者，可在短期（3～5 天）内停药；有激素依赖倾向者应延长给药时间，控制哮喘症状后改为口服给药，并逐步减少激素用量。

【注意事项】

（1）吸药后及时用清水含漱口咽部，选用干粉吸入剂或加用储雾器可减少局部不良反应。

（2）泼尼松的维持剂量最好每天≤10mg。

（3）对于伴有结核病、寄生虫感染、骨质疏松、青光眼、糖尿病、严重抑郁或消化性溃疡的哮喘患者，全身给予激素治疗时应慎重并应密切随访。长期甚至短期全身使用激素的哮喘患者可感染致命的疱疹病毒应引起重视，尽量避免这些患者暴露于疱疹病毒是必要的。

处方②：β_2 受体激动剂。

（1）短效 β_2 受体激动剂（SABA）　沙丁胺醇，吸入 100～200μg/次；或特布他林，250～500μg/次，必要时每 20min，重复 1 次。

口服给药：沙丁胺醇，2～4mg，每日 3 次；特布他林，1.25～2.5mg，每日 3 次；丙卡特罗，25～50μg，每日 2 次。

贴剂：妥洛特罗，0.5mg、1mg、2mg 3 种剂量。每日 1 次。

（2）长效 β_2 受体激动剂（LABA）　沙美特罗，50μg，吸入，每 12h 一次；福莫特罗，4.5～9μg，每 12h 一次。

【注意事项】

（1）短效 β_2 受体激动剂应按需间歇使用，不宜长期、单一使用，也不宜过量应用，否则可引起骨骼肌震颤、低钾血症、心律失常等不良反应。

（2）长期、单一应用 β_2 受体激动剂可造成细胞膜 β_2 受体的向下调节，表现为临床耐药现象，故应予避免。

（3）近年来推荐联合吸入激素和 LABA 治疗哮喘。这两者具有协同的抗炎和平喘作用，可获得相当于（或优于）应用加倍剂量吸入激素时的疗效，并可增加患者的依从性、减少较大剂量吸入激素引起的不良反应，尤其适合于中至重度持续哮喘患者的长期治疗。不推荐长期单独使用 LABA，应该在医师指导下与吸入激素联合使用。

处方③：白三烯调节剂。

白三烯受体拮抗剂：扎鲁司特，20mg，每日 2 次；孟鲁司特，10mg，每日 1 次；异丁司特，10mg，每日 2 次。

【注意事项】

（1）5-脂氧化酶抑制剂齐留通可能引起肝脏损害，需监测肝功能。

（2）有文献报道接受这类药物治疗的患者可出现变应性肉芽肿性血管炎，但其与白三烯调节剂的因果关系尚未肯定，可能与减少全身应用激素的剂量有关。

处方④：茶碱。

口服给药：包括氨茶碱和控（缓）释型茶碱。一般剂量为 6～10mg/（kg·d）。

氨茶碱，0.1g，口服，每日 3 次。

或茶碱控释片（葆乐辉），400mg，口服，每日 1 次。

或茶碱缓释片（舒弗美），0.1g，口服，每日 2 次。

静脉给药：氨茶碱加入葡萄糖注射液中滴注速度不宜超过 0.25mg/（kg·min），适用于哮喘急性发作且近 24h 内未用过茶碱类药物的患者。负荷剂量为 4～6mg/kg，维持剂量为 0.6～0.8mg/（kg·h）。

【注意事项】

（1）与 β_2 受体激动剂联合应用时，易出现心率增快和心律失常，应慎用并适当减少剂量。

（2）由于茶碱的"治疗窗"窄，以及茶碱代谢存在较大的个体差异，可引起心律失常、血压下降，甚至死亡，应监测其血药浓度，及时调整浓度和滴速。茶碱有效、安全的血药浓度范围应在 6～15mg/L。

（3）发热性疾病、妊娠，抗结核治疗可以降低茶碱的血药浓度；而肝脏疾患、充血性心力衰竭以及合用西咪替丁（甲氰咪胍）或喹诺酮类、大环内酯类等药物均可影响茶碱代谢而使其排泄减慢，增加茶碱的毒性作用，注意调整剂量。

处方⑤：抗胆碱药物。

吸入溴化异丙托品气雾剂，常用剂量为 20～40μg，每日 3～4 次。

【注意事项】

妊娠早期妇女、青光眼或前列腺肥大患者应慎用。

（高巍　康红军）

支气管扩张

支气管扩张（bronchiectasis）是由于支气管及其周围肺组织慢性化脓性炎症和纤维化，使支气管壁的肌肉和弹性组织破坏，导致支气管变形及持久扩张。典型的症状有慢性咳嗽、咳大量脓痰和反复咯血。主要致病因素为支气管感染、阻塞和牵拉，部分有先天遗传因素。患者多有麻疹、百日咳或支气管肺炎等病史。

一、诊断要点

（1）长期咳嗽，大量脓性痰，痰液量与体位有关。

（2）痰液静置后可分为三层：上层为泡沫，中层为黏液，下层为坏死组织沉淀物。

（3）间断咯血，或无咳嗽而仅表现为反复大量咯血（又称干性支气管扩张）。

（4）反复同一部位的肺部感染，迁延不愈。

（5）体检时常在病变部位听到局限性较粗的呼吸音及中湿啰音。部分患者有杵状指（趾）。

（6）胸部 X 线可见双肺下野纹理增多、粗乱，或有不规则环状透光阴影及卷发样阴影。

（7）支气管造影、肺部 CT、纤维支气管镜检查可出现相应改变。

二、鉴别诊断

应与以下疾病相鉴别。

1. 慢性支气管炎

有慢性咳嗽咳痰病史，多为白色黏液痰，感染急性发作时可出现脓性痰，无反复咯血史；X 线早期无异常。反复发作表现为肺纹理增粗、紊乱，呈网状或条索状。

2. 肺脓肿

急性起病，常有口腔、咽喉感染灶，或手术、劳累、受凉病史，高热、咳嗽、大量脓臭痰及坏死组织，X 线检查可见局部浓密炎症阴影，内有空腔液平面。

3. 肺结核

常有低热、盗汗、纳差、乏力、消瘦等结核中毒症状。X 线：病变多在上叶尖后段和下叶背段，密度不均匀，边缘较清楚，易形成空洞。

4. 先天性肺囊肿

有慢性咳嗽、咳痰，活动时呼吸困难，常伴慢性鼻窦炎，胸部 X 线和 CT 显示弥漫分布的小结节影。

三、治疗原则

（1）治疗基础疾病，如活动性肺结核合并支气管扩张应抗结核治疗，低免疫球蛋白血症可用免疫球蛋白治疗。

（2）选择有效抗生素，控制感染。

（3）应用支气管扩张剂，改善气流受限。

（4）促进痰液引出，体位引流，或用祛痰药物。

四、一般治疗

1. 物理治疗

辅助排痰。

（1）体位引流　可利用胸部 CT 结果选择合适的体位，依靠重力的作用促进某一肺叶或肺段中分泌物的引流，禁用于抗凝治疗、胸廓或脊柱骨折、近期大咯血和严重骨质疏松者。

（2）震动拍击　腕部屈曲，手呈碗形在胸部拍打，或使用机械震动器使聚积的分泌物易于咳出或引流，可与体位引流配合应用。

（3）主动呼吸训练　支气管扩张症患者应练习主动呼吸训练促进排痰，每次循环应包括胸部扩张练习（即深呼吸）、用力呼气和放松及呼吸控制 3 部分。

（4）辅助排痰技术　气道湿化、雾化吸入治疗以及无创通气；祛痰治疗前雾化吸入灭菌用水、生理盐水或临时吸入高张盐水并预先吸入 β_2 受体激动剂，可提高祛痰效果。

2. 咯血的治疗

（1）大咯血的紧急处理　大咯血是支气管扩张症致命的并发症，一次咯血量超过 200mL 或 24h 咯血量超过 500mL 为大咯血，大咯血时首先应保证气道通畅，改善氧合状态，稳定血流动力学状态。缓解其紧张情绪，嘱其患侧卧位休息。出现窒息时采取头低足高 45° 的俯卧位，用手取出患者口中的血块，轻拍健侧背部促进气管内的血液排出。若采取上述措施无效时，应迅速进行气管插管，必要时行气管切开。

（2）介入治疗或外科手术治疗　支气管动脉栓塞术和手术是大咯血的一线治疗方法。①支气管动脉栓塞术：经支气管动脉造影向病变血管内注入可吸收的明胶海绵行栓塞治疗，对大咯血的治愈率为 90% 左右。②经气管镜止血：大量咯血不止者，可经气管镜确定出血部位后，用浸有稀释肾上腺素的海绵压迫或填塞于出血部位止血，或在局部应用凝血酶或气囊压迫控制出血。

3. 手术处理

目前大多数支气管扩张症患者应用抗菌药物治疗有效，不需要手术治疗。手术适应证包括：①积极药物治疗仍难以控制症状者；②大咯血危及生命或经药物、介入治疗无效者；③局限性支气管扩张，术后最好能保留 10 个以上肺段。手术的相对禁忌证为非柱状支气管扩张、痰培养铜绿假单胞菌阳性、切除术后残余病变及非局灶性病变。

五、药物处方

处方①：无假单胞菌感染高危因素可用头孢呋辛，1.125g，静滴，每 12h一次；或阿莫西林/克拉维酸，1.2g，静滴，每 8h 一次或每 6h 一次；或（和）左氧氟沙星（左旋氧氟沙星），0.4g，静滴每日 1 次；莫西沙星，0.4g，静滴，每日 1 次。

有假单胞菌感染高危因素可用头孢哌酮钠舒巴坦钠，2.0g，静滴，每 8h 一次；或头孢吡肟，2.0g，静滴，每 12h 一次；或环丙沙星，0.5g，静滴，1 次/日；或亚胺培南西司他丁钠，1.0g，静滴，每 12h 一次；或美罗培南，0.5g，静滴，每 12h 一次或每 8h 一次。急性加重期抗菌药物治疗的最佳疗程尚不确定，建议所有急性加重治疗疗程均为 14 日左右。

【注意事项】

（1）肝肾功能不全者注意调整抗生素剂量。

（2）对上述药物过敏者禁用。

（3）应用抗生素前应予痰培养检查或血培养检查，以确定病原菌。

（4）严格掌握抗生素使用指征：①脓性痰合并有呼吸困难和（或）痰量增加；②需要有创或无创机械通气治疗。

处方②： 垂体后叶素：首剂 5～10U 加 5％葡萄糖注射液 20～40mL，稀释后缓慢静脉注射，约 15min 注射完毕，继之以 10～20U 加生理盐水或 5％葡萄糖注射液 500mL，稀释后静脉滴注 [0.1U/（kg·h）]，出血停止后，再继续使用 2～3 日以巩固疗效；普鲁卡因 150mg 加生理盐水 30mL，静脉滴注，1～2 次/日；酚妥拉明 5～10mg，以生理盐水 20～40mL 稀释，静脉注射，然后以 10～20mg 加于生理盐水 500mL 内，静脉滴注，不良反应有体位性低血压、恶心、呕吐、心绞痛及心律失常等。

【注意事项】

（1）支气管扩张伴有冠状动脉粥样硬化性心脏病、高血压、肺源性心脏病、心力衰竭以及孕妇均忌用垂体后叶素。

（2）普鲁卡因使用时需皮内试验（0.25％普鲁卡因溶液 0.1mL 皮内注射）。

（3）用药后如出现面色苍白、出汗、心悸、胸闷、腹痛、过敏性休克等，应立即停药。

处方③： 氨基己酸，首剂 4～6g，15～30min 内静脉滴注完毕，维持量 1g/h 或氨甲苯酸 100～200mg 静脉注射，2 次/日；或酚磺乙胺 250～500mg，肌内注射或静脉滴注，2～3 次/日，还可给予血凝酶 1～2kU 静脉注射。

【注意事项】

（1）氨基己酸排泄快，需持续给药，否则难以维持稳定的有效血浓度。

（2）氨基己酸不能阻止小动脉出血，术中有活动性动脉出血，仍需结扎止血。

（3）使用避孕药或雌激素的妇女，服用氨基己酸时可增加血栓形成的倾向。

（4）氨基己酸静脉注射过快可引起明显血压降低、心动过速和心律失常。

（5）酚磺乙胺可与维生素 K 注射液混合使用，但不可与氨基己酸注射液混合使用。

（6）弥散性血管内凝血（DIC）及血液病所致的出血不宜使用血凝酶。

（7）宜在补充血小板或缺乏的凝血因子，或输注新鲜血液的基础上应用血凝酶。

（8）应注意防止用药过量，否则其止血作用会降低。

（9）使用期间还应注意观察患者的出、凝血时间。

处方④： 氨溴索（盐酸溴环己胺醇），30mg，口服或静滴，每日 3 次。羧甲司坦（羧甲基半胱氨酸），500mg，口服，每日 3 次。溴己新，16mg，口服，每日 3 次。乙酰半胱氨酸，0.6g，每日 2 次。如痰液黏稠不易咳出者，可用 10％氯化钠注射液 5mL，雾化吸入，每 12h 一次至每 6h 一次。

【注意事项】

（1）有胃肠道疾病者祛痰药物慎用。

（2）禁用强力镇咳药物，避免痰液不易排出。

处方⑤： 硫酸沙丁胺醇。

短效 β_2 受体激动剂（SABA）：沙丁胺醇，吸入 100～200μg/次，即 1～2 喷，必要时可每隔 4～8h 吸入一次，但 24h 内最多不宜超过 8 喷。

口服给药：沙丁胺醇，2～4mg，每日 3 次。

【注意事项】

（1）少数病例可见肌肉震颤、外周血管舒张及代偿性心率加速、头痛、不安、过敏反应。

（2）高血压、冠心病、糖尿病、甲状腺功能亢进等患者应慎用。

（3）长期使用可形成耐药性，不仅疗效降低，且有加重哮喘的危险，因此对经常使用本品者，应同时使用吸入或全身皮质类固醇治疗。

（4）若患者症状较重，需要每天多次吸入本品者，应同时监测最大呼气流速，并应到医院就诊，请专业医师指导治疗和用药。

（5）对其他 β_2 受体激动剂、酒精和氟利昂过敏者禁用。

（6）同时应用其他肾上腺素受体激动剂者，其作用可增加，不良反应也可能加重。

（7）并用茶碱类药时，可增加松弛支气管平滑肌的作用，也可能增加不良反应。

（8）短效 β_2 受体激动剂应按需间歇使用，不宜长期、单一使用，也不宜过量应用，否则可引起骨骼肌震颤、低钾血症、心律失常等不良反应。

处方⑥： 硫酸特布他林，口服。成人：开始 1～2 周，一次 1.25mg，2～3 次/日；以后可加至一次 2.5mg，3 次/日。儿童：按体重一次 0.065mg/kg（但一次总量不应超过 1.25mg），3 次/日。喷雾剂：1～2 喷/次，3～4 次/日，严重患者每次可增至 6 喷，最大剂量不超过 24 喷/日。

【注意事项】

（1）少数病例有手指震颤、头痛、心悸及胃肠道障碍，口服 5mg 时，手指震颤发生率可达 20%～33%。

（2）甲状腺功能亢进、冠心病、高血压、糖尿病患者慎用。

（3）大剂量应用可使有癫痫病史的患者发生酮症酸中毒。

（4）长期应用可产生耐受性，疗效降低。

（5）β_2 受体激动剂可能会引起低血钾，当与黄嘌呤衍生物、类固醇、利尿药合用及缺氧都可能增加低钾血症的发生。

（6）运动员慎用。

处方⑦：沙美特罗替卡松粉吸入剂（salmeterol），长效 β_2 受体激动剂（LABA），复方制剂，其组分为沙美特罗（以昔萘酸盐形式）和丙酸氟替卡松，成人和 12 岁及 12 岁以上的青少年每次 1 吸（50mg 沙美特罗和 500mg 丙酸氟替卡松），2 次/日。

【注意事项】

（1）长效 β_2 受体激动剂不适用于急性症状的缓解，而应使用快速短效的支气管扩张剂（如沙丁胺醇）。应建议患者随时携带能够快速缓解症状的药物。不可突然中断治疗。

（2）长期大剂量使用可能引起全身反应。

（3）建议长期接受吸入型皮质激素治疗的儿童定期检查身高。

（4）由于存在肾上腺反应不足的可能，患者在由口服皮质激素转为吸入皮质激素时，应特别慎重，并定期检测肾上腺皮质激素功能。

（5）与所有吸入型皮质激素药物一样，活动期或静止期肺结核的患者慎用。

（6）氢氧化乳糖为本品的赋形剂（其中含有乳蛋白），对牛奶过敏的患者禁用。

（7）长期、单一应用 β_2 受体激动剂可造成细胞膜 β_2 受体的向下调节，表现为临床耐药现象，故应予避免。

处方⑧：异丙托溴铵：抗胆碱药物，喷雾吸入，一次 40～80μg，2～4 次/日。

【注意事项】

（1）口干为主要不适感。

（2）对妊娠早期妇女和患有青光眼或前列腺肥大的患者应慎用抗胆碱能类药物。

（高巍　康红军　黄春萍）

肺　炎

肺炎（pneumonia）是指终末气道、肺泡和肺间质的炎症，可由疾病微生物、理化因素、免疫损伤、过敏及药物所致。根据感染环境，肺炎分社区获得性肺炎及医院获得性肺炎，社区获得性肺炎（community-acquired pneumonia, CAP）是指在医院外罹患的感染性肺实质（含肺泡壁，即广义上的肺间质）炎症，包括具有明确潜伏期的病原体感染而在入院后潜伏期内发病的肺炎。医院获得性肺炎（hospital-acquired pneumonia, HAP）的定义是入院后48h或48h后所发生的肺炎，在入院时不处于潜伏期。根据解剖位置，可分为大叶性肺炎、小叶性肺炎、间质性肺炎；根据病因学，可分为细菌性肺炎、非典型病原体（军团菌、支原体、衣原体等）所致肺炎。

一、诊断要点

（1）新近出现的咳嗽、咳痰或原有呼吸道疾病症状加重，并出现脓性痰，伴或不伴胸痛。

（2）发热。

（3）肺实变体征和（或）闻及湿啰音。

（4）WBC$>10\times10^9$/L 或 $<4\times10^9$/L，伴或不伴细胞核左移。

（5）胸部 X 线检查显示片状、斑片状浸润性阴影或间质性改变，伴或不伴胸腔积液。

以上（1）～（4）项中任何 1 项加第 5 项，并排除肺结核、肺部肿瘤、非感染性肺间质性疾病、肺水肿、肺不张、肺栓塞、肺嗜酸性粒细胞浸润症及肺血管炎等后，可建立临床诊断。

重症肺炎诊断标准：出现下列征象中 1 项或以上者可诊断为重症肺炎，需密切观察，积极救治，有条件时，建议收住 ICU 治疗。

（1）意识障碍。

（2）呼吸频率≥30 次/min。

（3）$PaO_2<60mmHg$，$PaO_2/FiO_2<300$，需行机械通气治疗。

（4）动脉收缩压$<90mmHg$。

（5）并发脓毒性休克。

（6）胸部 X 线片显示双侧或多肺叶受累，或入院 48h 内病变扩大≥50%。

（7）少尿（尿量$<20mL/h$，或$<80mL/4h$），或并发急性肾功能衰竭需要透析治疗。

二、鉴别诊断

应与急性肺脓肿、肺结核、肺癌、肺血栓栓塞、非感染性肺部浸润（肺水肿、肺不张、肺间质纤维化、肺嗜酸性粒细胞浸润症、肺血管炎等）等疾病相鉴别。

三、治疗原则

（1）肺炎诊断成立，应立即开始抗生素治疗。

（2）尽量在先进行病原学诊断的基础上，给予经验性抗感染药物治疗，待病原学明确后再更换为窄谱抗生素。

（3）保持呼吸道通畅，促进排痰，加强引流。

（4）保证足够适量的能量支持。

四、一般治疗

重症肺炎除有效抗感染治疗外，营养支持治疗和呼吸道分泌物引流亦十分重要。给予加强呼吸道管理，保持呼吸道通畅，可给予纤支镜吸痰，必要时可给予气管插管及气管切开。

五、药物处方

处方①：见表1-2。

表1-2　不同肺炎患者初始经验性治疗的抗菌药物选择

不同人群	常见病原体	初始经验性治疗的抗菌药物选择
青壮年、无基础疾病患者	肺炎链球菌、肺炎支原体、流感嗜血杆菌、肺炎衣原体等	①阿莫西林，0.5g，口服，每日2次。②大环内酯类：罗红霉素，150mg，口服，每日2次；阿奇霉素，0.5g，口服，1次/日，或0.5g，静滴，每日1次。③第一代或第二代头孢菌素：头孢拉定，0.25～0.5g，口服，每6h一次，或0.5g，静滴，每6h一次。④氟喹诺酮类：如左氧氟沙星，0.2g，口服，每日2次或每日3次；莫西沙星，0.4g，口服，每日1次
老年人或有基础疾病患者	肺炎链球菌、流感嗜血杆菌、需氧革兰阴性杆菌、金黄色葡萄球菌、卡他莫拉菌等	①第二代头孢菌素（如头孢丙烯，0.5g，口服，每日2次）头孢克洛，0.25g，口服，每日3次）单用或联用大环内酯类。②β-内酰胺类/β-内酰胺酶抑制剂（如阿莫西林/克拉维酸，156.25mg，口服，每日3次）单用或联用大环内酯类。③氟喹诺酮类
需入院治疗、但不必收住ICU的患者	肺炎链球菌、流感嗜血杆菌、混合感染（包括厌氧菌）、需氧革兰阴性杆菌、金黄色葡萄球菌、肺炎支原体、肺炎衣原体、呼吸道病毒等	①静脉注射第二代头孢菌素，单用或联用静脉注射大环内酯类（如头孢呋辛，1.125g，静滴，每12h一次）。②静脉注射氟喹诺酮类（左氧氟沙星，0.4g，静滴，1次/日）。③静脉注射β-内酰胺类/β-内酰胺酶抑制剂（如阿莫西林/克拉维酸，1.2g，静滴，每6h一次至每8h一次）单用或联用注射大环内酯类（如红霉素，0.5g，静滴，1次/日；或阿奇霉素，0.5g，静滴，1次/日）。④头孢曲松，1.0～2.0g，静滴，1次/日，单用或联用注射大环内酯类

【注意事项】

（1）根据肝肾功能调整剂量。

（2）左氧氟沙星及大环内酯类，孕妇及产妇禁用。头孢菌素及青霉素类，孕妇慎用。

处方②：迟发性或有多重耐药病原菌危险因素的肺炎（包括呼吸机相关肺炎

和医疗相关肺炎）经验性治疗的成年人初始抗生素静脉用药剂量（表 1-3）。

表 1-3　迟发性或有多重耐药病原菌危险因素的肺炎经验性治疗的
成年人初始抗生素静脉用药剂量

抗生素	剂量
抗假单胞菌头孢菌素	
头孢吡肟	1～2g，每 8h 一次或每 12h 一次
头孢他啶	2g，每 8h 一次
碳青霉烯类	
亚胺培南	0.5g，每 6h 一次，或 1g，每 8h 一次
美罗培南	1g，每 8h 一次
β-内酰胺类/β-内酰胺酶抑制剂	
哌拉西林-他唑巴坦	4.5g，每 6h 一次
氨基糖苷类	
庆大霉素	7mg/(kg·d)
妥布霉素	7mg/(kg·d)
阿米卡星	20mg/(kg·d)
抗假单胞菌喹诺酮类	
左氧氟沙星	0.75g，每日 1 次
环丙沙星	0.4g，每 8h 一次
万古霉素	15mg/kg，每 12h 一次
利奈唑胺	0.6g，每 12h 一次

【注意事项】

（1）根据肝肾功能调整剂量。

（2）下列药物的血药浓度可监测：庆大霉素和妥布霉素的谷浓度应当低于 $1\mu g/mL$，阿米卡星的谷浓度应当低于 $5\mu g/mL$。万古霉素的谷浓度应当在 $15\sim 20\mu g/mL$。

（高巍　康红军）

呼吸机相关性肺炎

呼吸机相关性肺炎（ventilator associated pneumonia，VAP）指气管插管或气管切开患者在接受机械通气 48h 后发生的肺炎。撤机、拔管 48h 内出现的肺炎，仍属 VAP。

一、诊断要点

VAP 的诊断主要依据临床表现、影像学改变和病原学诊断。排除肺结核、肺部肿瘤、肺不张等肺部疾病。

（1）使用呼吸机 48h 后发病。

（2）与机械通气前胸片比较出现肺内浸润阴影或显示新的炎性病变。

（3）肺部实变体征和/或肺部听诊可闻及湿啰音，并具有下列条件之一者。

① 血细胞＞$10×10^9$/L 或＜$4×10^9$/L，伴或不伴核转移。

② 发热，体温＞37.5℃，呼吸道出现大量脓性分泌物。

③ 起病后从支气管分泌物中分离到新的病原菌。

二、鉴别诊断

（1）排除非感染性肺炎，如食物误吸、药物因素等。

（2）呼吸机相关的气管、支气管炎，患者有发热、脓痰、血象增高或降低，但没有新发的肺部浸润影。

（3）与气管插管导致的肺炎相鉴别。

三、治疗原则

（1）尽量在先进行病原学诊断的基础上，给予经验性抗感染药物治疗，可考虑降阶梯治疗策略。

（2）保持呼吸道通畅，促进排痰，加强引流。

（3）保证足够适量的能量支持。

四、一般治疗

呼吸机相关肺炎除有效抗感染治疗外，营养支持治疗和呼吸道分泌物引流亦十分重要。给予加强呼吸道管理，保持呼吸道通畅，可给予纤支镜吸痰。并可给予胸部物理治疗。

胸部物理治疗是指采用物理方法可预防或减少气道内分泌物淤滞，防止发生肺部并发症，改善患者肺功能。传统的物理治疗方法包括体位引流、胸部叩拍、呼吸锻炼等。

五、药物处方

处方①：VAP 常见病原菌目标治疗的抗菌药物选择见表 1-4。

表 1-4 VAP 常见病原菌目标治疗的抗菌药物选择

常见病原体	初始经验性治疗的抗菌药物选择
铜绿假单胞菌	头孢吡肟 1～2g，静滴，每 8h 一次，或每 12h 一次。头孢他啶 2g，静滴，每 8h 一次
	亚胺培南 0.5g，静滴，每 6h 一次，或 1g，每 8h 一次。美罗培南 1g，静滴，每 8h 一次。哌拉西林/他唑巴坦 4.5g，每 6h 一次，可联合使用环丙沙星 0.4g，静滴，每 8h 一次，或左氧氟沙星 0.75g，静滴，每日 1 次，或阿米卡星 20mg/（kg·d），静滴

续表

常见病原体	初始经验性治疗的抗菌药物选择
鲍氏不动杆菌	头孢哌酮/舒巴坦 2.0g，静滴，每 6h 一次。亚胺培南 0.5g，静滴，每 6h 一次，或 1g，每 8h 一次。美罗培南 1g，静滴，每 8h 一次，可联合使用阿米卡星 20mg/(kg·d)，或米诺环素，0.2g，口服，每日 2 次，或多西环素 0.1g，口服，每日 2 次，或替加环素 50mg，静滴，每 12h 一次，或环丙沙星 0.4g，静滴，每 8h 一次，或左氧氟沙星 0.75g，静滴，每日 1 次
产 ESBIJs 肠杆菌	亚胺培南 0.5g，静滴，每 6h 一次，或 1g，每 8h 一次。美罗培南 1g，静滴，每 8h 一次，或哌拉西林/他唑巴坦 4.5g，静滴，每 6h 一次，或替加环素 50mg，静滴，每 12h 一次
甲氧西林耐药的金黄色葡萄球菌	万古霉素 15mg/kg，静滴，每 12h 一次。替考拉宁 0.4g，静滴，每日 1 次，或利奈唑胺 0.6g，每 12h 一次，或替加环素 50mg，静滴，每 12h 一次

【注意事项】

（1）根据肝肾功能调整剂量。

（2）下列药物的血药浓度可监测：庆大霉素的谷浓度应当低于 $1\mu g/mL$，阿米卡星的谷浓度应当低于 $5\mu g/mL$。万古霉素的谷浓度应当在 $15\sim20\mu g/mL$。

处方②：妥布霉素。

成人常用量肌内注射或静脉滴注，一次按体重 $1\sim1.7mg/kg$，每 8h 一次，疗程 7～10 天。危重感染患者可增加至每日 8mg/kg，分次静滴。小儿常用量肌内注射或静脉滴注，按体重，出生 0～7 天者 2mg/kg，每 12h 一次；婴儿及儿童 2mg/kg，每 8h 一次。

【注意事项】

（1）除妥布霉素外，其余抗生素雾化吸入的安全性均未获得确认。

（2）肌酐清除率在 70mL/min 以下者其维持剂量需根据测得的肌酐清除率进行调整。

（3）妥布霉素注射液必须经稀释后静滴，每次用量加入 50～200mL 5％葡萄糖注射液或氯化钠注射液稀释成浓度为 1mg/mL（0.1％）的溶液，在 30～60min 内滴完（滴注时间不可少于 20min），小儿用药时稀释的液量应相应减少。

（4）本品应静脉滴注，因可引起皮下注射后疼痛。

（5）本品的血药峰浓度超过 $12\mu g/mL$ 和谷浓度超过 $2\mu g/mL$ 时易出现毒性反应。

（6）一个疗程不超过 7～10 日。

（高巍　康红军）

急性上呼吸道感染

急性上呼吸道感染（acute upper respiratory tract infection）是鼻腔、咽或

喉部急性炎症的概称。常见病原体为病毒，少数是细菌。发病率高，具有一定的传染性，并可产生严重并发症，应积极防治。

一、诊断要点

（1）多有受凉史，起病急。

（2）可伴有喷嚏、鼻塞、流涕、咽痛、干咳、发热、全身肌肉酸痛等典型症状。

（3）鼻腔黏膜及咽、扁桃体充血、水肿，可有局部淋巴结肿大表现。

（4）病毒性感染，血白细胞计数偏低或正常。

（5）细菌性感染，血白细胞计数及中性粒细胞增多并有核左移。

（6）病原学检查。应用系列呼吸道病毒抗原桥联酶测定快速诊断法和呼吸道病毒抗原荧光测定快速诊断法。

二、鉴别诊断

上呼吸道感染需与初期表现为感冒样症状的其他疾病相鉴别。

（1）过敏性鼻炎　发病有明显诱因，临床上很像"伤风"但其起病急、鼻腔发痒、频繁打喷嚏、流清水样鼻涕，无发热，咳嗽少。发作与环境或气温突变有关，一般经数分钟至1～2h症状可消失。检查可见鼻黏膜苍白、水肿，鼻分泌物涂片可见嗜酸性粒细胞增多，皮肤过敏试验可明确过敏原。

（2）流行性感冒　有明显流行性。起病急全身症状较重，高热、全身酸痛、眼结膜症状明显，但鼻咽部症状较轻。近年来已有快速血清PCR方法检查病毒，可供鉴别。

（3）急性气管支气管炎　表现为咳嗽、咳痰、鼻咽部症状较轻，血常规白细胞可升高，胸部X线片常见肺纹理增强。

（4）急性传染病前驱症状　如麻疹、脊髓灰质炎、脑炎、肝炎、心肌炎等患病初期常有上呼吸道症状，这些病有一定的流行季节和流行区域，密切观察，并行必要的实验室检查实现有效的区别。

三、治疗原则

对症治疗，注意休息，多饮水，保持室内空气流通，防治继发性细菌感染。

四、一般治疗

多饮水，摄入富含维生素的清淡食物，适当休息。

五、药物处方

处方①：利巴韦林（病毒唑），每次5～7.5mg/kg，每日2次，肌注或用10%葡萄糖注射液稀释成1mg/mL，缓慢滴注，或口服，每日3次。或板蓝根冲剂1包，每日3次。

【注意事项】

（1）上呼吸道感染一般为病毒感染，早期不宜使用抗生素，可用抗病毒药物。

（2）每一疗程 3～5 天。

（3）对本品或含本品药物过敏者禁用。

（4）大剂量应用可导致血红蛋白下降，严重贫血者不宜应用。

（5）早期用药有效。

处方②：阿莫西林，成人，0.5g，口服，每 6～8h 一次，每日不超过 4g。麦迪霉素，成人每日 0.8～1.2g，小儿按体重每日 30～40mg/kg，分 3～4 次服用。或磺胺类药物，如复方新诺明 2 片，每 12h 一次，或根据药敏试验结果用药。

【注意事项】

（1）对本品或含本品药物过敏者禁用。

（2）肾功能损害者应适当调整剂量。

（3）应用抗生素前应尽量留取分泌物标本。

（4）上述药物不可同时应用。

处方③：结膜炎用阿昔洛韦滴眼液，每 2h 1～2 滴。

【注意事项】

（1）滴眼可引起轻度疼痛和烧灼感。

（2）偶可引起结膜充血、浅点状角膜病变、滤泡性结膜炎、眼睑过敏和泪点阻塞等。

（3）孕妇及哺乳期妇女慎用。

处方④：咽痛用四季润喉片、银黄含化片、西瓜霜润喉片，含服，1 片/次，每日 3 次。

【注意事项】

（1）忌烟酒、辛辣、鱼腥食物。

（2）不宜在服药期间同时服用滋补性中药。

（3）糖尿病患者及有高血压、心脏病、肝病、肾病等慢性病严重者应在医师指导下服用。

（4）对本品过敏者禁用，过敏体质者慎用。

处方⑤：鼻塞用组胺类药复方盐酸伪麻黄碱缓释胶囊，1 粒，每 12h 1 次。

【注意事项】

（1）本品一日剂量不得超过 2 粒，疗程不超过 3～7 天。

（2）服用本品期间禁止饮酒。

（3）不能同时服用含有与本品成分相似的其他抗感冒药。

（4）驾驶机动车、操作机器以及高空作业者工作时间禁用。

（5）肝、肾功能不全者慎用。

处方⑥：体温＜38.5℃不用退热药，物理降温；体温＞38.5℃可口服退热药，如对乙酰氨基酚、布洛芬、阿司匹林、赖氨匹林。如对乙酰氨基酚，口服，成人 0.3～0.6g/d，每日 3～4 次，儿童 10～15mg/kg，每 4～6h 1 次；12 岁以下儿童每 24h 不超过 4 次剂量。

【注意事项】

（1）对乙酰氨基酚每日用量不宜超过 2g，退热治疗一般不超过 3 天。

（2）有报告在因阿司匹林过敏发生哮喘的患者中，少数患者可在服用对乙酰氨基酚后发生支气管痉挛。

（3）肝肾疾病患者应慎用。

（4）服用上述药品后出现红斑或水肿症状应立即停药。

处方⑦：高热惊厥成人常用 10％水合氯醛溶液 20～30mL，稀释 1～2 倍后一次灌肠，最大限量一次 2g。小儿灌肠，每次按体重 25mg/kg，极量每次为 1g。

【注意事项】

（1）因对它的敏感性个体差异较大，剂量上应注意个体化。

（2）胃炎及溃疡患者不宜口服，直肠炎和结肠炎的患者不宜灌肠给药。

处方⑧：早期干咳时，可用伤风止咳糖浆（含异丙嗪）5～10mL，每日 3 次；有痰时，可用止咳化痰中药，如甘草合剂，10mL，每日 3 次；羚贝止咳糖浆，10mL，每日 3 次；蛇胆川贝液，10mL，每日 3 次。

【注意事项】

（1）对上述药物过敏者禁用。

（2）上述药物对胃肠道有刺激性，胃溃疡患者慎用。

（3）妊娠妇女禁用。

（高巍 康红军 苏珍）

急性支气管炎

急性支气管炎（acute bronchitis）是病毒或细菌等病原体感染所致的支气管黏膜炎症；感染以病毒感染最为常见，包括腺病毒、流感病毒等，在病毒感染基础上可并发支原体、衣原体以及细菌感染；引起急性支气管炎的理化因素诸如冷空气、粉尘、刺激气体；过敏物质包括各种微生物、蛋白质、药物等。急性气管支气管炎多发生在冬春季节或气候变化时，尤以小儿和老年人多见。

一、诊断要点

（1）临床表现为主要诊断依据。患者大多先有上呼吸道感染症状，其后出现咳嗽，初为干咳，1～2天后咳嗽加剧，痰液增加，从黏液痰转变为黏液脓痰，咳嗽严重者可出现恶心呕吐、胸腹肌肉疼痛，少见发热，体格检查多无特别发现，偶有呼吸音粗，患者全身性症状可在3～5天消退，但咳嗽可持续较长时间。

（2）实验室检查血象大多正常，淋巴细胞可以增加，合并细菌感染时白细胞总数和中性粒细胞比例增加。

（3）胸部X线片正常。

二、鉴别诊断

（1）急性上呼吸道感染　鼻咽部症状明显，咳嗽较轻，无痰。肺部无异常体征。胸片未见异常。

（2）流行性感冒　起病急，高热，全身酸痛、头痛、乏力等全身中毒症状明显，呼吸道症状较轻。流行病史、血清学检查及分泌物病毒分离有助于鉴别。

（3）其他　其他疾病如肺结核、支气管肺炎、肺癌、肺脓肿、麻疹、百日咳等多种疾病均有类似咳嗽、咳痰等症状，应仔细检查，以资鉴别。

三、治疗原则

（1）对有明显诱因者，需要加以去除，如粉尘、有害气体防护。

（2）急性支气管炎大多不需要应用抗菌药物，多以对症治疗为主。

（3）反复发生者，需要寻找原因或参加体育锻炼以增强体质。

四、一般治疗

以对症治疗为主，合并细菌感染者适当应用抗菌药物，一般选用阿莫西林、阿莫西林/克拉维酸钾、头孢氨苄、阿奇霉素等口服。

五、药物处方

处方①：咳嗽用喷托维林，口服，25mg，每日3次；复方甘草10mL，每日3次，干咳无痰者可短期应用。

【注意事项】

（1）对上述药物过敏者禁用。

（2）青光眼及心力衰竭患者禁用。

（3）服药后可能会出现嗜睡，驾车及操作机器者工作时间禁用。

（4）上述药品无祛痰作用，痰多的患者慎用。

处方②：祛痰用溴己新8～16mg或氨溴索30mg，口服，每日3次。

【注意事项】

（1）对溴己新、氨溴索过敏者禁用。

（2）溴己新、氨溴索对胃肠道有刺激性，胃溃疡患者慎用。

（3）妊娠妇女禁用。

处方③：有支气管痉挛者可加用氨茶碱，口服，0.1g，每日 3 次。

【注意事项】

茶碱类药物治疗浓度窗较小，注意监测血药浓度；吸烟、饮酒、服用抗惊厥药和利福平等可引起肝脏酶受损并缩短茶碱半衰期，老年人、持续发热、心力衰竭和肝功能损害较重者，以及同时应用西咪替丁、大环内酯类药物（红霉素等）、氟喹诺酮类药物（环丙沙星等）和口服避孕药等均可增加茶碱的血药浓度。

处方④：阿莫西林。成人：0.5g，口服，每 6～8h 一次，一日不超过 4g。小儿：20～40mg/（kg・d），每 8h 一次；3 个月以下婴儿 30mg/（kg・d），每 12h 一次。

处方⑤：头孢氨苄。成人：250～500mg，口服，每 6h 一次，高剂量 4g/d。肾功能减退的患者，应根据肾功能减退的程度，减量用药。儿童：25～50mg/（kg・d），每 6h 一次。

【注意事项】

（1）阿莫西林、头孢氨苄不可同时应用。

（2）对阿莫西林、头孢氨苄过敏者禁用。

（3）肾功能不全者应根据肌酐清除率调整用量。

（4）妊娠期及哺乳期妇女慎用。

（高巍　康红军　李娟）

慢性支气管炎

慢性支气管炎（chronic bronchitis）是由于感染或非感染因素引起气管、支气管黏膜及其周围组织的慢性非特异性炎症。其病理特点是支气管腺体增生、黏液分泌增多。临床出现有连续两年以上，每年持续三个月以上的咳嗽、咳痰或气喘等症状。早期症状轻微，多在冬季发作，春暖后缓解；晚期炎症加重，症状长年存在，不分季节。疾病进展又可并发阻塞性肺气肿、肺源性心脏病，严重影响劳动力和健康。

一、诊断要点

（1）咳嗽、咳痰或伴喘息，每年发病 3 个月，连续 2 年或以上者。

（2）每年发病不足 3 个月，而有明确的客观检查依据（如 X 线、肺功能测定等）者亦可诊断。

（3）能排除其他心、肺疾病（如肺结核、哮喘、支气管扩张、肺癌、心脏病等）者。

二、鉴别诊断

应与支气管哮喘、支气管扩张、肺结核、肺癌、硅沉着病及肺尘埃沉着病等疾病相鉴别。

三、治疗原则

(1) 急性发作期治疗主要是控制感染，祛痰平喘。

(2) 缓解期治疗主要是增强体质，提高抗病能力，预防复发。

四、一般治疗

(1) 加强营养，保证足够能量摄入，减少碳水化合物摄入，降低呼吸商。

(2) 保持水电解质酸碱平衡，避免脱水导致痰液黏稠不易咳出。

(3) 进行耐寒锻炼。

五、药物处方

处方①：青霉素 G 80 万 U 肌注，每 8～12h 一次。

或磺胺甲噁唑/甲氧苄啶（复方磺胺甲噁唑）口服，每次 2 片，2 次/日。

或阿莫西林 0.5g，口服，每 6～8h 一次。

或头孢氨苄 0.5g，口服，每 6～8h 一次。

或头孢拉定 0.25～0.5g，口服，每 8～12h 一次。

或环丙沙星 0.2g，口服，每日 2 次。

或氧氟沙星或左氧氟沙星 0.2g，口服，每日 2 次。

严重者应采用静脉途径给药，可选用青霉素 G 400 万～800 万 U/日，2～4 次/日。

或环丙沙星、氧氟沙星或阿米卡星，0.4g/d。

或头孢拉定、头孢唑林 2.0g，每 12h 一次。

或头孢呋辛 1.125g，每 12h 一次。

【注意事项】

(1) 肝肾功能不全者注意调整抗生素剂量。

(2) 对上述药物过敏者禁用。

(3) 应用抗生素前应予痰培养检查或血培养检查，以确定病原菌。

(4) 严格掌握抗生素使用指征。

① 脓性痰合并有呼吸困难和（或）痰量增加。

② 需要有创或无创机械通气治疗。

处方②：β-受体激动剂。沙丁胺醇，吸入，100～200μg/次，必要时用药；福莫特罗，4.5～9μg，吸入，每 12h 一次；茚达特罗，150～300μg，吸入，每日 1 次。

处方③：抗胆碱药。异丙托溴铵气雾剂，40～80μg（每喷 20μg），每 6～8h 一次；噻托溴铵气雾剂，18μg，1 次/日。

处方④：茶碱类药物。氨茶碱，0.1g，口服，每日 3 次，或茶碱控释片（葆乐辉），400mg，口服，1 次/日，或茶碱缓释片（舒弗美），0.1g，口服，每日 2 次。

【注意事项】

（1）茶碱类药物治疗浓度窗较小，注意监测血药浓度。

（2）吸烟、饮酒、服用抗惊厥药和利福平等可引起肝药酶受损并缩短茶碱半衰期，老年人、持续发热、心力衰竭和肝功能损害较重者，以及同时应用西咪替丁、大环内酯类药物（红霉素等）、氟喹诺酮类药物（环丙沙星等）和口服避孕药等均可增加茶碱的血药浓度。

处方⑤：激素。氟地卡松/沙美特罗，1～2 喷，每日 2 次；或布地奈德/福莫特罗，1～2 喷，每日 2 次；急性加重期症状重时除使用吸入剂外，可给予如甲泼尼龙，40mg，静滴，1 次/日（3～5 天后改为口服），或泼尼松龙，10mg，口服，每日 3～4 次，或地塞米松，2.5～5mg，吸入，每日 2 次，短期应用，应用时间超过 1 周者应逐渐减量。

【注意事项】

（1）不推荐单一长期使用激素口服或吸入剂，建议联合 β-受体吸入剂和（或）抗胆碱类药物。

（2）吸药后及时用清水含漱口咽部，选用干粉吸入剂或加用储雾器可减少局部不良反应。

（3）泼尼松的维持剂量最好每天≤10mg。

（4）对于伴有结核病、寄生虫感染、骨质疏松、青光眼、糖尿病、严重抑郁或消化性溃疡的患者，全身给予激素治疗时应慎重并应密切随访。长期甚至短期全身使用激素的患者可感染致命的疱疹病毒应引起重视，尽量避免这些患者暴露于疱疹病毒是必要的。

（5）地塞米松因对垂体-肾上腺的抑制作用大，不推荐长期使用。

处方⑥：氨溴索（盐酸溴环己胺醇），30mg，口服或静滴，每日 3 次。或羧甲司坦（羧甲基半胱氨酸），500mg，口服，每日 3 次。或溴己新 16mg，口服，每日 3 次。或乙酰半胱氨酸，0.6g，每日 2 次，如痰液黏稠不易咳出者，可用生理盐水 5mL 雾化吸入，每 6～12h 一次。

【注意事项】

（1）有胃肠道疾病者慎用祛痰药物。

（2）慢性支气管炎患者应避免使用强力镇咳药物；避免痰液不易排出。

（高巍　康红军）

慢性肺源性心脏病

慢性肺源性心脏病（chronic pulmonary heart disease）（简称肺心病）是慢性支气管炎、肺气肿及其他胸肺疾病或肺血管病变引起的心脏病，有肺动脉高压、右心室增大或右心功能不全。

一、诊断要点

（1）有慢性肺部疾病史，早期功能代偿，有咳嗽、咳痰、乏力、呼吸困难，随着病情进展出现右心功能不全，主要表现为颈静脉怒张，肝肿大压痛，肝颈反流征阳性，下肢水肿及静脉压增高等，进一步加重为右心衰竭、呼吸衰竭，如心悸、气急加重、发绀、头痛、烦躁、神昏谵语、抽搐，甚至昏迷。

（2）体征　早期表现为肺气肿，呼吸音减弱，可闻及干湿啰音，心浊音界不易叩出，心音低钝，剑突下出现收缩期搏动，肺动脉瓣第二音亢进；三尖瓣区心音较心尖部明显增强或出现收缩期杂音，以后出现颈静脉怒张、肝肿大、浮肿、腹水、心率加快等。

（3）心电图　早期低电压，心脏顺钟向转位和肺型 P 波，电轴偏右，后期右心房、室肥大。

（4）超声心动诊断标准　右心室流出道内径≥30mm，右心室内径≥20mm，右心室前壁的厚度≥5mm，左、右心室内径的比值＜2，右肺动脉内径≥18mm，或肺动脉干横径≥20mm，肺动脉瓣曲线出现肺动脉高压征象（a 波低平或＜2mm）。

（5）X 线检查　肺动脉高压征：右下肺动脉干扩张，横径≥15mm 或其横径与气管横径比值≥1.07；肺动脉段明显突出或其高度≥3mm；中心肺动脉扩张，而外周动脉骤然变细呈截断或鼠尾状；右心室增大征。

（6）血气分析　呼吸衰竭时，可有不同程度的低氧血症和高碳酸血症。

二、鉴别诊断

应与冠状动脉粥样硬化性心脏病（冠心病）、风湿性心瓣膜病、原发性心肌病等疾病相鉴别。

三、治疗原则

慢性肺源性心脏病缓解期的治疗以呼吸锻炼、调整机体免疫功能为主。急性加重期的治疗则应积极控制感染，保持呼吸道通畅，纠正缺氧、二氧化碳潴留以及酸碱失衡与电解质紊乱，降低肺动脉高压及控制心力衰竭，积极处理各种并发症等。

四、一般治疗

（1）氧疗 吸氧方法：双腔鼻管、鼻导管、鼻塞、面罩。吸氧浓度：$FiO_2 = 21 + 4 \times$吸氧流量（L/min）。Ⅰ型呼吸衰竭：吸氧浓度 35%～45%或更高。Ⅱ型呼吸衰竭：持续低流量吸氧，吸氧浓度 25%～33%（1～3L/min）。理想水平：$PaO_2 > 60mmHg$，$PaCO_2$ 和 pH 在适合范围。

（2）气道护理 保持呼吸道通畅，应保持病室内空气湿润，加强患者的气道湿化。痰多不易咳出者，可采用变换体位、拍背或压迫双侧季肋部等物理方法协助患者排痰；必要时可给予气管插管或气管切开建立人工气道。

（3）机械通气 应用指征：①意识障碍，出现肺性脑病；②呼吸频率＞35次/min，呼吸不规则，或呼吸停止；③严重呼衰，$PaO_2 < 50mmHg$，$PaCO_2 > 70～80mmHg$，pH＜7.2。人工气道的选择：面罩（口或鼻）、气管插管（经口或鼻）、气管切开。通气方式：①无创机械通气，经面（鼻）罩机械通气，如 Bi-PAP，适用于未昏迷患者；②有创机械通气，IPPB、PSV、SIMV。

（4）营养支持 高蛋白、高脂肪、低碳水化合物、多种维生素，热能每日不低于 30kcal/kg（1kcal＝4.1868kJ）。

五、药物处方

处方①：抗感染治疗。

青霉素 G，80 万 U，肌注，每 8～12h 一次。

或磺胺甲噁唑/甲氧苄啶（复方磺胺甲噁唑），口服，每次 2 片，2 次/日。

或阿莫西林，0.5g，口服，每 6～8h 一次。

或头孢氨苄，0.5g，口服，每 6～8h 一次。

或头孢拉定，0.25～0.5g，口服，每 8～12h 一次。

或环丙沙星，0.2g，口服，每日 2 次。

或氧氟沙星或左氧氟沙星，0.2g，口服，每日 2 次。

严重者应采用静脉途径给药，可选用青霉素 G，400 万～800 万 U/d，2～4次/日。

或环丙沙星或氧氟沙星或阿米卡星，0.4g/d。

或头孢拉定或头孢唑林，2.0g，每 12h 一次。

或头孢呋辛，1.125g，每 12h 一次。

处方②：β受体激动剂。沙丁胺醇，每次吸入 100～200μg，必要时用药（prn）；福莫特罗，吸入 4.5～9μg，每 12h 一次；茚达特罗，吸入 150～300μg，每日 1 次。

处方③：尼可刹米是目前常用的呼吸中枢兴奋剂，增加通气量，也有一定的苏醒作用。嗜睡的患者可以先给予 0.375～0.75g 缓慢静推，随即以 3～3.75g 加入 500mL 生理盐水中，按 25～30 滴/min，静滴。

【注意事项】

（1）应用呼吸兴奋剂的同时应减轻呼吸道机械负荷，提高吸氧浓度，可配合机械通气。

（2）作用时间短暂，应视病情间隔给药。

处方④：病情严重者，可给予氢化可的松（200～300mg/d）或甲泼尼龙（40～80mg/d），静脉滴注，3～5 日，同时给予二丙酸倍氯松、布地奈德或氟替卡松气雾剂或溶液吸入，停止静脉给药后继续吸入用药，其疗程据病情而定。

【注意事项】

（1）吸药后及时用清水含漱口咽部，选用干粉吸入剂或加用储雾器可减少局部不良反应。

（2）对于伴有结核病、寄生虫感染、骨质疏松、青光眼、糖尿病、严重抑郁或消化性溃疡的患者，全身给予激素治疗时应慎重并应密切随访。长期甚至短期全身使用激素的哮喘患者可感染致命的疱疹病毒，应引起重视，尽量避免这些患者暴露于疱疹病毒是必要的。

处方⑤：常用药物有呋塞米（呋喃苯胺酸，速尿），20mg，静推，或氢氯噻嗪（双氢氯噻嗪，双克），25mg，每日 1～3 次，或螺内酯（安体舒通），20～40mg，每日 3 次。

【注意事项】

（1）交叉过敏。对磺胺药和噻嗪类利尿药过敏者，对上述药品可能亦过敏。

（2）对诊断的干扰：可致血糖升高、尿糖阳性，尤其是糖尿病或糖尿病前期患者，过度脱水可使血尿酸和尿素氮水平暂时性升高。血 Na^+、Cl^-、K^+、Ca^{2+} 和 Mg^{2+} 浓度下降。

（3）下列情况慎用：①无尿或严重肾功能损害者，后者因需加大剂量，故用药间隔时间应延长，以免出现耳毒性等副作用；②糖尿病；③高尿酸血症或有痛风病史者；④严重肝功能损害者，因水电解质紊乱可诱发肝昏迷；⑤急性心肌梗死，过度利尿可促发休克；⑥胰腺炎或有此病史者；⑦有低钾血症倾向者，尤其是应用洋地黄类药物或有室性心律失常者；⑧红斑狼疮，本药可加重病情或诱发活动；⑨前列腺肥大；⑩肝功能不全；⑪低钠血症、酸中毒，乳房增大或月经失调者时慎用螺内酯。

（4）随访检查：①血电解质，尤其是合用洋地黄类药物或皮质激素类药物、肝肾功能损害者；②血压，尤其是用于降压，大剂量应用或用于老年人；③肾功能；④肝功能；⑤血糖；⑥血尿酸；⑦酸碱平衡情况；⑧听力。

（5）呋塞米及氢氯噻嗪单独应用时存在低钾血症或低钾血症倾向，应注意补充钾盐。

（6）与降压药合用时，后者剂量应酌情调整。

（7）少尿或无尿患者应用最大剂量后 24h 仍无效时应停药。

（8）给药应个体化，从最小有效剂量开始使用，以减少电解质紊乱等副作用的发生。如每日服药一次，应于早晨服药，以免夜间排尿次数增多。

（9）高钾血症时禁用螺内酯。

（10）螺内酯起作用较慢，而维持时间较长，故首日剂量可增加至常规剂量的 2～3 倍，以后酌情调整剂量。与其他利尿药合用时，可先于其他利尿药 2～3日服用。在已应用其他利尿药再加用本药时，其他利尿药剂量在最初 2～3 日可减量 50%，以后酌情调整剂量。在停药时，本药应先于其他利尿药 2～3 日停药。

处方⑥： 西地兰，0.1～0.2mg，应用 5% 葡萄糖稀释至 20mL 后静推。

【注意事项】

（1）过量时，可有恶心、食欲缺乏、头痛、心动过缓、黄视等不良反应。

（2）有蓄积性，可能引起恶心、食欲缺乏、头痛二联律等中毒现象，故本品应在医师指导下使用。

（3）严重心肌损害及肾脏功能不全者慎用。

（4）禁与钙注射剂合用。

（5）近期用过其他洋地黄类强心药者慎用。

（6）钾低者慎用。

处方⑦： 氨力农，负荷量为 0.5～1.0mg/kg，5～10min 缓慢静脉注射，继续以 5～10μg/(kg·min) 静脉滴注，单次剂量最大不超过 2.5mg/kg，每日最大量<10mg/kg；或米力农静脉注射，负荷量 25～75μg/kg，5～10min 缓慢静注，以后每分钟 0.25～1.0μg/kg 维持。

【注意事项】

（1）氨力农在溶剂中成盐速度较慢，需 40～60℃，温热、振摇、待溶解完全后方可稀释使用。静脉注射用生理盐水稀释成 1～3mg/mL，用药期间应监测心率、心律、血压，必要时调整剂量。

（2）不宜用于严重瓣膜狭窄病变及梗阻性肥厚型心肌病患者。

（3）急性心肌梗死或其他急性缺血性心脏病患者慎用。

（4）合用强利尿药时，可使左心室充盈压过度下降，且易引起水、电解质失衡。

（5）对心房扑动、心房颤动患者，因可增加房室传导作用导致心室率增快，宜先用洋地黄制剂控制心室率。

（6）肝肾功能损害者慎用。

处方⑧： 硝普钠，用前将本品 50mg（1 支），溶解于 5mL 5% 葡萄糖溶液中，再稀释于 250～1000mL 5％葡萄糖注射液中，在避光输液瓶中静脉滴注。

成人常用量：静脉滴注，开始每分钟按体重 $0.5\mu g/kg$，根据治疗反应以每分钟 $0.5\mu g/kg$ 递增，逐渐调整剂量，常用剂量为每分钟按体重 $3\mu g/kg$，极量为每分钟按体重 $10\mu g/kg$，总量为按体重 $3.5mg/kg$。

小儿常用量：静脉滴注，每分钟按体重 $1.4\mu g/kg$，按效应逐渐调整用量。

【注意事项】

（1）本品对光敏感，溶液稳定性较差，滴注溶液应新鲜配制并迅速将输液瓶用黑纸或铝箔包裹避光。新配溶液为淡棕色，如变为暗棕色、橙色或蓝色，应弃去。溶液的保存与应用不应超过 24h。溶液内不宜加入其他药品。

（2）配置溶液只可静脉慢速滴注，切不可直接推注。最好使用微量输液泵，这样可以精确控制给药速度，从而减少不良反应发生率。

（3）对诊断的干扰：用本品时血二氧化碳分压、pH 值、碳酸氢盐浓度可能降低；血浆氰化物、硫氰酸盐浓度可能因本品代谢后产生而增高，本品超量时动脉血乳酸盐浓度可增高，提示代谢性酸中毒。

（4）下列情况慎用。

① 脑血管或冠状动脉供血不足时，对低血压的耐受性降低。

② 麻醉中控制性降压时，如有贫血或低血容量应先予纠正再给药。

③ 脑病或其他颅内压增高时，扩张脑血管可进一步增高颅内压。

④ 肝、肾功能损害时，本品可能加重肝、肾损害。

⑤ 甲状腺功能过低时，本品的代谢产物硫氰酸盐可抑制碘的摄取和结合，因而可能加重病情。

⑥ 肺功能不全时，本品可能加重低氧血症。

⑦ 维生素 B_{12} 缺乏时使用本品可能使病情加重。

（5）应用本品过程中，应经常测血压，最好在监护室内进行；肾功能不全而本品应用超过 48～72h 者，每天须测定血浆中氰化物或硫氰酸盐，保持硫氰酸盐不超过 $100\mu g/mL$；氰化物不超过 $3\mu mol/mL$，急性心肌梗死患者使用本品时须测定肺动脉舒张压或楔压。

（6）药液有局部刺激性，谨防外渗，推荐自中心静脉给药。

（7）少壮男性患者麻醉期间用本品作控制性降压时，需要用大量，甚至接近极量。

（8）如静滴已达每分钟 $10\mu g/kg$，经 10min 而降压仍不满意，应考虑停用本品，改用或加用其他降压药。

（9）左心衰竭时应用本品可恢复心脏的泵血功能，但伴有低血压时，须同时加用心肌正性肌力药如多巴胺或多巴酚丁胺。

（10）用本品过程中，偶可出现明显耐药性，此应视为氰化物中毒的先兆征象，此时减慢滴速，即可消失。

处方⑨：依那普利，口服。开始剂量为每日 5～10mg，分 1～2 次服，肾功能严重受损患者（肌酐清除率低于 30mg/min）为每日 2.5mg。根据血压水平，可逐渐增加剂量，一般有效剂量为每日 10～20mg，每日最大剂量一般不宜超过 40mg。

【注意事项】

（1）个别患者，尤其是在应用利尿药或血容量减少者，可能会引起血压过度下降，故首次剂量宜从 2.5mg 开始。

（2）定期做白细胞计数和肾功能测定。

处方⑩：尼群地平，口服，成人常用量为开始一次 10mg（1 片），每日 1 次，以后可根据情况调整为 20mg（2 片），每日 2 次。

【注意事项】

（1）少数病例可能出现血碱性磷酸酶增高。

（2）肝功能不全时血药浓度可增高，肾功能不全时对药代动力学影响小，以上情况慎用本品。

（3）绝大多数患者服用此药后仅有可以耐受的轻度低血压反应，但个别患者可出现严重的体循环低血压症状。这种反应常发生在初期调整药量期间或者增加药物用量的时候，特别是合用 β 受体阻滞剂时。故服用本品期间须定期测量血压。

（4）已经证明极少数的患者，特别是那些有严重冠状动脉狭窄的患者，在服用此药或者增加剂量期间，心绞痛或心肌梗死的发生率增加。其机制尚不明了。故服用本品期间须定期做心电图。

（5）少数接受 β 受体阻滞剂的患者在开始服用此药后可发生心力衰竭，有主动脉狭窄的患者这种危险性更大。

（高巍　康红军）

慢性阻塞性肺疾病

慢性阻塞性肺疾病（chronic obstructive pulmonary disease，COPD，简称慢阻肺）是一种以持续气流受限为特征的可以预防和治疗的疾病，其气流受限多呈进行性发展，与气道和肺（组织对烟草烟雾等有害气体或有害颗粒的慢性炎症反应增强有关。慢阻肺主要累及肺脏，但也可引起全身（或称肺外）的不良效应。慢阻肺可存在多种合并症。急性加重和合并症影响患者整体疾病的严重程度。

一、诊断要点

吸入支气管扩张药后 $FEV_1/FVC<70\%$ 及 $FEV_1<80\%$ 预计值是确诊的金标准。对少数无咳嗽、咳痰症状的患者，肺功能检查时一秒率$<70\%$，而 $FEV_1\geqslant 80\%$ 预计值，在除外其他疾病后，也可诊断为慢性阻塞性肺疾病。

二、鉴别诊断

应与支气管哮喘、支气管扩张、结核病、充血性心力衰竭、闭塞性细支气管炎、弥漫性泛细支气管炎等疾病相鉴别。

三、治疗原则

治疗慢阻肺分为稳定期管理及急性加重期治疗。

1. 稳定期管理

（1）要教育患者戒烟，了解疾病相关知识，掌握一般治疗方法，学会控制病情技巧，了解何时需去医院就诊。

（2）避免或防止吸入粉尘、烟雾及有害气体。

（3）药物治疗。

（4）长期氧疗。长期家庭氧疗（LTOT）可提高 COPD 慢性呼吸衰竭的生活质量和生存率。LTOT 指征：$PaO_2\leqslant 55mmHg$ 或 $SaO_2\leqslant 88\%$，氧流量 $1.0\sim 2.0L/min$，吸氧时间 $10\sim 15h/d$，维持在静息状态下，$PaO_2\geqslant 60mmHg$ 和（或）SaO_2 升至 90%。

（5）通气支持。

（6）康复治疗。

（7）外科治疗。

2. 急性加重期治疗

根据患者的临床症状、体征、血气分析和胸部影像学等指标评估病情的严重程度，采取相应的治疗措施。

四、一般治疗

1. 急性加重期治疗

（1）首选抗感染　口服。可选阿莫西林/克拉维酸、头孢唑肟，0.25g，每日 3 次；头孢呋辛，0.5g，每日 2 次；左氧氟沙星，0.2g，每日 2 次；莫西沙星或加替沙星，0.4g，每日 1 次。较重者可应用头孢曲松钠，2.0g，每天1 次。

（2）合理氧疗　低流量吸氧，发生低氧血症者可鼻导管吸氧，一般吸入氧流量 $1.0\sim 2.0L/min$，氧浓度应为 $28\%\sim 30\%$，面罩吸氧。鼻导管吸氧时，其公式为吸入氧浓度（%）$=21+4\times$氧流量（L/min）。

2. 稳定期治疗

（1）戒烟是稳定期及预防的主要措施。

（2）手术治疗，如肺减容术、肺移植术。

五、药物处方

用于预防和控制症状，减少急性加重的频率和严重程度，提高运动耐力和生命质量。支气管舒张剂可松弛支气管平滑肌、扩张支气管、缓解气流受限，是控制慢阻肺症状的主要治疗措施。可联合使用 β 受体激动剂、抗胆碱药物和（或）茶碱、激素等药物。

急性加重期治疗包括：

（1）适当增加以往所用支气管舒张剂的 β 受体激动剂和短效抗胆碱药物。

（2）全身使用激素和抗生素对治疗有益。

（3）适当补充液体和电解质，注意维持液体和电解质平衡，注意补充营养，对不能进食者需经胃肠补充要素饮食或给予静脉高营养。

（4）对卧床、红细胞增多症或脱水的患者，无论是否有血栓栓塞性疾病史，均需考虑使用肝素或低分子肝素抗凝治疗。

（5）慢阻肺症状加重，特别是有脓性痰液时应积极给予抗生素治疗。抗生素的选择应依据患者急性加重的严重程度及常见的致病菌，结合患者所在地区致病菌及耐药菌的流行情况，选择敏感的抗生素，疗程为 5～10 日。

处方①：β 受体激动剂。短效：沙丁胺醇，每次 100～200μg（每喷 100μg），或特布他林，每次 100～200μg（每喷 100μg），必要时用药，24h 内不超过 8～12 喷。长效定量吸入剂：福莫特罗，4.5～9μg，吸入，每 12h 一次；或茚达特罗，150～300μg，每日 1 次。

【注意事项】

（1）短效 β_2 受体激动剂应按需间歇使用，不宜长期、单一使用，也不宜过量应用，否则可引起骨骼肌震颤、低钾血症、心律失常等不良反应。

（2）长期、单一应用 β_2 受体激动剂可造成细胞膜 β_2 受体的向下调节，表现为临床耐药现象，故应予避免。

（3）对较严重的病例可给予较大剂量雾化治疗数日，如沙丁胺醇 2500μg、异丙托溴铵 500μg，或沙丁胺醇 1000μg 加用异丙托溴铵 250～500μg 雾化吸入，每日 2～4 次。

处方②：抗胆碱药。异丙托溴铵气雾剂，40～80μg（每喷 20μg），每 8h 一次或每 6h 一次；噻托溴铵气雾剂，18μg，每日 1 次。

【注意事项】

（1）房角狭窄的青光眼、前列腺肥大引起的尿道梗阻者、妊娠及哺乳妇女慎用。

（2）气雾剂误喷眼睛时，可发生眼调节失调。

处方③：茶碱类药物。氨茶碱，0.1g，口服，每日 3 次。

或茶碱控释片（葆乐辉），400mg，口服，每日 1 次。

或茶碱缓释片（舒弗美），0.1g，口服，每日 2 次。

【注意事项】

（1）茶碱类药物治疗浓度窗较小，注意监测血药浓度。

（2）吸烟、饮酒、服用抗惊厥药和利福平等可引起肝药酶受损并缩短茶碱半衰期，老年人，持续发热、心力衰竭和肝功能损害较重者，以及同时应用西咪替丁、大环内酯类药物（红霉素等）、氟喹诺酮类药物（环丙沙星等）和口服避孕药等均可增加茶碱的血药浓度。

处方④：氟地卡松/沙美特罗，1～2 喷，每日 2 次。

布地奈德/福莫特罗，1～2 喷，每日 2 次。

【注意事项】

（1）吸药后及时用清水含漱口咽部，选用干粉吸入剂或加用储雾器可减少局部不良反应。

（2）吸入激素和 β 受体激动剂联合应用较分别单用的效果好。

（3）对于伴有结核病、寄生虫感染、骨质疏松、青光眼、糖尿病、严重抑郁或消化性溃疡的哮喘患者，全身给予激素治疗时应慎重并应密切随访。

（4）长期甚至短期全身使用激素的哮喘患者可感染致命的疱疹病毒，应引起重视，尽量避免这些患者暴露于疱疹病毒。

（5）不推荐单一长期使用激素口服或吸入剂，建议联合 β 受体吸入剂和（或）抗胆碱类药物。

（6）症状较重及有频繁急性加重史的患者除使用支气管舒张剂外，可给予全身口服激素，如泼尼松龙 30～40mg/d，每次 10mg，每日 3 次，连用 10～14 日，甲泼尼龙 40mg，静滴，每日 1 次，3～4 天后改为口服，也可用激素联合 SABA 雾化吸入治疗，如布地奈德，200～400μg/d，雾化吸入，1～2 次/日。

处方⑤：氨溴索（盐酸溴环己胺醇），30mg，口服或静滴，每日 3 次。如痰液黏稠不易咳出者，可用 0.9% 氯化钠注射液 5mL，雾化吸入，每 12h 一次或每 6h 一次。

【注意事项】

（1）有胃肠道疾病者祛痰药物慎用。

（2）慢性支气管炎患者应避免使用强力镇咳药物；避免痰液不易排出。

处方⑥：羧甲司坦（羧甲基半胱氨酸），500mg，口服，每日 3 次。

【注意事项】

（1）偶有轻度头晕、恶心、胃部不适、腹泻、胃肠道出血和皮疹。

（2）消化性溃疡活动期患者禁用。

处方⑦：溴己新，16mg，口服每日 3 次。

【注意事项】

（1）偶有恶心、胃部不适，胃肠道黏膜有刺激性，胃炎或胃溃疡患者慎用。

（2）肝功能不全慎用，可能使血清转氨酶暂时升高。

（3）本品可增加四环素与阿莫西林的疗效。

处方⑧：乙酰半胱氨酸，每次 0.6g（1 片），每日 1～2 次。

【注意事项】

（1）偶有过敏反应，如荨麻疹和罕见的支气管痉挛。

（2）口服给药期间可能出现胃肠道刺激，如恶心和呕吐。

（3）本品含有阿斯巴甜，患有苯丙酮酸尿症患者禁用。

处方⑨：低分子肝素钠，5000U，皮下注射，每日 1 次，每日 2 次。

【注意事项】

（1）禁止肌内注射。

（2）由于分子量不同，抗 Ⅹa 活性及剂量不同，不同的低分子量肝素不可互相替代使用。

（3）注射本品时应严密监控，任何适应证及使用剂量都应进行血小板计数监测。建议在使用低分子量肝素治疗前进行血小板计数，并在治疗中进行常规计数监测，如果血小板计数显著下降（低于原值的 30％～50％），应停用本品。

（4）在下述情况中应小心使用本品，肝肾功能不全患者，有消化性溃疡史，或有出血倾向的器官损伤史，出血性脑卒中，难以控制的严重动脉高压史，糖尿病性视网膜病变，近期接受神经或眼科手术和蛛网膜下腔/硬膜外麻醉。

处方⑩：抗生素处方详见肺炎治疗。

（高巍 康红军）

呼吸衰竭

呼吸衰竭（respiratory failure）是各种原因引起的肺通气和（或）换气功能严重障碍，以致不能进行有效的气体交换，导致缺氧伴（或不伴）二氧化碳潴留，从而引起一系列生理功能和代谢紊乱的临床综合征。在海平大气压下，于静息条件下呼吸室内空气，并排除心内解剖分流和原发于心排血量降低等情况后，动脉血氧分压（PaO_2）低于 8kPa（60mmHg），或伴有二氧化碳分压（$PaCO_2$）高于 6.65kPa（50mmHg），即为呼吸衰竭（简称呼衰）。

一、诊断要点

(1) 基础疾病＋症状＋体征＋血气分析。

(2) 诊断主要依靠血气分析；分为Ⅰ型呼吸衰竭（单纯 $PaO_2 < 60mmHg$），Ⅱ型呼吸衰竭（$PaO_2 < 60mmHg$ 伴 $PaCO_2 > 50mmHg$），以及氧合指数＝$PaO_2/FiO_2 < 300mmHg$，在呼吸衰竭的诊断中，血液气体分析尤为重要，不仅对诊断，而且对指导治疗均有重要意义。

二、鉴别诊断

应与急性喉气管支气管炎、慢性阻塞性肺疾病、睡眠呼吸暂停综合征等疾病相鉴别。

三、治疗原则

(1) 保持呼吸道通畅。

(2) 改善缺氧、纠正 CO_2 潴留和代谢功能紊乱。

(3) 防治多器官功能损害。

(4) 积极治疗基础疾病和诱发因素。

四、一般治疗

1. 氧疗

保证 $PaO_2 > 60mmHg$ 或 $SaO_2 > 90\%$ 的情况下，尽量减少吸氧浓度。吸氧方法：双腔鼻管、鼻导管、鼻塞、面罩。吸氧浓度：$FiO_2 = 21\% + 4 \times$ 吸氧流量（L/min）。Ⅰ型呼吸衰竭吸氧浓度 $35\% \sim 45\%$ 或更高；Ⅱ型呼吸衰竭持续低流量吸氧，吸氧浓度 $25\% \sim 33\%$（$1 \sim 3L/min$）。

2. 机械通气

神志清楚，轻中度呼吸衰竭的情况下可使用无创鼻面罩呼吸机；但病情重不能配合，昏迷的情况下应及时建立人工气道，而需要长时间机械通气的患者需要气管切开。

3. 促进分泌物排出

(1) 呼吸道的湿化与雾化、翻身、拍背、体位引流。

(2) 纤支镜吸痰。

(3) 气管插管或气管切开。

4. 营养支持

由于呼吸功增加、摄入不足、发热等原因可造成负氮平衡，要常规给予高蛋白、高脂肪和低碳水化合物以及多种维生素和微量元素的饮食，必要时做静脉高营养治疗。

五、药物处方

处方①：β受体激动剂。沙丁胺醇，吸入，$100 \sim 200 \mu g$/次，必要时用药；福莫特罗，$4.5 \sim 9 \mu g$，吸入，每12h一次；茚达特罗，$150 \sim 300 \mu g$，吸入，每一日1次。

处方②：尼可刹米，呼吸中枢兴奋剂，增加通气量，也有一定的苏醒作用。可以先给予$0.375 \sim 0.75g$缓慢静推，随即以$3 \sim 3.75g$加入500mL生理盐水中，按$25 \sim 30$滴/min静滴。

【注意事项】

（1）应用呼吸兴奋剂的同时应减轻呼吸道机械负荷，提高吸氧浓度，可配合机械通气。

（2）作用时间短暂，应视病情间隔给药。

（高巍 康红军）

第二章

心血管内科

心 肌 炎

心肌炎（myocarditis）是指由各种原因引起的心肌的局限性或弥漫性炎症。引起心肌炎的原因很多，诸如病毒、细菌、真菌、寄生虫、免疫反应，以及物理、化学因素等均可引起心肌炎。炎性病变可累及心肌、间质、血管、心包或心内膜。其病因可以是各种感染、自身免疫反应及理化因素。病程可以是急性（3个月以内）、亚急性（3~6个月）和慢性（半年以上）的。在我国病毒性心肌炎较常见。临床表现通常与受损伤心肌的量有关。

一、诊断要点

（1）原发感染或原发病的全身症状，如困乏、发热、上呼吸道感染等。体格检查时可见心脏扩大，有与体温不相称的心率增快或心率减慢。第一心音低钝，时有第三心音或第四心音、奔马律。急性期可能有瓣膜相对关闭不全的杂音，舒张期杂音常为相对性二尖瓣狭窄所致，尚可有心包摩擦音、交替脉，各种心律失常及肺部啰音。

（2）急性期过后上述症状多消失。也可有肝大、下肢凹陷性水肿及血压下降等。

（3）心电图提示有心肌损伤。

（4）病原学依据。

二、鉴别诊断

1. 脓毒血症性心肌炎

严重细菌感染休克时细菌毒素也可致心肌损伤，造成心脏功能减退及心肌损伤标志物阳性，早期出现感染病灶及血白细胞早期即显著升高及其他全身表现有助于鉴别。

2. 应激性心肌病

又称心尖球形综合征，好发于绝经期后女性，有胸痛、心电图 ST-T 改变以及心肌损伤标志物升高。常有强烈精神刺激等诱因。左心室造影可见节段性室壁运动异常，超过单一冠状动脉供血范围，最常见的是心尖部室壁运动异常，呈特征性章鱼篓样改变。冠状动脉造影结果阴性或轻度冠状动脉粥样硬化。左心室功能恢复快，常仅需支持治疗。

3. 病毒性肺炎

重症肺炎合并脓毒血症休克时也可出现心肌标志物轻度一过性升高，升高程度与临床严重程度不相符，随肺感染好转可显著改善。

三、治疗原则

对症辅助支持处理，积极治疗休克、心力衰竭和心律失常。

四、一般治疗

休息，避免劳累，低盐低脂饮食。

五、药物处方

处方①：金刚烷胺，每天 200mg，或吗啉胍，0.1g，口服，每日 3 次，利巴韦林，10～15mg/（kg·d），分两次肌内注射或静脉缓注。

【注意事项】

（1）病毒性心肌炎较常见，可抗病毒治疗，细菌感染可改为抗细菌用药。

（2）治疗期间应注意卧床休息，症状、体征好转，心电图正常后方可逐步增加活动。

处方②：维生素 C，4～5g，口服，每日 1 次，10～15 天为 1 个疗程，可重复。

处方③：ATP 20mg＋辅酶 A 100U＋细胞色素 C 30mg，口服，每日 1 次。

处方④：肌苷，200～400mg，口服或肌内注射，每日 2 次。

处方⑤：环腺苷酸（cAMP），20～40mg，肌内注射，每日 2 次。

【注意事项】

营养心肌，促进心肌代谢。

处方⑥：泼尼松，40～60mg，每日顿服，或氢化可的松 400～600mg/d，静脉滴注，病情好转后逐渐减量，约 26 周后停药。

处方⑦：纠正心力衰竭治疗，β 受体阻滞剂、ACEI/ARB、洋地黄类药物、利尿药等，同心力衰竭用药。

【注意事项】

（1）此类患者容易发生洋地黄类中毒，在应用洋地黄药物时宜减量应用。

（2）窦性心律、LVEF≤35%、LBBB 且 QRS≥150ms，可行心脏同步化治疗（CRT）。

（3）药物治疗同时注意休息，避免劳累，低盐低脂饮食。

（朱耀文　康红军）

心　包　炎

各种原因造成的心包急、慢性炎症，渗液，粘连，增厚，钙化。分为急性心包炎和慢性心包炎。可由多种原因造成。其病理过程分为急性炎症期和慢性炎症期。急性心包炎为心包脏层和壁层的急性炎症，可由细菌、病毒、自身免疫、物理、化学等因素引起。急性心包炎，根据其发展过程分为纤维蛋白性心包炎、渗出性心包炎。急性心包炎进一步发展进入慢性期——慢性心包炎阶段。慢性心包炎发展的严重阶段是缩窄性心包炎。缩窄性心包炎是心脏被致密厚实的纤维化或钙化心包包围，使心脏舒张充盈受限导致的一系列循环障碍的疾病。

一、诊断要点

（1）确定是否为心包炎　据症状、体征、X 线检查、超声心动图做出心包炎诊断。

（2）明确病因诊断　据心包炎的特征、心包穿刺、活检组织检查等做出病因诊断。

二、鉴别诊断

急性纤维蛋白性心包炎患者胸痛明显而心包摩擦音不明显时需要跟急性 ST 段抬高型心肌梗死、急腹症、主动脉夹层、肺栓塞鉴别，结合病史、体格检查、心电图改变、血管增强 CT 及心肌酶谱改变可鉴别；渗出性心包炎可有心脏增大，需要与心力衰竭性心脏增大鉴别，主要依赖于心脏彩超的结果，是否有心腔的增大。缩窄性心包炎要与限制性心肌病、心力衰竭鉴别。

三、治疗原则

（1）治疗原发病，改善症状，解除循环障碍。

（2）急性心包炎治疗主要是针对病因治疗和对症治疗。

（3）缩窄性心包炎应早期行心包切除术。

四、一般治疗

（1）针对病因治疗。急性期应卧床休息，呼吸困难者取半卧位，吸氧，胸痛明显者可给予镇痛药，必要时可使用可待因或哌替啶（杜冷丁）。加强支持疗法。

（2）针对心脏压塞综合征行心包穿刺排液治疗，缩窄性心包炎在急性症状消退后可考虑心包剥离手术，以免发生心肌萎缩而影响手术疗效。

（3）镇痛、抗炎等对症治疗。

五、药物处方

处方①：阿司匹林，650mg，口服，每 6～8h 1 次。吲哚美辛，25～50mg，口服，每 8h 1 次，或布洛芬 400mg，口服，每 4～8h 1 次。

【注意事项】

（1）从以上药物中选择一种，应用 4～10 天。

（2）一般的急性心包炎对非甾体抗炎药反应良好。

处方②：地塞米松，4mg，或泼尼松 60mg，每天 1 次。

【注意事项】

（1）泼尼松用药 3～5 天后，减 10mg，直到剂量为 15mg，每日 1 次。

（2）如果症状能控制，建议 15mg，隔天一次，持续 5 天，后改为 10mg，隔天 1 次，接着给予 5mg，隔天一次，5 天后，可停药。

（3）若胸痛者必要时可以加用盐酸哌替啶或者吗啡镇痛。

（4）尽量不要使用皮质激素，以免发生严重的副作用。

（朱耀文　康红军）

心律失常

心律失常是指致心律起源部位、心搏频率与节律以及冲动传导等任一项异常。心律失常有不同的分类方法。按发生时心率快慢，可分为快速性心律失常和缓慢性心律失常。按心律失常发生原理，可分为冲动形成异常和冲动传导异常。心律失常发生的机制有冲动形成异常和冲动传导异常。心律失常的症状取决于心率、心律、基础心脏病、心律失常类型。

一、诊断要点

主要根据病史、体格检查、心电图、动态心电图、食管心房调搏、心内电生理检查。

二、鉴别诊断

心律失常的鉴别诊断主要为各个类型的心律失常之间的鉴别。如窄 QRS 波形心动过速（如 PSVT、VT、房扑或房颤、窦速、交界性心动过速等）、宽 QRS 波形心动过速（如 PSVT 合并束支传导阻滞、VT、房扑或房颤合并预激综合征等）、缓慢性心律失常〔如 SSS、房室传导阻滞（atrioventricular block，AVB）、室内传导阻滞等〕、快慢综合征与慢快综合征等。

三、治疗原则

心律失常的处理不能仅着眼于心律失常本身，还需考虑基础疾病及诱发因素纠正。通过纠正或控制心律失常，达到稳定血液动力学状态、改善症状的目的。

四、一般治疗

根据心律失常的原因可选择刺激迷走神经、电复律、人工心脏起搏、射频消融、自动复律除颤装置（DIC）、手术等治疗。

> 期前收缩是最常见的心律失常，可以起源于窦房结以外的任何部位。分为房性、交界性和室性期前收缩。以室性期前收缩最常见。可见于正常人和心脏病患者。病因包括心脏外疾病及各种原因的心脏病，临床表现有心悸不适。

房性期前收缩

房性期前收缩即房性过早搏动（atrial premature beats，APB），又称房性早搏、房早，起源于窦房结以外心房的任何部位。

一、诊断要点

(1) 主要表现为心悸，心脏"停跳"感，期前收缩次数过多时自觉胸闷、心前区不适、头昏、乏力、间歇脉等。

(2) 心电图表现：①于Ⅱ导联可见一提前出现的 P′波，P′-R 间期＞0.12s；②P′后 QRS 波群正常；③不完全代偿间歇。

二、鉴别诊断

注意本病各亚型之间相互鉴别。

三、治疗原则

常无需治疗，去除诱发因素。可应用镇静药物，有症状者用 β受体阻滞剂和钙通道阻滞剂。

四、一般治疗

(1) 消除各种诱因，如精神紧张、情绪激动、吸烟、饮酒、过度疲乏、焦虑、消化不良、腹胀等。

(2) 避免服用咖啡、浓茶等。

五、药物处方

处方①：普萘洛尔，10～20mg，口服，每日 3 次。

【注意事项】

(1) 可出现眩晕、神志模糊、精神抑郁、反应迟钝等中枢神经系统不良反应。

(2) 可出现头昏（低血压所致），心率过慢（＜50 次/min）。

(3) 可出现支气管痉挛、呼吸困难、充血性心力衰竭。

(4) 偶有发热和咽痛（粒细胞缺乏）、皮疹（过敏反应）、出血倾向（血小板减小）。

(5) 冠心病患者用药不宜骤停，否则可出现心绞痛、心肌梗死或室性心动过速。

(6) 甲亢患者用药不可骤停，否则使甲亢症状加重。

(7) 长期用药在撤药时须逐渐递减剂量，至少经过 3 天，一般为 2 周。

处方②：美托洛尔，12.5～50mg，口服，每日 3 次。

【注意事项】

（1）剂量应个体化，以避免心动过缓的发生。

（2）肾功能损害者无需调整剂量，肝功能严重受损者考虑调整剂量。

（3）美托洛尔可能使外周血液循环障碍疾病的症状如间歇性跛行加重。对严重的肾功能损害、伴代谢性酸中毒的严重急症，及合用洋地黄时，必须慎重。

处方③：地尔硫䓬，口服，30～60mg/次，3～4 次/日。

【注意事项】

（1）钙离子拮抗药不宜与洋地黄合用，因为其可显著提高洋地黄血药浓度，易导致洋地黄中毒。

（2）肝肾功能不全患者如需应用，剂量应特别谨慎。

（3）皮肤反应可为暂时的，继续用可以消失，但皮疹进展可发展到多形红斑和（或）剥脱性皮炎，如皮肤反应持续应停药。

房室交界性期前收缩

房室交界性期前收缩又称房室交界区过早搏动，简称交界性期前收缩或交界性早搏等。是指在窦性激动尚未发出之前，房室交界区提前发生的一次激动。

一、诊断要点

（1）患者主要表现为心悸、心慌，有间歇。

（2）听诊发现心律不齐，有提前出现的心脏搏动，后继一较长间歇停搏。

（3）心电图表现：①提前出现的正常的 QRS 波群；②逆行 P 波可位于 QRS 波群之前（P'-R 间期<0.12s）、之中、之后（RP'间期<0.20s）。

二、鉴别诊断

注意本病各亚型之间相互鉴别。

三、治疗原则

同房性期前收缩。

四、一般治疗

同房性期前收缩。

五、药物处方

同房性期前收缩。

室性期前收缩

室性期前收缩亦称室性过早搏动，简称室性早搏、室早，是指在窦性激动尚未到达之前，自心室中某一起搏点提前发生激动，引起心室除极，为最常见的心律失常之一。

一、诊断要点

（1）患者可感到心悸不适，当室性期前收缩发作频繁或呈二联律，可导致心排血量减少，如患者已有左心室功能减退，室性期前收缩频繁发作可引起晕厥，室性期前收缩发作持续时间过长，可引起心绞痛与低血压。

（2）心电图表现：①提前的宽大畸形 QRS 波群，时限$>0.12s$；②ST 段、T 波与 QRS 波主波方向相反。③代偿间歇完全。

二、鉴别诊断

注意本病各亚型之间相互鉴别。

三、治疗原则

主要目的是预防室性心动过速、心室颤动和猝死的发生，对于室早的处理要根据不同患者的情况分别对待，避免动辄应用静脉抗心律失常药物的做法。

四、一般治疗

（1）对室早的患者，应详细询问病史并进行体检，了解有无器质性心脏病，有无诱发因素，并询问既往心律失常的发生和治疗情况。

（2）判断室早是否可诱发其他严重心律失常。

（3）合并器质性心脏病，特别是心肌缺血或心功能不全者，首先要按照相应指南进行规范化治疗基础疾病。应纠正其他内环境紊乱，尤其是低钾血症。

（4）合并器质性心脏病的室早，若非多形室早，无血流动力学影响，不诱发其他严重心律失常，在处理基础疾病和诱因的前提下可以监护观察，不做特殊处理。

（5）不伴有器质性心脏病的室早，预后一般良好，不支持常规抗心律失常药物治疗，更不应静脉应用抗心律失常药。恰当地向患者解释，打消其顾虑，减轻心理压力。对有精神紧张和焦虑者可使用镇静剂或小剂量β受体阻滞剂。

五、药物处方

处方①：美托洛尔，25～50mg，口服，每日 2 次。

处方②：阿替洛尔，12.5～25mg，口服，每日 2 次。

处方③：比索洛尔，2.5～5mg，口服，每日 1 次。

处方④：普萘洛尔，10mg，口服，每日 3 次。

处方⑤：美西律，150～200mg，口服，每日 3 次。

处方⑥：普罗帕酮，150～200mg，口服，每日 3 次。

【注意事项】

（1）有哮喘和气道反应性高的患者，禁用 β 受体阻滞剂。

（2）对有心功能不全的患者慎用美西律、普罗帕酮。

（3）美西律、普罗帕酮长期应用增加远期死亡率。

窦性心动过速

　　窦性心动过速简称窦速，指成人的窦性心率＞100 次/min，可由多种因素引起如生理（如运动、兴奋）或病理（如甲状腺功能亢进）原因引起。但临床所见窦速更常见于合并基础疾病或其他危急情况，如心肌缺血、贫血、心力衰竭、休克、低氧血症、发热、血容量不足等。

一、诊断要点

（1）患者可无任何症状。

（2）当心率过快时，患者可出现心悸、气短、胸闷、烦躁等症状，甚至可出现胸痛。

（3）心率增快至 100～150 次/min，少数人可达 160～180 次/min。

（4）心电图：①窦性 P 波，P-R 间期≥0.12s，PP 间距小于 0.6s。②窦速频率过快（如超过 150 次/min）时，心电图 P 波可与前一心跳的 T 波融合而不易辨别，易误为室上性心动过速或房速，应仔细辨别。

二、鉴别诊断

注意本病各亚型之间相互鉴别。

三、治疗原则

寻找并去除引起窦速的原因，针对病因治疗是根本措施。必要时可应用 β 受体阻滞剂等。

四、一般治疗

避免情绪激动及疼痛刺激等。

五、药物处方

处方①：美托洛尔，12.5～50mg，口服，2 次/日。

处方②：普萘洛尔，10～20mg，口服，3～4 次/日。

【注意事项】

（1）控制窦速建议使用对基础疾病以及窦速均有作用的药物，如心肌缺血时使用 β 受体阻滞剂等。

（2）不推荐使用与原发疾病救治完全无关的减慢心率的药物。

（3）在窦速的原因没有根本纠正之前，不应追求将心率降至正常范围。

室上性心动过速（室上速）

室上速可分为广义和狭义的室上速。广义的室上速包括起源于窦房结、心房、交接区及旁路所致的各种心动过速，如房室结双径路所致的房室结折返性心动过速、预激或旁路所致的房室折返性心动过速、房速、房扑和房颤等。狭义的室上速主要是房室结折返性心动过速和旁路所致的房室折返性心动过速。如果室上速患者窦性心律或心动过速时心电图 QRS 波群上呈现预激波，这种情况又称为预激综合征。

一、诊断要点

（1）室上速多见于无器质性心脏病的中青年，突发突止，反复发作。典型心电图表现多为规则的窄 QRS 心动过速。老年或有严重器质性心脏病患者出现窄 QRS 心动过速，在诊断室上速前应注意和其他心律失常鉴别。

（2）临床诊断最容易将室上速与房扑伴 2∶1 房室传导混淆。应注意在 Ⅱ、V_1 导联寻找房扑波（F 波）的痕迹有助于诊断。食管导联心电图可见呈 2∶1 房室传导的快速 A 波，对房扑的诊断有较大帮助。

（3）当室上速伴有显性预激或室内阻滞时可表现为宽大畸形 QRS 心动过速，易与室速混淆。

二、鉴别诊断

注意本病各亚型之间相互鉴别。

三、治疗原则

（1）急性发作期，应根据患者基础的心脏情况、既往发作情况以及对心动过速的耐受程度作出适当处理。

（2）是否需要长期给予药物预防，取决于发作频繁程度以及发作的严重性。

（3）食管心房快速刺激可用于所有室上速患者，特别适用于无法用药，有心动过缓病史者。

（4）导管消融技术，安全、迅速、有效且能根治心动过速的优点，应优先考虑。

四、一般治疗

（1）刺激迷走神经方法 在发作早期使用效果较好。患者可以通过深吸气后屏气，再用力做呼气动作（Valsalva法），或用压舌板等刺激悬雍垂（即咽喉部）产生恶心感、压迫眼球、按摩颈动脉窦等方法终止心动过速。

（2）特殊情况下处理 伴明显低血压和严重心功能不全者：原则上应首选同步直流电复律或食管心房调搏。伴窦房结功能障碍的室上速：宜首先考虑使用食管心房快速刺激。

（3）伴有慢性阻塞性肺疾病患者，应避免使用影响呼吸功能的药物，而钙拮抗剂比较安全，故列为首选。

（4）当孕妇面临的风险大于胎儿时应该进行治疗。尽量避免静脉用药，宜用刺激迷走神经法或食管心房快速刺激终止室上速。血流动力学不稳定时可行电转复。当其他措施无效或不能应用时，可应用药物治疗，选择药时需兼顾孕妇和胎儿的近期和长期安全。

五、药物处方

处方①：腺苷，6mg，加入2～5mL 5％葡萄糖注射液快速静注，无效可在数分钟后给予12mg快速静注。

【注意事项】

（1）腺苷对窦房结和房室结传导有很强的抑制作用，可出现窦性停搏、房室阻滞等缓慢性心律失常。但因持续时间短，仅数十秒，不需特殊处理。

（2）对有冠心病、严重支气管哮喘、预激综合征患者不宜选用。

处方②：维拉帕米，0.15～0.2mg/kg（一般可用5mg），稀释到20mL后，10min内缓慢静注。无效者，15～30min后，可再注射一次。

【注意事项】

室上速终止后即停止注射。

处方③：地尔硫䓬，将注射用盐酸地尔硫䓬15～20mg，用5mL以上的生理盐水或5％葡萄糖注射液溶解，约3min缓慢静注。无效者，15min后，可重复一次。

【注意事项】

（1）使用过程注意心律减慢。

（2）监测血压变化情况。

处方④：普罗帕酮，1.0～1.5mg/kg（一般可用70mg），加入5％葡萄糖注射液稀释到20mL后，10min内缓慢静注。无效者，10～15min后，可重复一次。

【注意事项】

（1）普罗帕酮总量不宜超过210mg。

（2）室上速终止后即停止注射。

处方⑤：胺碘酮，150mg，加入 20mL 5％葡萄糖注射液，10min 内静脉注射，若无效以后 10～15min 可重复静注 150mg。完成第一次静脉推注后，即刻使用 1mg/min，维持 6h，随后以 0.5mg/min，维持 18h。

【注意事项】

（1）上述方法无效或伴有器质性心脏病应用上述药物存在禁忌证时可应用胺碘酮。

（2）第一个 24h 内用药一般为 1200mg，最高不超过 2000mg。

（3）终止后即停止用药。

处方⑥：美托洛尔，1～2mg/min 的速度静脉给药，用量可达 5mg。间隔 5min，可再给 5mg，直到取得满意的效果，总剂量不超过 10～15mg。

处方⑦：西地兰，首次剂量 0.4～0.6mg，用 5％葡萄糖注射液稀释后缓慢注射；2～4h 后可再给予 0.2～0.4mg。总量可达 1.0～1.2mg。

【注意事项】

（1）在其他药物无效的情况下可以静脉注射 β 受体阻滞剂、洋地黄类药物。

（2）不作首选。

特殊情况下室上速的药物治疗

处方①：西地兰，0.4mg，稀释后缓慢静脉推注，无效可在 20～30min 后，再给 0.2～0.4mg，最大 1.2mg。

【注意事项】

（1）伴明显低血压和严重心功能不全者，未口服用洋地黄者使用。

（2）若已经口服地高辛，第一剂一般给 0.2mg，以后酌情追加。

处方②：维拉帕米，0.15～0.2mg/kg（一般可用 5mg），加入生理盐水或 5％葡萄糖注射液稀释到 20mL 后，10min 内缓慢静注。无效者 15～30min 后可再注射一次。

处方③：地尔硫䓬，将注射用盐酸地尔硫䓬 15～20mg，用 5mL 以上的生理盐水或 5％葡萄糖注射液溶解，约 3min 缓慢静注。无效者，15min 后，可重复一次。

【注意事项】

（1）伴有慢性阻塞性肺疾病患者使用。

（2）伴有慢性阻塞性肺疾病患者，应避免使用影响呼吸功能的药物，而钙拮抗剂比较安全，故列为首选。

（3）当孕妇面临的风险大于胎儿时应该进行治疗。尽量避免静脉用药，宜用刺激迷走神经法或食管心房快速刺激终止室上速。

（4）血流动力学不稳定时可行电转复。

（5）当其他措施无效或不能应用时，可应用药物治疗，选择药时需兼顾孕妇和胎儿的近期和长期安全。

房性心动过速（房速）

房速是由于心房异位兴奋灶自律性增高或折返激动所引起。房速可见于器质性心脏病，尤其是心房明显扩大者，也可发生于无器质性心脏病者。特发性房速少见，多发生于儿童和青少年，药物疗效差。房速时心率一般多在 140～220 次/min，但也有慢至 140 次/min 以下或高至 250 次/min 者，婴幼儿可达 300 次/min 以上。如同时伴有房室不同比例下传，心律可不规则。根据其发生机制的不同，分为房内折返性心动过速和自律性房性心动过速。发作时后者的心率通常快于前者，但心率有很多重叠，故临床上通常不易区分。由于心房不受迷走神经张力增高的影响，故采用刺激迷走神经方法如颈动脉窦按摩不能终止心动过速发作，但可减慢心室率，并在心电图中暴露房性 P 波，此有助于与其他阵发性室上性心动过速相鉴别。

一、诊断要点

（1）房速患者可出现心悸、头晕、疲乏无力、胸痛、呼吸困难及晕厥等症状。发作可呈短暂、阵发性或持续性。

（2）心电图上 P 波与窦性 P 波形态不同，心房率为 150～200 次/min，QRS 多为形态和时限正常，可伴有房室传导阻滞。根据心动过速时 QRS 与房性 P 波的关系，诊断不难。但部分房速因房室传导比例不等，听诊时有心律不齐，易误诊为房颤。这种情况在短阵房速或持续发作开始时较易出现。心电图发现房性 P 波可证实房速的诊断。

二、鉴别诊断

注意本病各亚型之间相互鉴别。

三、治疗原则

消除各种诱因，必要时可服用适量的镇静药。

四、一般治疗

（1）如无明显血流动力学影响，可以观察。存在引起房速的病因和诱因，应予以处理。

（2）慢性持续性房速急性发作期处理主要以维持血流动力学稳定，治疗心力衰竭为主。

（3）必要时射频消融治疗。

五、药物处方

处方①：艾司洛尔，1～3mg/min，经静脉泵入，部分心率快者可给予 30mg

负荷量推注。

【注意事项】

(1) 有哮喘和气道反应性高的患者，禁用β受体阻滞剂。

(2) 不良反应：使用时及使用后持续低血压，及恶心、呕吐、眩晕感。

(3) 高浓度给药（>10mg/mL）会造成严重的静脉反应，包括血栓性静脉炎，20mg/mL 的浓度在血管外可造成严重的局部反应，甚至坏死，故应尽量经大静脉给药。

(4) 糖尿病患者应用时应小心，因本品可掩盖低血糖反应。

处方②：西地兰，用 5% 葡萄糖注射液稀释后缓慢注射，首剂 0.4～0.6mg，以后每 2～4h 可再给 0.2～0.4mg，总量 1～1.6mg。小儿常用量：按下列剂量分 2～3 次，间隔 3～4h 给予。早产儿和足月新生儿或肾功能减退、心肌炎患儿，肌内或静脉注射按体重 0.022mg/kg，2 周至 3 岁按体重 0.025mg/kg。

【注意事项】

(1) 过量时，由于蓄积性小，一般于停药后 1～2 天中毒表现可以消退。

(2) 低钾血症、不完全性房室传导阻滞、高钙血症、甲状腺功能低下、缺血性心脏病、急性心肌梗死早期（AMI）、心肌炎活动期、肾功能损害患者慎用。

(3) 用药期间应注意监测血压、心率及心律、心电图、心功能、电解质（尤其是钾、钙、镁）、肾功能。

(4) 疑有洋地黄中毒时，应做地高辛血药浓度测定。

处方③：胺碘酮，5mg/kg，静脉输注 1h，继之 50mg/h 静脉泵入。

【注意事项】

(1) 偶有 Q-T 间期延长伴扭转性室性心动过速。主要见于低钾血症和并用其他延长 QT 的药物时。

(2) 过敏反应，对碘过敏者对本品可能过敏。

(3) 服药后多数患者有 T 波降低伴增宽及双向，出现 u 波，此并非停药指征。

(4) 极少数有 AST、ALT 及碱性磷酸酶增高。

(5) 甲状腺功能变化，本品抑制周围 T_4 转化为 T_3，导致 T_4 及 rT_3 增高和血清 T_3 轻度下降，甲状腺功能检查通常不正常，但临床并无甲状腺功能障碍。甲状腺功能检查不正常可持续至停药后数周或数月。

(6) 下列情况应慎用。

① 窦性心动过缓。

② Q-T 延长综合征。

③ 低血压。

④ 肝功能不全。

⑤ 肺功能不全。

⑥ 严重充血性心力衰竭。

心房颤动

心房颤动简称房颤，是指规则有序的心房电活动丧失，代之以快速无序的颤动波。临床体征有脉搏短绌，心脏听诊有心律绝对不齐、心音强弱不一。根据合并疾病和房颤本身的情况，可以出现轻重不一的临床表现。房颤是最常见的急性心律失常之一，可发生于器质性心脏病或无器质性心脏病的患者。按其发作特点和对治疗的反应，一般将房颤分为四种类型：首次发作的房颤称为初发房颤；能够自行终止者为阵发性房颤（持续时间<7天，一般<48h，多为自限性）；不能自行终止但经过治疗可以终止者为持续性房颤（持续时间>7天）；经治疗也不能终止或不拟进行节律控制的房颤为持久性房颤。

一、诊断要点

（1）频率不快，可无明显症状。

（2）可有心悸、气短、胸闷、乏力，尤其在体力活动后心室率明显增加，并可出现晕厥。

（3）心律不规则：第1心音强弱不均，间隔不一。

（4）心电图窦性 P 波消失，代之以频率 350～600 次/min 的 f 波，RR 间期绝对不等，当合并室内差异性传导时，QRS 波可增宽。

二、鉴别诊断

注意本病各亚型之间相互鉴别。

三、治疗原则

（1）消除易患因素。

（2）转复和维持窦性心律，急性房颤发作时，心室率控制的靶目标为 80～100 次/min。

（3）预防复发。

（4）控制心室率。

（5）预防栓塞并发症。

四、一般治疗

1. 电学治疗

电除颤，电复律应采用同步方式。起始电量 100J（双相波）、150J（单相波）。一次复律无效，应紧接进行再次复律（最多 3 次）。再次复律应增加电量，最大可用到双相波 200J、单相波 300J。可进行人工心脏起搏器、导管射频消融术（根治疗法）。

2. 外科手术治疗

外科迷宫手术。

五、药物处方

包括药物复律和抗凝治疗两个方面。

（一）控制房颤室率治疗

（1）不伴心力衰竭、低血压或预激综合征的患者，可选择静脉 β 受体阻滞剂或非二氢吡啶类钙离子拮抗剂来控制心室率。

（2）对于合并左心功能不全、低血压者应给予胺碘酮或洋地黄类药物。

（3）合并急性冠脉综合征的房颤患者，控制房颤室率首选静脉胺碘酮。

（4）在静脉用药控制心室率的同时，可根据病情同时开始口服控制心室率的药物。一旦判断口服药物起效，则可停用静脉用药。

（二）药物复律

处方①：维拉帕米，2.5～5mg，2min 静注，每 15～30min 可重复 5～10mg，静注。

处方②：地尔硫䓬，0.25mg/kg，静注，10～15min 可重复给 0.35mg/kg，静注，以后可给 5～15mg/h 维持。

处方③：美托洛尔，5mg，静注，每 5min 重复。

处方④：艾司洛尔，0.5mg/kg 静注，继以 50μg/（kg·min）输注，疗效不满意，可再给 0.5mg/kg，静注，继以 50～100μg/（kg·min）的步距递增维持量，最大 300μg/（kg·min）。

处方⑤：胺碘酮，5mg/kg，静脉输注 1h，继之 50mg/h 静脉泵入。

处方⑥：洋地黄制剂（去乙酰毛花苷），0.2～0.4mg，稀释后缓慢静推。

【注意事项】

（1）维拉帕米总量不能超过 20mg。

（2）美托洛尔总量一般不超过 15mg，并注意监测心率、血压变化。

（3）未口服用洋地黄者 0.4mg 稀释后缓慢静脉推注，无效可在 20～30min 后再给 0.2～0.4mg，最大 1.2mg。若已经口服地高辛，第一剂一般给 0.2mg，以后酌情是否再追加。

（4）对于血流动力学稳定但症状明显的患者可以使用药物复律。复律的主要目的是改善患者的症状。

（5）药物复律前必须评价患者有无器质性心脏病，据此来确定复律的药物选择，选择药物时将用药安全性置于首位。

（6）有器质性心脏病的新发房颤患者，推荐静脉应用胺碘酮。

（7）不推荐使用洋地黄类药物，维拉帕米、索他洛尔、美托洛尔用于房颤患者的转复。

处方⑦：伊布利特，1mg，稀释后静脉推注＞10min，若无效，10min后可重复同样剂量，最大累积剂量2mg。

【注意事项】

（1）新发房颤患者，无器质性心脏病，不伴有低血压或充血性心力衰竭症状，血电解质和QTc间期正常，可以考虑使用伊布利特，无论转复成功与否。

（2）在开始给药至给药后4h必须持续严密心电监测，防止发生药物所致的尖端扭转型室速。

处方⑧：普罗帕酮，对于新发房颤，无器质性心脏病者，推荐普罗帕酮2mg/kg稀释后静脉推注＞10min，若无效，可在15min后重复，最大量280mg。

【注意事项】

（1）没有明显器质性心脏病的新发房颤患者，可考虑单次口服大剂量的普罗帕酮（450～600mg），这种策略应在医疗监护的条件下并能确保安全的情况下进行。

（2）心肌严重损害者慎用。

（3）严重的心动过缓，肝、肾功能不全，明显低血压患者慎用。

（4）如出现窦房性或房室性传导高度阻滞时，可静注乳酸钠、阿托品、异丙肾上腺素或间羟肾上腺素等解救。

（三）药物抗凝治疗

（1）对于急性期试图转律或有转律可能的患者，无论房颤持续时间长短，无论采取电复律还是药物复律，均应抗凝治疗。若患者已经口服华法林且INR在2.0～3.0，可以继续延续华法林治疗。若患者未使用口服抗凝药，应在急性期应用普通肝素或低分子肝素抗凝。

（2）新近发生的房颤＜48h，若有急性转复指征，在应用肝素或低分子肝素前提下，立即行电转复或抗心律失常药物转复。转复后，有栓塞危险因素者，需要长期使用维生素K拮抗剂华法林抗凝。无危险因素者，不需要长期抗凝。

（3）对于房颤发作时间＞48h或持续时间不明的患者，若无急性转复指征，在复律前应该使用华法林（将INR控制在2.0～3.0）抗凝治疗，至少3周。转复后继续抗凝至少4周，以后根据危险分层确定是否长期抗凝。

（4）对于房颤发作时间＞48h或持续时间不明的患者，若有急性转复指征，在应用肝素或低分子肝素前提下进行转复，然后衔接华法林治疗至少4周

（INR 2～3），以后根据危险分层确定是否长期抗凝。

（5）若有食管超声检查条件且未发现心房血栓，可在肝素或低分子量肝素抗凝的前提下提前转复，以后根据上述原则确定是否要长期抗凝。

（6）使用肝素或低分子量肝素抗凝的患者若有使用华法林的指征，可过渡到服用华法林抗凝。

（7）对于所有瓣膜病房颤患者或有卒中危险因素的非瓣膜病房颤患者，无论是否试图转复或是否转为窦律，均应长期抗凝。对非瓣膜病房颤患者，应根据房颤的栓塞危险因素评估（CHADS2 评分）决定抗凝治疗。

（8）房颤伴有急性缺血性脑卒中的患者，不应在急性期开始行房颤的抗凝治疗。2 周后视情况确定抗凝治疗的策略。

（9）房颤患者发生急性冠脉综合征，抗凝治疗的方案根据有关房颤指南进行。

处方①：普通肝素，急性期抗凝 70U/kg 静注，之后以 15U/(kg·h) 输注，或应用固定剂量的方法，普通肝素 5000U 静注，继之 1000U/h 静滴。

【注意事项】

（1）用量过大仍可导致自发性出血，使用时需进行凝血功能监测。

（2）使用普通肝素时，应将 APTT 延长至用药前的 1.5～2.0 倍，根据 APTT 调整肝素用量。

处方②：低分子肝素，5000U，皮下注射，每 12h 1 次。

【注意事项】

（1）可引起出血，发生率为 1.5%～20%，以静脉推注给药，年龄大于 60 岁女性患者多见。也可出现急性血小板减少伴血栓形成。

（2）低分子肝素为酶诱导剂，可使 ALT、AST、LDH 升高（以静脉给药者发生率较高），故影响肝炎、急性心肌梗死等病的诊断。

（3）用药前后及用药时应当监测电解质，因其活性成分肝素能抑制醛固酮的分泌；监测血小板计数及 APTT 或 ACT。

（4）低分子肝素易引起局部血肿，故禁止肌内注射，并应做深部皮下（脂肪层）注射，可选择腹壁脐以下部位，但脐周 2～3cm 以内为禁区。

（5）用药过量可静脉注射鱼精蛋白处理，1mg 鱼精蛋白可中和约 100U 的肝素。

处方③：华法林，初始剂量 3mg，口服，每日 1 次。

【注意事项】

（1）华法林应用需据 INR 结果调整剂量，使 INR 维持在 2.0～3.0。

（2）肝肾功能损害、严重高血压、凝血功能障碍伴有出血倾向、活动性溃疡、外伤、先兆流产、近期手术者禁用。妊娠期禁用。

（3）过量易致各种出血。

（4）早期表现有瘀斑、紫癜、牙龈出血、鼻衄、伤口出血经久不愈。

心房扑动（房扑）

心房扑动（房扑）是一相对常见的快速房性心律失常。症状主要有心悸、头晕、气短、乏力甚至晕厥等症状。

一、诊断要点

（1）心房扑动大多数为阵发性，常突然发作，突然终止，每次发作可持续数秒、数小时、数天。

（2）患者可出现心悸、胸闷、头晕、眩晕、精神不安、恐惧、呼吸困难等，并可诱发心绞痛或脑动脉供血不足。

（3）颈静脉搏动快而浅，其频率与心室率不一致，超过心室率。

（4）房扑心电图上表现为 P 波消失，代之以快速而规则的扑动波（F 波），扑动波的频率在 250～350 次/min，其间常无等电位线。扑动波通常 2∶1 下传，表现为规则的 RR 间期，扑动波不等比例下传，RR 间期呈不规则状。

二、鉴别诊断

注意本病各亚型之间相互鉴别。

三、治疗原则

针对病因治疗和房扑心律治疗。

四、一般治疗

（1）去除诱因。

（2）严重情况下可行直流电复律术。

心房扑动电复律是最有效的方法，成功率可高达 94％～100％。最适用于持续性心房扑动而药物治疗无效者。对于预激综合征合并心房扑动，或伴有明显血流动力学障碍需要紧急复律的心房扑动，宜首选电复律治疗。急性心肌梗死伴心房扑动者由于心室率过快也应用电复律。通常应用 25～50J 即可成功转复心房扑动。

（3）心房程控调搏术。心房程序电刺激转复心房扑动的成功率达 70％～80％。

（4）导管射频消融术。

五、药物处方

处方①：胺碘酮，按 5mg/kg 剂量将胺碘酮加入 5％葡萄糖注射液 20mL 中缓慢静脉推注，注射时间不得短于 3min，如无效，15min 后再给予上述剂量 1 次，如有效，可改用维持量 10～20mg/kg，加入 250～500mL 5% 葡萄糖注射液中静脉滴注 24h。从静脉注射的第 1 天起同时口服胺碘酮，200mg/次，3 次/日，服 7 日，然后 200mg/次，2 次/日，服 7 日，最后 200mg/次，1 次/日。

　　处方②：索他洛尔，按 1.5mg/kg 剂量将索他洛尔稀释于生理盐水 20mL 中。缓慢静脉推注 10min。观察 30min，若未转复可重复该剂量一次。口服：每次 40～80mg，2 次/日，通常日总量在 160mg 以下。

　　【注意事项】

　　(1) 房扑的心室率较难控制，需要的药物剂量较大。

　　(2) 某些药物在转复房扑时，可造成传导加速而使室率突然加快，患者出现严重症状。应考虑立即行电复律。

　　(3) 索他洛尔的不良反应，因半衰期长，随剂量增加，扭转型室性心动过速发生率上升。低钾、低镁加重索他洛尔毒性作用。

　　(4) 用药期间应监测心电图变化，当 QTc≥0.55s 时，应考虑减量或暂时停药。

　　(5) 窦性心动过缓、心力衰竭者不宜应用。

预激综合征合并房颤与房扑

　　由于旁路的不应期短，合并预激综合征的房颤或房扑可以经旁路前传而造成非常快的心室率，患者出现严重的症状，少数患者还可诱发严重室性心律失常。此种房颤或房扑应予电复律。

　　一、诊断要点

　　(1) 临床症状见心室率快。

　　(2) 心电图可见快速的旁路下传的宽 QRS 波，伴有极快的心室率，可超过 200 次/min。预激综合征合并房颤患者的心电图易与室速混淆。患者若有显性预激的窦性心律的心电图，可明确诊断为预激综合征伴房颤。

　　二、鉴别诊断

　　注意本病各亚型之间相互鉴别。

　　三、治疗原则

　　(1) 预激综合征合并房颤、房扑药物治疗效果一般不理想。但若应用一种药物后效果不好，不推荐序贯使用其他药物或联合用药，而应使用电复律。

　　(2) 复律后建议进行射频消融治疗。

四、一般治疗

对于预激综合征合并心房扑动，或伴有明显血流动力学障碍需要紧急复律的心房扑动，宜首选电复律治疗。

五、药物处方

处方①：普罗帕酮，$1.0 \sim 1.5$mg/kg（一般可用 70mg），加入生理盐水或 5% 葡萄糖注射液稀释到 20mL 后，10min 内缓慢静注。无效者，$10 \sim 15$min 后，可重复一次。

处方②：胺碘酮，150mg，加入 20mL 5% 葡萄糖注射液，10min 内静脉注射，若无效，以后 $10 \sim 15$min 可重复静注 150mg。完成第一次静脉推注后即刻使用 1mg/min，维持 6h，随后以 0.5mg/min，维持 18h。

【注意事项】

禁用洋地黄、β 受体阻滞剂、非二氢吡啶类钙通道阻滞剂。

室性心动过速

室性心动过速是指起源于希氏束分叉处以下的 $3 \sim 5$ 个以上宽大畸形 QRS 波组成的心动过速。

一、诊断要点

（1）小儿烦躁不安、苍白、呼吸急促。年长儿可诉心悸、心前区疼痛，严重病例可有昏厥、休克、充血性心力衰竭等。发作短暂者血液动力学的改变较轻，发作持续 24h 以上者则可发生显著的血液动力学改变。

（2）体检发现心率增快，常在 150 次/min 以上，节律整齐，心音可有强弱不等现象。

二、鉴别诊断

注意本病各亚型之间相互鉴别。

三、治疗原则

（1）无器质性心脏病者发生非持续性室速，如无症状及晕厥发作，无需进行治疗。

（2）持续性室速发作，无论有无器质性心脏病，均应给予治疗。

（3）有器质性心脏病的非持续性室速亦应考虑治疗。

四、一般治疗

（1）控制心室率和终止室速。对于血流动力学稳定的室速，首先考虑抗心律失常药物控制心室率和终止室速；对于血流动力学不稳定的室速，首先考虑同步电复律。

（2）治疗原发病和改善心功能，去除诱因，预防室速复发。器质性心脏病合并的非持续性室速症状明显者可选择β受体阻滞剂、ACEI治疗。

（3）治疗原发病和改善心功能，ACEI、β受体阻滞剂、胺碘酮（可达龙）可降低室速患者的心脏猝死率。

五、药物处方

处方①：胺碘酮，150mg，然后1mg/min静滴，维持6h，继之0.5mg/min静滴，维持24～48h。

处方②：利多卡因，首剂50～100mg，静注。如无效，每5～10min后，可重复50～100mg，负荷量<300mg，有效后1～4mg/min，静滴维持。

处方③：与洋地黄中毒有关的室速，在停用洋地黄、补钾和补镁的同时，静注苯妥英钠100mg，如无效，5～10min后重复，负荷量<300mg。

【注意事项】

（1）某些抗心律失常药物在预防室性心动过速复发和降低心脏性猝死方面的作用不明显，甚至有害，尤其是对于器质性心脏病合并室性心动过速患者，不宜选用。

（2）继发性QT间期延长综合征并发的尖端扭转型室速，在病因治疗的同时提高基础心率，静注$MgSO_4$等，禁用ⅠA和Ⅲ类药物，利多卡因、美西律、苯妥英钠常无效。

（3）用药前及用药时积极纠正电解质紊乱，如谨慎低血钾状态下使用。

心室颤动（室颤）

室颤是指心室发生无序性的激动，导致心室正常的激动和舒缩功能消失，引起心脏停跳的致死性心律失常。发作时心室无排血，心音、脉搏消失，血压测不出。心源性猝死主要由恶性室性心律失常，即室颤和快速或多形室速引起，其中很小一部分是由预激综合征伴发房颤经房室旁路下传引起室颤所致，少数心脏猝死发生于心动过缓。

一、诊断要点

（1）患者表现为突然意识丧失，抽搐。

（2）听诊心音及脉搏消失，血压测不到，呼吸呈叹息样，继之呼吸停止，是心脏骤停一种常见形式。

（3）室颤心电特点为连续、不规则且振幅较小波动，QRS波群和T波完全消失，细颤波幅＜0.5mV，频率250～500次/min。

二、鉴别诊断

注意本病各亚型之间相互鉴别。

三、治疗原则

除心肺复苏的常规步骤外，关键是处理快速室性心律失常或心动过缓。

四、一般治疗

电复律是处理致命性快速性室性心律失常的最迅速有效的方法。对心动过缓所致者应进行临时起搏。在没有条件电复律或临时起搏，或电复律后不能恢复自身心律时需进行人工心肺复苏。

五、药物处方

对于快速性心律失常性心脏猝死，在复苏的同时经静脉应用抗心律失常药，目前主张首选胺碘酮。利多卡因仍可使用，但效果不如胺碘酮确切。

处方①：肾上腺素，1mg，静脉推注。

【注意事项】

（1）室颤时能使细颤转为粗颤，有利于复律，是CPR的首选药物。

（2）可应用于对最初电击无效的心室颤动。

（3）肾上腺素常规给药方法为首次静脉推注1mg，可每3～5min重复1次。

（4）从周围静脉给药时应在推药后再快速推注5～10mL液体，以保证药物能够到达心脏。

（5）心内注射危险性较大，且不宜停止按压而做心腔内注射。

处方②：血管加压素，40U，静脉推注。

【注意事项】

（1）在复苏时可与肾上腺素联合应用，血管加压素能够在长时间缺氧的情况下增强肾上腺素的作用。

（2）肾上腺素与血管加压素的联合应用，可更快改善冠状动脉灌注压，提高心肺复苏的成功率。

处方③：胺碘酮，静脉注射，初始剂量为300mg，以5％葡萄糖注射液稀释后快速静脉推注，根据需要可3～5min后再推注150mg，继之按1mg/min持续静脉滴注6h，再减量至0.5mg/min。

【注意事项】

（1）每日最大剂量不超过2g。

（2）须注意胺碘酮引起的低血压和心动过缓等副作用。

（3）维持血钾 4.0mmol/L 以上。

处方④：利多卡因，静脉注射，1～1.5mg/kg 体重（一般用 50～100mg）做首次负荷量静注 2～3min，必要时每 5min 后重复静脉注射 1～2 次，但 1h 之内的总量不得超过 300mg，推注负荷量后以 1～4mg/min 剂量静脉滴注维持。

【注意事项】

（1）利多卡因复苏存活率不如胺碘酮，且提高除颤阈值。

（2）利多卡因有效浓度和毒性浓度之间范围很小，过量可产生毒副作用。

缓慢性心律失常

缓慢性心律失常是指窦性心动过缓、房室交界性逸搏心律、心室自主心律、传导阻滞（包括窦房传导阻滞、心房内传导阻滞、房室传导阻滞、心室内传导阻滞）等以心率减慢为特征的疾病。轻度的心动过缓可以没有症状，或仅有轻微症状。严重的心动过缓可造成低血压、心绞痛、心力衰竭加重、晕厥前兆或晕厥等，需要紧急处理。主要常见的可造成血流动力学障碍的情况包括严重的窦性心动过缓、窦性停搏，窦房阻滞，快慢综合征，Ⅱ、Ⅲ度房室阻滞，心脏停搏，电机械分离。注意有些心动过缓（如Ⅲ度房室传导阻滞）可继发 QT 间期延长而发生快速性室性心律失常，产生心源性脑缺血症状。

一、诊断要点

（1）窦性心动过缓　窦性 P 波频率＜60 次/min，常伴有窦性心律不齐。

（2）窦性停搏　在规律的窦性 P-P 中，突然有一长间歇无 P 波（常＞2s），或者 P 波与 QRS 均不出现，长的 P-P 与短的 P-P 不成倍数关系。

（3）病窦综合征　持续过缓（50 次/min 以下）；窦性停搏与窦房传导阻滞；窦房传导阻滞与房室传导阻滞并存；心动过缓-心动过速综合征。

（4）房室传导阻滞　①Ⅰ度房室传导阻滞：窦性 P 波规律出现；P-R 间期延长＞0.20S；每个窦性 P 波后均有 QRS 波。②Ⅱ度Ⅰ型房室传导阻滞：窦性 P 波规律出现；P-R 渐长，直至一个 P 波后 QRS 波脱漏；R-R 渐短，长 R-R 间期小于正常窦性 P-P 间期的两倍。③Ⅱ度Ⅱ型房室传导阻滞：窦性 P 波规律出现；间歇性 P 波后 QRS 波脱漏；P-R 间期保持固定（正常或延长）。④Ⅲ度房室传导阻滞：P 波与 QRS 波各自有自身的节律，互不相关；P 波频率快于 QRS 波频率；心室起搏点在阻滞部位下方，QRS 可正常或畸形。

二、鉴别诊断

注意本病各亚型之间相互鉴别。

三、治疗原则

（1）若心动过缓造成血流动力学障碍，如低血压、心绞痛、心力衰竭加重、晕厥前兆或晕厥等，需要紧急处理。

（2）无灌注的缓慢性心律失常（如心室停搏或无脉性电活动）往往是疾病终末期的表现，可造成的心脏骤停，应实施心肺复苏。

（3）药物治疗首选阿托品，二线药物包括肾上腺素、异丙肾上腺素和多巴胺。

（4）对有血流动力学障碍但仍有脉搏的心动过缓，应尽早实行起搏治疗。起搏方法有经食管电极起搏、经皮起搏、经静脉起搏等方法。

（5）积极寻找并治疗可逆性诱因，包括肺栓塞、急性下壁心肌梗死、心肌炎、低血容量、低氧、心包填塞、张力性气胸、酸中毒、药物过量、体温过低和高钾血症等。

四、一般治疗

（1）心肺复苏。

（2）起搏治疗。

（3）积极治疗诱因和原发病。

五、药物处方

处方①：阿托品，起始剂量为 0.5mg，静脉注射，必要时重复，总量不超过 3.0mg。

【注意事项】

（1）复苏抢救过程中推注 3mg 后无自主心率恢复，可暂停使用。

（2）使用时注意心率变化。

处方②：肾上腺素，起始剂量为 $2\sim10\mu g/(kg \cdot min)$，根据反应调整剂量，在阿托品或起搏无效时可以使用。

【注意事项】

（1）肾上腺素常规给药方法为首次静脉推注 1mg，每 $3\sim5min$ 重复 1 次，可逐渐增加剂量（1、3、5mg），也可直接使用 5mg。

（2）禁与碱性药物配伍。

处方③：异丙肾上腺素，$2\sim10\mu g/min$ 静脉输注，根据心率和心律反应调速。

【注意事项】

（1）与其他拟交感胺类药有交叉过敏现象。

（2）与全麻药合用，可增加发生室性心律失常的可能性。

（3）与去氧肾上腺素合用，对控制哮喘有协同作用，可进一步改善通气功能。

（4）禁与环丙烷、氟烷等卤烷类麻醉药同用，否则可致严重心律失常。

（5）不能与 pH 值 6.0 以上的药物配伍，如钙制剂、氨茶碱、利多卡因、磺胺嘧啶钠等配伍。

处方④：多巴胺 $2\sim10\mu g/(kg\cdot min)$，可以单独使用，也可以和肾上腺素合用。

【注意事项】

注意当合并急性心肌缺血或心肌梗死时应用上述药物可导致心肌耗氧量增加，加重心肌缺血，产生新的快速性心律失常。

(1) 应用多巴胺治疗前必须先纠正低血容量。

(2) 对肢端循环不良的患者，须严密监测，注意坏死及坏疽的可能性。

(3) 选用中心静脉做静注或静滴，以防药液外溢，及产生组织坏死。

（朱耀文　康红军　郑鸿雁）

心力衰竭

心力衰竭简称心衰，是各种心脏结构或功能疾病损伤引起心肌结构和功能的变化，最终导致心室泵血功能低下的一种复杂的临床综合征。并非所有患者在疾病初期和发展过程中都有容量负荷过重。发生心力衰竭的主要机制是心室重塑。

一、诊断要点

1. 症状体征

右心衰竭主要是由体循环的淤血导致的症状体征，如肝脏肿大、下肢及低垂部位的水肿、颈静脉怒张、消化道症状等；左心衰竭的症状体征主要由肺淤血所引起的症状体征和全身供血不足导致的症状体征，如平卧、劳力性呼吸困难、端坐呼吸、夜间阵发性呼吸困难、咳粉红色泡沫痰、心慌胸闷、头晕、全身无力、少尿等，肺部听诊肺部湿啰音、心律不齐、心音低钝等。

2. 超声心动图

心力衰竭诊断中最有价值的单项检查是二维超声心动图加上多普勒血流检查。可明确原发疾病：心包、心肌或瓣膜情况，判断是收缩性还是舒张性功能不全，LVEF<40%，收缩功能不良；定量测定左心室和右心室容量、几何形状、厚度和运动情况；定量测定心房、心包、瓣膜和血管结构。

3. 血浆脑钠素 (BNP)

血浆脑钠素是一种 32 个氨基酸的多肽，含有一个 17 氨基酸环。血浆脑钠素的主要来源是心室，作为心力衰竭患者病残率和病死率的生化标志，鉴别心力衰竭和其他急症所致的呼吸困难。血浆脑钠素水平大于 100pg/mL 可作为心室功能异常或症状性心力衰竭的诊断依据。

4. 心功能不全的判断方法

主要采用 NYHA 心功能分级和 6min 步行试验。

二、鉴别诊断

1. 左心衰竭的鉴别诊断

左心衰竭应注意与支气管哮喘、神经性呼吸困难以及慢性阻塞性肺疾病相鉴别。

（1）支气管哮喘　左心衰竭与支气管哮喘均有气喘、气急、咳嗽或咯血等症状。但支气管哮喘多有家族及过敏史，多于青少年时期起病，发作前有打喷嚏、咳嗽等先兆症状，表现为以吸气较短而呼气较长的呼气性呼吸困难，X线检查可资鉴别。

（2）神经性呼吸困难　神经性呼吸困难多见于心脏神经官能症患者，做深呼吸时症状可缓解，呼吸频率不增加，无心脏体征。

（3）慢性阻塞性肺疾病　慢性阻塞性肺疾病尤其伴肺气肿时，亦可有呼吸困难，但本病有慢性支气管、肺及胸廓疾病的既往病史，常有肺气肿征，发绀比呼吸困难重，咳痰后缓解。血气分析和肺功能测定有利于鉴别。

2. 右心衰竭的鉴别诊断

右心衰竭应注意与以下疾病相鉴别。

（1）心包积液或缩窄性心包炎　心包积液、缩窄性心包炎可以平卧，无气急；颈静脉充盈而肝颈静脉回流征阴性，心脏听诊无杂音，心脏搏动减弱，心音遥远；心包积液者，其扩大的心浊音界随体位而改变，并有奇脉；超声心动图、X线摄片有利于鉴别。

（2）心源性水肿与肾源性水肿　心源性水肿与肾源性水肿的鉴别点为：①前者逐渐形成水肿，后者发展迅速；②水肿开始部位，前者呈上行性，后者则多从眼睑开始，自上而下；③水肿性质，前者为凹陷性，后者软而易动；④前者伴有心力衰竭的征象，如心脏扩大、心脏杂音等，后者伴有肾脏疾病的征象，如蛋白尿、血尿和管型尿等。

（3）门脉性肝硬化　门脉性肝硬化无心脏病基础和心脏体征，主要表现为肝病特征，如腹壁静脉曲张、脾大和肝功能异常等。但右心衰竭晚期也可出现心源性肝硬化。

三、治疗原则

慢性心力衰竭的治疗包括病因治疗、纠正心力衰竭、拮抗 RAAS 系统等。急性左心衰竭的治疗，主要是迅速纠正心力衰竭的症状，改善血流动力学。

四、一般治疗

（一）急性左心衰竭

（1）取坐位，双腿下垂。

（2）高流量吸氧。

（3）给予吗啡静推。

（4）快速利尿。

（5）应用血管扩张剂。

（6）应用强心药。

（7）病情稳定后，注意原发病治疗。

（二）慢性心力衰竭

（1）治疗原发病，去除诱因。

（2）休息、控制钠盐摄入。

（3）应用利尿药。

（4）应用血管紧张素转换酶抑制剂（ACEI）、血管紧张素Ⅱ受体阻滞剂（ARB）。

（5）应用β受体阻滞剂。

（6）应用正性肌力药。

（7）应用醛固酮拮抗剂。

五、药物处方

（一）急性左心衰竭

处方①：吗啡，3mg，静推，5～10mg，皮下注射，必要时间隔15min重复一次，共2～3次。

【注意事项】

（1）本药过量可致急性中毒，成人中毒量为60mg，致死量为250mg。

（2）极量为20mg/次，60mg/d。

（3）呼吸系统的副作用，可直接抑制呼吸中枢、抑制咳嗽反射、严重呼吸抑制可致呼吸停止。偶有支气管痉挛和喉头水肿。

处方②：呋塞米（速尿），20～40mg，静推，视尿量可反复推注，必要时每小时追加80mg，直至出现满意疗效。

【注意事项】

（1）交叉过敏。对磺胺药和噻嗪类利尿药过敏者，对本药可能亦过敏。

（2）用药时发生低血压、电解质紊乱，血栓形成和肾功能损害的机会增多。

处方③：硝酸甘油，静脉泵入，起始剂量10μg/min，可根据血压情况，逐步调整至合适剂量。

【注意事项】

（1）诱发低血压时可合并反常性心动过缓和心绞痛加重。

（2）可使肥厚性梗阻型心肌病引起的心绞痛恶化。

（3）禁用于心肌梗死早期（有严重低血压及心动过速时）、严重贫血、青光眼、颅内压增高和已知对硝酸甘油过敏的患者。

（4）禁用于使用枸橼酸西地那非（万艾可）的患者，后者增强硝酸甘油的降压作用。

处方④：硝普钠，静脉泵入，起始剂量在 $12.5\sim25\mu g/min$，维持量多在 $50\sim100\mu g/min$。

【注意事项】

（1）用 5% 葡萄糖注射液配置，在避光输液瓶中静脉滴注。

（2）极量为每分钟按体重 $10\mu g/kg$。

（3）大量使用可引起氰化物中毒。

（4）应用硝酸甘油和硝普钠控制血压时，应控制收缩压在 100mmHg 左右。

处方⑤：西地兰，用 5% 葡萄糖注射液稀释后静脉注射，首剂可给 $0.4\sim0.8mg$，2h 后可酌情再次给予 $0.2\sim0.4mg$。

处方⑥：左西孟旦。口服：每次 $1\sim4mg$，每日 $2\sim4$ 次。静滴：以 5% 葡萄糖注射液稀释，起始以 $12\sim24\mu g/kg$ 负荷剂量静注 10min，而后以 $0.1\mu g/(kg\cdot min)$ 的速度滴注。用药 $30\sim60min$ 后，观察药物的疗效，滴注速度可调整为 $0.2\sim0.5\mu g/(kg\cdot min)$。建议进行 $6\sim24h$ 的输注。

【注意事项】

（1）不良反应较少，偶见头痛、眩晕、心悸等。

（2）治疗过程中必须监测心电图、血压、心率，同时测定尿量。

（3）严重的肝、肾（肌酐清除率<30mL/min）功能损伤的患者禁用。

（4）严重低血压和心动过速患者禁用。

（5）有尖端扭转型室性心动过速病史的患者禁用。

（二）慢性心力衰竭

处方①：呋塞米，口服，$20\sim100mg$，每日 2 次，效果不佳，可改为静脉注射。

处方②：氢氯噻嗪，口服，$12.5\sim50mg$，每日 1 次或 2 次，病情稳定后可酌情停用。

处方③：血管紧张素转换酶抑制剂（ACEI），均为口服剂型，见表 2-1。

表 2-1 血管紧张素转换酶抑制剂的用量及用法

药物	起始剂量及用法	目标维持剂量及用法
卡托普利	6.25mg，每天 3 次	50mg，每天 3 次
依那普利	2.5mg，每天 2 次	$10\sim20mg$，每天 2 次
福辛普利	$5\sim10mg$，每天 1 次	40mg，每天 1 次
赖诺普利	$2.5\sim5.0mg$，每天 1 次	$20\sim40mg$，每天 1 次
喹那普利	10mg，每天 2 次	40mg，每天 2 次
雷米普利	$1.25\sim2.5mg$，每天 1 次	10mg，每天 1 次

处方④：血管紧张素Ⅱ受体阻滞剂（ARB），均为口服剂型，见表2-2。

表2-2 血管紧张素Ⅱ受体阻滞剂的用量及用法

药物	起始剂量及用法	目标维持剂量及用法
缬沙坦	20～40mg，每天2次	160mg，每天2次
氯沙坦	25～50mg，每天1次	50～150mg，每天1次

处方⑤：β受体阻滞剂，均为口服剂型，见表2-3。

表 2-3 β受体阻滞剂的用量及用法

药物	起始剂量及用法	目标维持剂量及用法
比索洛尔	1.25mg，每天1次	10mg，每天1次
卡维地洛	3.125mg，每天2次	25mg，每天2次；50mg，每天2次（体重＞85kg）
美托洛尔酒石酸盐	6.25mg，每天2次	75mg，每天2次
美托洛尔琥珀酸盐缓释剂	12.5～25mg，每天1次	200mg，每天1次

处方⑥：正性肌力药。

地高辛，起始剂量为0.125～0.25mg，每天1次，口服。目标维持剂量为0.125～0.25mg，每天1次，口服。

【注意事项】

地高辛的副作用常常出现在低剂量时，如与以下药物合用，中毒的可能性会增大：克拉霉素、红霉素、伊曲康唑、环孢素、普罗帕酮、奎尼丁、维拉帕米。应减量应用；低体重，或肾功能受损的患者，血清地高辛浓度增加，易引起中毒。

处方⑦：醛固酮拮抗剂，螺内酯20mg，每天1～3次，口服。

【注意事项】

(1) 所有EF下降的患者，如有液体潴留，均须应用利尿药改善症状，除非有禁忌证。

(2) 所有EF下降的患者，均须应用ACEI/ARB降低发病率和病死率，除非有禁忌证。

(3) ACEI/ARB禁忌：既往应用ACEI后出现严重副作用（如血管神经水肿）；妊娠或计划怀孕者慎用；低血压（SBP＜80mmHg）；血肌酐明显升高（＞3mg/dL，1mg/dL=88.4μmol/L）；双侧肾动脉狭窄；血清K^+＞5mmol/L。

(4) 已经应用ACEI+β受体阻滞剂仍有症状，但不适合用醛固酮受体拮抗剂的患者，加用ARB（Ⅱb，A），不推荐常规联用ACEI+ARB+醛固酮受体拮抗剂。

(5) 关于β受体阻滞剂应用注意：气道高敏的患者慎用β受体阻滞剂，需谨慎观察副作用；钠水潴留；β受体阻滞剂应在ACEI/ARB小剂量时加用，比

ACEI/ARB 大剂量时加用效果更好；β受体阻滞剂应与利尿药合用，防止出现钠水潴留加重；从小剂量开始应用，密切观察，无副作用或任何的副作用均消失后逐步增加剂量；避免突然停药β受体阻滞剂，可引起病情恶化。

（6）在应用药物治疗的同时注意治疗原发病，去除诱因。并注意改善生活方式，如休息、控制钠盐摄入等。

（朱耀文　康红军）

心肌梗死

在冠状动脉病变的基础上，发生冠状动脉血供急剧减少或中断，使相应的心肌严重而持久地急性缺血导致心肌坏死。临床上表现为持久性胸骨后剧烈疼痛、发热、白细胞计数和血清心肌坏死标记物增高及心电图进行性改变。

一、诊断要点

（1）根据 WHO 的标准，心肌梗死的诊断必须具备下列三项中的两项：胸痛或不适的临床表现；连续的心电图演变；心肌标志物的动态变化。

（2）对老年患者，突然发生严重心律失常、休克、心力衰竭而原因未明，或突然发生较重而持续较久的胸闷或胸痛者，都应考虑本病的可能。应短期内进行心电图和血清心肌酶等心肌标志物测定的动态观察以确定诊断。

二、鉴别诊断

1. 心绞痛

心绞痛是由于短暂的心肌缺血而不是心肌梗死导致心前区不适或压迫感的一个临床综合征；典型的心绞痛是由于劳累或心理应激所诱发，休息或舌下含服硝酸甘油可缓解，诊断依据症状、EKG 和心肌显像。

2. 肺栓塞

肺栓塞是由来源于别处的栓子导致的一支或多支肺动脉栓塞，栓子多来源于下肢或盆腔大静脉；危险因素包括引起静脉回流障碍的疾病，导致内膜损伤和功能不全的疾病，特别是在有基础高凝状态的患者中。

三、治疗原则

尽快恢复心肌血液灌注，及时处理严重心律失常、泵衰竭及各种并发症，防治猝死。

四、一般治疗

1. 常规治疗

（1）吸氧　开始 2～3h 应常规给氧。

（2）卧床　无胸痛的血流动力学稳定的患者卧床 12h，无并发症的稳定患者卧床不必超过 12～24h，但应适当限制患者活动。

（3）避免 Valsalva 动作　保持大便通畅。

（4）硝酸甘油　心力衰竭、大面积前壁梗死、持续缺血或高血压；再发心绞痛或持续肺水肿患者主张静脉用药。不宜静脉用硝酸甘油的情况为：SBP＜90mmHg，严重心动过缓（HR＜50 次/min），或怀疑右心室心肌梗死的患者。

（5）镇痛　静脉用吗啡或哌替啶（杜冷丁）。

（6）阿司匹林　第一天 300mg，嚼服。

2. ST 段抬高心肌梗死（STEMI）的治疗

（1）再灌注治疗　溶栓（静脉、冠脉），PCI，CABG。

（2）抗栓　抗血小板、抗凝。

（3）硝酸甘油。

（4）β 受体阻滞剂、ACEI、降脂。

3. NSTEMI 的治疗

（1）抗血小板　阿司匹林、噻氯匹定或氯吡格雷、血小板 GP Ⅱ b/ Ⅲ a 受体拮抗剂。

（2）抗凝　肝素或低分子量肝素。

（3）介入治疗的应用　早期 PTCA 主要用于这类患者的高危亚组，即有持续或反复的自发或诱发性胸痛发作，胸痛时心电图有 ST 段明显压低，TnT/TnI 升高，出现休克、严重肺水肿或持续低血压的患者。

4. 心力衰竭的处理

（1）一般处理　限制活动、限制输液速度、镇静、慎用 β 受体阻滞剂。

（2）扩血管治疗　硝酸甘油、硝普钠、ACEI、利尿药（呋塞米）。

（3）正性肌力药物　24h 内慎用洋地黄，可选用米力农、多巴酚丁胺。

（4）血压低及休克时可选用多巴胺，血压＜70mmHg 可选用去甲肾上腺素。

（5）扩血管药物　在升压药同时加硝普钠。

（6）正性肌力药　首选多巴胺或多巴酚丁胺、米力农，必要时用洋地黄。

（7）主动脉内气囊反搏、紧急 PTCA 或 CABG。

5. 心梗的二级预防

（1）阿司匹林，0.1g，每天 1 次；ACEI，心力衰竭时。

（2）β 受体阻滞剂。

（3）降脂治疗。首要目标 LDL 降至＜2.6mmol/L。

6. 直接 PTCA 适应证

（1）作为溶栓治疗的替代手段，但必须由有经验的医师快速操作。

（2）对于溶栓治疗有出血禁忌证但适合再灌注治疗的患者。

（3）合并心源性休克的患者，且年龄＜75岁，在休克发生18h内进行PTCA、PCI。

五、药物处方

处方①：抗血小板治疗。

阿司匹林，就诊前如果没有服用阿司匹林，可嚼服300mg。

氯吡格雷，首剂可口服300mg，继以75mg，每日1次口服，如果介入治疗，需术后口服1年到1年半。

处方②：抗凝治疗。

低分子肝素5000IU，皮下注射，每12h 1次。

处方③：溶栓治疗。

UK，150万 IU/30～60min，静滴。

SK，150万 IU/30～60min，静滴。

tPA，100mg/90min，静滴。

【注意事项】

（1）急性心肌梗死（AMI）如预计直接PCI时间＞2h，则首选溶栓治疗。溶栓治疗适应证：持续性胸痛≥半小时，含服硝酸甘油症状不缓解；相邻两个或更多导联ST段抬高，在肢体导联大于0.1mV，胸导大于0.2mV，或新出现束支传导阻滞；发病时间≤6h；若患者来诊时，已是发病后6～12h，但心电图ST段抬高明显，伴有或不伴有严重胸痛者仍可溶栓；年龄≤75岁，75岁以上的高龄急性心肌梗死者应根据梗死范围、患者一般状态、有无高血压、糖尿病等因素，因人而异，慎重选择。原则：早期、大量、迅速。

（2）禁忌证。

① 既往有出血性脑卒中史或近1年有其他脑卒中及脑血管事件。

② 颅内肿瘤。

③ 活动性出血。

④ 疑有主动脉夹层。

（3）相对禁忌证。

① 血压＞180/110mmHg，正在使用治疗量的抗凝药，近2～4周有创伤史或大手术史，创伤性及长时间（＞10min）肺复苏，不能加压的血管穿刺，2～4周内的内出血，以前（5天至2年）内使用过链激酶。

② 孕妇，活动性溃疡和慢性重度高血压者。

（4）绝对禁忌证。

① ST 段上抬，发病时间超过 24h，胸痛已缓解。

② 只有 ST 段下移。

（5）冠脉溶栓再通指征

直接指征为冠脉造影——TIMI 试验指标。

间接指征：①ST 段于 2h 内回降≥50％；②胸痛于 2～3h 内基本消失；③2～3h 内出现再灌注心律失常；④血清 CK-MB 酶峰提前（14h 内），CK 在 16h 内酶峰出现。四项中有 2 项或以上为再通，但②、③项组合不宜。

（6）SK 有抗原性，需皮试，用药前给地塞米松，半年内不能重复使用。

处方④： β受体阻滞剂。

美托洛尔，25～50mg，口服，每日 2 次。

比索洛尔，2.5～5mg，口服，每日 1 次。

处方⑤： ACEI，均为口服。见表 2-1。

处方⑥： 降脂药。

辛伐他汀，10～40mg，口服，每晚 1 次。

洛伐他汀，10～80mg，口服，每晚 1 次。

普伐他汀，10～40mg，口服，每晚 1 次。

氟伐他汀，10～40mg，口服，每晚 1 次。

【注意事项】

注意降脂药物的肝功能损害和横纹肌溶解的副作用。

处方⑦： 纠正心律失常。

利多卡因，1～1.5mg/kg，静脉推注，每 5～10min 重复，总量至 3mg/kg 左右，继以 2～4mg/min 静脉滴注。

胺碘酮，150mg，静脉注射，继以 1mg/min 静脉滴注 6h 维持。

阿托品，1mg，静推，必要时重复。

处方⑧： 纠正心力衰竭药物治疗。

吗啡，3mg，静推，5～10mg，皮下注射，必要时间隔 15min 重复一次，共 2～3 次。

【注意事项】

（1）本药过量可致急性中毒，成人中毒量为 60mg，致死量为 250mg。

（2）极量为 20mg/次，60mg/d。

（3）呼吸系统副作用为直接抑制呼吸中枢、抑制咳嗽反射、严重呼吸抑制可致呼吸停止。偶有支气管痉挛和喉头水肿。

（朱耀文　康红军　武涧松）

心脏骤停

心脏骤停（cardiac arrest）是指心脏射血功能的突然终止，常是心源性猝死的直接原因。心脏骤停发生后，由于脑血流的突然中断，10s左右患者即可出现意识丧失，经及时救治可获存活，否则将发生生物学死亡，罕见自发逆转者。

一、诊断要点

（1）意识突然丧失，伴有局部或全身性抽搐。

（2）心脏骤停刚发生时脑中尚存少量含氧的血液，可短暂刺激呼吸中枢，出现呼吸断续，呈叹息样或短促痉挛性呼吸，随后呼吸停止。

（3）皮肤苍白或发绀，瞳孔散大，由于尿道括约肌和肛门括约肌松弛，可出现二便失禁。

（4）心音无、大动脉无。

（5）心电图呈一直线。

二、鉴别诊断

心脏骤停时，常出现喘息性呼吸或呼吸停止，但有时呼吸仍正常。在心脏骤停的过程中，如复苏迅速和有效，自主呼吸可以一直保持良好。心脏骤停时，常出现皮肤、黏膜苍白和发绀，但在灯光下易忽略。在心脏骤停前如有严重的窒息或缺氧，则发绀常很明显。心脏骤停可引起突然意识丧失，应与许多疾病相鉴别，如昏厥、癫痫、脑血管疾病、大出血、肺栓塞等。

三、治疗原则

抢救成功的关键是尽早进行心肺复苏（CPR）和尽早进行复律治疗。

四、一般治疗

心肺复苏：又分为初级心肺复苏、高级心肺复苏。

1. 初级心肺复苏

此即基础生命支持（basic life support，BLS），一旦确立心脏骤停的诊断，应立即进行。步骤为：胸部挤压；保持气道通畅；人工呼吸。

（1）胸部按压　首先握拳槌击患者心前区数次，若无反应立即进行按压。按压位置在胸骨中下1/3交界处，操作时，跪在患者身旁或站立在床旁，以一手掌根部置于按压区，另一手重叠于前一手的手背上，二肘伸直，自背肩部直至前臂垂直加压，以冲击力量有节奏地按压胸骨下端，使之下降约3～5cm，频率为80～100次/min，每次按压后立即放松，使胸廓回弹，心脏再舒张，为使舒张期得到足够的心室充盈，放松时间最好为按压时间的两倍。

（2）保持气道通畅　判断有无意识、畅通呼吸道。开放气道手法：仰面抬颌法、仰面抬颈法、托下颌法。使患者去枕后仰卧于地面或硬板床上，清理口腔、鼻腔异物或分泌物，如有假牙一并清除。

（3）人工呼吸　一手将患者的鼻孔捏紧，施救者口唇严密地包住昏迷者的口唇，将气体吹入患者的口腔到肺部。吹气后，口唇离开，并松开捏鼻的手指，使气体呼出。口对鼻人工呼吸与口对口人工呼吸类似，一般用于婴幼儿和口腔外伤者。人工呼吸与胸外按压比例为 2∶30。

心肺复苏终止目标：患者已恢复自主呼吸和心跳；确定患者已死亡；心肺复苏进行 30min 以上，检查患者仍无反应、无呼吸、无脉搏、瞳孔无回缩。

2. 高级心肺复苏

此即进一步生命支持，是初级生命支持的延续，主要措施包括气管插管建立通气、除颤转复心律及药物治疗。

胸外按压前，亦可先尝试拳击复律。方法是从 20～25cm 高度向胸骨中下 1/3 交界处拳击 1～2 次，部分患者可瞬即复律。若患者未能立即恢复脉搏与呼吸，不应继续拳击。由于存在使室速恶化为室颤的风险，所以不能用于室速且有脉搏的患者。

五、药物处方

处方①：肾上腺素，0.5mg～1.0mg，静推，或肾上腺素 0.01～0.02mg/kg 用注射用生理盐水 10mL 稀释后静注，5min 后根据病情可再次用药。

【注意事项】

（1）由麻醉和手术中的意外、药物中毒或心脏传导阻滞等原因引起的心脏骤停，以 0.25～0.5mg 心内注射。

（2）使用时必须注意血压、心率与心律变化。

处方②：阿托品，1～2mg，静脉注射，5min 后根据病情可再次用药。

【注意事项】

（1）复苏抢救过程中推注 3mg 后无自主心率恢复，可暂停使用。

（2）使用时注意心率变化。

处方③：异丙肾上腺素，15～20μg/min，静脉滴注。

（1）必要时可与肾上腺素和去甲肾上腺素伍用。

（2）并用普萘洛尔时本品的作用受到拮抗。

（3）交叉过敏，患者对其他肾上腺能激动药过敏者，对本品也常过敏。

（朱耀文　康红军　武涧松）

心源性猝死

心源性猝死（sudden cardiac death）是指急性症状发作后 1h 内发生的以意

识骤然丧失为特征的，由心脏原因引起的死亡。心脏骤停是造成心源性猝死的直接原因。无论是否知道患者有无心脏病，死亡的时间和形式未能预料。绝大多数心源性猝死发生在有器质性心脏病的患者。

一、诊断要点

心源性猝死的临床经过可分为四个时期，即：前驱期、终末事件期、心脏骤停与生物学死亡。不同患者各期表现有明显差异。

（1）前驱期　在猝死前数天至数月，有些患者可出现胸痛、气促、疲乏、心悸等非特异性症状。但亦可无前驱表现，瞬即发生心脏骤停。

（2）终末事件期　是指心血管状态出现急剧变化到心脏骤停发生前的一段时间，自瞬间至持续 1h 不等。典型的表现包括严重胸痛、急性呼吸困难、突发心悸或眩晕等。

（3）心脏骤停　心脏骤停后脑血流量急剧减少，可导致意识突然丧失，伴有局部或全身性抽搐。

（4）生物学死亡　从心脏骤停至发生生物学死亡时间的长短取决于原发病的性质，以及心脏骤停至复苏开始的时间。心脏骤停发生后，大部分患者将在 4～6h 内开始发生不可逆的脑损害，随后经数分钟过渡到生物学死亡。

（5）心电图　绝大多数（90%以上）表现为心室颤动（VF），少数为缓慢性心律失常或心脏停顿，极少数为心电机械分离。

二、鉴别诊断

应与特发性室颤（IVF）、急性前间壁心肌梗死、急性心包炎、长 Q-T 间期综合征、早期复极综合征（ERS）、特发性 J 波、致心律失常性右心室发育不良（AEVD），并注意排除各种器质性心脏疾患，如心肌炎、心肌缺血和电解质紊乱等疾病。

三、治疗原则

一旦诊断为心脏骤停，立即进行心肺复苏，包括基本生命支持、高级生命支持和复苏后处理。

四、一般治疗

（1）拳击复律。面对心脏骤停患者，首先应予胸前区拳击，即拳击复律。拳击的机制是机械能转化为电能，以消除早期、高振幅、低频率的心室颤动或刺激诱发停搏心脏的电活动。

（2）心脏按压。

（3）保持气道通畅及建立人工呼吸。

（4）电除颤采用 200～250J 除颤是安全有效的，如果第 1 次电击失败，第 2

次电击应迅速进行，两次电击时间间距要短。

五、药物处方

处方①：肾上腺素，1mg，静推，3~5min 1 次。

【注意事项】

(1) 肾上腺素作为心肺复苏的主要药物，在心肺复苏成功前可以重复使用，直至复苏成功。

(2) 室颤时，能使细颤转为粗颤，有利于除颤。

(3) 不再建议在治疗无脉性心电活动/心搏停止时常规性地使用阿托品，并已将其从高级生命支持的心脏骤停流程中去掉。目前，高级生命支持和儿科高级生命支持（PALS）中的建议和流程对无脉性心电活动/心搏停止的治疗保持一致。

处方②：胺碘酮，300mg，或 5mg/kg，葡萄糖溶液稀释后快速静注。必要时可再追加一次胺碘酮，150mg 或 2.5mg/kg＋20mL 5％葡萄糖注射液快速静注。

【注意事项】

当室颤/无脉室速对 CPR、除颤和肾上腺素治疗无效时，在持续 CPR 下可考虑给予胺碘酮。如果循环未恢复，不需要静脉维持胺碘酮滴注。静注胺碘酮后应再次以最大电量除颤。室颤或无脉搏室速 VT 终止后，一般需要静脉胺碘酮维持。对反复发生的室颤/室速，胺碘酮需要的剂量可能较大。

处方③：利多卡因，初始剂量为 1~1.5mg/kg，静注。如果室颤/无脉室速持续，每隔 5~10min 后可再用 0.5~0.75mg/kg 静注，直到最大量为 3mg/kg，总量不超过 300mg。

【注意事项】

(1) 室速或室扑时选用。

(2) 有脉搏心动过速建议使用腺苷，因为它在未分化的稳定型、规则的、单型性、宽 QRS 波群心动过速的早期处理中，对于治疗和诊断都有帮助（这在高级生命支持和儿科高级生命支持建议中也是一致的）。必须注意，腺苷不得用于非规则宽 QRS 波群心动过速，因为它会导致心律变成室颤。

(3) 为成人治疗有症状的不稳定型心动过缓时，建议输注增强心律药物以作为起搏的一种替代治疗。

（朱耀文　康红军）

心脏压塞

正常心包腔内可含 20~50mL 液体，起润滑作用。心包腔内液体量增加称心包积液，一般 80~120mL 不会引起血流动力学改变。当心包腔内液体量增加到一定程度，心包腔内的压力随之升高，达到一定限度后，引起心室舒张期充盈受阻，心排血量降低，静脉系统淤血，产生体循环静脉压、肺静脉压增高等心脏受压症状，称心脏压塞。可导致心脏压塞病因有心脏的介入治疗、心脏直视手术。心包积液引起心包内压力升高程度取决于积液的绝对量、积液的增加速度、心包本身的物理特性。一旦心包积液的量超过了代偿界限，将出现心脏压塞的症状，严重者会死亡。

心脏压塞的临床表现如下。

（1）焦虑、烦躁；胸部不适。

（2）呼吸困难、呼吸加快。

（3）晕厥，头昏，冷汗。

（4）恶心、呕吐等迷走神经功能亢进表现。

（5）低血压、面色苍白、皮肤湿冷；奇脉；颈静脉怒张。

（6）心音遥远、心界扩大。Beck 氏三联征：静脉压升高、动脉压下降、心音遥远，但有此典型征象者仅占 30%～40%。

（7）X 线透视可见心影扩大，心膈角变钝。积液量＞250mL，心影呈烧瓶形。

（8）超声心动图可见心包积液。心脏压塞如果不治疗，可危及生命；然而如果被及时处理，则预后好。

一、诊断要点

根据典型临床症状体征；超声心动图检查提示心包积液。

二、鉴别诊断

心包积液须与其他引起心脏扩大的疾病相鉴别，如扩张型心肌病、瓣膜性心脏病等，通过体格检查及超声心动图容易鉴别。

三、治疗原则

积极处理病因，积极心包减压，生命支持治疗。

四、一般治疗

（1）对症支持治疗；处理病因；血管活性药物维持生命体征。

（2）积极心包穿刺。

（3）外科心包开窗术。

五、药物处方

在紧急有创、手术等处理缓解填塞后，应给予稳定生命体征治疗。

处方①：羟乙基淀粉，500mL/次，静脉滴注；或聚明胶肽 1.6g/次，静脉滴注。

【注意事项】

（1）扩容补液，纠正休克治疗，也可以给予生理盐水、葡萄糖或者乳酸钠林格液纠正低血容量休克。

（2）胶体使用过程中，注意过敏反应，及使用量不宜过大。

处方②：多巴胺，危重抢救先按 $5\mu g/(kg\cdot min)$ 滴注，然后以 $5\sim10\mu g/(kg\cdot min)$ 递增至 $20\sim50\mu g/(kg\cdot min)$，以达到满意效应，血压$<70mmHg$ 可选用，或者去甲肾上腺素，开始以 $8\sim12\mu g/min$ 速度滴注，调整滴速以达到血压升到理想水平；维持量为 $2\sim4\mu g/min$。

【注意事项】

（1）多巴胺大量使用易引起心率增快。

（2）去甲肾上腺素使用过程中，大量使用可引起指端血运差，末端坏死。

（3）避免行机械通气。

（4）避免应用 β 受体阻滞剂、利尿药、硝酸酯类药物。

（朱耀文　康红军）

原发性高血压

高血压是以动脉血压升高 [收缩压≥140mmHg 和（或）舒张压≥90mmHg] 为主要临床表现伴有或不伴有多种心血管危险因素的综合征，分为原发性高血压和继发性高血压。原发性高血压，又称高血压病（简称高血压），在 95% 的高血压患者中，都是原因不明的。高血压是脑血管疾病的重要病因和危险因素，心血管疾病死亡的主要病因之一，主要影响重要脏器，如心、脑、肾的结构和功能，最终导致这些器官的功能衰竭。

一、诊断要点

（1）确立高血压诊断，确定血压水平分级（表 2-4、表 2-5）。

表 2-4　血压水平分类

类别	收缩压/mmHg	舒张压/mmHg
正常血压	<130	<85
正常高值	$130\sim139$ 和（或）	$85\sim89$
Ⅰ级高血压	$140\sim159$ 和（或）	$90\sim99$
Ⅱ级高血压	$160\sim179$ 和（或）	$100\sim109$
Ⅲ级高血压	$\geqslant180$ 和（或）	$\geqslant110$
单纯收缩期高血压	$140\sim149$ 和	<90

表 2-5 高血压的心血管危险水平分层

其他心血管因素及疾病史	血压			
	SBP 130～139 和（或）DBP 85～89	SBP 140～159 和（或）DBP 90～99	SBP 160～179 和（或）DBP 100～109	SBP ≥180 和（或）DBP≥110
无		低危	中危	高危
1～2 个危险因素	低危	中危	中/高危	很高危
≥3 个危险因素,靶器官损害,或 CKD 3 期,无并发症的糖尿病临床并发症	中/高危	高危	高危	很高危
或 CKD≥4 期,有并发症的糖尿病	高/很高危	很高危	很高危	很高危

注：CKD 为慢性肾脏疾病；SBP 为收缩压；DBP 为舒张压。

（2）判断高血压的原因，区分原发性或继发性高血压。

（3）寻找其他心脑血管危险因素、靶器官损害以及相关临床情况，从而做出高血压病因的鉴别诊断和评估患者的心脑血管疾病风险程度，指导诊断与治疗。

诊断标准：非药物状态下三次以上非同日测量的血压水平，收缩压≥140mmHg 或舒张压≥90mmHg，即可诊断高血压。

二、鉴别诊断

一旦确诊高血压，必须进一步检查是否存在引起高血压的基础疾病，即鉴别原发性还是继发性高血压。

三、治疗原则

目前原发性高血压尚无根治方法，其治疗原则如下。

1. 改善生活行为

减轻体重，减少钠盐摄入，补充钙和钾盐，限制饮酒，增加运动等。

2. 降压药物治疗

高血压Ⅱ级及或以上患者，高血压合并糖尿病，或者已有心脑肾靶器官损害和并发症患者；血压持续升高 6 个月以上，改善生活行为后血压仍未获得有效控制患者；高危和极高危患者。

3. 血压控制

原则上将血压降到患者能最大耐受的水平，主张血压控制目标值至少<140/90mmHg，合并糖尿病或慢性肾脏病者血压控制目标值<130/80mmHg；老年收缩期性高血压的降压目标水平，收缩压 140～150mmHg，舒张压<90mmHg

但不低于 65~70mmHg。

四、一般治疗

减轻精神压力，保持心理平衡。

五、药物处方

处方①：利尿药。

氢氯噻嗪，6.25~12.5mg，口服，每日 2 次。

氨苯蝶啶，25~50mg/次，口服，每日 2 次。

螺内酯（安体舒通），20~40mg，口服，每日 2 次。

呋塞米（速尿），20~40mg，口服，每日 1~2 次。

【注意事项】

（1）利尿药包括噻嗪类、祥利尿药和保钾利尿药三类，适用于轻、中度高血压，能增强其他降压药物的疗效。

（2）噻嗪类利尿药的主要不利作用是低钾血症及影响血脂、血糖和血尿酸代谢，因此推荐小剂量，痛风患者禁用。

（3）保钾利尿药可引起高血钾，不宜与 ACEI 合用，肾功能不全者禁用。祥利尿药主要用于肾功能不全时。

处方②：β受体阻滞剂。

美托洛尔，口服，常用剂量为 12.5~25mg/次，每日 2 次。

阿替洛尔，口服，常用剂量 25~50mg/次，每日 2 次。

比索洛尔，口服，常用剂量 5~10mg/次，每日 1 次。

卡维地洛，口服，常用剂量 12.5~25mg/d，每日 1 次或分 2 次口服。对伴有心力衰竭、肾功能不全、糖尿病者降压较为安全。

【注意事项】

（1）β受体阻滞剂包括选择性（β_1）、非选择性（β_1 与 β_2）和兼有 α 受体阻滞三类。

（2）适用于各种不同严重程度高血压，尤其是心率较快的中、青年患者或合并心绞痛患者。

（3）不良反应主要有心动过缓、乏力和四肢发冷。

（4）急性心力衰竭、支气管哮喘、病态窦房结综合征、房室传导阻滞和外周血管病禁用。

处方③：钙通道阻滞剂（CCB）。

硝苯地平，口服，每次 10mg，每日 3 次。

硝苯地平控释片（商品名拜新同），30mg，口服，晨间一次顿服，不能咬碎。

氨氯地平（商品名络活喜），5mg，口服，每日 1 次，最大剂量可增至每日 1
次 10mg。

非洛地平（商品名波依定），5～10mg，口服，每日 1 次。

拉西地平（商品名乐息平），4～6mg，口服，每日 1 次。

尼卡地平（商品名佩尔地平），口服，每次 40mg，每日 2 次。

地尔硫䓬缓释片（商品名合贝爽），口服，每次 90mg，每日 1～2 次。

【注意事项】

（1）钙离子拮抗剂分为二氢吡啶类和非二氢吡啶类。起效快，作用强，剂量
与疗效呈正相关，疗效个体差异较小，与其他类型降压药物联合治疗能明显增强
降压作用。开始治疗阶段可反射性交感活性增强，尤其是短效制剂，可引起心率
增快、面色潮红、头痛、下肢水肿。非二氢吡啶类抑制心肌收缩及自律性和传导
性，不宜在心力衰竭、窦房结功能低下或心脏传导阻滞患者中应用。

（2）硝苯地平是二氢吡啶类钙拮抗剂的代表药，降压作用明显，但副作用也
明显。由于其为短效制剂，尽管每日服用 3 次，仍使血压有较大的波动，不主张
用于高血压病的长期治疗。

（3）氨氯地平为新一代二氢吡啶类药，是一种缓释剂，它对血管组织更具有
选择性，几乎无负性肌力和负性频率作用，且不影响心肌传导系统，其半衰期为
35～50h，有吸收慢、持续作用时间长的特点，其血管扩张作用是逐渐产生的，
故不易出现急性低血压。

（4）非洛地平是一种对血管有高度选择性、长效而少负性肌力作用且具轻微
利尿排钠作用的钙拮抗剂。

（5）尼卡地平有较强血管选择性，对以头昏为主要表现的椎-基底动脉系统
缺血尤为有效。

（6）地尔硫䓬缓释片常用于伴冠心病、心绞痛或慢性心房颤动、心室率快的
高血压患者。

处方④：血管紧张素转换酶抑制剂（ACEI）。

卡托普利，6.25～50mg，口服，每日 3 次。

依那普利，5～20mg，口服，每日 2 次。

福辛普利，5～40mg，口服，每日 1 次。

赖诺普利，2.5～40mg，口服，每日 1 次。

喹那普利，10～40mg，口服，每日 2 次。

雷米普利，2.5～10mg，口服，每日 1 次。

【注意事项】

（1）血管紧张素转换酶抑制剂起效缓慢，3～4 周达最大作用，限制钠盐摄
入或联合使用利尿药可起效迅速和作用增强。特别适用于伴有心力衰竭、心肌梗

死后、糖耐量减低或糖尿病肾病的高血压患者。

（2）不良反应有刺激性干咳和血管性水肿。

（3）高血钾、妊娠妇女和双侧肾动脉狭窄患者禁用。

（4）血肌酐超过 3mg/dL 患者慎用。

处方⑤：血管紧张素Ⅱ受体阻滞剂（ARB）。

氯沙坦，常用剂量为 50mg，口服，每日 1 次。

缬沙坦，常用剂量为 80～160mg，口服，每日 1 次。

依贝沙坦，常用剂量为 150mg，口服，每日 1 次。

替米沙坦，40～80mg，口服，每日 1 次。

【注意事项】

（1）血管紧张素Ⅱ受体阻滞剂起效缓慢，持久而平稳，6～8 周达最大作用。作用持续时间能达到 24h 以上。低盐饮食或与利尿药联合使用能明显增强疗效。

（2）治疗对象和禁忌与 ACEI 相同，但不引起刺激性干咳。

（3）降压药物的联合应用。

（朱耀文　康红军　李健豪　黄惠敏）

风　湿　热

　　风湿热是 A 族乙型溶血性链球菌感染后发生的全身结缔组织的非化脓性炎性疾病，为常见的风湿性疾病。主要表现为：心脏炎、关节炎、舞蹈病、环形红斑及皮下小结，以心脏损害最为严重和多见，反复发作可导致永久性心脏瓣膜病变。本病好发于 6～15 岁，大多冬春发病。近年来发病率下降，病情变轻，不典型，可主要表现为单纯性心肌炎。约 0.3%～3% A 族乙型溶血性链球菌感染后 1～4 周后发生风湿热。发病主要是链球菌感染诱导的异常免疫反应。病变过程分急性渗出期、增生期、硬化期，三期可交错存在，持续约 4～6 个月。临床表现如下。

　　① 急性患者半数以上病前 1～5 周有上呼吸道感染的病史，并有关节痛、贫血、鼻衄、腹痛。

　　② 40%～50% 发生心脏炎表现，心肌、心内膜、心包均可受累，轻者症状不明显，重者发生心力衰竭，严重者可致死亡。心肌炎表现类似病毒性心肌炎。心内膜炎最常累及二尖瓣，其次为主动脉瓣，三尖瓣很少受累；心脏相应的听诊区可闻及特征性杂音，多次复发可造成风湿性心瓣膜病。发生心包炎时有心前区痛，积液量少时可闻及心包摩擦音，积液量多时有心前区搏动消失、心音遥远、心脏压塞表现；心电图低电压，S-T 抬高，以后 S-T 下降和 T 波平坦或

倒置；心包炎者提示心脏炎严重，易引起心力衰竭。

③ 多发性关节炎：游走性、多发性，可痊愈，不留畸形。

④ 舞蹈病：四肢和面部肌肉为主的轻重不等的不自主、不协调、无目的快速运动；兴奋、集中注意力加重，入睡后消失。

⑤ 环形红斑：躯干及四肢近端，圆形或半圆形，直径2.5cm左右，一过性，时隐时现。

⑥ 皮下结节：肘、腕、膝、踝等关节伸侧以及枕部、前额头皮、脊柱脊突处出现坚硬无痛性结节，可活动。

一、诊断要点

（1）发病前1～3周有咽峡炎或扁桃体炎等链球菌感染史或已患有风湿型瓣膜病。

（2）发热，关节炎。

（3）心脏炎（心肌炎、心内膜炎、心包炎）。

（4）舞蹈症的症状。

（5）皮肤改变。

（6）其他改变如风湿性肺炎、胸膜炎、腹膜炎、风湿性肾病及脉管炎。

（7）血、尿培养，咽拭子培养证据，血清溶血性链球菌测定。

（8）非特异性血清成分测定，如红细胞沉降率加快等。

二、鉴别诊断

1. 类风湿关节炎

此病有多关节炎、肿痛、反应物质升高的表现，但同时存在晨僵，伴类风湿因子升高，关节X线片有关节损害的表现，可因此鉴别。

2. 系统性红斑狼疮

此病多见于育龄期女性，有多关节炎、红斑、反应物质升高等表现，但同时有盘状红斑、蝶形红斑，抗核抗体、抗 dsDNA 抗体、抗 Smith 抗体阳性等表现。

3. 强直性脊柱炎

此病有多关节炎表现，但同时存在骶髂关节竹节样改变，HLA-B27 阳性等情况。

三、治疗原则

（1）清除链球菌感染，去除诱发风湿热病因。

（2）控制临床症状，使心脏炎、关节炎、舞蹈病及其他症状迅速缓解，解除风湿热带来的痛苦。

（3）处理各种并发症和合并症，提高患者身体素质和生活质量，延长寿命。

四、一般治疗

（1）注意保暖，避免潮湿和受寒。有心脏炎应卧床休息，待体温正常、心动过速控制、心电图改善后，继续卧床休息 3～4 周后恢复活动。

（2）消除链球菌感染灶，这是去除风湿热病因的重要措施，否则本病将会反复发作或迁延不愈。

（3）抗风湿治疗。

（4）舞蹈病应在上述治疗基础上加用镇静剂，如地西泮、巴比妥或氯丙嗪等，应尽量避免强光、噪声刺激。

（5）并发症和合并症治疗。在风湿热治疗过程中，或风湿性心脏病反复出现风湿热活动等，患者易患肺部感染，重症可致心功能不全，有时并发心内膜炎、高脂血症、高血糖、高尿酸血症，高龄风湿性心脏病患者还会合并冠心病以至急性心肌梗死。在治疗过程中激素及非甾体抗炎药的剂量和疗程要适当，以免促使各种并发症和合并症的出现和加重。同时在治疗过程需警惕各种可能性出现，加以及时处理，如心功能不全，应予小剂量洋地黄和利尿药；如感染应针对不同病情，选择有效抗生素；代谢异常及冠心病的治疗亦应及时发现和处理。

五、药物处方

处方①：对初发链球菌感染，体重 27kg 以下可肌注苄星青霉素 60 万 U，体重在 27kg 以上用 120 万 U 一个剂量即可。

【注意事项】

（1）清除链球菌感染灶，目前公认苄星青霉素是首选药物。对已发风湿热或风湿性心脏病的继发性预防用药：应视病情每 1～3 周肌注上述剂量一次，至链球菌感染不再反复发作后，可改为每 4 周肌注一次。

（2）对青霉素过敏或耐药者，可改用红霉素 0.25g，每日 4 次，或罗红霉素 150mg，每天 2 次，疗程 10 天。或用林可霉素、头孢菌素类或喹诺酮类亦可。阿奇霉素 5 天疗程方法，16 岁以上患者第一天 500mg，分两次服，第 2～5 天 250mg 顿服，经上述足疗程治疗后，可继用红霉素 0.5g/d 或磺胺嘧啶（或磺胺噻唑）1g/d 作长期预防。服用磺胺嘧啶时，要注意多饮水，定期复查血象，以防白细胞减少。

处方②：抗风湿治疗。乙酰水杨酸（阿司匹林），开始剂量成人 3～4g/d，小儿 80～100mg/(kg·d)，分 3～4 次口服。

泼尼松，开始剂量成人 30～40mg/d，小儿 1.0～1.5mg/(kg·d)，分 3～4 次口服，病情缓解后减量至 10～15mg/d 维持治疗。

【注意事项】

（1）对已发生心脏炎，一般采用糖皮质激素治疗。

（2）为防止停用激素后出现反跳现象，可于停用激素前2周或更早一些时间加用阿司匹林，待激素停用2～3周后才停用阿司匹林。

（3）对病情严重，如有心包炎、心脏炎并急性心力衰竭者可静脉滴注地塞米松5～10mg/d或氢化可的松200mg/d，至病情改善后，改口服激素治疗。单纯关节炎疗程为6～8周，心脏炎疗程最少12周，如病情迁延，应根据临床表现及实验室检查结果，延长疗程至病情完全恢复为止。

（朱耀文　康红军）

风湿性心脏病

风湿性心脏病（rheumatic heart disease）简称风心病，是指由于风湿热活动，累及心脏瓣膜而造成的心脏病变。表现为二尖瓣、三尖瓣、主动脉瓣中有一个或几个瓣膜狭窄和（或）关闭不全。本病多发于冬春季节，寒冷、潮湿和拥挤环境下，初发年龄多在5～15岁，复发多在初发后3～5年内。

一、诊断要点

（1）活动后心悸、胸闷，严重者出现端坐呼吸、呼吸困难、夜间不能平卧。

（2）轻微活动或劳累后就出现咳嗽、咳痰带血，很容易受凉感冒。

（3）食欲缺乏、尿量减少、下肢水肿、腹胀、腹水，肝、脾肿大等。

（4）二尖瓣面容，即患者出现两颧及口唇呈紫红色。

（5）心悸常常因为房颤或心律失常所致，快速房颤导致患者自觉不适，甚至呼吸困难或使之加重，从而促使患者就医。房颤也是导致患者出现心房血栓甚至出现脑卒中的主要原因。

（6）单纯瓣膜病导致的胸痛一般使用硝酸甘油无效。

（7）心脏超声、心电图等相关检查。

（8）抗链球菌溶血素O试验大于400U。

二、鉴别诊断

随着超声心动图广泛应用，风湿性心脏病诊断不再困难，但仍需与某些疾病相鉴别。主动脉瓣狭窄注意与肥厚梗阻型心肌病作鉴别。两者心电图可表现为左心室肥厚，均存在主动脉瓣区收缩期杂音。所不同者主动脉瓣狭窄杂音在主动脉瓣第一听诊区最明显，向颈部传导。梗阻性肥厚型心肌病杂音在胸骨左缘第三、四肋间明显，一般不向颈部传导。超声心动图可明确诊断。无论何种类型风湿性心瓣膜病均需与退行性心脏瓣膜病相鉴别。前者多于青少年时期起病，后者往往60岁后出现；超声心动图显示风湿性心脏病病变以瓣叶边缘及瓣体为主，而退行性瓣膜病瓣环的钙化较显著。

三、治疗原则

（1）无症状期的风湿性心脏病的治疗原则主要是保持和增强心的代偿功能。

（2）限制钠盐的摄入量及呼吸道感染的预防和治疗。

（3）剂量逐步递增，尽可能采用最小有效剂量，使不良反应减至最少，以提高服药依从性。停药时，应逐渐减量，不要骤然停，避免出现撤药综合征。

（4）手术治疗，如瓣膜成形术、瓣膜置换术等。

四、一般治疗

（1）一方面应避免心负荷过度，如重体力劳动、剧烈运动等，另一方面亦须注意动静结合，适应做一些力所能及的活动和锻炼，增强体质，提高心的储备能力。

（2）积极控制严重并发症。

（3）对慢性风湿性心瓣膜病而无症状者，一般不需要手术；有症状且属手术适应证者，可选择做二尖瓣分离术或人工瓣膜替换术。

（4）有栓塞风险者联合抗凝治疗。

五、药物处方

风湿性心脏病的药物主要是治疗针对风湿热治疗及各并发症的药物治疗。

风湿热治疗

处方①：青霉素，400万～800万U，1次/日，连续10～14天，再用80万U，肌注，2次/日。

处方②：苄星青霉素，120万U，肌注，1次/日。

【注意事项】

（1）当ASO正常时，改为长效制剂苄星青霉素，共用5年，儿童应用至16岁。

（2）青霉素使用前应皮试。

处方③：肠溶阿司匹林，口服，成人4～6g/d，小儿100～150mg/kg，分3～4次饭后即时服，连服3～6个月，减量至2g/d，持续至1年。

【注意事项】

（1）风湿热活动期治疗。

（2）减轻胃肠道症状，必要时服氢氧化铝凝胶。

（3）置换生物瓣需要在术后半年服用阿司匹林低强度抗凝治疗，置换机械瓣则需要终生服用。

处方④：氢化可的松，100mg，静滴，每日1次。

【注意事项】

体温控制后改用泼尼松，30～40mg，每早晨1次，口服；2周后减量，每3

天减 2.5mg，直至 5mg，每早晨 1 次，连续用 8 周后停药。

处方⑤：吗啡，3mg，静推，5～10mg，皮下注射，必要时间隔 15min 重复一次，共 2～3 次。

处方⑥：呋塞米（速尿），20～40mg 静推，视尿量可反复推注，必要时每小时追加 80mg，直至出现满意疗效。

处方⑦：硝酸甘油，静脉泵入，起始剂量 10μg/min，可根据血压情况，逐步调整至合适剂量。

处方⑧：西地兰，静注或肌注，首剂可给 0.4～0.8mg，2h 后可酌情再次给予 0.2～0.4mg，总量 1～1.6mg。儿童每日 20～40μg/kg，分 1～2 次给药。

【注意事项】

（1）合并心力衰竭的治疗用药。

（2）心力衰竭限制钠盐。

处方⑨：地尔硫草 0.25mg/kg，静注，10～15min 可重复给 0.35mg/kg，静注，以后可给 5～15mg/h 维持。美托洛尔 5mg 静注，每 5min 重复；艾司洛尔 0.5mg/kg 静注，继以 50μg/(kg·min) 输注，疗效不满意，可再给 0.5mg/kg，静注，继以 50～100μg/(kg·min) 的步距递增维持量，最大 300μg/(kg·min)。胺碘酮 5mg/kg，静脉输注 1h，继之 50mg/h 静脉泵入。

【注意事项】

（1）合并房颤的治疗方案。

（2）药物复律前必须评价患者有无器质性心脏病，据此来确定复律的药物选择。选择药物时应将用药安全性置于首位。

（3）有器质性心脏病的新发房颤患者，推荐静脉应用胺碘酮。

处方⑩：普通肝素，急性期抗凝 70U/kg 静注，之后以 15U/(kg·h) 输注，或应用固定剂量的方法，普通肝素 5000U 静注，继之 1000U/h 静滴。低分子肝素：5000U，皮下注射，每 12h 1 次。华法林：初始剂量 3mg，口服，每日 1 次。

【注意事项】

（1）换瓣患者应联合抗凝治疗。

（2）使用普通肝素时，应将 APTT 延长至用药前的 1.5～2.0 倍，根据 APTT 调整肝素用量，用量过大仍可导致自发性出血，使用时需进行凝血功能监测。

（3）低分子肝素为酶诱导剂，可使 ALT、AST、LDH 升高（以静脉给药者发生率较高），故影响肝炎、急性心肌梗死等病的诊断。

（4）华法林应用需据 INR 结果调整剂量，使 INR 维持在 2.0～3.0。

（朱耀文　康红军）

心 绞 痛

心绞痛分为稳定型心绞痛和不稳定型心绞痛。

稳定型心绞痛

稳定型心绞痛又称劳力性心绞痛，是在冠状动脉狭窄的基础上，由于心肌负荷的增加而引起心肌急剧的、暂时的缺血与缺氧的临床综合征。发病机制为冠脉供血不能满足心肌代谢的需求，造成一过性心急缺血缺氧，发作心绞痛。常见诱因有劳累、情绪激动、饱餐、寒冷刺激、吸烟、急性循环衰竭等。其临床表现是以发作性胸痛为主要表现。典型的疼痛特点：多由上述诱因诱发基础上，出现的胸骨体上段或中段之后或心前区，压迫感、压榨样、紧缩性，偶伴恐惧、濒死感疼痛，常向左臂内侧、左肩放射，持续时间 $3\sim5min$，不少于 $1min$，不超过 $15min$，休息或含服硝酸甘油后 $1\sim2min$ 缓解，可伴面色苍白、出冷汗、血压升高、心率增快等。心电图表现为心电图：发作时相邻 2 个以上导联 ST 段下斜型或水平型下移 $\geqslant0.05mV$，发作间歇恢复正常；静息心电图多无异常。动态心电图显示活动和症状出现时的心电图变化。3 个"1"——ST 段下移 $\geqslant1mm$，持续时间 $\geqslant1min$，间隔时间 $\geqslant1min$。

一、诊断要点

（1）根据典型的发作特点和体征，休息或含服硝酸甘油后可缓解，结合年龄和存在的冠心病危险因素，排除其他原因所致的心绞痛，一般即可建立诊断。

（2）诊断有困难者，考虑行心电图负荷试验、动态心电图、冠脉造影、冠脉CTA 等。

二、鉴别诊断

应与心肌梗死、其他疾病引起的心绞痛、肋间神经痛、心脏神经官能症或消化系统疾病相鉴别。

三、治疗原则

发作时的治疗有休息、吸氧、用硝酸酯类药物；缓解期的治疗为去除诱因及危险因素，药物、介入及手术治疗。

四、一般治疗

1. 发作期的治疗

（1）立即停止体力活动，必要时给予镇静剂、吸氧。

（2）使用作用快的硝酸酯制剂，如硝酸甘油、硝酸异山梨酯（消心痛）。

2. 缓解期治疗

（1）硝酸酯类制剂　基础治疗，主要扩张静脉，减轻心脏前负荷，同时有扩张冠状动脉的作用。

（2）β受体阻滞剂　可使 HR、BP、心肌收缩力、心肌氧耗降低，为劳力型心绞痛首选。

（3）钙通道阻滞剂　抑制心肌收缩力，扩张血管降低心脏前后负荷，心肌氧耗降低；扩张冠状动脉，增加心肌血供；为变异型心绞痛首选。

（4）抑制血小板聚集。

（5）抗凝治疗　改善微循环，预防血栓形成。如低分子肝素等。

（6）稳定动脉粥样斑块治疗　降低 LDL、TC、TG，升高 HDL，稳定粥样斑块。主要为 3-羟基-3-甲基戊二酰辅酶 A（HMG-CoA）还原酶抑制剂，如辛伐他汀、普伐他汀、阿托伐他汀等。

（7）介入治疗　经皮冠状动脉介入治疗（PCI）、支架术。

（8）外科手术　冠状动脉搭桥术（CABG）。

五、药物处方

1. 发作期治疗

处方①：硝酸甘油 0.5mg，舌下含化，必要时可重复应用。

处方②：硝酸异山梨酯（消心痛）5mg，舌下含化。

【注意事项】

（1）急性循环衰竭，严重低血压（收缩压＜90mmHg）时禁用。

（2）急性心肌梗死伴低充盈压（除非在有持续血流动力学监测的条件下）禁用。

（3）肥厚性梗阻型心肌病、缩窄性心包炎或心脏填塞禁用。

（4）严重贫血、青光眼、颅内压增高、原发性肺动脉高压患者禁用。

（5）对硝基化合物过敏者禁用。

2. 缓解期治疗

处方①：硝酸异山梨酯 5～20mg，每日 3 次，口服，或 5-单硝酸异山梨酯 20～40mg，口服，每日 2 次。

处方②：美托洛尔 25～50mg，口服，每日 2 次，或比索洛尔 2.5～5mg，口服，每日 1 次。

处方③：硝苯地平缓释片 20～40mg，口服，每日 2 次；或硝苯地平控释片 30mg，口服，每日 1 次；或地尔硫䓬 30～60mg，口服，每日 1 次。

处方④：肠溶阿司匹林 100mg，口服，每日 1 次；或氯吡格雷 75mg，口服，每日 1 次。

处方⑤：低分子肝素 5000IU，皮下注射，每日 2 次。

处方⑥：辛伐他汀 10~40mg，口服，每晚 1 次。

或洛伐他汀，10~80mg，口服，每晚 1 次。

或普伐他汀，10~40mg，口服，每晚 1 次。

或氟伐他汀，10~40mg，口服，每晚 1 次。

【注意事项】

（1）监测心率，调整控制心率药物剂量。

（2）联合抗凝、抗血小板治疗时观察凝血功能变化。

（3）他汀类药物偶可引起横纹肌溶解等肌病表现。

（4）同时服用胺碘酮或维拉帕米的患者，辛伐他汀的剂量不应超过每天 20mg。

不稳定型心绞痛

除典型的稳定型劳力性心绞痛以外的缺血性胸痛统称为不稳定型心绞痛。与稳定型心绞痛的差别主要在于冠脉内不稳定的粥样斑块继发病理改变，使局部心肌血流量明显下降，如斑块内出血、斑块纤维帽出现裂隙、表面有血小板聚集、刺激冠状动脉痉挛导致缺血性心绞痛，虽然也可由劳力负荷诱发，但劳力负荷中止后胸痛并不能缓解。

一、诊断要点

其胸痛的部位、性质与稳定型心绞痛相似，但具有以下特点之一。

（1）原有稳定型心绞痛在 1 个月内疼痛发作的频率增加、程度加重、时限延长、诱因发生改变，硝酸酯类药物缓解作用减弱。

（2）1 个月之内新发生的较轻负荷所诱发的心绞痛。

（3）休息状态下发作心绞痛或较轻微活动即可诱发，发作时表现有 ST 段抬高的变异型心绞痛。

（4）由于贫血、感染、甲状腺功能亢进、心律失常等原因诱发的心绞痛称之为继发性不稳定型心绞痛。

二、鉴别诊断

同稳定型心绞痛。尤其注意与急性心肌梗死相鉴别，后者疼痛更为严重，心电图有梗死图形及特异性心肌酶学改变。

三、治疗原则

病情发展常难以预料，必须在医师的监控下动态观察，疼痛发作频繁、难以缓解者需住院治疗，除不溶栓外原则上和心肌梗死一样处理。

四、一般治疗

（1）休息、心电监测、吸氧、镇静、镇痛。

（2）缓解疼痛。吸入或含化硝酸类药物，必要时静脉注射，变异型可用钙通道阻滞剂；尽早应用β受体阻滞剂。

（3）应用 HMG-CoA 还原酶抑制剂。

（4）抗栓、抗凝治疗。

（5）介入治疗或外科手术治疗。

五、药物处方

处方①：硝酸甘油 0.5mg，舌下含化，必要时可重复应用；或者硝酸甘油，$5\sim10\mu g/min$，静脉泵入，并根据症状和血压情况，每 5min 左右增加 $5\sim10\mu g$，直到症状缓解或血压下降。

处方②：硝酸异山梨酯（消心痛）5mg，舌下含化。

处方③：地尔硫䓬（硫氮䓬酮），口服，$1\sim5\mu g/(kg\cdot min)$。

【注意事项】

（1）钙离子拮抗药不宜与洋地黄合用，因为其可显著提高洋地黄血药浓度，易导致洋地黄中毒。

（2）肝肾功能不全患者如需应用，剂量应特别谨慎。

（3）皮肤反应可为暂时的，继续用可以消失，但皮疹进展可发展到多形红斑和（或）剥脱性皮炎，如皮肤反应持续应停药。

处方④：美托洛尔 $25\sim50$mg，口服，每日 2 次，或比索洛尔 $2.5\sim5$mg，口服，每日 1 次。

处方⑤：肠溶阿司匹林 100mg，口服，每日 1 次；或氯吡格雷 75mg，口服，每日 1 次。

处方⑥：低分子肝素 5000IU，皮下注射，每日 2 次。

【注意事项】

（1）他汀类不良反应较少而轻，大剂量应用时患者偶可出现胃肠反应、肌痛、皮肤潮红、头痛等暂时性反应。

（2）偶有横纹肌溶解症。

（3）动物实验发现超大剂量引起犬的白内障。

（4）HMG-CoA 还原酶抑制剂应用同稳定型心绞痛。

（朱耀文　康红军）

感染性心内膜炎

感染性心内膜炎（infective endocarditis，IE）为心脏内膜表面的微生物感染，伴赘生物形成。瓣膜为最常受累部位，但感染也可发生在间隔缺损部位或腱索与心壁内膜。

根据病程分为急性和亚急性，并可分为自体瓣膜、人工瓣膜和静脉药瘾者的心内膜炎。

人工瓣膜心内膜炎（prosthetic valve endocarditis）术后 60 天以内者为早期人工瓣膜心内膜炎（葡萄球菌多见）。术后 60 天以后者为晚期人工瓣膜心内膜炎（草绿色链球菌常见）。除赘生物形成外，常致人工瓣膜部分破裂，瓣周漏，瓣环周围组织和心肌脓肿。最常累及主动脉瓣。静脉药瘾者心内膜炎（endocarditis inintravenous drug abusers）多见于年轻男性。致病菌最常来源于皮肤。主要致病菌为金黄色葡萄球菌，大多累及正常心瓣膜，三尖瓣受累占 50％以上。

自体瓣膜心内膜炎发病机制如下。

① 亚急性：至少占据 2/3 的病例，亚急性者主要发生于器质性心脏病，首先为心脏瓣膜病，尤其是二尖瓣和主动脉瓣；其次为先天性心血管病，如室间隔缺损等。

② 急性：发病机制尚不清楚，主要累及正常心瓣膜，病原菌来自皮肤、肌肉、骨骼或肺等部位的活动性感染灶，循环中细菌量大，细菌毒力强，具有高度侵袭性和黏附于内膜的能力。主动脉瓣常受累。未治疗的急性患者几乎均在 4 周死亡。亚急性者的自然史一般≥6 个月。治愈后的 5 年存活率仅 60％～70％，10％在治疗后数月或数年内再次发病。

一、诊断要点

（1）阳性血培养对本病诊断有重要价值。凡有提示细菌性心内膜炎的临床表现，如发热伴有心脏杂音，尤其是主动脉瓣关闭不全杂音，贫血、血尿、脾大、白细胞增高和伴或不伴栓塞时，血培养阳性，可诊断本病。

（2）超声心动图检出赘生物对明确诊断有重要价值。

二、鉴别诊断

应与活动期风湿性心脏病、金黄色葡萄球菌革兰阴性杆菌所引起的败血症等疾病相鉴别。当以栓塞并发症为突出表现时，应与脑血管意外、急性肾小球肾炎、脉管炎、冠心病或心绞痛等疾病进行鉴别。

三、治疗原则

（1）包括抗微生物治疗及外科治疗。

（2）抗微生物的药物治疗原则是早期、足量、足疗程、静脉用药。

四、一般治疗

（1）预防治疗　有心瓣膜病或心血管畸形及人造瓣膜的患者应增强体质，注意卫生，及时清除感染病灶，在做牙科和上呼吸道手术或机械操作，低位胃肠道、胆囊、泌尿生殖道的手术或操作，以及涉及感染性的其他外科手术，都应预防性应用抗生素。

（2）外科治疗 对抗生素治疗效果不佳，或存在严重并发症的患者可考虑外科治疗。

五、药物处方

处方①：青霉素，静滴，1200万～1800万 U/d，4～6周。

【注意事项】

（1）青霉素等能穿透血小板-纤维素的赘生物基质，杀灭细菌，达到根治瓣膜的感染、减少复发危险的目的。

（2）抑菌剂和杀菌剂的联合应用，有时亦获得良好的疗效。

（3）同时与链霉素合用，每日1～2g，肌注。若治疗3天发热不退，应加大青霉素 G 剂量至2000万 U 静脉滴注，可维持6周。

（4）当应用较大剂量青霉素 G 时，应注意脑脊液中的浓度，过高时可发生神经毒性表现，如肌阵挛、反射亢进、惊厥和昏迷。

处方②：庆大霉素，160～240mg，静注。

【注意事项】

（1）对青霉素敏感性差者宜加用。

（2）或使用妥布霉素（tobramycin）3～5mg/（kg·d）或阿米卡星（丁胺卡那霉素），1g/d。

处方③：苯唑西林（oxacillin，新青Ⅱ号），肌内注射，成人每日4～6g，分4次给药；静脉滴注，成人一日4～8g，分2～4次给药，严重感染每日剂量可增加至12g。小儿体重40kg 以下者，每6h 按体重给予12.5～25mg/kg，体重超过40kg 者予以成人剂量。新生儿体重低于2kg 者，日龄1～14天者每12h 按体重25mg/kg，日龄15～30天者每8h 按体重25mg/kg；体重超过2kg 者，日龄1～14天者每8h 按体重25mg/kg，日龄15～30天者每6h 按体重25mg/kg。

【注意事项】

（1）对急性常见的金黄色葡萄球菌效果好。

（2）轻、中度肾功能减退患者不需调整剂量，严重肾功能减退患者应避免应用大剂量，以防中枢神经系统毒性反应发生。

（3）静脉使用本品偶可产生恶心、呕吐和血清氨基转移酶升高。

（4）有青霉素过敏者禁用。

（5）有哮喘、湿疹、花粉症、荨麻疹等过敏性疾病及肝病患者应慎用本品。

处方④：头孢唑林，一次0.5～1g，每日2～4次，严重感染可增加至每日6g，分2～4次静脉给药。

【注意事项】

（1）肌酐清除率大于 50mL/min 时，正常剂量给药。肌酐清除率为 20～50mL/min 时，每 8h 0.5g；肌酐清除率为 11～34mL/min 时，每 12h 0.25g；肌酐清除率小于 10mL/min 时，每 18～24h 0.25g。

（2）小儿肾功能减退，先给予 12.5mg/kg，继以维持量，肌酐清除率在 70mL/min 以上时，可正常剂量给予；肌酐清除率为 40～70mL/min 时，每 12h 按体重 12.5～30mg/kg；肌酐清除率为 20～40mL/min 时，每 12h 按体重 3.1～12.5mg/kg；肌酐清除率为 5～20mL/min 时，每 24h 按体重 2.5～10mg/kg。

（3）儿童常用剂量。每日 50～100mg/kg，分 2～3 次给药。

（4）极少用药患者可出现直接和间接 Coombs 试验阳性及尿糖假阳性反应（硫酸铜法）。

处方⑤：万古霉素，30mg/(kg·d)，分 2 次静脉滴注，共 4～6 周，儿童每次总量 10mg/kg，每 6h 滴注 1 次，每次给药时间为 60min 以上。

【注意事项】

（1）主要用于治疗对甲氧西林耐药的葡萄球菌引起的感染，对青霉素过敏的患者及不能使用其他抗生素包括青霉素、头孢菌素类，或使用后治疗无效的葡萄球菌、肠球菌和棒状杆菌、类白喉杆菌属等感染患者。

（2）给药速度不高于 10mg/min。

（3）应密切监测其万古霉素的血清浓度。

（4）肾功能不全患者，剂量必须调整。

处方⑥：两性霉素 B，首日 1mg，之后每日继增 3～5mg，直至 25～30mg/d，总量 3～5g；两性霉素 B 够疗程后口服氟胞嘧啶 100～150mg/(kg·d)，每 6h 1 次，用药数月。

【注意事项】

（1）深部真菌感染。

（2）可见寒战、高热、严重头痛、食欲缺乏、恶心、呕吐等并发症，有时可出现血压下降、眩晕等。

（3）低钾血症，由于尿中排出大量钾离子所致。

（4）肾功能损伤大，应谨慎使用，监测尿量及肾功能。

（朱耀文　康红军）

扩张型心肌病

扩张型心肌病（dilated cardiomyopathy，DCM）是一类既有遗传又有非遗传原因造成的复合型心肌病，以左心室、右心室或双心腔扩大和收缩功能障碍等为特征，通常经过二维超声心动图诊断。迄今 DCM 病因未明，除特发性、家族遗传性外，持续病毒感染是近年公认的重要原因，持续病毒感染对心肌组织的损伤、自身免疫介导的心肌损伤等可导致或诱发扩张型心肌病。酒精中毒、围生期、抗癌药物、心肌能量代谢紊乱和神经激素受体异常等因素也可引起本病。

一、诊断要点

（1）临床常用左心室舒张期末内径（LVEDd）＞5.0cm（女性）和＞5.5cm（男性），左心室射血分数（LVEF）＜45％和（或）左心室缩短速率（FS）＜25％。

（2）排除继发性因素。

二、鉴别诊断

需与各种病因明确的引起心脏增大的器质性心脏病如急性病毒性心肌炎、风湿性心脏病、缺血性心肌病、高血压性心脏病、先天性心血管病及各种继发性心肌病等相鉴别。

三、治疗原则

（1）保持正常休息，必要时使用镇静剂，心力衰竭时应低盐饮食。

（2）防治心律失常和心功能不全。

（3）有栓塞史者做抗凝治疗。

（4）有多量胸腔积液者，做胸腔穿刺抽液。

（5）严重患者可考虑人工心脏辅助装置或心脏移植，可以行心脏再同步治疗（CRT）。

（6）对症、支持治疗。

四、一般治疗

（1）治疗充血性心力衰竭和各种心律失常，防治栓塞等并发症。

（2）可考虑行心脏再同步化治疗和心脏移植。

五、药物处方

处方①：纠正心力衰竭。β受体阻滞剂、ACEI/ARB、洋地黄类、利尿、硝酸酯类参考心力衰竭药物治疗。

【注意事项】

对洋地黄类耐受性较差，易出现毒性反应，用药时宜由小剂量开始，逐渐增加，并密切观察反应。

处方②：心律失常的治疗。按其不同类型作相应处理，参考"心律失常"处方。

（朱耀文　康红军）

肥厚型心肌病

肥厚型心肌病（hypertrophic cardiomyopathy）是心肌非对称性肥厚并累及室间隔，心室腔变小，左心室血流充盈受阻、舒张期顺应性下降。常染色体显性遗传病。分为非梗阻性肥厚型心肌病、梗阻性肥厚型心肌病两种类型。病理类型为不对称的室间隔肥厚或心尖部肥厚；心肌细胞肥大，形态特异，排列紊乱。并发症主要有心律失常、心力衰竭、猝死。

一、诊断要点

（1）超声心动图（M型、二维、彩色多普勒）　观察心脏结构与功能，流出道压差。目前仍是肥厚型心肌病诊断最常用、最可靠、最经济的方法。

（2）心脏核磁　定量观察肥厚程度，对一些超声不能明确诊断的患者特别有用。

（3）心电图改变　非特异性。但心电图改变出现远比超声心动图表现早，是青年人肥厚型心肌病的早期诊断线索。

（4）基因诊断　准确性99.9%，敏感性50%～70%，是肥厚型心肌病诊断的金标准。

二、鉴别诊断

1. 室间隔缺损

收缩期杂音部位相近，但为全收缩期，心尖区多无杂音，超声心动图、心导管检查及心血管造影可区别。

2. 主动脉瓣狭窄

本病收缩期杂音位置高，向颈部传导，改变心肌收缩力及周围阻力的措施对杂音影响不大，主动脉瓣第二音减弱。超声心动图有助于发现主动脉瓣病变。

3. 冠心病

本病发病年龄多在中年以上，一般无胸骨左缘杂音，超声心动图有助于诊断。

4. 风湿性二尖瓣关闭塞不全

杂音相似，但多为全收缩期，心脏负荷药物不使杂音改变，常伴有心房颤动，左心房较大，超声心动图不显示左心室及室间隔的肥厚改变。

三、治疗原则

总原则是改善心功能，缓解症状，防止并发症。松弛心肌，改善舒张，减少梗阻，抗心律失常。

四、一般治疗

（1）内科药物治疗　包括β受体阻滞剂、钙拮抗剂、抗心律失常药和预防感染性心内膜炎。

（2）介入治疗　全自动双腔起搏（DDD）可改善左心室流出道梗阻以及临床症状特别是对于合并有窦房结功能不全、传导阻滞等情况患者；ICD置入预防猝死；室间隔酒精消融术。

（3）手术治疗　一般不用。

五、药物处方

处方①：β受体阻滞剂。普萘洛尔、阿替洛尔、美托洛尔等，参考心力衰竭用药。

处方②：维拉帕米，口服给药，最大量可用至480mg/d。

【注意事项】

（1）维拉帕米多用缓释制剂，可用于合并哮喘的肥厚型心肌病患者，减弱心肌收缩力，改善心室充盈，缓解心肌缺血。

（2）不良反应有便秘、脱发。

（3）呼吸困难，尤其是夜间阵发性呼吸困难患者，服用维拉帕米可引起猝死。

（4）维拉帕米可导致肺动脉压升高。

（5）其他具有扩血管作用的钙拮抗剂，如硝苯地平等，应避免应用，地尔硫䓬治疗肥厚型心肌病临床经验不多。

（6）心力衰竭时，配合使用洋地黄，但禁止单独使用洋地黄。

（朱耀文　康红军）

二尖瓣关闭不全

收缩期二尖瓣关闭依赖二尖瓣装置（瓣叶、瓣环、腱索、乳头肌）和左心室的结构和功能的完整性，其中任何部分的异常均可致二尖瓣关闭不全。

一、诊断要点

症状＋杂音＋超声心动图（造影）。

1. 症状

（1）急性　劳力性呼吸困难，急性左心衰竭，急性肺水肿，心源性休克。

（2）慢性　疲乏无力最为突出。

2. 体征

（1）急性 心脏不大，P_2亢进，常有S_3、S_4，收缩期杂音为非全收缩期、低调、柔和。

（2）慢性 心脏增大明显，S_1减弱，可闻及病理性S_3、S_4，收缩期杂音为全收缩期，3级以上。

3. 辅助检查

（1）X线 急性：肺淤血、肺水肿征。慢性：左心房、左心室增大，肺淤血和间质性肺水肿征等。

（2）心电图 急性：窦速常见。慢性：左心房、左心室增大，非特异性ST-T改变，房颤常见。

（3）超声心动图 M型及二维超声不能确定二尖瓣关闭不全。脉冲和彩色多普勒可确定诊断，并可半定量反流程度：左心房内最大射流面积$<4cm^2$（轻度反流），$4\sim8cm^2$（中度反流），$>8cm^2$（重度反流）。

（4）放射性核素心室造影 用以判定心功能。

（5）心导管检查 左心室造影评价反流的程度。

4. 其并发症

心房颤动见于3/4的慢性重度患者；感染性心内膜炎较二尖瓣狭窄常见；体循环栓塞见于左心房扩大、慢性房颤患者；心力衰竭急性者早期出现，慢性者晚期发生；二尖瓣脱垂患者除上述并发症外尚有猝死发生。

二、鉴别诊断

各种原因引起的三尖瓣关闭不全、室间隔缺损、主动脉狭窄、左右心室流出道梗阻均可出现收缩期杂音，应注意鉴别，超声心动图是诊断和评估二尖瓣反流最精确的无创检查方法。

三、治疗原则

积极处理诱因和原发病，并处理心力衰竭及心律失常等并发症，必要时手术治疗。

四、一般治疗

（1）急性二尖瓣关闭不全治疗 主要是纠正病因，常需手术治疗，采取紧急择期或选择性人工瓣膜置换术或修复术，为根本措施；内科药物治疗主要是缓解症状，为术前过渡治疗。

（2）慢性二尖瓣关闭不全内科治疗 主要是预防感染性心内膜；无症状者不处理、随访；有心力衰竭者按心力衰竭处理；有房颤者处理同二尖瓣狭窄；

外科治疗为恢复瓣膜关闭完整性的根本措施，包括人工瓣膜置换术、二尖瓣修复术。

（3）病因治疗　如系感染性心内膜炎所致二尖瓣关闭不全，应早期选用足量、具有杀菌作用的抗生素，需静脉用药和应用长疗程（不少于4～6周）。

五、药物处方

处方①：ACEI。见表2-1。

【注意事项】

（1）初次用小剂量，后渐增至治疗量长期应用。

（2）左心室衰竭期，慢性肺阻性充血阶段，降低后负荷：减少体循环阻力，增加心排血量和减少反流量。

处方②：哌唑嗪，1mg，口服，2～3次/日。

【注意事项】

（1）与钙拮抗药同用，降压作用加强，剂量须适当调整。

（2）与非甾体抗炎镇痛药同用，尤其与吲哚美辛同用，可使本品的降压作用减弱。

（3）与维拉帕米及硝苯地平等钙拮抗剂有相加作用，合用会使血压过度降低。

（4）可提高地高辛的血药浓度。

（5）首次应用时出现"首剂现象"：严重的体位性低血压（通常在首次给药后30～90min或与其他降压药合用时出现）、眩晕、头痛、心悸、出汗等。这是由于阻断内脏交感神经的活性使静脉扩张，回心血量显著减少所致。

处方③：地高辛0.125～0.5mg，口服，每日1次，7天可达稳态血药浓度；若达快速负荷量，可每6～8h给药0.25mg，总剂量0.75～1.25mg/d；维持量，每日1次0.125～0.5mg。

【注意事项】

（1）促心律失常作用、胃纳不佳或恶心、呕吐（刺激延髓中枢）、下腹痛、异常的无力、软弱。

（2）在洋地黄的中毒表现中，促心律失常最重要，最常见者为室性早搏。

（3）以下情况慎用。

① 低钾血症。

② 不完全性房室传导阻滞。

③ 高钙血症。

④ 甲状腺功能低下。

⑤ 缺血性心脏病。

⑥ 心肌梗死。

⑦ 心肌炎。

⑧ 肾功能损害。

处方④：硝普钠，静脉泵入，起始剂量在 12.5～25μg/min，维持量多在 50～100μg/min。成人常用量：总量为按体重 3.5mg/kg。

【注意事项】

（1）氰化物中毒或超量时，可出现反射消失、昏迷、心音遥远、低血压、脉搏消失、皮肤粉红色、呼吸浅、瞳孔散大。

（2）应用硝普钠时，应控制收缩压在 100mmHg 左右。

处方⑤：呋塞米，20～40mg，静推，必要时可反复应用。

（朱耀文　康红军）

二尖瓣狭窄

二尖瓣狭窄是心脏瓣膜病中最常见的疾病，主要见于风湿性心脏病、先天性畸形和老年人。二尖瓣钙化引起者少见。慢性风湿性心瓣膜病中二尖瓣发病率占 95%～98%，单纯二尖瓣狭窄约占慢性风湿性心脏病的 25%。

一、诊断要点

（1）左心房代偿期　可无症状。

（2）左心房失代偿期　由于肺淤血可引起劳力性气促伴咳嗽、咯血。

（3）右心受累期　体循环淤血，肝脏大而有压痛，颈静脉怒张，水肿，腹水，尿少。

（4）二尖瓣面容（颧赤唇绀），心尖区可触及舒张期震颤，第一心音亢进，可闻及二尖瓣开放拍击音；肺动脉瓣区第二心音亢进、分裂，有时该区可闻及舒张早期吹风样杂音（Graham-Steell 杂音）。

（5）超声心动图检查可以确诊，M 型超声可见二尖瓣曲线呈"城垛"样改变，前后叶同向运动，左心房、右心室增大，二维可见瓣叶增厚变形，瓣口面积减小。有无附壁血栓。

（6）X 线检查　左心房扩大，右前斜位吞钡透视，可见食管压迹，肺动脉段突出，心影呈梨形，肺门阴影增大、增浓。

（7）心电图检查　"二尖瓣型 P 波"即 P 波增宽有切凹；右心室肥厚伴劳损，常见 $P_{AVL} > 1.0mV$，$R_{AVR} > 0.5mV$。

二、鉴别诊断

各种原因引起的二尖瓣口血流速度增加、主动脉瓣关闭不全相对性二尖瓣狭窄（Austin-Flint 杂音）、左心房黏液瘤均可引起心尖区舒张期杂音，应注意鉴别。超声心动图是诊断和评估二尖瓣狭窄最精确的无创检查方法。

三、治疗原则

积极处理诱因和原发病，并处理心力衰竭及心律失常等并发症。

四、一般治疗

（1）无症状时主要预防链球菌感染及细菌性心内膜炎。

（2）无症状者避免剧烈体力活动，定期复查。

（3）呼吸困难者限制钠盐摄入，口服利尿药，避免和控制诱发急性肺水肿的因素。

（4）控制大咯血（坐位、镇静、利尿）；防治急性肺水肿；治疗右心衰竭；治疗心律失常。

（5）介入和手术治疗为治疗本病的有效方法（当瓣口面积<1.5cm^2 有症状或症状进行性加重应用）。

五、药物处方

处方①：苄星青霉素 G，120 万 U，肌注，每月 1 次。

【注意事项】

（1）对怀疑风湿热活动者预防使用。

（2）需皮试后使用。

处方②：青霉素 V，250mg，口服，2 次/日；或红霉素，250mg，2 次/日。

处方③：磺胺嘧啶，0.5g，口服，2 次/日。

【注意事项】

（1）风湿性二尖瓣狭窄一经确诊即开始应用抗生素预防风湿热复发。

（2）每次服用磺胺嘧啶时应饮用足量水分。服用期间也应保持充足进水量，使成人每日尿量至少维持在 1200mL 以上。

（3）如应用磺胺嘧啶疗程长，剂量大时除多饮水外宜同服碳酸氢钠。

（4）肝、肾功能不良者禁用磺胺嘧啶。

处方④：地高辛，常以小剂量 0.125～0.25mg/d，长期口服。

【注意事项】

（1）已出现右心衰竭者，除严格限盐（低于 2g）及增加利尿药剂量外有时尚须使用洋地黄类药物。

（2）应用洋地黄类药物时，禁用钙剂，以免发生协同作用。

（3）每次服用洋地黄类药物前，测量心率，少于 60 次/min，暂停服用。

处方⑤：阿司匹林，口服，每日 80～300mg，每日 1 次。

处方⑥：氯吡格雷，每日 1 次口服，每次 150mg。

处方⑦：低分子肝素，5000IU，皮下注射，每 12h 1 次。

处方⑧：华法林，口服，第 1～3 天 3～4mg，3 天后可给维持量，每日 2.5～5mg。

【注意事项】

（1）慢性房颤或有栓塞史，超声检查可见左心房血栓者，应长期服用抗凝药物。

（2）华法林用药期间，严密监测凝血酶原时间，保持在对照值的 1.5～2.5 倍。

（3）注意有无皮肤黏膜的出血，肉眼或镜下血尿、便血、呕血、咯血等出血现象。

处方⑨：呋塞米，20～40mg，静推，必要时重复使用。

处方⑩：托拉塞米，10mg，静推，必要时重复使用。

【注意事项】

（1）防治肺水肿同急性左心衰竭的治疗原则一致。但要注意忌用扩动脉药，正性肌力药仅用于房颤并快室率时。

（2）准确记录出入量，观察有无水、电解质紊乱。

（3）慢性心房颤动，病程＜1 年，左心房直径＜60mm，无高度或完全性 AVB 及病态窦房结者，可行药物或电复律。

（朱耀文　康红军）

主动脉瓣关闭不全

主动脉瓣关闭不全可由于主动脉瓣叶和（或）主动脉壁的根部原发病变所引起。根据发病情况可分为急性和慢性。急性关闭不全的主要病因包括感染性心内膜炎、胸部创伤、主动脉夹层及人工瓣膜撕裂等；慢性关闭不全原因包括主动脉瓣本身病变及主动脉根部扩张等。

主动脉瓣关闭不全导致左心室容量升高，每搏输出量升高，主动脉收缩压升高，有效每搏输出量降低。左心室容量的升高导致左心室质量增加，可能会导致左心室功能失调和衰竭。左心室每搏输出量的增加使得收缩压上升，左心射血时间（LVET）延长。左心室收缩压升高可导致舒张时间缩短。舒张时间（心肌灌注时间）下降，主动脉舒张压降低、有效每搏输出量减少，使心肌氧供减少。心肌氧耗增加和氧供减少引起心肌缺血，进一步损害左心室功能。

一、诊断要点

（1）慢性主动脉瓣关闭不全患者，左心室逐渐增大而无症状出现。

（2）主要主诉多为逐渐出现的劳力性呼吸困难、端坐呼吸、夜间阵发性呼吸困难。

（3）晚期出现明显心绞痛，夜间心绞痛常伴有出汗，原因为心率减慢和舒张压极度下降。

（4）严重的主动脉瓣关闭不全患者有不舒适的心悸感，平卧加重。

（5）可出现"De Musset 征"——头部随着每次心搏而晃动。

（6）可出现"水冲脉"或"Corrigan 脉（塌陷脉）"。

（7）可出现"Traube 征"（枪击音）——在股动脉闻及收缩期和舒张期隆隆声音。

（8）可出现"Muller 征"——收缩期悬雍垂的搏动。

（9）可出现"Duroziez 征"——股动脉近端加压时闻及收缩期杂音和远端加压时舒张期杂音。

（10）可出现"Quincke 征"（毛细血管搏动征）。

（11）多普勒超声心动图和彩色多普勒显像图是诊断和评估主动脉瓣关闭不全最为敏感和准确的非侵入性技术。

二、鉴别诊断

1. 肺动脉瓣关闭不全

颈动脉搏动正常，肺动脉瓣区第二心音亢进，胸骨左缘舒张期杂音吸气时增强，用力握拳时无变化。心电图提示右心房和右心室肥大，X 线检查肺动脉主干突出。

2. 冠状动静脉瘘

可闻及主动脉瓣区舒张期杂音，但心电图及 X 线检查多正常，主动脉造影可见主动脉与右心房、冠状窦或右心室之间有交通。

三、治疗原则

（1）控制大咳血（坐位、镇静、利尿）；防治急性肺水肿；治疗右心衰竭；治疗心律失常。

（2）介入和手术治疗，为治疗本病的有效方法（当瓣口面积＜1.5cm^2 有症状或症状进行性加重时应用）。

（3）呼吸困难者应限制钠盐摄入，口服利尿药，避免和控制诱发急性肺水肿的因素。

（4）年轻患者有风湿活动应用正规的抗风湿治疗。

四、一般治疗

（1）无症状时主要预防链球菌感染及细菌性心内膜炎。

（2）无症状者避免剧烈体力活动，定期复查。

五、药物处方

处方①：硝苯地平片，10mg，口服，每天1次，必要时可加至每天2次或每天3次。

【注意事项】

（1）低血压。绝大多数患者服用硝苯地平后仅有轻度低血压反应，个别患者出现严重的低血压症状。这种反应常发生在剂量调整期或加量时，特别是合用β受体阻滞剂时。在此期间需监测血压，尤其合用其他降压药时。

（2）芬太尼麻醉接受冠脉旁路血管移植术（或者其他手术）的患者，单独服用硝苯地平或与β受体阻滞剂合用可导致严重的低血压，如条件许可应至少停药36h。

（3）心绞痛和（或）心肌梗死。极少数患者，特别是严重冠脉狭窄患者，在服用硝苯地平或加量期间，降压后出现反射性交感兴奋而心率加快，心绞痛或心肌梗死的发生率增加。

（4）外周水肿。10%的患者发生轻中度外周水肿，与动脉扩张有关。水肿多初发于下肢末端，可用利尿药治疗。对于伴充血性心力衰竭的患者，需分辨水肿是否由于左心室功能进一步恶化所致。

（5）充血性心力衰竭。少数接受β受体阻滞剂的患者开始服用硝苯地平后可发生心力衰竭，严重主动脉狭窄患者危险更大。

（6）对诊断的干扰。应用本品时偶可有碱性磷酸酶、肌酸磷酸激酶、乳酸脱氢酶、谷草转氨酶和谷丙转氨酶升高，一般无临床症状，但曾有报道胆汁淤积和黄疸；血小板聚集度降低，出血时间延长；直接 Coombs 实验阳性伴/不伴溶血性贫血。

（7）长期给药不宜骤停，以避免发生停药综合征而出现反跳现象。

处方②：培哚普利片，建议起始剂量为2mg，口服，每天1次，特别是对于老年人。可增加至4mg，每天1次，或者8mg，每天1次。

【注意事项】

（1）用药前应检测血压、血电解质（血钠、血钾、二氧化碳结合力）、血尿素氮和血肌酐，并定期复查。

（2）肾功能障碍或白细胞缺乏的患者在最初3个月内应每2周检查白细胞计数及分类计数1次，此后定期检查。

（3）尿蛋白检查，每月1次。

（4）对多种药物联用的患者，应严密监测血红蛋白和肾功能。

处方③：非洛地平片，建议起始口服剂量为 2.5mg，每天 1 次，可增加至 5mg，每天 1 次。

【注意事项】

（1）主动脉瓣狭窄、肝脏损害、严重肾功能损害（GFR＜30mL/min），急性心肌梗死后心力衰竭慎用。

（2）有以下罕见遗传疾病的患者应禁忌使用：半乳糖不耐受症、乳糖酶缺乏症、葡萄糖-半乳糖吸收不良。同时服用 CYP 3A4 诱导剂可剧烈降低非洛地平血药浓度水平，有导致非洛地平作用缺失的危险，这种联合用药应避免。

（3）同时服用可能抑制 CYP 3A4 的药物可导致非洛地平血药水平明显升高，这种联合用药应避免。

（4）同时摄入葡萄柚汁可致非洛地平血药水平明显升高，这种情况应避免。

（5）与其他血管扩张剂相似，非洛地平在极少数患者中可能会引起显著的低血压，这在易感个体可能会引起心肌缺血，低血压患者慎用。临床试验表明，剂量超过每日 10mg 可增加降压作用，但同时增加周围性水肿和其他血管扩张不良事件的发生率。肝功能损害的患者，非洛地平的血浆清除率下降，血药浓度会升高，因此建议起始剂量用 2.5mg，每天 1 次。这些患者在调整剂量时应注意监测血压。

（6）肾功能不全患者一般不需要调整建议剂量。准备怀孕的妇女应停止使用。

（7）应空腹口服或食用少量清淡饮食，应整片吞服勿咬碎或咀嚼。保持良好的口腔卫生可减少牙龈增生的发生率和严重性。

（张在勇）

主动脉瓣狭窄

主动脉瓣狭窄（AS）有先天性、风湿性和退行性三个基本病因。主动脉瓣狭窄不伴二尖瓣病变者，男性多于女性，罕见于风湿起因，而以先天性或退行性变最为常见。左心室（LV）流出道梗阻造成左心室收缩压升高，LV 射血时间增加（LVET），主动脉（AO）压力降低。左心室收缩压和容量负荷增加使左心室质量增加，引起左心室功能不全和心力衰竭。左心室收缩压、左心室质量和左心室射血时间增加使心肌耗氧增加。左心室射血时间增加导致舒张时间（心肌灌注时间）减少。左心室舒张压升高和主动脉舒张压的降低使冠状动脉的灌注压降低。舒张时间和冠状动脉的灌注压降低使心肌氧供减少。心肌氧耗增加和氧供减少引起心肌缺血，进一步损害左心室功能，导致一系列症状。

一、诊断要点

(1) 无症状期（潜伏期）比较长。

(2) 约 2/3 严重 AS 患者有心绞痛（其中一半有明显的冠脉阻塞）。

(3) 晕厥常发于"运动时"。

(4) 劳累性低血压可表现为"昏昏沉沉"或用力时眩晕。

(5) 胃肠出血可发生于严重的 AS 患者。

(6) 感染性心内膜炎对年轻患者较老年患者具有更大的危险性。

(7) 可在颈动脉搏动处扪及颈动脉震颤。

(8) 收缩期震颤是严重 AS 的特异表现。

(9) 右心衰竭很少出现在左心衰竭之前。

(10) 超声心动图是评价、随访 AS 最重要的实验室检查技术。

二、鉴别诊断

1. 肥厚梗阻型心肌病

收缩期二尖瓣前叶前移，致 LV 流出道梗阻，可在胸骨左缘第 4 肋间闻及中或晚期射流性收缩期杂音，不向颈部和锁骨下区传导，有快速上升的重脉搏；超声心动图提示左心室壁不对称肥厚，室间隔明显增厚，与左心室后壁之比≥1.3。

2. 三尖瓣关闭不全

胸骨左缘下端可闻及高调的全收缩期杂音，吸气时回心血量增加可使杂音增强，呼气时减弱，颈静脉搏动，肝脏肿大。右心房和右心室明显扩大。超声心动图可证实。

3. 二尖瓣关闭不全

心尖区全收缩期吹风样杂音，向左腋下传导，吸入亚硝酸异戊酯后杂音减弱。第一心音减弱，主动脉瓣第二心音正常，主动脉瓣一般无钙化。

三、治疗原则

(1) 控制大咳血（坐位、镇静、利尿）；防治急性肺水肿；治疗右心衰竭；治疗心律失常。

(2) 介入和手术治疗，为治疗本病的有效方法（当瓣口面积<1.5cm^2 有症状或症状进行性加重应用）。

(3) 呼吸困难者限制钠盐摄入，口服利尿药，避免和控制诱发急性肺水肿的因素。

(4) 年轻患者有风湿活动应用正规的抗风湿治疗。

四、一般治疗

(1) 无症状时主要预防链球菌感染及细菌性心内膜炎。

（2）无症状者避免剧烈体力活动，定期复查。

五、药物处方

处方①：托拉塞米胶囊，口服，10mg，每天 1 次，必要时可加至每天 2 次或每天 3 次。一般每日最高不超过 200mg。

【注意事项】

（1）应定期检查血电解质（特别是血钾）、血糖、尿酸、肌酐、血脂等。

（2）开始治疗前必须纠正排尿障碍，特别对老年患者或治疗刚开始时要仔细监测电解质，观察血容量的不足和血液浓缩的有关症状。

（3）肝硬化腹水患者应住院进行治疗。这些患者如利尿过快，可造成严重的电解质紊乱和肝昏迷。

（4）与醛固酮拮抗剂或与保钾药物一起使用可防止低钾血症和代谢性碱中毒。

（5）前列腺肥大的患者排尿困难，使用后尿量增多可导致尿潴留和膀胱扩张。

（6）在刚开始用时个别患者会出现警觉状态受到影响（如在驾驶车辆或操作机器时）。

处方②：呋塞米片，起始口服剂量为 20mg，每天 1 次。可增加至每天 2 次或每天 3 次，直到满意利尿效果；最大剂量一般应控制在 100mg 以内。

【注意事项】

（1）交叉过敏。对磺胺药和噻嗪类利尿药过敏者，对本药可能亦过敏。

（2）对诊断的干扰：可致血糖升高、尿糖阳性，尤其是糖尿病或糖尿病前期患者，过度脱水可使血尿酸和尿素氮水平暂时性升高。血 Na^+、Cl^-、K^+、Ca^{2+} 和 Mg^{2+} 浓度下降。

（3）下列情况慎用：①无尿或严重肾功能损害者，后者因需加大剂量，故用药间隔时间应延长，以免出现耳毒性等副作用；②糖尿病；③高尿酸血症或有痛风病史者；④严重肝功能损害者，因水电解质紊乱可诱发肝昏迷；⑤急性心肌梗死，过度利尿可促发休克；⑥胰腺炎或有此病史者；⑦有低钾血症倾向者，尤其是应用洋地黄类药物或有室性心律失常者；⑧红斑狼疮，本药可加重病情或诱发活动；⑨前列腺肥大。

（4）随访检查：①血电解质，尤其是合用洋地黄类药物或皮质激素类药物、肝肾功能损害者；②血压，尤其是用于降压，大剂量应用或用于老年人；③肾功能；④肝功能；⑤血糖；⑥血尿酸；⑦酸碱平衡情况；⑧听力。

（5）药物剂量应从最小有效剂量开始，然后根据利尿反应调整剂量，以减少水、电解质紊乱等不良反应的发生。

（6）存在低钾血症或低钾血症倾向时，应注意补充钾盐。

（7）与降压药合用时，后者剂量应酌情调整。

（8）少尿或无尿患者应用最大剂量后 24h 仍无效时应停药。

处方③：螺内酯片，口服，初始 20～40mg/d。

【注意事项】

（1）下列情况慎用

① 无尿。

② 肾功能不全。

③ 肝功能不全，因本药引起电解质紊乱可诱发肝昏迷。

④ 低钠血症。

⑤ 酸中毒，一方面酸中毒可加重或促发本药所致的高钾血症，另一方面本药可加重酸中毒。

⑥ 乳房增大或月经失调者。

（2）给药应个体化，从最小有效剂量开始使用，以减少电解质紊乱等副作用的发生。如每日服药一次，应于早晨服药，以免夜间排尿次数增多。

（3）用药前应了解患者血钾浓度，但在某些情况血钾浓度并不能代表机体内总钾量，如酸中毒时钾从细胞内转移至细胞外而易出现高钾血症，酸中毒纠正后血钾即可下降。

（4）本药起作用较慢，而维持时间较长，故首日剂量可增加至常规剂量的 2～3 倍，以后酌情调整剂量。与其他利尿药合用时，可先于其他利尿药 2～3 日服用。在已应用其他利尿药再加用本药时，其他利尿药剂量在最初 2～3 日可减量 50%，以后酌情调整剂量。在停药时，本药应先于其他利尿药 2～3 日停药。

（5）用药期间如出现高钾血症，应立即停药。

（6）应于进食时或餐后服药，以减少胃肠道反应，并可能提高本药的生物利用度。

（7）对诊断的干扰

① 使荧光法测定血浆皮质醇浓度升高，故取血前 4～7 日应停用本药或改用其他测定方法。

② 使下列测定值升高，血浆肌酐和尿素氮（尤其是原有肾功能损害时）、血浆肾素、血清镁及钾；尿钙排泄可能增多，而尿钠排泄减少。

处方④：地高辛片，口服，每次 0.75～1.5mg。

【注意事项】

（1）不宜与酸、碱类配伍。

（2）慎用

① 低钾血症。

② 不完全性房室传导阻滞。

③ 高钙血症。

④ 甲状腺功能低下。

⑤ 缺血性心脏病。

⑥ 心肌梗死。

⑦ 肌炎。

⑧ 肾功能损害。

（3）用药期间应注意随访检查

① 血压、心率及心律。

② 心电图。

③ 心功能监测。

④ 电解质尤其钾、钙、镁。

⑤ 肾功能。

⑥ 疑有洋地黄中毒时，应做地高辛血药浓度测定。过量时，由于蓄积性小，一般于停药后 1～2 天中毒表现可以消退。

（4）应用时注意监测地高辛血药浓度。

（5）应用地高辛片剂量应个体化。

（张在勇）

急性胃炎

急性胃炎（acute gastritis）是各种外在和内在因素引起的急性广泛性或局限性的胃黏膜急性炎症。急性单纯性胃炎的症状体征因病因不同而不尽相同，其病因多样，包括急性应激、药物、缺血、胆汁反流和感染等。临床上将急性单纯性胃炎分为急性糜烂性胃炎、急性化脓性胃炎、急性腐蚀性胃炎，以前两种较常见。

一、诊断要点

（1）有暴饮暴食、进不洁食物、酗酒、服用刺激性食物或某些药物史。

（2）发病急，多于饮食不当后数小时至一天发病，常有上腹疼痛，食欲缺乏、嗳气、恶心、呕吐，吐后可缓解。因细菌感染而致病者，常伴有急性肠炎故腹泻症状突出，脐周疼痛，有水样便。重者可有发热、失水、酸中毒者，甚至休克。偶可伴上消化道出血。体检可见中上腹轻压痛，肠鸣音稍亢进。

二、鉴别诊断

1. 急性胆囊炎

特点是右上腹持续性剧痛或绞痛，阵发性加重，可放射到右肩部，墨菲征阳性。腹部 B 超、CT 等影像学检查可协助诊断。

2. 急性胰腺炎

常有暴饮暴食史、大量饮酒或胆道结石病史，呈突发性上腹部持续性疼痛，可为刀割样疼痛，伴腹胀、恶心、呕吐等，血尿淀粉酶升高 3 倍以上，B 超、CT 等辅助检查可发现胰腺呈弥漫性或局限性肿大有利于诊断。

3. 消化性溃疡

上腹部疼痛有节律性、周期性，病程长，通过胃镜检查能确诊。

三、治疗原则

应去除病因，卧床休息，停止一切对胃有刺激的食物或药物，给予清淡食物，必要时禁食，多饮水，腹泻较重时可饮糖盐水。

四、一般治疗

（1）针对不同的症状进行治疗，给予解痉镇痛药、止吐药、黏膜保护药等。

（2）抗感染治疗。

（3）维持水、电解质及酸碱平衡。

五、药物处方

处方①：阿托品，0.5mg，肌注。

【注意事项】

（1）常有口干、眩晕，严重时瞳孔散大、皮肤潮红、心率加快、兴奋、烦躁、谵语、惊厥。

（2）青光眼及前列腺肥大患者禁用。

处方②：甲氧氯普胺（胃复安），口服，10mg，每日3次。

【注意事项】

（1）主要副反应为镇静作用，可有倦怠、嗜睡、头晕等。其他有便秘、腹泻、皮疹及溢乳、男子乳房发育等，但较为少见。

（2）本品大剂量或长期应用，可能因阻断多巴胺受体，使胆碱能受体相对亢进而导致锥体外系反应（特别是年轻人），主要表现为帕金森综合征，可出现肌震颤、头向后倾、斜颈、阵发性双眼向上注视、发音困难、共济失调等。可用苯海索等抗胆碱药治疗。

（3）注射给药可能引起体位性低血压。

（4）本品对胎儿的影响尚待研究，故孕妇除有明确指征外，一般不宜使用。

（5）禁用于嗜铬细胞瘤、癫痫，进行放疗或化疗的乳腺癌患者禁用，对胃肠道活动增强可导致危险的患者，如机械性肠梗阻、胃肠出血等也禁用。遇光变成黄色或黄棕色后，毒性增高。

（6）吩噻嗪类药物能增强本品的锥体外系副反应，不宜合用。

（7）抗胆碱药（阿托品、溴化丙胺太林、颠茄等）能减弱本品的止吐效应，两药合用时应予注意。

（8）可降低西咪替丁的口服生物利用度，两药若必须合用，服药时间应至少间隔1h。

（9）能增加对乙酰氨基酚、氨苄青霉素、左旋多巴、四环素等的吸收速率，地高辛的吸收因合用本品而减少。

处方③：黄连素，口服，0.4mg，每日3次。

【注意事项】

（1）对本品过敏者、溶血性贫血患者禁用。

（2）遗传性6-磷酸葡萄糖脱氢酶缺乏的儿童应禁用，因本品可引起溶血性贫血以致黄疸，妊娠期头三个月慎用。

（3）如服用过量出现严重不良反应，请立即就医。

（4）当药品性状发生改变时禁止使用。

（5）儿童必须在成人监护下使用。

（6）请将此药品放在儿童不能接触到的地方。

（7）小檗碱（黄连素）与茶不可同吃。服用黄连素前后 2h 内应禁止饮茶。茶水中含有约 10% 的鞣质，鞣质是生物碱沉淀剂，可与黄连素中的生物碱结合形成难溶性的鞣酸盐沉淀，降低黄连素的药效。

处方④：氟哌酸，口服，0.2mg，每日 2 次。

【注意事项】

（1）空腹服药吸收较好。

（2）服药初期可有上腹不适感，一般不需停药，可逐渐自行消退，但有胃溃疡史的患者，应慎用。

（3）少数患者可引起转氨酶升高，停药后可恢复正常。

（4）少数患者可出现四肢皮肤针扎感，或有轻微的灼热感，应及时停药，请医师诊治。

（5）不用于幼儿。

（6）孕妇、严重肝肾功能不全患者慎用。

（7）如正在服用其他药品，使用本药前请咨询医师或药师。

（胡贵　康红军）

急性胰腺炎

急性胰腺炎（acute pancreatitis）是多种病因导致胰酶在胰腺内被激活后引起胰腺组织自身消化、水肿、出血甚至坏死的炎症反应。临床以急性上腹痛、恶心、呕吐、发热和血胰酶增高等为特点。病变程度轻重不等，轻者以胰腺水肿为主，临床多见，病情常呈自限性，预后良好，又称为轻症急性胰腺炎。少数重者的胰腺出血坏死，常继发感染、腹膜炎和休克等，病死率高，称为重症急性胰腺炎。临床病理常把急性胰腺炎分为水肿型和出血坏死型两种。

一、诊断要点

1. 一般症状

（1）腹痛　为最早出现的症状，往往在暴饮暴食或极度疲劳之后发生，多为突然发作，位于上腹正中或偏左。疼痛为持续性进行性加重，似刀割样。疼痛向背部、胁部放射。若为出血坏死性胰腺炎，发病后短暂时间内即为全腹痛、急剧腹胀，同时很快即出现轻重不等的休克。

（2）恶心、呕吐　发作频繁，起初为进入食物胆汁样物，病情进行性加重，很快即进入肠麻痹，甚则吐出物为粪样。

（3）黄疸　急性水肿型胰腺炎出现的较少，约占 1/4。而在急性出血性胰腺炎则出现得较多。

（4）脱水　急性胰腺炎的脱水主要因肠麻痹、呕吐所致，而重型胰腺炎在短短的时间内即可出现严重的脱水及电解质紊乱。出血坏死型胰腺炎，发病后数小时至十几小时即可呈现严重的脱水现象，无尿或少尿。

（5）由于胰腺大量炎性渗出，以致胰腺的坏死和局限性脓肿等，可出现不同程度的体温升高。若为轻型胰腺炎，一般体温在 39℃ 以内，3～5 天即可下降。而重型胰腺炎，则体温常在 39～40℃，常出现谵妄，持续数周不退，并出现毒血症的表现。

（6）少数出血坏死性胰腺炎，胰液以及坏死溶解的组织沿组织间隙到达皮下，并溶解皮下脂肪，而使毛细血管破裂出血，使局部皮肤呈青紫色，有的可融成大片状，在腰部前下腹壁，亦可在脐周出现。

（7）胰腺的位置深在，一般的轻型水肿型胰腺炎在上腹部深处有压痛，少数前腹壁有明显压痛。而急性重型胰腺炎，由于其大量的胰腺溶解、坏死、出血，则前、后腹膜均被累及，全腹肌紧、压痛、全腹胀气，并可有大量炎性腹水，可出现移动性浊音。肠鸣音消失，出现麻痹性肠梗阻。

（8）由于渗出液的炎性刺激，可出现胸腔反应性积液，以左侧为多见，可引起同侧的肺不张，出现呼吸困难。

（9）大量的坏死组织积聚于小网膜囊内，在上腹可以看到一隆起性包块，触之有压痛，往往包块的边界不清。少数患者腹部的压痛等体征已不明显，但仍然有高热、白细胞计数增高以至经常性出现似"部分性肠梗阻"的表现。

2. 局部并发症

（1）胰腺脓肿　常于起病 2～3 周后出现。此时患者高热伴中毒症状，腹痛加重，可扪及上腹部包块，白细胞计数明显升高。穿刺液为脓性，培养有细菌生长。

（2）胰腺假性囊肿　多在起病 3～4 周后形成。体检常可扪及上腹部包块，大的囊肿可压迫邻近组织产生相应症状。

3. 全身并发症

常有急性呼吸衰竭、急性肾衰竭、心力衰竭、消化道出血、胰性脑病、败血症及真菌感染、高血糖等并发症。

4. 实验室检查

（1）血常规　血白细胞及中性粒细胞增多，核左移。

（2）血清淀粉酶　起病 8h 开始上升，48～72h 后开始下降，持续 3～5 天。血淀粉酶超过 180U/h（碘-淀粉比色法）有意义。

（3）尿淀粉酶　起病 8～12h 后升高，持续 1～2 周后恢复正常。碘-淀粉比色法尿淀粉酶超过 1200U/h 即有意义。

（4）淀粉酶肌酐清除率比值　正常比值平均为 3.1％，急性胰腺炎时增加 2～3 倍，而其他病引起的高淀粉酶血症则正常或低于正常。

（5）血清高铁白蛋白测定阳性，血糖增高，血钙降低等有助于出血坏死性胰腺炎的诊断。

（6）腹水或胸水淀粉酶　均明显升高，血性腹水提示出血坏死性胰腺炎。

5. 其他检查

X 线见左上腹小肠积气及肠麻痹征象。B 超与 CT 扫描可见胰腺普遍增大、光点增多、轮廓与边界不清等。

二、鉴别诊断

1. 消化性溃疡急性穿孔

有消化性溃疡病史，腹痛突然加剧，压痛、反跳痛，腹肌紧张，肝浊音消失，X 线透视见膈下有游离气体。

2. 胆石症和急性胆囊炎

常有胆绞痛史，疼痛位于右上腹，常放射到右肩部，墨菲征阳性，血及尿淀粉酶轻度升高，B 超及 X 线胆道造影可明确诊断。

3. 急性肠梗阻

腹痛为阵发性，腹胀，呕吐，肠鸣音亢进，有气过水声，无排气，可见肠型，腹部 X 线可见液气平面。

三、治疗原则

1. 非手术治疗

防治休克，改善微循环、解痉、镇痛，抑制胰酶分泌，抗感染，营养支持，预防并发症的发生，加强重症监护的一些措施等。

2. 手术治疗

虽有局限性区域性胰腺坏死、渗出，若无感染而全身中毒症状不十分严重的患者，不需急于手术。

四、一般治疗

（1）抑制或减少胰液分泌　禁食和胃肠减压。

（2）禁食者每日输液 2000～3000mL，10％氯化钾 30～40mL，适当补钙及热量。重症或病程长者应全胃肠道外营养疗法。有休克者在测定中心静脉压、血细胞比容、每小时尿量的监护下，每日补液量 2000～5000mL（甚至 8000mL），包括血浆、全血、人体白蛋白、氨基酸、电解质溶液等，并纠正酸碱失衡及电解质紊乱。

（3）解痉镇痛。

（4）抗生素　应用于胆道疾病引起的胰腺炎与出血坏死型患者。

（5）肾上腺糖皮质激素　仅在出血坏死型胰腺炎伴休克或急性呼吸窘迫综合征时短期使用。

（6）腹膜灌洗　用于重症患者合并腹膜炎者。

五、药物处方

处方①：抑肽酶（trasylol），10万～20万U，2次/日，静滴。

【注意事项】

（1）少数患者可出现过敏反应，应立即停药，输注过快有时出现恶心、呕吐、发热、瘙痒、荨麻疹等。支气管痉挛、胃肠道不适、皮疹、心动过速等均属过敏反应。

（2）对抑肽酶过敏者禁忌使用。

处方②：抑肽酶（Iniprol），2万～4万U，2次/日，静滴。

【注意事项】

对本品过敏者禁用。

（胡贵　康红军）

慢性胃炎

慢性胃炎系（chronic gastritis）指不同病因引起的各种慢性胃黏膜炎性病变，常见慢性浅表性胃炎、慢性糜烂性胃炎和慢性萎缩性胃炎。后者黏膜肠上皮化生，常累及贲门，伴有G细胞丧失和胃泌素分泌减少，也可累及胃体，伴有胃底腺的丧失，导致胃酸、胃蛋白酶和内源性因子的减少。

一、诊断要点

（1）多数患者可无症状，部分患者有消化不良、食欲减退、恶心；胆汁反流所致者常有明显的上腹部不适或疼痛。萎缩性胃炎患者可表现为贫血、消瘦、腹泻等。

（2）明确诊断主要依赖于胃镜检查和黏膜活组织检查。

（3）其他辅助检查，如胃分泌功能检查、幽门螺杆菌（HP）检查。

二、鉴别诊断

1. 胃癌

可有慢性胃炎类似的食欲缺乏、早饱、上腹不适、贫血等症状，绝大多数患者胃镜检查及活检病理学检查有助于鉴别。

2. 消化性溃疡

有慢性上腹痛，但消化性溃疡以上腹部规律性、周期性疼痛为主，而慢性胃炎腹痛无规律性并以消化不良为主。鉴别依赖胃镜检查。

3. 慢性胆道疾病

慢性胆囊炎、胆石症常有慢性右上腹痛、腹胀、嗳气等消化不良的症状，易误诊为慢性胃炎。但该病胃镜检查多无异常发现，X 线、胆囊造影及 B 超等影像学检查可最后确诊。

三、治疗原则

缓解症状和改善胃黏膜组织学。大部分慢性浅表性胃炎可逆转，少部分可转为慢性萎缩性胃炎。慢性萎缩性胃炎随年龄逐渐加重，但轻症亦可逆转。因此，对慢性胃炎治疗应及早从慢性浅表性胃炎开始，对慢性萎缩性胃炎也应坚持治疗。

四、一般治疗

1. 消除病因

去除各种可能致病的因素，如避免进食对胃黏膜有强刺激的饮食及药品，戒烟忌酒。注意饮食卫生，防止暴饮暴食。积极治疗口、鼻、咽部的慢性疾患。加强锻炼提高身体素质。

2. 对症治疗

疼痛发作时可给予解痉剂；应用胃黏膜保护剂；有胆汁反流者给予甲氧氯普胺（胃复安）；腹胀明显、食欲缺乏者，给予胃蛋白酶合剂；幽门螺杆菌阳性或慢性胃炎活动时，可用抗幽门螺杆菌药物治疗。

五、药物处方

处方①：胃舒平（复方氢氧化铝片），口服，每次 2～4 片，每日 3 次。5 岁以下每次 1 片，饭前半小时或胃痛发作时咬碎服。

【注意事项】

（1）本品连续使用不得超过 7 天，症状未缓解，请咨询医师或药师。

（2）妊娠期头三个月、肾功能不全者、长期便秘者慎用。

（3）因本品能妨碍磷的吸收，故不宜长期大剂量使用。低磷血症（如吸收不良综合征）患者慎用。

（4）前列腺肥大、青光眼、高血压、心脏病、胃肠道阻塞性疾患、甲状腺功能亢进、溃疡性结肠炎等患者慎用。

（5）儿童用量请咨询医师或药师。

（6）如服用过量或出现严重不良反应，应立即就医。

（7）对本品过敏者禁用，过敏体质者慎用。

（8）本品性状发生改变时禁止使用。

（9）请将本品放在儿童不能接触的地方。

（10）儿童必须在成人监护下使用。

（11）如正在使用其他药品，使用本品前请咨询医师或药师。

处方②：多酶片，口服。每次 2～3 片，每日 3 次。

【注意事项】

（1）儿童用量请咨询医师或药师。

（2）孕妇、哺乳期妇女及老年人应在医师指导下使用。

（3）本品在酸性条件下易破坏，故服用时切勿嚼碎。

（4）如服用过量或出现严重不良反应，请立即就医。

（5）对本品过敏者禁用，过敏体质者慎用。

（6）本品性状发生改变时禁止使用。

（7）儿童必须在成人监护下使用。

处方③：胆酪胺（消胆胺），口服，3～4g，4 次／日。

【注意事项】

（1）便秘患者慎用。

（2）合并甲状腺功能减退症、糖尿病、肾病、血蛋白异常或阻塞性肝病患者，服用本品同时应对上述疾病进行治疗。

（3）长期服用应注意出血倾向；年轻患者用较大剂量易产生高氯性酸中毒。

（4）长期服用本品的同时应补充脂溶性维生素（以肠道外给药途径为佳）。

（5）本品增加大鼠在服用强致癌物质时的小肠肿瘤发生率。

（6）对孕妇的影响还缺乏人体研究。本品口服后几乎完全不被吸收，但可能影响孕妇对维生素及其他营养物质的吸收，对胎儿产生不良作用。

（7）对哺乳婴儿的影响尚缺乏人体研究。本品口服后几乎完全不被吸收，但可能影响乳母对维生素及其他营养物质的吸收，对乳儿产生不利影响。

（胡贵 康红军）

溃疡性结肠炎

溃疡性结肠炎（ulcerative colitis）是一种病因尚不十分清楚的结肠和直肠慢性非特异性炎症性疾病，病变局限于大肠黏膜及黏膜下层。病变多位于乙状结肠和直肠，也可延伸至降结肠，甚至整个结肠。病程漫长，常反复发作。

一、诊断要点

1. 临床表现

除少数患者起病急骤外，一般起病缓慢，病情轻重不一。症状以腹泻为主，排出含有血、脓和黏液的粪便，常伴有阵发性结肠痉挛性疼痛，并里急后重，排便后可获缓解。轻型患者症状较轻微，每日腹泻不足 5 次。重型每日腹泻在 5 次以上，为水泻或血便，腹痛较重，有发热症状，体温可超过 38.5℃，脉率大于 90 次/min。暴发型较少见。起病急骤，病情发展迅速，腹泻量大，经常便血。体温升高可达 40℃，严重者出现全身中毒症状。疾病日久不愈，可出现消瘦、贫血、营养障碍、衰弱等。部分患者有肠道外表现，如结节性红斑、虹膜炎、慢性活动性肝炎及小胆管周围炎等。

2. 辅助检查

诊断上主要依靠纤维结肠镜检，因为 90％～95％患者直肠和乙状结肠受累，因此事实上通过纤维乙状结肠镜检已能明确诊断。镜检中可看到充血、水肿的黏膜，脆而易出血。在进展性病例中可看到溃疡，周围有隆起的肉芽组织和水肿的黏膜，貌似息肉样，或可称为假息肉形成。

二、鉴别诊断

应与慢性细菌性痢疾、阿米巴结肠炎、血吸虫病、克罗恩病、大肠癌、肠易激综合征、肠结核、沙门菌结肠炎、空肠弯曲菌肠炎等疾病相鉴别。

三、治疗原则

对于暴发型及病情严重的患者，如内科治疗效果不佳的病例，考虑手术治疗。

四、一般治疗

1. 卧床休息和全身支持治疗

包括液体和电解质平衡，尤其是钾的补充，低血钾者应予纠正。同时要注意补充蛋白质，改善全身营养状况，必要时应给予全胃肠道外营养支持，有贫血者可予输血，胃肠道摄入时应尽量避免牛奶和乳制品。

2. 外科治疗

有 20％～30％重症溃疡性结肠炎患者最终手术治疗。需急症手术的指征有：①大量、难以控制的出血；②中毒性巨结肠伴邻近或明确的穿孔，或中毒性巨结肠经几小时而不是数天治疗无效者；③暴发性急性溃疡性结肠炎对类固醇激素治疗无效，亦即经 4～5 天治疗无改善者；④由于狭窄引致梗阻；⑤怀疑或证实有结肠癌；⑥难治性溃疡性结肠炎反复发作恶化，慢性持续性症状，营养不良，虚弱，不能工作，不能参加正常社会活动和性生活；⑦当类固醇激素剂量减少后疾病即恶化，以致几个月甚至几年不能停止激素治疗；⑧儿童患慢性结肠炎而影响其生长发育时；⑨严重的结肠外表现，如关节炎、坏疽性脓皮病或胆肝疾病等。

五、药物处方

处方①：柳氮磺吡啶（SASP），1.5g，4 次/日，缓解后改 2g/日，维持 1～

2 年。

【注意事项】

（1）缺乏葡萄糖-6-磷酸脱氢酶、肝功能损害、肾功能损害患者，血小板、粒细胞减少，血紫质症，肠道或尿路阻塞患者应慎用。

（2）应用磺胺药期间多饮水，保持高尿流量，以防结晶尿的发生，必要时亦可服碱化尿液的药物。如应用该品疗程长，剂量大时宜同服碳酸氢钠并多饮水，以防止不良反应。治疗中至少每周检查尿常规 2～3 次，如发现结晶尿或血尿时给予碳酸氢钠及饮用大量水，直至结晶尿和血尿消失。失水、休克和老年患者应用该品易致肾损害，应慎用或避免应用该品。

（3）对呋塞米、砜类、噻嗪类利尿药、磺脲类、碳酸酐酶抑制药及其他磺胺类药物呈现过敏的患者，对该品亦会过敏。

（4）治疗中须注意检查以下几项：

① 全血象检查，对接受较长疗程的患者尤为重要。

② 直肠镜与乙状结肠镜检查，观察用药效果及调整剂量。

③ 治疗中定期尿液检查（每 2～3 日查尿常规一次）以发现长疗程或高剂量治疗时可能发生的结晶尿。

④ 肝、肾功能检查。

⑤ 遇有胃肠道刺激症状，除强调餐后服药外，也可分成小量多次服用，甚至每小时一次，使症状减轻。

⑥ 根据患者的反应与耐药性，随时调整剂量，部分患者可采用间歇治疗（用药二周，停药一周）。

⑦ 腹泻症状无改善时，可加大剂量。

⑧ 夜间停药间隔不得超过 8h。

⑨ 肾功能损害者应减小剂量。

处方②：氨苄西林，口服，成人一次 0.25～0.75g（1～3 粒），每日 4 次。小儿每日剂量按体重 25mg/kg，每日 2～4 次。

【注意事项】

（1）应用本品前需详细询问药物过敏史并进行青霉素皮肤试验。

（2）肝、肾功能不全患者不宜服用本品。血液生化与血象异常患者慎用。

（3）传染性单核细胞增多症、巨细胞病毒感染、淋巴细胞白血病、淋巴瘤患者应用本品时易发生皮疹，宜避免使用。

（4）一旦发生过敏性休克，必须就地抢救，予以保持气道畅通、吸氧及给予肾上腺素、糖皮质激素等治疗措施。

处方③：硫唑嘌呤，口服，50mg，3 次/日。

【注意事项】

在治疗的首 8 周内，至少每周检查 1 次全血象，包括血小板。如使用大剂量或患者有肝和（或）肾功能不全时，血象检查的次数应该更多。此后每月或最少每 3 个月重复进行全血象的检查。对肾和（或）肝功能不全者，应使用推荐剂量的低限值及小心地监测血液学及肝肾功能。若出现肝或血液学毒性时，更应再减剂量。用药期间不要进行活疫苗的免疫接种。

（胡贵　康红军）

结核性腹膜炎

结核性腹膜炎（tuberculous peritonitis）是由结核杆菌引起的腹膜慢性、弥漫性炎症。感染途径可由腹腔内结核直接蔓延或血行播散而来。

一、诊断要点

（1）原因不明的发热，持续两周以上，伴有盗汗，经一般抗生素治疗无效。

（2）有结核密切接触史或本人有其他肠外结核者。

（3）腹壁柔韧感，有腹水或可触及包块者。

（4）红细胞沉降率增速，腹水为渗出液者。

（5）X 线胃肠钡餐检查发现肠粘连等征象者。

二、鉴别诊断

（1）腹痛　克罗恩病、消化性溃疡、胆囊炎、胆石症、非结核性不全性肠梗阻等。

（2）腹水　门脉高压、肝硬化、缩窄性心包炎、Budd-Chiari 综合征、巨大卵巢囊肿、胰源性腹水、癌性腹水等。

（3）腹块　胃癌、肝癌、结肠癌、卵巢癌。

（4）发热　伤寒、败血症、腹型淋巴瘤、恶性组织细胞病。

三、治疗原则

（1）药物治疗仍以足量、联合为治疗原则。疗程至少 18 个月。

（2）对腹水型患者，在放腹水后，于腹腔内注入醋酸地塞米松等药物，可以加速腹水吸收并减少粘连。

（3）对血行播散或结核毒血症严重的患者，在应用有效的抗结核药物治疗的基础上，亦可加用肾上腺糖皮质激素，但不宜长期应用。

（4）多数患者可能已接受过抗结核药物治疗。因此，这类患者应选择以往未用或少用的药物，制订联合用药方案。

（5）在并发肠梗阻、肠瘘、化脓性腹膜炎时可行手术治疗。与腹内肿瘤鉴别确有困难时，可行剖腹探查。

四、一般治疗

（1）合理休息与营养饮食，给肠外高营养治疗。

（2）对严重合并症者，如肠梗阻、肠穿孔行手术治疗。术后抗结核治疗1～2年。

五、药物处方

处方①：异烟肼：0.3～0.4g/d，链霉素0.75g/d，肌注。对氨基水杨酸，8～12g/d。上述药物联合用药。链霉素3个月后改为每周2～3g；6个月后可酌情停用。其他二联药物可继续用药1～2年或更长。

【注意事项】

（1）不良反应有胃肠道症状（如食欲缺乏、恶心、呕吐、腹痛、便秘等）；血液系统症状（贫血、白细胞减少、嗜酸细胞增多，引起血痰、咯血、鼻出血、眼底出血等）；肝损害；过敏（皮疹或其他）；内分泌失调（男子女性化乳房、泌乳、月经不调、阳痿等）；中枢症状（头痛、失眠、疲倦、记忆力减退、精神兴奋、易怒、欣快感、反射亢进、幻觉、抽搐、排尿困难、昏迷等）；周围神经炎（表现为肌肉痉挛、四肢感觉异常、视神经炎、视神经萎缩等）。上述反应大多在大剂量或长期应用时发生。慢乙酰化者较易引起血液系统、内分泌系统和神经精神系统的反应；而快乙酰化者则较易引起肝脏损害。

（2）维生素B_6可防治神经系统反应的发生，每日用量10～20mg，分1～2次服，但不应作为一种常规来普遍应用。遇异烟肼急性中毒时，大剂量维生素B_6可对抗，并需进行其他对症治疗。

（3）可加强香豆素类抗血凝药、某些抗癫痫药、降压药、抗胆碱药、三环类抗抑郁药等的作用，合用时须注意。

（4）用药期间注意检查肝功能。肝功能不良者、有精神病和癫痫病史者慎用。

（5）孕妇慎用。

（6）抗酸药尤其是氢氧化铝可抑制该药的吸收，不宜同服。

处方②：利福平，口服，0.45～0.6g/d；乙胺丁醇，口服，0.75～1g/d；异烟肼，口服，0.3g/d。联用，维持治疗至少6个月。

【注意事项】

（1）消化道反应最为多见，口服利福平后可出现厌食、恶心、呕吐、上腹部不适、腹泻等胃肠道反应，发生率为1.7%～4.0%，但均能耐受。

（2）肝毒性为利福平的主要不良反应，发生率约1%。在疗程最初数周内，少数患者可出现血清氨基转移酶升高、肝肿大和黄疸，大多为无症状的血清氨基转移酶一过性升高，在疗程中可自行恢复，老年人、酗酒者、营养不良、原有肝病或其他因素造成肝功能异常者较易发生。

（3）变态反应，大剂量间歇疗法后偶可出现流感样症候群，表现为畏寒、寒战、发热、不适、呼吸困难、头昏、嗜睡及肌肉疼痛等，发生频率与剂量大小及间歇时间有明显关系。偶可发生急性溶血或肾功能衰竭，目前认为其产生机制属过敏反应。

（4）其他患者服用利福平后，大小便、唾液、痰液、泪液等可呈橘红色。偶见白细胞减少、凝血酶原时间缩短、头痛、眩晕、视力障碍等。

（胡贵　康红军）

幽门螺杆菌感染

目前已知幽门螺杆菌感染的发病率的高低与社会经济水平、人口密集程度、公共卫生条件以及水源供应有较密切的关系。幽门螺杆菌感染现在主要靠抗幽门螺杆菌药物进行治疗。目前多数学者认为"人-人""粪-口"是主要的传播方式和途径，亦可通过内镜传播，而且幽门螺杆菌感染在家庭内有明显的聚集现象。父母感染了幽门螺杆菌其子女的感染机会比其他家庭高得多。

一、诊断要点

目前幽门螺杆菌的诊断检测方法包括侵入性和非侵入性两大类。侵入性方法需通过内镜获取活组织进行检测，非侵入性方法则不需进行内镜检查。尿素（$^{13}C/^{14}C$）呼气试验。整个试验过程只需 30min。该方法使众多高血压、心脏病及对不能耐受胃镜检查的患者避免了做胃镜的不适感，是目前理想的检测方法之一。

二、鉴别诊断

细菌学检查需与存在于胃黏膜的其他细菌鉴别，如人胃小螺杆菌和弯曲菌样细菌-Ⅱ。

三、治疗原则

幽门螺杆菌感染现在主要靠抗幽门螺杆菌药物进行治疗。尽管幽门螺杆菌在体外对许多抗菌药物都很敏感，但是在体内用药并不那样如意。目前不提倡用单一的抗菌药物，因为它的治愈率较低，且易产生耐药性。

四、一般治疗

（1）采用联合用药方法。

（2）幽门螺杆菌的根除率＞80％，最好在90％以上。

（3）无明显副作用，患者耐受性好。

（4）患者经济上可承受性。判断幽门螺杆菌感染的治疗效果应根据幽门螺杆菌的根除率，根除是指治疗终止后至少在一个月后，通过细菌学、组织病理学检查或同位素示踪方法证实无细菌生长。

（5）根除幽门螺杆菌前应先注意口腔卫生。使用一段时间漱口水和抑菌牙膏，修复口腔问题如蛀牙、牙垢、牙结石等。可以先更换牙具，口杯、水杯、不锈钢保温杯不要混用，并且经常要蒸煮消毒，特别是在药物治疗期间，分餐消毒碗筷。

五、药物处方

见表 3-1。

表 3-1　推荐根治幽门螺杆菌感染的治疗方案

药物及剂量	疗程
一线方案	
PPI/RBC(标准剂量)＋A(0.1g)＋C(0.5g)	每天 2 次×10 天
PPI/RBC(标准剂量)＋M(0.4g)＋C(0.5g)	每天 2 次×10 天
PPI/RBC(标准剂量)＋A(0.1g)＋F(0.1)/M(0.5g)	每天 2 次×10 天
B(标准剂量)＋F(0.1g)/M＋C(0.5g)	每天 2 次×10 天
B(标准剂量)＋M(0.4g)＋T(0.75g 或 1.0g)	每天 2 次×10 天
B(标准剂量)＋M(0.4g)＋A(0.5g)	每天 2 次×10 天
二线方案	
PPI(标准剂量)＋B(标准剂量)＋M(0.4g 每日 3 次)＋T(0.75～1.0g)	每天 2 次 10～14 天
PPI(标准剂量)＋B＋M＋T	每天 2 次 10～14 天
PPI(质子泵抑制剂)	

注：F 呋喃唑酮，A 阿莫西林，M 甲硝唑，T 四环素，R 雷尼替丁，B 铋剂，C 枸橼酸铋钠。

处方①：埃索美拉唑，20mg，2 次/天，餐前半小时服＋枸橼酸铋钾 220mg，2 次/天，餐前半小时服＋阿莫西林 1000mg，2 次/天，餐后服＋克林霉素 500mg，2 次/天，餐后服。疗程为 10 天。

处方②：雷贝拉唑，20mg，2 次/天，餐前半小时服＋枸橼酸铋钾 220mg，2 次/天，餐前半小时服＋阿莫西林 1000mg，2 次/天，餐后服＋左氧氟沙星 200mg，2 次/天，餐后服。疗程为 10 天。

处方③：奥美拉唑，20mg，2 次/天，餐前半小时服＋枸橼酸铋钾 220mg，2 次/天，餐前半小时服＋阿莫西林 1000mg，2 次/天，餐后服＋呋喃唑酮 100mg，2 次/天，餐后服。疗程为 10 天。

处方④：兰索拉唑，30mg，2 次/天，餐前半小时服＋枸橼酸铋钾 220mg，

2 次/天，餐前半小时服＋四环素 750mg，2 次/天，餐后服＋甲硝唑 400mg，2 次/天，餐后服。疗程为 10 天。

处方⑤：泮托拉唑，40mg，2 次/天，餐前半小时服＋枸橼酸铋钾 220mg，2 次/天，餐前半小时服＋四环素 750mg，2 次/天，餐后服＋呋喃唑酮 100mg，2 次/天，餐后服。疗程为 10 天。

【注意事项】

（1）上述方案均有相对较高的根除率。

（2）任何一种方案治疗失败后，不行药物敏感试验，也可再选择另一方案治疗。

（胡贵　康红军）

消化性溃疡

消化性溃疡（peptic ulcer）主要指发生于胃和十二指肠的慢性溃疡，溃疡的形成有各种因素，其中酸性胃液对黏膜的消化作用是溃疡形成的基本因素，酸性胃液接触的任何部位，如食管下段、胃肠吻合术后吻合口、空肠以及具有异位胃黏膜的 Meckel 憩室，绝大多数的溃疡发生于十二指肠和胃，故又称胃、十二指肠溃疡。

一、诊断要点

消化性溃疡的诊断主要依靠急诊内镜检查，其特征是溃疡多发生于高位胃体，呈多发性浅表性不规则的溃疡，直径在 0.5～1.0cm，甚至更大。溃疡愈合后不留瘢痕。

二、鉴别诊断

1. 胃癌

胃良性溃疡与恶性溃疡的鉴别十分重要。两者的鉴别有时比较困难。以下情况应当特别重视：①中老年人近期内出现中上腹痛、出血或贫血；②胃溃疡患者的临床表现发生明显变化或抗溃疡药物治疗无效；③胃溃疡活检病理学检查有肠化生或不典型增生者。临床上，对胃溃疡患者应在内科积极治疗下，定期进行内镜检查随访，密切观察直到溃疡愈合。

2. 慢性胃炎

本病亦有慢性上腹部不适或疼痛，其症状可类似消化性溃疡，但发作的周期性与节律性一般不典型。胃镜检查是主要的鉴别方法。

3. 胃神经官能症

本病可有上腹部不适、恶心呕吐，或者酷似消化性溃疡，但常伴有明显的全身神经官能症状，情绪波动与发病有密切关系。内镜检查与 X 线检查未发现明显异常。

4. 胆囊炎、胆石症

多见于中年女性，常呈间歇性、发作性右上腹痛，常放射到右肩胛区，可有胆绞痛、发热、黄疸、墨菲征。进食油腻食物常可诱发。B 超检查可以作出诊断。

5. 胃泌素瘤

本病又称 Zollinger-Ellison 综合征，有顽固性多发性溃疡，或有异位性溃疡，胃次全切除术后容易复发，多伴有腹泻和明显消瘦。患者胰腺有非 B 细胞瘤或胃窦 G 细胞增生，血清胃泌素水平增高，胃液和胃酸分泌显著增多。

三、治疗原则

缓解病因，消除症状，愈合溃疡，防止复发和避免并发症。

四、一般治疗

1. 生活

消化性溃疡属于典型的心身疾病范畴，心理-社会因不经对发病起着重要作用，因此乐观的情绪、规律的生活、避免过度紧张与劳累，无论在本病的发作期或缓解期均很重要。当溃疡活动期，症状较重时，卧床休息几天乃至 1～2 周。

2. 饮食

对消化性溃疡患者的饮食持下列观点：①细嚼慢咽，避免急食，咀嚼可增加唾液分泌，进而能稀释和中和胃酸，并可能具有提高黏膜屏障作用；②有规律地定时进食，以维持正常消化活动的节律；③当急性活动期，以少吃多餐为宜，每天进餐 4～5 次即可，但症状得到控制时，应鼓励较快恢复到平时的一日 3 餐；④饮食宜注意营养，但无需规定特殊食谱；⑤餐间避免零食，睡前不宜进食；⑥在急性活动期，应戒烟酒，并避免咖啡、浓茶、浓肉汤和辣椒酸醋等刺激性调味品或辛辣的饮料，以及损伤胃黏膜的药物；⑦饮食不过饱，以防止胃窦部的过度扩张而增加胃泌素的分泌。

3. 镇静

对少数伴有焦虑、紧张、失眠等症状的患者，可短期使用一些镇静药或安定剂。

4. 避免应用致溃疡药物

应劝阻患者停用诱发或引起溃疡病加重或并发出血的有关药物，包括：①水杨酸盐及非甾体抗炎药（NSAIDs）；②肾上腺皮质激素；③利血平等。如果因风湿病或类风湿病必须用上述药物，应当尽量采用肠溶剂型或小剂量间断应用，同时进行充分的抗酸治疗和加强黏膜保护剂。

五、药物处方

处方①：碳酸氢钠片，口服。一次 1～2 片，每日 3 次。

【注意事项】

（1）本品连续使用不得超过 7 天，症状未缓解或消失请咨询医师或药师。

（2）6 岁以下小儿不推荐使用。

（3）阑尾炎或有类似症状而未确诊者及消化道出血原因不明者不宜使用。

（4）儿童用量请咨询医师或药师。

（5）如服用过量或出现严重不良反应，应立即就医。

（6）对本品过敏者禁用，过敏体质者慎用。

处方②：雷尼替丁，口服，每日 2 次，每次 150mg，早晚饭时服，维持剂量每日 150mg，于饭前顿服，疗程 1 年以上。

【注意事项】

（1）疑为癌性溃疡患者，使用前应先明确诊断，以免延误治疗。

（2）孕妇及哺乳期妇女禁用。8 岁以下儿童禁用。

（3）对肝有一定毒性，但停药后即可恢复。肝、肾功能不全患者慎用。

（4）男性乳房女性化少见，发生率随年龄的增加而升高。

（5）可降低维生素 B_{12} 的吸收，长期使用可致维生素 B_{12} 缺乏。

处方③：奥美拉唑，每日早晨吞服 20mg，疗程 4～8 周。

【注意事项】

（1）应先排除胃癌可能性再使用本药品，因用本药品可减轻其症状，从而延误诊断治疗。

（2）肝肾功能不全者慎用。

（3）本药品具有酶抑制作用，可延缓经肝脏细胞色素 P450 系统代谢的药物（如双香豆素、地西泮、苯妥英钠、华法林、硝苯定）在体内的消除。当本药品与上述药物一起使用时，应酌情减轻后者用量。

（4）不良反应及发生率与雷尼替丁相似，主要有恶心、上腹痛等。皮疹也有发生，一般是轻微和短暂的，大多不影响治疗。

（5）对本品过敏者禁用。

（6）严重肝肾功能不全者慎用。

（7）奥美拉唑注射剂只能用于静脉滴注用，不能用于静脉注射。

处方④：硫糖铝，口服（餐前 1h 或者睡前服用），一次 1g，每日 3～4g。

【注意事项】

（1）肾功能不全的患者，服用硫糖铝后，血浆中铝的含量增加，虽不能确定长期用药后铝在体内的蓄积情况，但应小心使用。

（2）不良反应较常见的是便秘；少见或偶见的有腰痛、腹泻、眩晕、昏睡、口干、消化不良、恶心、皮疹、瘙痒以及胃痉挛。

（3）制酸药可干扰硫糖铝的药理作用，硫糖铝也可减少西咪替丁的吸收；硫糖铝可干扰脂溶性维生素（维生素 A、维生素 D、维生素 E 和维生素 K）的吸收；不宜与多酶片合用，否则两者疗效均降低。

处方⑤：麦滋林-S，每日 3 次，每次 0.5g，饭后服。

【注意事项】

治癌后初期胃黏膜防御机构还处于不完全的状态。胃壁可看到发红和充血，如在这个阶段停药，易复发。

（胡贵 康红军）

便　秘

便秘（constipation）是指排便次数减少、粪便量减少、粪便干结、排便费力等。如超过 6 个月即为慢性便秘。

一、诊断要点

详细询问饮食、生活习惯及工作情况，既往的患病史、手术史，特别是有无痔核、肛瘘及肛裂史，近来有无服药史，尤其是有无长期服用泻剂史，通过相应的检查尽可能明确导致便秘的原因。对中年以上患者，发生大便习惯改变，大便由每天 1 次或每 2 天 1 次，逐渐改变为每 3 天或数天 1 次者，应警惕有无左半结肠癌的可能。

二、鉴别诊断

对近期内出现便秘、便秘的临床表现或伴随症状发生变化的患者，鉴别诊断尤为重要。对年龄＞40 岁、有特定征象者，应进行必要的实验室、影像学和结肠镜检查，以明确便秘是否为器质性疾病所致、是否伴有结直肠的形态学改变。特定征象包括便血、粪隐血试验阳性、贫血、消瘦、明显腹痛、腹部包块、有结直肠息肉史和结直肠肿瘤家族史。

三、治疗原则

病因治疗及对症治疗。

四、一般治疗

便秘患者需根据便秘轻重、病因和类型，采用综合治疗，包括一般生活治疗、药物治疗、生物反馈训练和手术治疗，以恢复正常排便生理。重视生活治疗，加强对患者的教育，采取合理的饮食习惯，如增加膳食纤维含量，增加饮水量以加强对结肠的刺激，并养成良好的排便习惯，如晨起排便，有便意及时排便，避免用力排便，同时应增加活动。治疗时应注意清除远端直肠内过多的积粪，需积极调整心态。这些对获得有效治疗均极为重要。

五、药物处方

处方①：开塞露，将容器顶端的外盖除去，涂以油脂少许，缓慢插入肛门，然后将药液挤入直肠内，成人一次 1 支，儿童一次 0.5 支。

【注意事项】

（1）注药导管的开口应光滑，以免擦伤肛门或直肠。

（2）对本品过敏者禁用，过敏体质者慎用。

（3）本品性状发生改变时禁止使用。

处方②：硫酸镁口服液，口服，1 次 15～30mL。

【注意事项】

（1）导泻时如果服用大量浓度过高的溶液，可能自组织中吸取大量水分而导致脱水。

（2）孕妇、经期妇女禁用。

处方③：乳果糖，口服，成人，起始剂量每日 30mL，维持剂量每日 10～25mL；7～14 岁儿童，起始剂量每日 15mL，维持剂量每日 10～15mL；1～6 岁儿童，起始剂量每日 5～10mL，维持剂量每日 5～10mL；婴儿，起始剂量每日 5mL，维持剂量每日 5mL。治疗几天后，可根据患者情况酌情减剂量。本品宜在早餐时一次服用。根据乳果糖的作用机制，一至两天可取得临床效果。如两天后仍未有明显效果，可考虑加量。

【注意事项】

（1）如果在治疗两三天后，便秘症状无改善或反复出现，请咨询医师。

（2）本品如用于乳糖酶缺乏症患者，需注意本品中乳糖的含量。

（3）本品在便秘治疗剂量下，不会对糖尿病患者带来任何问题。本品用于治疗肝昏迷或昏迷前期的剂量较高，糖尿病患者应慎用。

（4）本品在治疗剂量下对驾驶和机械操作无影响。

处方④：果导片，每次 0.1g，睡前 1 次顿服，或便秘时临时服用。

【注意事项】

（1）酚酞可干扰酚磺酞排泄试验（PSP），使尿色变成品红或橘红色，同时酚磺酞排泄加快。

（2）长期应用可使血糖升高、血钾降低。

（3）长期应用可引起对药物的依赖性。

（胡贵 康红军）

黄　疸

黄疸（jaundice）是常见症状与体征，其发生是由于胆红素代谢障碍而引起血清内胆红素浓度升高所致。临床上表现为巩膜、黏膜、皮肤及其他组织被染成黄色。当血清总胆红素在 17.1～34.2μmol/L，而肉眼看不出黄疸时，称隐性黄疸或亚临床黄疸；当血总胆红素浓度超过 34.2μmol/L 时，临床上即可发现黄疸，也称为显性黄疸。

一、诊断要点

1. 溶血性黄疸

巩膜、黏膜轻度黄染，皮肤无瘙痒，肝脏肿大。急性发作时有发热、腰背酸痛、面色苍白，尿呈酱油色。

2. 肝细胞性黄疸

皮肤黏膜呈浅黄或深金黄色，可有瘙痒，尿色深，大便呈浅灰色或陶土色，出血倾向不能用维生素 K 纠正。

3. 梗阻性黄疸

皮肤呈暗黄、黄绿或褐绿色，皮肤瘙痒，尿色深，大便呈浅灰色或陶土色。有出血倾向者可用维生素 K 纠正。

4. 先天性非溶血性黄疸

青少年多见，黄疸呈波动性。口服苯巴比妥 30～60mg，3～4 次/天，7 天后血胆红素可下降至原来的 50% 以下。

二、鉴别诊断

应与假性黄疸等疾病相鉴别。假性黄疸见于过量进食含有胡萝卜素的胡萝卜、南瓜、西红柿、柑橘等食物。胡萝卜素只引起皮肤黄染，巩膜正常；老年人球结膜有微黄色脂肪堆积，巩膜黄染不均匀，以内眦较明显，皮肤无黄染。假性黄疸时，血胆红素浓度正常。溶血性、梗阻性、肝细胞性三种黄疸的鉴别见表 3-2。

表 3-2　溶血性、梗阻性、肝细胞性三种黄疸的鉴别

项目	溶血性黄疸	肝细胞性黄疸	胆汁淤积性黄疸
病史	有溶血因素可查,有类似发作史	肝炎或肝硬化病史	结石者反复腹痛伴黄疸,肿瘤者常伴消瘦
症状与体征	贫血、血红蛋白尿、脾肿大	肝区胀痛或不适,消化道症状明显,肝脾肿大	黄疸波动或进行性加重,胆囊肿大,皮肤瘙痒

续表

项目	溶血性黄疸	肝细胞性黄疸	胆汁淤积性黄疸
胆红素测定	UCB↑	UCB↑、CB↑	CB↑
CB/TB	<20%	>30%	<60%
尿胆红素	(一)	(＋)	(＋＋)
尿胆原	增加	轻度增加	减少或消失
ALT、AST	正常	明显增高	可增高
ALP	正常	可增高	明显增高
其他	溶血的实验室表现,如网织红细胞增加	肝功能检查异常	影像学发现胆道梗阻病变

注:↑—升高。

三、治疗原则

在明确原发病的基础上进行病因治疗、对症治疗。

四、一般治疗

1. 病因治疗

如确定为肝外阻塞性黄疸,应争取早日手术治疗。

2. 对症治疗

黄疸进展期应卧床休息,如属肝炎要注意隔离。不能进食者须静脉维持营养。急性溶血性黄疸原因未找到而急性贫血较重时,应先给予适量输血、补液,用肾上腺皮质激素以及口服碱性药物,使尿液碱化,防止肾小管阻塞等。

五、药物治疗

处方①:10%葡萄糖注射液 1000mL 加维生素 C 0.5～1.0g,1 次/日,静滴。

【注意事项】

(1) 维生素 C 对下列情况的作用未被证实:预防或治疗癌症、牙龈炎、化脓、出血、血尿、视网膜出血、抑郁症、龋齿、贫血、痤疮、不育症、衰老、动脉硬化、溃疡病、结核、痢疾、胶原性疾病、骨折、皮肤溃疡、花粉症、药物中毒、血管栓塞、感冒等。

(2) 对诊断的干扰。大量服用将影响以下诊断性试验的结果:

① 大便隐血可致假阳性。

② 能干扰血清乳酸脱氢酶和血清氨基转移酶浓度的自动分析结果。

③ 尿糖(硫酸铜法)、葡萄糖(氧化酶法)均可致假阳性。

④ 尿中草酸盐、尿酸盐和半胱氨酸等浓度增高。

⑤ 血清胆红素浓度下降。

⑥ 尿 pH 下降。

（3）下列情况应慎用：

① 半胱氨酸尿症。

② 痛风。

③ 高草酸盐尿症。

④ 草酸盐沉积症。

⑤ 尿酸盐性肾结石。

⑥ 糖尿病（因维生素C可能干扰血糖定量）。

⑦ 葡萄糖-6-磷酸脱氢酶缺乏症。

⑧ 血色病。

⑨ 铁粒幼细胞性贫血或地中海贫血。

⑩ 镰形红细胞贫血。

（4）长期大量服用突然停药，有可能出现坏血病症状，故宜逐渐减量停药。

处方②：去氢胆酸，口服，剂量为0.25g/次，2次/日。

【注意事项】

（1）对哮喘及有过敏史者，做皮试，阳性者不可静脉注射。

（2）直肠出血、充血性心力衰竭、阑尾炎或肠梗阻及严重肝功能减退者禁用。

（3）胆石较大者慎用。

处方③：丁二磺酸腺苷蛋氨酸（思美泰），初始治疗，使用注射用丁二磺酸腺苷蛋氨酸，每天500～1000mg，肌内或静脉注射，共2周。维持治疗，使用丁二磺酸腺苷蛋氨酸肠溶片，每天1000～2000mg，口服。

【注意事项】

（1）肠溶片需整片吞服，不得嚼碎，并在两餐之间服用。

（2）有血氨增高的肝硬化患者，需注意监测血氨水平。

（3）对驾驶及操作机械的能力无影响。

（胡贵　康红军）

胃　　癌

早期胃癌多数患者无明显症状，少数患者有恶心、呕吐或是类似溃疡病的上消化道症状。疼痛与体重减轻是进展期胃癌最常见的临床症状。患者常有较为明确的上消化道症状，如上腹不适、进食后饱胀，随着病情进展上腹疼痛加重、食欲下降、乏力。根据肿瘤的部位不同，也有其特殊表现。贲门胃底癌可有胸骨后疼痛和进行性吞咽困难；幽门附近的胃癌有幽门梗阻表现；肿瘤破坏血管后可有呕血、黑粪等消化道出血症状。腹部持续疼痛常提示肿瘤扩展超出胃壁，如锁骨上淋巴结肿大、腹水、黄疸、腹部包块、直肠前凹扪及肿块等。晚期胃癌患者常可出现贫血、消瘦、营养不良甚至恶病质等表现。

一、诊断要点

（1）早期可无症状、体征。

（2）部分患者表现有上腹疼痛、饱胀不适、食欲减退。

（3）原为胃溃疡，恶变后症状加剧，腹痛节律性消失，可呈现持续性腹痛，按溃疡病治疗症状不能缓解。

（4）可出现呕血或黑粪。

（5）体重下降，进行性贫血。

（6）上腹可触到包块，包块有压痛。

（7）晚期病例，可有左锁骨上窝淋巴结肿大、腹水、恶病质。

（8）胃底贲门部癌侵及食管者，可有吞咽困难，幽门部癌可有幽门梗阻。

（9）X线钡餐检查可了解肿块大小、范围。

（10）纤维胃镜检查，可直接观察病变，并可活检证实诊断。

二、鉴别诊断

应与浅表性胃炎、功能性消化不良、胃肠脉络受损、胃溃疡、胃息肉、胃平滑肌瘤及肉瘤、肥厚性胃窦炎、慢性胆囊炎和胆石症、原发性恶性淋巴瘤、胃黏膜脱垂、胃类癌、胃底静脉瘤、假性淋巴瘤、异物肉芽肿等胃部疾病相鉴别。

三、治疗原则

1. 手术治疗

（1）根治性手术原则为整块切除包括癌灶和可能受浸润胃壁在内的胃的部分或全部，按临床分期标准整块清除胃周围的淋巴结，重建消化道。

（2）姑息性手术原发灶无法切除，为了减轻由于梗阻、穿孔、出血等并发症引起的症状而做的手术，如胃空肠吻合术、空肠造口、穿孔修补术等。

2. 化疗

用于根治性手术的术前、术中和术后，延长生存期。晚期胃癌患者采用适量化疗，能减缓肿瘤的发展速度，改善症状，有一定的近期效果。早期胃癌根治术后原则上不必辅助化疗，有下列情况者应行辅助化疗：病理类型恶性程度高；癌灶面积大于 $5cm^2$；多发癌灶；年龄低于 40 岁。进展期胃癌根治术后、姑息手术后、根治术后复发者需要化疗。

四、一般治疗

放疗、热疗、免疫治疗、中医中药治疗等。胃癌的免疫治疗包括非特异生物反应调节剂如卡介苗、香菇多糖等；细胞因子如白介素、干扰素、肿瘤坏死因子等；以及过继性免疫治疗如淋巴细胞激活后杀伤细胞（IAK）、肿瘤浸润淋巴细胞（TIL）等的临床应用。抗血管形成基因是研究较多的基因治疗方法，可能在胃癌的治疗中发挥作用。

五、药物处方

处方①：5-氟尿嘧啶（5-FU），500mg，加入5％葡萄糖生理盐水500mL中静滴，每天一次或隔天一次，15～20g为1个疗程。

【注意事项】

（1）用药期间应严格检查血象。避光置阴暗处保存，温度不应低于10℃，亦不宜超过35℃。本品可引起严重的皮肤刺激，尤其在日光下。该药还可经皮损内注射给药用于角化棘皮病、疣和汗孔角化病。其主要副作用为注射期间有烧灼感，继之有局部红斑、水肿甚至溃疡。

（2）除醛氢叶酸外，许多药物可与5-FU联合应用以增强细胞毒性，临床上与5-FU联合应用的药物有：

① MTX：通过抑制嘌呤代谢和增加细胞池PRPP，MTX可增强5-FU合成代谢，增加RNA中的掺入，增加5-FU的活化。因此，当MTX用在5-FU前，可增加5-FU活性。

② 干扰素：减少胸苷酸合成酶的"反跳"合成。

③ 醛氢叶酸：增强对胸苷合成酶的抑制。

④ 顺铂：增强DNA链断裂，继发配对减少，增强对胸苷合成酶的抑制。

⑤ 尿嘧啶：减少RNA掺入。此外，抑制嘧啶早期合成步骤的药物，PALA（N-phosphono-acetyl-L-aspartate）可通过抑制门冬氨酸转氨基甲酰酶，与5-FU产生协同作用，但是这些联合用药没有被证明有临床价值。

⑥ 人参皂苷Rh_2：减轻药物毒副作用，人参皂苷Rh_2可以作为肿瘤耐药逆转剂提高化疗药物的抗肿瘤活性。一般的化疗药物不易进入癌细胞，癌细胞中有种P-糖蛋白可将化疗药物排出，造成癌细胞对化疗药物产生耐受性差，Rh_2具有可亲水及亲油的特性，可以轻易进入细胞核内而杀死癌细胞。

处方②：丝裂霉素，2mg，加入5％GNS 500mL中静滴，每天一次，或每次4～10mg，每周1～2次，60～80mg为1个疗程。

【注意事项】

（1）用药期间应注意监测血象及肝功能。

（2）注射时应避免药液漏出血管外。

（3）本药溶解后应在4～6h内应用。

处方③：呋喃氟尿嘧啶（FT-207），0.2～0.4g，口服，每天3次，20～30g为1个疗程。

【注意事项】

（1）有肝肾功能障碍的患者使用时应慎重，酌情减量。

（2）妊娠初期 3 个月以内妇女禁用。

（胡贵　康红军）

胆　石　症

胆石症（cholelithiasis）是指胆囊与胆管的任何部分发生结石所引起的疾病，其临床表现取决于胆石所致的胆道梗阻的部位与程度，以及是否合并胆道感染。胆石的因素可为单一因素，也可为多种因素综合作用的结果。胆石形成的过程是胆汁中的胆固醇或非结合胆红素含量增加，通过寄生虫、脱落的上皮细胞或炎性细胞等的核心作用，以及糖蛋白的含量增加，凝集作用的加强，金属离子的参与而形成一种难溶化合物。

一、诊断要点

（1）在不伴有感染、梗阻、嵌顿时，多无明显特异性表现。可有食欲缺乏、上腹不适、饭后胀满感、厌油腻等表现。

（2）多数可追问到既往发作病史及胆囊、胆道感染病史。

（3）胆囊结石　结石移动或在胆囊颈处嵌顿时，可有剧烈绞痛。常在进油腻食物或饱餐后发作。若无继发感染，数分钟、数小时后可自行缓解。继发感染，可有持续性右上腹痛、胆囊肿大，伴发热。

（4）胆总管结石　间歇性剑突下阵发性疼痛或绞痛。

（5）肝内胆管结石　症状与病变范围、感染程度有关。可以无症状或肝区经常胀痛，肝脏有压痛和不对称肿大，若无胆管梗阻，可无黄疸，若继发感染，则有胆道感染症状。

（6）有继发感染时，白细胞增高。有黄疸时，尿胆红素呈强阳性，尿胆原阴性。血清黄疸指数、胆红素升高，凡登白试验呈直接阳性反应。也可有 GPT 升高。肝内、外胆管结石，均有不同程度的血碱性磷酸酶升高。

（7）有黄疸时应与壶腹周围癌和传染性肝炎鉴别。

二、鉴别诊断

胆囊结石在引起胆囊炎，或从胆囊掉出引起胆管梗阻表现时，需要与急性胰腺炎鉴别。

三、治疗原则

（1）控制饮食，特别是脂肪含量高的食物应少吃甚至不吃，若疾病处于急性期需禁食，以减轻消化道负担，降低胆固醇浓度，减少胆石形成。

（2）胃肠减压，停留胃管，使消化道充分休息。

四、一般治疗

（1）急性发作期，应禁食脂肪类食物，采用高糖流质。

（2）各期均限制动物性食品，如肝、脑、肾、蛋黄、鱼卵等富含胆固醇的食物。

（3）植物油有利胆作用，不必限制。

（4）解痉镇痛剂的应用。

（5）体外人工碎石。

（6）外科手术。对胆管结石伴有严重梗阻，感染，中毒性休克，及反复发作，内科治疗无效者；或结石嵌顿，较大胆囊结石合并有并发症者均为手术的适应证。

五、药物处方

处方①：熊去氧胆酸，口服，每日剂量为 10mg/kg。

【注意事项】

（1）禁忌证　①严重肝功能减退；②胆道完全阻塞；③对胆汁酸过敏者（国外资料）。

（2）慎用　孕妇及哺乳期妇女。

（3）药物对儿童的影响　儿童使用本药的安全性及有效性尚不清楚，国外未批准用于儿童患者。

（4）药物对妊娠的影响　美国 FDA 划分本药的妊娠危险性级别为 B 级。

（5）药物对检验值或诊断的影响　胆石症患者使用本药后，血脂无特殊变化，长期使用本药可增加外周血小板的数量。

（6）用药前后及用药时应当检查或监测　①应在治疗开始时、治疗 1 个月及 3 个月后检查肝脏酶学指标，以后每 6 个月复查 1 次；②治疗的第 1 年中应每 6 个月做 1 次 B 超检查；③原发性胆汁性肝硬化者还应注意总胆红素、碱性磷酸酶和免疫球蛋白 IgM 等的监测。

处方②：鹅去氧胆酸，13～15mg/kg，睡前一剂或分 3 次口服，疗程至少 2 年。

【注意事项】

（1）胆囊无功能时慎用本品。

（2）胆固醇结石者在治疗中出现反复胆绞痛发作，症状无改善甚至加重，或出现明显结石钙化时，则宜中止治疗，并行外科手术治疗。

（3）本品服用期较长，一般需半年甚至一年以上，才能起到溶解胆石的作用。

处方③：考来烯胺（消胆胺），口服，起始量 6～10g/d，维持量 3g，3 次分服。

【注意事项】

（1）便秘患者慎用。

（2）合并甲状腺功能减退症、糖尿病、肾病、血蛋白异常或阻塞性肝病患者，服用本品的同时应对上述疾病进行治疗。

（3）长期服用应注意出血倾向；年轻患者用较大剂量易产生高氯性酸中毒。

（4）长期服用本品的同时应补充脂溶性维生素（以肠道外给药途径为佳）。

（5）本品增加大鼠在服用强致癌物质时的小肠肿瘤发生率。

（6）对孕妇的影响还缺乏人体研究。本品口服后几乎完全不被吸收，但可能影响孕妇对维生素及其他营养物质的吸收，对胎儿产生不良作用。

（7）对哺乳婴儿的影响尚缺乏人体研究。本品口服后几乎完全不被吸收，但可能影响乳母对维生素及其他营养物质的吸收，对乳儿产生不利影响。

处方④：氢麦角胺，1mg，皮下注射。

【注意事项】

不良反应可有恶心、呕吐、腹泻、水肿等。冠心病患者限口服给药。

（胡贵 康红军）

肝 硬 化

肝硬化是临床常见的慢性进行性肝病，由一种或多种病因长期或反复作用形成的弥漫性肝损害。在我国大多数为肝炎后肝硬化，少部分为酒精性肝硬化和血吸虫性肝硬化。病理组织学上有广泛的肝细胞坏死、残存肝细胞结节性再生、结缔组织增生与纤维隔形成，导致肝小叶结构破坏和假小叶形成，肝脏逐渐变形、变硬而发展为肝硬化。

一、诊断要点

1. 代偿期

慢性肝炎病史及症状可供参考。如有典型蜘蛛痣、肝掌应高度怀疑。肝质地较硬或不平滑及（或）脾大＞2cm，质硬，而无其他原因解释，是诊断早期肝硬化的依据。肝功能可以正常。蛋白电泳或可异常，单氨氧化酶、血清 PⅢP 升高有助于诊断。必要时予肝穿刺病理学检查或腹腔镜检查以利确诊。

2. 失代偿期

症状、体征、实验室检查皆有较显著的表现，如腹腔积液、食管静脉曲张。

明显脾肿大，有脾功能亢进及各项肝功能检查异常等，不难诊断。但有时需与其他疾病鉴别。

二、鉴别诊断

1. 肝脾肿大

血液病、代谢性疾病等引起的肝脾肿大，必要时可做肝穿刺活检。

2. 腹腔积液

腹腔积液有多种病因，包括结核性腹膜炎、缩窄性心包炎、慢性肾小球肾炎等。根据病史和临床表现、有关检查及腹腔积液检查，与肝硬化腹腔积液鉴别并不困难，必要时做腹腔镜检查常可确诊。

三、治疗原则

肝硬化是因组织结构紊乱而致肝功能障碍。目前尚无根治办法。主要在于早期发现和阻止病程进展，延长生命和保持劳动力。

四、一般治疗

（1）支持治疗 静脉输入高渗葡萄糖液以补充热量，输液中可加入维生素C、胰岛素、氯化钾等。注意维持水、电解质、酸碱平衡。病情较重者可输入白蛋白、新鲜血浆。

（2）肝炎活动期 可给予保肝、降酶、退黄等治疗，如用肝泰乐、维生素C。必要时静脉输液治疗，如促肝细胞生长素、还原型谷胱甘肽、甘草酸类制剂等。

（3）口服降低门脉压力的药物。

（4）利尿药治疗 利尿治疗以每天减轻体重不超过 0.5kg 为宜，以免诱发肝性脑病、肝肾综合征。

（5）门静脉高压症的外科治疗 适应证为食管-胃底静脉曲张破裂出血，经非手术治疗无效；巨脾伴脾功能亢进；食管静脉曲张破裂出血高危患者。包括门-腔静脉分流术、门-奇静脉分流术和脾切除术等。

（6）肝脏移植手术 适用于常规内外科治疗无效的终末期肝病。

（7）其他治疗 免疫调节治疗、中药及中药制剂治疗。

（8）并发症的治疗。

五、药物处方

处方①：葡醛内酯（肝泰乐），0.1g，3～4 次/日，口服。

【注意事项】

（1）对本品过敏者禁用。

（2）本品应在医师确诊为肝炎后作为辅助治疗用药。

（3）如服用过量或出现严重不良反应，请立即就医。

（4）儿童用药应谨慎使用。

处方②：肌苷，$0.1 \sim 0.2g$，$3 \sim 4$ 次/日，口服；或 $0.2g$，1 次/日，肌注。

【注意事项】

（1）口服有胃肠道反应。

（2）对本品过敏者禁用。

处方③：维丙肝，$80mg$，1 次/日，肌注。

【注意事项】

可能有血压下降，应注意观察。

处方④：复方磷酸酯酶，$100 \sim 150mg$，3 次/日，口服。

【注意事项】

对本品过敏者禁用。

处方⑤：三磷腺苷（ATP），$20mg$，$1 \sim 2$ 次/日，肌注；或 $20 \sim 40mg$ 溶于5％葡萄糖注射液 $500mL$ 中静滴。

【注意事项】

（1）严重肝、肾功能不全者禁用。

（2）本药对窦房结有明显抑制作用，因此对病态窦房结综合征或窦房结功能不全或老年人慎用或不用。

（3）严禁静脉推注，静脉滴注时，滴速不可过快，否则会引起兴奋、呼吸加速、头晕、头胀、胸闷及低血压等。

（4）癫痫患者、脑出血在发病期患者慎用。

（胡贵　康红军）

消化道出血

消化道出血是临床常见症候群，可由多种疾病所致。消化道是指从食管到肛门的管道，包括食管、胃、十二指肠、空肠、回肠、盲肠、结肠及直肠。

一、诊断要点

消化道出血可因消化道本身的炎症、机械性损伤、血管病变、肿瘤等因素引起，也可因邻近器官的病变和全身性疾病累及消化道所致。

1. 上消化道出血

（1）有慢性反复发作和周期性、节律性上腹痛者，且出血前疼痛加剧，而出血后减轻或缓解时，提示溃疡病出血。右上腹疼痛缓解之后，出现呕吐或黑粪，提示出血来自胆道。

（2）有慢性肝炎、血吸虫病或慢性酒精中毒史。出血后出现腹水、昏迷的患者，肝硬化的可能性大。出血量大、血色鲜红、呈喷涌状，应考虑食管-胃底静脉曲张破裂。

（3）剧烈呕吐之后呕血，应疑及贲门黏膜撕裂综合征。间歇性发作的呕吐和黑粪，应考虑到急性胃黏膜病变。

（4）年龄在 40 岁以上，近期上腹部不适，伴食欲缺乏、消瘦的患者，应考虑胃癌，有家族史者应高度警惕。

（5）临床表现　主要是呕血和黑粪或仅有黑粪而无呕血。呕出的血多为暗红或鲜红色，常混有食物残渣。如系大量出血可导致贫血、休克、肝性脑病或急性肾功能衰竭等。

（6）体检　溃疡病出血时，有上腹部压痛；左锁骨上或左腋窝淋巴结肿大时，应考虑胃癌；肝硬化时可有黄疸、蜘蛛痣、肝掌、脾大等；胆道出血时，可有黄疸、右上腹压痛及胆囊肿大；出血性休克时可有脉搏增快、血压下降等。

（7）辅助检查　大便与呕吐物的潜血试验，可确定是否为消化道出血；血红蛋白及红细胞的测定可帮助估计出血量及病情严重性；肝功能检查有助于肝硬化确诊；疑出血性疾病或血液病时，应做血常规，血小板计数，出、凝血时间，凝血酶原时间及骨髓检查。

2. 中、下消化道出血

（1）肛管疾病　痔、肛裂、肛瘘。

（2）直肠疾病　溃疡性直肠炎、肿瘤（息肉）、类癌、邻近恶性肿瘤或脓肿侵入直肠、感染（细菌性、结核性、真菌性、病毒性、寄生虫）、缺血等。

（3）结肠疾病　感染（细菌性、结核性、真菌性、病毒性、寄生虫）、溃疡性结肠炎、憩室、肿瘤（息肉）、缺血和血管畸形、肠套叠等。

（4）小肠疾病　急性出血性坏死性肠炎、肠结核、克罗恩病、憩室炎或溃疡、肠套叠、肿瘤（息肉）、血管瘤、血管畸形、缺血等。

二、鉴别诊断

（1）排除来自呼吸道的出血　与咯血、呕血相鉴别。

（2）排除口、鼻、咽喉部出血　注意病史询问和局部检查。

（3）排除进食引起的黑粪　如动物血、炭粉、铁剂或铋剂等药物。

三、治疗原则

根据原发疾病不同、出血量及速度不同，治疗原则各异。

四、一般治疗

1. 上消化道

（1）绝对卧床，去枕平卧并将两下肢抬高。

（2）一般不需禁食，进食流质。如有剧烈呕吐或是食管-胃底静脉曲张破裂大出血者，则暂禁食 2～3 天。

（3）严密观察病情变化

① 呕血与黑粪情况。

② 神志变化。

③ 脉搏、血压与呼吸情况。

④ 肢体是否温暖，皮肤与甲床色泽。

⑤ 周围静脉特别是颈部静脉充盈情况。

⑥ 每小时尿量。

⑦ 定期复查红细胞计数、血红蛋白、红细胞比容及血尿素氮。

⑧ 中心静脉压测定。

⑨ 老年患者须心电监测。

（4）有气促、发绀者给予吸氧。

（5）烦躁者，可酌情给盐酸异丙嗪、苯巴比妥、地西泮等。肝硬化患者禁用巴比妥类药物。

（6）留置胃管　胃管在上消化道出血中应用的意义：①可以观察出血是否停止；②抽取胃内容物，减轻胃的压力，改善胃黏膜的循环，抽出胃液可降低胃内酸度，防止凝血块被消化，有利于止血；③可通过胃管及时给药治疗。

（7）积极补充血容量　输血指征为：①血红蛋白在 70g/L 以下，红细胞计数在 $3.0×10^{12}$/L 以下；②收缩压低于 12.0kPa（90mmHg）；③脉搏 120 次/min 以上；④血细胞比容在 30% 以下。以上情况需综合考虑。每输入 300mL 血升高血红蛋白约 10g/L 或血细胞比容 3%～4%。

（8）补液　少量失血，输入平衡盐液即可。中等量或大量失血者，在未配好血之前，可先输入生理盐水或 706 代血浆、右旋糖酐-40 500～1000mL，以后酌情给全血及平衡盐液。用量：每失血 1mL 可用平衡盐液 3mL 来补偿；第 1 小时给 500～1000mL，或按体重 10mL/kg 输给，以后每小时减为 5mL/kg 体重。血红蛋白低于 70g/L 者，须同时输血。平衡盐液输入量过大，可产生血液稀释、组织水肿、钠过多等，应予注意。

（9）升压药的应用　对失血性休克原则上不主张用血管加压药。但当血容量基本上已补足，又排除了心功能不全等因素，而休克仍未得到纠正，这提示微血管是扩张状态，此时可选用间羟胺、多巴胺或去甲肾上腺素等。

（10）纠正酸中毒。

（11）急性肾功能衰竭的治疗　若脱水已纠正，收缩压回升到 10.7kPa 以上，但仍无尿或尿量少于 17mL/h，尿相对密度在 1.018 以下者，应拟按急性肾功能衰竭处理。

（12）止血措施　一般先考虑非手术治疗。

（13）手术治疗

① 虽给予大量输血和抗休克治疗，但 24～48h 后症状仍未改善者。

② 典型溃疡病史，年龄在 45 岁以上。经治疗 24h 仍不能控制出血者。

③ 快速大量出血，在 6～8h 内输血 600～800mL；或 24h 内输血 1000mL 以上，血压仍不稳定者。

④ 输血后情况一度好转，停止输血或速度减慢后病情又恶化者。

⑤ 过去反复多次出血，或短时间内又大出血者。

⑥ 合并穿孔、幽门梗阻或癌变者。

⑦ 食管-胃底曲张静脉破裂出血的患者，如经内科积极处理 24h 仍不能控制出血者，应及早施行紧急外科手术。

2. 中、下消化道出血

（1）对症治疗　慢性、小量出血主要是针对原发疾病（病因）治疗。急性大量出血时应该卧床休息、禁食；密切观察病情变化，保持静脉通路并测定中心静脉压。保持患者呼吸道通畅，避免呕血时引起窒息。并针对原发疾病采取相应的治疗。

（2）补充血容量　急性大量出血时，应迅速静脉输液，维持血容量，防止血压下降；血红蛋白低于 6g/dL，收缩压低于 12kPa（90mmHg）时，应考虑输血。要避免输血、输液量过多而引起急性肺水肿或诱发再次出血。

（3）内镜治疗　结肠镜、小肠镜下止血作用有限，不适用于急性大出血，尤其对弥漫性肠道病变作用不大。具体方法有：氩离子凝固止血（APC）、电凝止血（包括单极或多极电凝）、冷冻止血、热探头止血以及对出血病灶喷洒肾上腺素、凝血酶、立止血等药物止血。对憩室所致的出血不宜采用 APC、电凝等止血方法，以免导致肠穿孔。

（4）微创介入治疗　在选择性血管造影显示出血部位后，可经导管进行止血治疗。大部分病例可达到止血目的，虽其中部分病例在住院期间会再次发生出血，但其间改善了患者的全身情况，为择期手术治疗创造了良好条件。值得指出的是，肠道缺血性疾病所致的消化道出血，当属禁忌。一般来说，下消化道出血的病例在动脉置管后不主张采用栓塞止血方法，原因是栓塞近端血管容易引起肠管的缺血坏死，尤其是结肠。

（5）手术治疗　在出血原因和出血部位不明确的情况下，不主张盲目行剖腹探查，若有下列情况时可考虑剖腹探查术：①活动性大出血并出现血流动力学不稳定，不允许做动脉造影或其他检查；②上述检查未发现出血部位，但出血仍在持续；③反复类似的严重出血。术中应全面仔细探查，必要时采用经肛门和（或）经肠造口导入术中内镜检查。由内镜专科医师进行，手术医师协助导引进镜，并可转动肠管，展平黏膜皱襞，使内镜医师获得清晰视野，有利于发现小而隐蔽的出血病灶。同时，手术医师通过内镜透照，有时亦可从浆膜面发现病灶。

五、药物处方

处方①：去甲肾上腺素。

(1) 口服法　去甲肾上腺素 1～2mg 加氢氧化铝凝胶 20mL，1 次口服，每日 3～4 次；或去甲肾上腺素 4～8mg 加入 150mL 冰盐水中，1 次口服，每 2～6h 重复 1 次。

(2) 胃内灌注法　去甲肾上腺素 8mg 加入 900mL 生理盐水中，混合注入胃内，30min 后从胃内抽出，再重复灌注；或用去甲肾上腺素 16mg 加入 5％葡萄糖注射液 500mL 内，胃内滴入，5h 滴完。老年有动脉硬化者慎用。

(3) 腹腔注射法　对食管-胃底静脉曲张破裂出血，加用上法效果不佳时，可将去甲肾上腺素 10mg，用 100～200mL 生理盐水稀释，做腹腔内注射，适当改变体位。

必要时可将口服或胃内灌注与腹腔内注射同时使用。胆道出血可采用腹腔内注射。但应注意腹腔内注射若不慎注入肠壁或肠系膜可引起局部坏死。特别是腹腔有粘连存在时，即使未注入肠系膜或肠壁，药物局限在某一小区域内也可能导致局部组织坏死。

【注意事项】

(1) 抢救时长时间持续使用本品或其他血管收缩药，须注意。

(2) 高血压、动脉硬化、无尿患者忌用。

(3) 本品遇光即渐变色，应避光贮存，如注射液呈棕色或有沉淀，即不宜再用。

(4) 不宜与偏碱性药物如磺胺嘧啶钠、氨茶碱等配伍注射，以免失效；在碱性溶液中如与含铁离子杂质的药物（如谷氨酸钠、乳酸钠等）相遇，则变紫色，并降低升压作用。

(5) 浓度高时，注射局部和周围发生反应性血管痉挛、局部皮肤苍白，时间长了可引起缺血性坏死，故滴注时严防药液外漏，滴注以前应对受压部位（如臀部）采取措施，减轻压迫（如垫棉垫）。如一旦发现坏死，除使用血管扩张剂外，并应尽快热敷并给予普鲁卡因大剂量封闭。小儿应选粗大静脉注射并须更换注射部位。静脉给药时必须防止药液漏出血管外。

(6) 用药当中须随时测量血压，调整给药速度，使血压保持在正常范围内。

处方②：冰盐水洗胃。将胃管插入胃内，迅速注入冰盐水 500～1000mL，随即如数抽出，30～60min 内用 5000～10000mL 冰盐水，可使黏膜血管收缩，收到良好止血效果。

处方③：酚磺乙胺（止血敏）0.25g，每日 2 次，肌内注射。

【注意事项】

毒性低，但有报道静注时可发生休克。

处方④：脑垂体后叶素，适用于门静脉高压所致的上消化道出血。紧急时先用 10U 加 5% 葡萄糖注射液 40mL 缓慢静注（15min），然后用 10U 加入葡萄糖注射液 100～200mL 中静滴，速度应保持在 20～30 滴/min，1h 后可重复 1 次，然后每 4～6h 重复 1 次。

【注意事项】

（1）用药后，如出现面色苍白、出汗、心悸、胸闷、腹痛、过敏性休克等，应立即停药。

（2）高血压、冠状动脉疾病、心力衰竭、肺源性心脏病患者忌用。

（3）凡胎位不正、骨盆过狭、产道阻碍等均忌用本品引产。

（4）因能被消化液破坏，故本品不宜口服。

处方⑤：6-氨基己酸，4～6g，加入 5% 葡萄糖注射液或 5% 葡萄糖盐水 100mL 中，静脉滴注，在 10～30min 内滴完。以后再每小时 1g 维持。

处方⑥：维生素 K_1，10mg，每日 2 次，肌内或静脉注射。

【注意事项】

（1）偶见过敏反应。静注过快（超过 5mg/min），可引起面部潮红、出汗、支气管痉挛、心动过速、低血压等，曾有快速静脉注射致死的报道。肌注可引起局部红肿和疼痛。新生儿应用本品后可能出现高胆红素血症、黄疸和溶血性贫血。

（2）严重肝脏疾患或肝功能不良者禁用。

（胡贵　康红军）

肠易激综合征

肠易激综合征（irritable bowel syndrome）是一组持续或间歇发作，以腹痛、腹胀、排便习惯和（或）大便性状改变为临床表现，而缺乏胃肠道结构和生化异常的肠道功能紊乱性疾病。典型症状为与排便异常相关的腹痛、腹胀，根据主要症状分为：腹泻主导型、便秘主导型、腹泻便秘交替型。精神、饮食、寒冷等因素可诱使症状复发或加重。

一、诊断要点

反复发作的腹痛或不适（不适意味着感觉不舒服而非疼痛），最近 3 个月内每个月至少有 3 天出现症状，合并以下 2 条或多条：①排便后症状缓解；②发作时伴有排便频率改变；③发作时伴有大便性状（外观）改变。诊断前症状出现至少 6 个月，近 3 个月符合以上标准。

二、鉴别诊断

以腹痛为主表现，应与引起腹痛的疾病鉴别。以腹泻为主要表现，应与引起腹泻的疾病鉴别，其中应与常见的乳糖不耐受症相鉴别。以便秘为主要表现，应与引起便秘的疾病鉴别，其中功能性便秘及药物不良反应引起的便秘常见。

三、治疗原则

根据患者的具体情况而采用个体化方案，应积极寻找并去除诱因，减轻症状，治疗只限于对症处理。

四、一般治疗

1. 调整饮食

避免敏感食物，减少产气食物（奶制品、大豆、扁豆等），高脂肪食物抑制胃排空，增加胃食管反流，加强餐后结肠运动。高纤维素食物（如麸糠）可刺激结肠运动，对改善便秘有明显效果。

2. 心理和行为治疗

对患者进行耐心的解释工作，具体治疗包括心理治疗、生物反馈疗法等，对于有失眠、焦虑等症状者，可适当予以镇静药。

五、药物处方

处方①：复合益生菌（促菌生），口服，成人 1～2g，3 次/日；儿童酌减。饭后服用。

【注意事项】

本品属活菌制剂，使用时应停用抗生素。应于密闭、阴暗环境处保存。

处方②：布拉氏酵母菌散（亿活），口服，250～500mg，1～2 次/日。

【注意事项】

（1）不应与开水、冰水或含乙醇饮料混合后服用。偶见上腹部不适。

（2）本品属真菌制剂，不可与抗真菌药物及某些喹啉类衍生物合用。与万古霉素或甲硝唑、替硝唑合用，可防治梭状芽孢杆菌所致的顽固性腹泻及其复发。

处方③：匹维溴铵，口服，每次 50mg，每日 3 次。

【注意事项】

于进餐前整片吞服，不宜躺着和在就寝前吞咽药片。本品服后耐受性良好，少数患者可有腹痛、腹泻或便秘。偶见皮疹、瘙痒、恶心和口干等，儿童与孕妇禁用。

处方④：复合乳酸菌肠溶胶囊（聚克通），口服，2 粒，3 次/日，饭后服用。

【注意事项】

无明显毒副作用。最好不与抗生素、抑菌剂、杀菌剂合用。密闭，阴凉干燥避光处保存。

处方⑤：酪酸梭状芽孢杆菌，口服，2片，3次/日。儿童用量酌减。

【注意事项】

不可与抗生素或其他抑菌、杀菌剂共用，以免影响治疗效果。密封，阴暗避光处保存。

（胡贵 康红军）

功能性消化不良

功能性消化不良（functional dyspepsia，FD）是指具有上腹痛、上腹胀、早饱、嗳气、食欲缺乏、恶心、呕吐等不适症状，经检查排除引起上述症状的器质性疾病的一组临床综合征。症状可持续或反复发作，病程超过一个月或在过去的十二月中累计超过十二周。

一、诊断要点

罗马Ⅲ型诊断标准中FD分为2个亚型，即餐后不适综合征和上腹疼痛综合征。依据罗马Ⅲ型诊断标准，功能性消化不良必须符合以下一点或一点以上：餐后饱胀不适；早饱；上腹痛；上腹灼烧感。FD为一排除性诊断疾病，在临床实际工作中，既要求不漏诊器质性疾病，又不应无选择性地对每例患者进行全面的实验室及特殊检查。

（1）全面病史采集和体格检查的基础上，应先判断患者有无下列器质性疾病的"报警症状和体征"：45岁以上，近期出现消化不良症状，有消瘦、贫血、呕血、黑粪、吞咽困难、腹部肿块、黄疸等，消化不良症状进行性加重。

（2）对有"报警症状和体征"者，必须进行彻底检查直至找到病因。

（3）对年龄在45岁以下且无"报警症状和体征"者，可选择基本的检查如血常规、尿常规、粪隐血试验、红细胞沉降率、肝功能试验、胃镜、腹部B超（肝、胆、胰），或先予经验性治疗2～4周观察疗效，对诊断可疑或治疗无效者有针对性地选择进一步检查。

二、鉴别诊断

1. 胃肠道疾病

借助于胃镜、大肠镜，与慢性胃炎、胃溃疡、十二指肠溃疡、胃癌等疾病相鉴别。

2. 肝、胆、胰腺疾病

借助于超声、CT、MRI，与病毒性肝炎、药物性肝炎、酒精性肝炎、肝硬化、胆囊炎、胆囊结石和急性或慢性胰腺炎、胰腺癌、肝癌等疾病相鉴别。

3. 糖尿病、类风湿关节炎、慢性心力衰竭、慢性肾衰竭等疾病

通过血糖、尿糖、糖化血红蛋白检测，可与糖尿病相鉴别。通过超声、心电图、血液肾功能检查，可与慢性心力衰竭和慢性肾衰竭相鉴别。

三、治疗原则

主要是对症治疗，遵循综合治疗和个体化治疗的原则。

四、一般治疗

（1）建立良好的生活习惯，避免烟、酒及服用非甾体抗炎药。无特殊食谱，避免个人生活经历中诱发症状的食物。注意根据患者不同特点进行心理治疗。失眠、焦虑者可适当予以镇静药。

（2）减轻精神压力，适当体育锻炼，合理饮食结构等。需要注意与器质性疾病鉴别，注意随访跟踪。

五、药物处方

处方①：多潘立酮（吗丁啉），口服。10mg/次，3～4次/日，必要时剂量加倍或遵医嘱，饭前服。

【注意事项】

（1）抗胆碱药可能会对抗本品作用，二者不宜合用。

（2）1岁以下儿童由于其血脑屏障发育不完善，不宜使用。

处方②：伊托必利，口服，每次50mg，每日3次，饭前服用。

【注意事项】

服后有皮疹、发热、瘙痒感等，消化道症状有腹泻、腹痛、便秘、唾液增加等，神经系统症状有头痛、刺痛感、睡眠障碍等，血液系统症状有白细胞减少。高龄患者、孕妇及哺乳期妇女慎用。儿童禁用。

处方③：莫沙必利，口服，每次5mg，每日3次，饭前或饭后服用。

【注意事项】

（1）服后不良反应发生率约为4%，主要表现为腹泻、腹痛、口干、皮疹、倦怠、头晕、不适、心悸等。

（2）服用本品2周后，如消化道症状无变化，应停止服用。

（3）孕妇和哺乳期妇女、儿童及青少年、有肝肾功能障碍的老年患者慎用。

（胡贵　康红军）

胃食管反流病

胃食管腔因过度接触（或暴露于）胃液而引起的临床胃食管反流症状和食管黏膜损伤的疾病称为胃食管反流病（gastroesophageal reflux disease，GERD）。临床表现为胃灼热、反酸、吞咽疼痛和吞咽困难等。

一、诊断要点

（1）胃灼热和反酸。

（2）吞咽疼痛和吞咽困难。

（3）其他，如声嘶，咽部不适或异物感，咳嗽，哮喘（这种哮喘无季节性），常在夜间发生阵发性咳嗽和气喘。

（4）胃食管反流临床表现复杂且缺乏特异性，必须采用综合诊断技术。

二、鉴别诊断

以胸痛为主要表现的患者，应与心源性胸痛及其他原因引起的非心源性胸痛进行鉴别。心源性胸痛多见于心绞痛，典型的心绞痛主要表现为胸骨后疼痛，多为劳累后出现，持续数分钟，休息或舌下含服硝酸甘油类药物可缓解。此外，GERD 还应与功能性烧心、功能性胸痛、功能性消化不良等功能性疾病相鉴别。部分烧心的患者没有明确的胃食管反流及其引起症状的证据且没有明确的病理性食管动力障碍性疾病的依据，这部分患者应考虑为功能性烧心，应注意与NERD 相鉴别。GERD 还应与真菌性食管炎、药物性食管炎、食管癌和食管贲门失弛缓症等食管病变、消化性溃疡、胆道疾病等可能伴有反酸、烧心症状的疾病相鉴别。

三、治疗原则

快速缓解症状，治愈反流性食管炎（RE），维持缓解，预防复发和并发症，提高生活质量。

四、一般治疗

生活方式的改变应作为治疗的基本措施。抬高床头 15～20cm 是简单而有效的方法，这样可在睡眠时利用重力作用加强酸清除能力，减少夜间反流。脂肪、巧克力、茶、咖啡等食物会降低 LES 压力，宜适当限制。胃食管反流患者应戒烟戒酒。避免睡前 3h 饱食，同样可以减少夜间反流。25％的患者经改变上述生活习惯后症状可获改善。

五、药物处方

处方①：西咪替丁。片制：一次 0.2～0.4g，每日 4 次，餐后及睡前服，或一次 0.8g，睡前 1 次服；肾功能不全患者用量减为一次 0.2g，每 12h 1 次；老年患者用量酌减；小儿口服，一次按体重 5～10mg/kg，每日 2～4 次。注射液：①静脉滴注，本品 0.2g 用 5％葡萄糖注射液或 0.9％氯化钠注射液或葡萄糖氯化钠注射液 250～500mL 稀释后静脉滴注，滴速为每小时 1～4mg/kg，每次 0.2～0.6g；②静脉注射，用上述注射液 20mL 稀释后缓慢静脉注射（2～3min），每 6h 1 次，每次 0.2g；③肌内注射，一次 0.2g，每 6h 1 次。

【注意事项】

（1）为监测本品的对人体各系统脏器的毒性作用的发生，用药前及用药期间应定期检查肝、肾功能和血象，原有肝、肾疾病患者尤当如此。

（2）突然停药后有"反跳现象"。突然停药，可能引起慢性消化性溃疡穿孔，估计为停用后回跳的高酸度所致。故完成治疗后尚需继续服药（每晚 400mg）3 个月。

（3）本品应用可能会对实验检查结果构成干扰。口服后 15min 内胃液隐血试验可出现假阳性；血液水杨酸浓度、血清肌酐、催乳素、氨基转移酶等浓度均可能升高；甲状旁腺激素浓度则可能降低。

（4）动物实验和临床均有应用本品导致急性胰腺炎的报道，故不宜用于急性胰腺炎患者。

（5）严重肝功能不全者服用常规剂量后，其脑脊液的药物浓度为正常人的两倍，故容易中毒。出现神经毒性后，一般只需适当减少剂量即可消失。本品的神经毒性症状与中枢抗胆碱药所致者极为相似，且用拟胆碱药毒扁豆碱治疗，其症状可得到改善。故应避免本品与中枢抗胆碱药同时使用，以防加重中枢神经毒性反应。

（6）下列情况应慎用：严重心脏及呼吸系统疾患；慢性炎症，如系统性红斑狼疮，西咪替丁的骨髓毒性可能增高；器质性脑病；肾功能中度或重度损害。

处方②：奥美拉唑，每日早晨吞服 20mg，疗程 4～8 周。

【注意事项】

（1）当怀疑和治疗胃溃疡时，应先排除胃癌可能性再使用本药品，因用本药品可减轻其症状，从而延误诊断治疗。

（2）肝肾功能不全者慎用。

（3）本药品具有酶抑制作用，可延缓经肝脏细胞色素 P450 系统代谢的药物（如双香豆素、地西泮、苯妥英钠、华法林、硝苯定）在体内的消除。当本药品与上述药物一起使用时，应酌情减轻后者用量。

（4）不良反应及发生率与雷尼替丁相似，主要有恶心、上腹痛等。皮疹也有发生，一般是轻微和短暂的，大多不影响治疗。

（5）对本品过敏者禁用。

处方③：多潘立酮（吗丁啉），口服，成人一次 1 片，每日 2～3 次，饭前 15～30min 服用。

【注意事项】

（1）孕妇慎用，哺乳期妇女使用本品期间应停止哺乳。

（2）建议儿童使用多潘立酮混悬液。

（3）心脏病患者（心律失常）以及接受化疗的肿瘤患者应用时需慎重，有可能加重心律失常。

（4）如服用过量或出现严重不良反应，应立即就医。

（5）对本品过敏者禁用，过敏体质者慎用。

（6）本品性状发生改变时禁止使用。

（7）请将本品放在儿童不能接触的地方。

（8）如正在使用其他药品，使用本品前请咨询医师或药师。

（9）本品含有乳糖，可能不适用于乳糖不耐受、半乳糖血症或葡萄糖/半乳糖吸收障碍的患者。

（10）当抗酸剂或抑制胃酸分泌药物与本品合用时，前两类药不能在饭前服用，应于饭后服用，即不宜与本品同时服用。

（11）由于多潘立酮主要在肝脏代谢，故肝功能损害的患者慎用。

（12）严重肾功能不全（血清肌酐 6mg/100mL，即 0.6mmol/L）患者多潘立酮的消除半衰期由 7.4h 增加到 20.8h，但其血药浓度低于健康志愿者。由于经肾脏排泄的原形药物极少，因此肾功能不全的患者单次服药可能不需调整剂量。但需重复给药时，应根据肾功能损害的严重程度将服药频率减为每日 1～2 次，剂量应咨询医师或药师，此类患者长期用药时需定期检查。

处方④：硫糖铝，口服（餐前 1h 或者睡前服用），一次 1g，每日 3～4g。

【注意事项】

（1）肾功能不全的患者，服用硫糖铝后，血浆中铝的含量增加，虽不能确定长期用药后铝在体内的蓄积情况，但应小心使用。

（2）不良反应较常见的是便秘；少见或偶见的有腰痛、腹泻、眩晕、昏睡、口干、消化不良、恶心、皮疹、瘙痒以及胃痉挛。

（3）制酸药可干扰硫糖铝的药理作用，硫糖铝也可减少西咪替丁的吸收；硫糖铝可干扰脂溶性维生素（维生素 A、维生素 D、维生素 E 和维生素 K）的吸收；不宜与多酶片合用，否则两者疗效均降低。

（胡贵　康红军）

第四章 肾 内 科

血 尿

血尿分为镜下血尿和肉眼血尿。前者指尿色正常，而尿液镜检发现红细胞≥3个/HP；出血量＞1mL/L时，肉眼可见尿色呈鲜红色、洗肉水样、浓茶色或可乐色，称为肉眼血尿。血尿是泌尿系统疾病的主要临床表现之一，大约98％的血尿是由泌尿系统疾病引起，少数由全身性疾病或泌尿系统邻近器官病变所致。

一、诊断要点

（1）两次及以上尿液检查发现红细胞数≥3个/HP，或尿沉渣 Addis 计数，尿红细胞数≥10万个/h或尿红细胞数≥50万个/12h。

（2）排除全身性疾病及尿路邻近器官疾病，排除假性血尿，如月经污染、性交后等。

二、鉴别诊断

红色尿不一定是血尿，需要进行相关鉴别。譬如：尿呈暗红色或酱油色，不混浊，无沉淀，镜检无或仅有少量红细胞，见于血红蛋白尿；棕红色或葡萄酒色，不混浊，镜检无红细胞见于卟啉尿；服用某些药物如大黄、利福平，或进食某些红色蔬菜也可排红色尿，但镜检无红细胞。

三、治疗原则

（1）完善尿红细胞位相、尿沉渣、静脉尿路造影等相关检查，积极明确具体病因。

（2）对于伴有持续性蛋白尿或肾功能减退者，根据患者具体情况必要时行肾活检穿刺，可参照前面章节进行个体化治疗。

（3）对于孤立性血尿患者，无特殊治疗，建议每3～6个月复查尿常规及肾功能等。

（4）如泌尿系统影像学、细胞系检查及膀胱镜检查有阳性发现者，建议泌尿外科手术治疗。

四、一般治疗

避免剧烈活动，观察小便颜色，定期复查尿常规及肾功能等。

五、药物处方

处方①：黄葵胶囊。

成人每次 5 粒，每日 3 次，口服，一般 8 周为 1 个疗程。儿童酌情减量。

【注意事项】

孕妇忌用。

处方②：肾炎康复片。

成人每次 5 片，每日 3 次，口服，儿童酌情减量。

【注意事项】

孕妇忌用。

处方③：复方肾炎片。

成人每次 3 片，每日 3 次，口服。

【注意事项】

孕妇忌用。

（朱晗玉　闫磊　耿文佳）

水　肿

水肿指组织间隙中过多液体集聚。水肿分为全身性和局部性，前者包括心源性、肾源性、肝源性、营养不良性、黏液性、特发性水肿等。而肾源性水肿由于各种肾炎及肾病导致肾小球滤过率下降、低蛋白血症、肾素-血管紧张素系统（RAS）激活、肾内前列腺素减少等导致钠、水潴留。严重者可导致腹腔及胸腔积液。

一、诊断要点

（1）液体增多超过体重的 4%～5%。

（2）颜面部、四肢或全身水肿。

二、鉴别诊断

1. 妊娠性水肿

有妊娠史，以下腹部为主，其程度可随腹部膨隆的增大而明显，合并妊娠期毒血症时可全身水肿，临床可有血浆白蛋白降低及高血压等症状。

2. 肾脏病性水肿

肾脏病变引起的水肿可骤起，布及全身，有时仅限于眼睑。有血尿、蛋白尿、管型尿、肾功能减退、高血压等。肾病综合征常为全身性水肿，眼睑、面部更显著。慢性肾炎的水肿一般为全身性，根据病情的变化可以时轻时重，有时仅限于眼睑。

3. 肝脏病性水肿

起病较缓慢，有时可布及全身，但以腹水及下肢水肿为明显。严重时面部黄瘦，而腹部膨隆及下肢水肿形成明显对照。临床上可有肝功能损害、血浆白蛋白减少、球蛋白增加，可能有黄疸、脾大，钡餐检查可发现食管静脉曲张。

4. 心脏病性水肿

心力衰竭可引起水肿，衰竭程度不同，水肿程度也不同，可从踝部发展到全身。严重水肿除下肢外，上肢、胸部和面部都可发生，胸腔、腹腔、心包内也可见积液。临床上有心脏病史、心力衰竭症状和体征、在活动后下肢水肿明显、随心力衰竭的纠正水肿而消失等均有助于心脏病性水肿诊断。

5. 局部性水肿

① 局部静脉阻塞。可出现局部凹陷性水肿伴有发绀及表浅静脉扩张。

② 淋巴系梗阻。丝虫病或慢性淋巴管炎患者因淋巴回流受阻而出现局限性水肿，以下肢及阴囊部位常见。

③ 过敏性。对药物、食物、环境等因素过敏，突然发生水肿，常局限于面部，如眼睑等部位，并伴荨麻疹及体温升高。

6. 营养缺乏症

一般为全身性水肿，发生较缓慢；如不纠正可呈渐进性。有长期营养不良特别是蛋白质缺乏的病史，营养改善后可消退。

三、治疗原则

(1) 积极寻找病因，针对病因个体化治疗。

(2) 保持出入水量平衡，监测肝肾等器官功能变化。

四、一般治疗

(1) 卧床休息，减少活动。

(2) 记录出入水量及体重变化，低盐饮食（<3g/d）。

五、药物处方

处方①：20%人血白蛋白，静脉滴注。

根据患者病情需要每日 5～10g。

处方②：呋塞米，静脉推注。

成人起始剂量 20～40mg，每日 1 次，必要时 6～8h 后追加 20～40mg。

【注意事项】

大剂量或长期应用时常出现低钾血症、低氯血症等电解质紊乱，严重者可出现体位性低血压、休克；少见者可出现过敏、头晕、骨髓抑制等。

处方③：氢氯噻嗪。

成人剂量，每次 20～50mg，每日 1～2 次，或隔日口服。

【注意事项】

本药可导致水电解质紊乱、糖耐量异常、高尿酸血症等，需监测肾功能、电解质、血糖等变化。

处方④：螺内酯。

每日 40～120mg，分 2～4 次口服。

【注意事项】

常可导致高钾血症、胃肠道反应等；与噻嗪类利尿药合用时高钾血症发生率达 8.6％～26％。

处方⑤：美托拉宗，口服。

每日 5～10mg，每日 1 次；必要时可增加至 20mg。

【注意事项】

肝性脑病前期及肝性脑病患者禁用。少数会出现心悸、胸痛、室颤。

（朱晗玉　闫磊　耿文佳）

急性膀胱炎

急性膀胱炎是通常所指的下尿路感染。成年妇女膀胱炎的主要表现是膀胱刺激症状，即尿频、尿急、尿痛，白细胞尿，偶可有血尿，甚至肉眼血尿，膀胱区可有不适。一般无明显的全身感染症状，但少数患者可有腰痛、低热（一般不超过 38.5℃），血白细胞计数常不增高。约 30％ 以上的膀胱炎为自限性，可在 7～10 天内自愈。急性膀胱炎的病理改变主要是膀胱黏膜充血、潮红、上皮细胞肿胀、黏膜下组织充血、水肿和白细胞浸润，较重者有点状或片状出血，并可出现黏膜溃疡。

一、诊断要点

（1）主要表现为膀胱刺激征，即尿频、尿急、尿痛，白细胞尿，偶有血尿、腰痛、低热。

（2）病理改变主要是膀胱黏膜充血、潮红、上皮细胞肿胀，黏膜下组织充血、水肿和白细胞浸润。

二、鉴别诊断

1. 尿道综合征

多见于女性，患者有尿频、尿急、尿痛及排尿不适等典型的尿路刺激症状，但多次检查均无真性细菌尿。部分可能由于妇科或肛周疾病、神经焦虑、衣原体等非细菌感染造成。

2. 肾结核

膀胱刺激症状明显，一般抗生素治疗无效，尿沉渣可找到抗酸杆菌，尿培养结核分枝杆菌阳性，而尿普通细菌培养为阴性。静脉肾盂造影可见肾实质虫蚀样缺损等表现。应注意部分患者肾结核与尿路感染并存。

3. IgA 肾病

患者可表现为发热、血尿、排尿不适感，通过尿常规、尿细菌学、肾活检鉴别。

4. 腹部器官炎症

患者以消化道症状为突出表现，详细病史、尿常规、尿细菌学可鉴别。

三、治疗原则

(1) 选用对致病菌敏感的药物。

(2) 抗菌药在尿中的浓度要高。

(3) 选用肾毒性小的抗菌药物。

(4) 联合用药主要限于严重的感染。

四、一般治疗

(1) 多休息。

(2) 多饮水，每天液体入量最好在 2000mL 以上，每 2～3h 排尿 1 次。

(3) 性生活相关的患者，于性交后及时排尿。

(4) 尽量避免尿路器械的使用。

五、药物处方

处方①：单剂量疗法。

磺胺甲噁唑 2.0g、甲氧苄啶 0.4g、碳酸氢钠 1.0g，一次顿服（简称 STS 单剂）；氧氟沙星 0.4g，一次顿服；阿莫西林 3.0g，一次顿服。

处方②：3 日疗法。

可选用磺胺类、喹诺酮类、半合成青霉素类或头孢菌素类等抗生素，任选一种药物，连用 3 天。复方磺胺甲噁唑片，口服，每次 2 片（甲氧苄啶 160mg、磺胺甲噁唑 800mg），每日 2 次。左氧氟沙星片，0.5g，口服，每日 1 次。头孢呋辛酯片，0.25g，口服，每日 2 次。

【注意事项】

(1) 对于妊娠妇女、老年患者、糖尿病患者、机体免疫力低下及男性患者不宜使用单剂量及短程疗法，应采用较长疗程。

(2) 对于致病菌对磺胺甲噁唑耐药率高的情况，选用呋喃妥因，每次 100mg，每日 2 次，连续服用 5～7 日。

（朱晗玉　闫磊　耿文佳）

急性肾盂肾炎

急性肾盂肾炎是指急性起病的肾脏及肾盂的炎症，多由细菌感染引起，如大肠埃希菌、变形杆菌、葡萄球菌、铜绿假单胞菌等，常伴有下尿路炎症。临床可表现两组症状群，包括泌尿系统症状和全身感染症状。

一、诊断要点

（1）急性起病。

（2）泌尿系统症状和全身感染症状。

二、鉴别诊断

1. 尿道综合征

多见于女性，患者有尿频、尿急、尿痛及排尿不适等典型的尿路刺激症状，但多次检查均无真性细菌尿。

2. 肾结核

膀胱刺激症状明显，一般抗生素治疗无效，尿沉渣可找到抗酸杆菌，尿培养结核分枝杆菌阳性，尿普通细菌培养为阴性。静脉肾盂造影可见肾实质虫蚀样缺损等表现。

3. IgA 肾病

患者可表现为发热、血尿、排尿不适感，通过尿常规、尿细菌学、肾活检鉴别。

4. 腹部器官炎症

患者以消化道症状为突出表现，详细病史、尿常规、尿细菌学可鉴别。

三、治疗原则

防治全身败血症，缓解症状，清除病原体及感染灶，预防复发和慢性化。

四、一般治疗

多饮水，勤排尿，注意休息，碱化尿液。

五、药物处方

治疗在尿细菌培养及药敏试验指导下进行。

处方①：轻症患者可以口服用药。

复方磺胺甲噁唑，2 片，每日 2 次。

或氧氟沙星，0.2g，每日 2 次。

或环丙沙星，0.5g，每日 2 次。

或左氧氟沙星，0.5g，每日 1 次。

对于球菌患者使用阿莫西林或克拉维酸钾 0.25～0.5g，每 8h 1 次。

【注意事项】

（1）仅适用于轻症患者。

（2）治疗 3 天效果不佳，应根据疗效调整治疗方案，或改为静脉用药。

处方②：症状较重或不能口服用药者，静脉应用以下药物。

头孢曲松，1.0g，每日 1 次；头孢哌酮 1～2g，每 8～12h 1 次。

环丙沙星，0.2～0.4g，每 12h 1 次；或左氧氟沙星，0.5g，每日 1 次。

对 β 内酰胺类和喹诺酮耐药者，氨曲南 1.0g，每 8～12h 1 次。

阿米卡星，0.4g，每 8～12h 1 次。

真菌感染选用酮康唑，0.2g，每日 3 次；或氟康唑 50mg，每日 2 次。

【注意事项】

（1）疗程不小于 2 周。

（2）注意药物不良反应。

（3）积极去除易感因素，根据药敏试验调整抗生素应用。

（4）停药后 2 周、6 周复查尿常规。

（朱晗玉　闫磊　耿文佳）

急性感染后肾小球肾炎

急性感染后肾小球肾炎又称急性肾炎，是一种自限性疾病，表现为急性肾炎综合征。以急性链球菌感染后肾炎最为常见，主要发生于儿童，一般于感染后 7～14 日开始出现临床症状。

一、诊断要点

（1）主要发生于儿童。

（2）表现为急性肾炎综合征，以急性链球菌感染后肾炎最为常见。

二、鉴别诊断

（1）继发性肾损害，如狼疮肾炎、紫癜性肾炎；如怀疑伴随继发性因素者，需明确继发性病因，寻根溯源，另外结合典型临床表现，观察肾脏穿刺组织病理学表现，明确诊断。

（2）慢性肾炎急性发作。本病多既往存在慢性肾炎，在出现感染、劳累、不良饮食或药物等诱因的情况下诱发急性发作，表现为尿蛋白突然增多等。

三、治疗原则

以对症治疗为主，出现急性肾损伤患者，可给予肾脏替代治疗（血液透析或腹膜透析）。

四、一般治疗

休息，低盐饮食，利尿消肿，控制血压，去除感染灶等，控制心力衰竭等。

五、药物处方

主要为对症治疗药物。

处方①：仍存在感染灶者，如咽峡炎、脓皮病、鼻窦炎、中耳炎等。

青霉素，成人肌内注射，每日 80 万～200 万 U，分 3～4 次给药；静脉滴注，每日 200 万～2000 万 U，分 2～4 次给药；使用 10～14 日。

或林可霉素，成人静脉滴注，一次 0.6g，每 8h 或 12h 1 次，每 0.6g 溶于 100～200mL 输液中，滴注 1～2h。

或红霉素，成人静脉滴注，一次 0.5～1.0g，每日 2～3 次。

【注意事项】

（1）药物过敏者禁用相应药物。

（2）首选青霉素，对其过敏者考虑其他药物应用。

处方②：水肿明显者。

氢氯噻嗪片，25mg，口服，每日 2～3 次。

呋塞米片，20～40mg，口服，每日 1～3 次；或呋塞米注射液 80～200mg，加入 5% 葡萄糖注射液 20mL，静脉推注。

【注意事项】

（1）当肾小球滤过率（GFR）<25mL/(min·1.73m²) 考虑使用呋塞米。

（2）禁用保钾利尿药。

处方③：血压偏高者。

二氮嗪，3～5mg/kg，静脉注射。

哌唑嗪片，0.5～1mg，口服，每日 2～3 次。

RAAS 阻滞剂。ACEI 类，如贝那普利 10～20mg/d、福辛普利 10～20mg/d、吲哚普利 4～8mg/d、雷米普利 5～10mg/d、依那普利 20～40mg/d；ARB 类，如缬沙坦 80～160mg/d、厄贝沙坦 150～300mg/d、氯沙坦 50～100mg/d、替米沙坦 40～80mg/d、坎地沙坦 4～8mg/d。

【注意事项】

（1）药物过敏者、双侧肾动脉狭窄者忌用。

（2）高钾血症者慎用。

（3）肾功能不全者慎用，使用时应监测肾功能。

（4）起始剂量要小，逐渐增加剂量。

（朱晗玉　闫磊　耿文佳）

慢性肾盂肾炎

慢性肾盂肾炎指肾脏及肾盂的炎症反复发作，导致肾盂肾盏有瘢痕形成、变形、积水，肾脏外形不光滑，或两肾大小不等，并伴有持续性肾小管功能损伤。临床表现复杂，可仅表现为无症状性菌尿，半数以上患者有急性肾盂肾炎既往史；肾小管损伤表现为尿浓缩功能减退、夜尿增多及肾小管酸中毒等；疾病持续进展可发展为慢性肾衰竭。

一、诊断要点

（1）反复发作。

（2）表现复杂，并伴有持续性肾小管功能损伤，可仅表现为无症状性菌尿，半数以上有急性肾盂肾炎既往史。

二、鉴别诊断

1. 尿道综合征

多见于女性，患者有尿频、尿急、尿痛及排尿不适等典型的尿路刺激症状，但多次检查均无真性细菌尿。

2. 肾结核

膀胱刺激症状明显，一般抗生素治疗无效，尿沉渣可找到抗酸杆菌，尿培养结核分枝杆菌阳性，而尿普通细菌培养为阴性。静脉肾盂造影可见肾实质虫蚀样缺损等表现。

3. IgA 肾病

患者可表现为发热、血尿、排尿不适感，通过尿常规、尿细菌学、肾活检鉴别。

4. 腹部器官炎症

患者以消化道症状为突出表现，详细病史、尿常规、尿细菌学可鉴别。

三、治疗原则

防治急性发作，消除诱因，去除炎症病灶。

四、一般治疗

多饮水，勤排尿，注意休息，碱化尿液。

五、药物处方

治疗在尿细菌培养及药敏试验指导下进行。

处方①：急性发作期治疗同急性肾盂肾炎。

【注意事项】

（1）疗程适当延长至 4～6 周。

（2）积极寻找并去除可逆易感因素。

处方②：复发性尿路感染，考虑长程低剂量疗法。

复方磺胺甲噁唑 1～2 片，或呋喃妥因 50～100mg，或氧氟沙星 200mg，睡前服用，每 7～10 日更换一次药物，连用 1 年或更长。

【注意事项】

积极寻找并去除可逆易感因素。

处方③：性生活相关肾盂肾炎。

性生活后 2h 内服用头孢氨苄 250mg，或环丙沙星 250mg，或呋喃妥因 50mg。

【注意事项】

性交后排尿。

处方④：绝经后妇女预防。

阴道局部应用雌激素软膏，根据症状严重程度，每天 0.5～2g。

（朱晗玉　闫磊　耿文佳）

ANCA 相关性肾炎

抗中性粒细胞胞质抗体（ANCA）相关性小血管炎又称为原发性小血管炎，是因血管壁炎症及坏死导致的多系统受累的自身免疫性疾病。病理示血管周围炎性细胞浸润，伴有血管损伤，包括纤维素沉积、胶原纤维变性、内皮细胞及肌细胞坏死。包括显微镜下多血管炎、肉芽肿性多血管炎、嗜酸性肉芽肿性多血管炎，ANCA 在发病机制中起重要作用，是重要的血清学诊断依据。ANCA 相关性肾炎是指 ANCA 相关性血管炎的肾脏损害。临床表现为急性肾炎综合征、肾功能急剧恶化，多在早期出现少尿性急性肾衰竭。肾脏可为首发，甚至唯一受累器官或与其他系统损害并存。肾脏体积常较正常增大。病理类型为新月体性肾小球肾炎，光镜下广泛（50% 以上）的肾小球囊腔内有大新月体形成（占肾小球囊腔 50% 以上），导致严重的肾小球肾炎，病变早期为细胞性新月体，后期为纤维性新月体。可见肾小球节段性纤维素样坏死，无电子致密物。免疫病理为少免疫复合物型，肾小球内无或仅微量免疫球蛋白沉积。常有不明原因的发热、乏力、贫血、关节痛、咯血或红细胞沉降率增快等系统性血管炎的临床表现。

一、诊断要点

（1）表现为急性肾炎综合征、肾功能急剧恶化，多在早期出现少尿性急性肾衰竭。

（2）病理类型为新月体性肾小球肾炎。

（3）常有系统性血管炎的临床表现。

二、鉴别诊断

1. 肺出血-肾炎综合征

也叫古德帕斯丘综合征，是由于肺泡和肾小球基底膜受损而致病，包括反复弥漫性肺出血、肾小球肾炎以及循环抗肾小球基底膜抗体（anti-GBM）三联征，临床表现为反复弥漫性肺出血、贫血以及肾出血（血尿）。肺及肾活检经免疫荧光镜检查可见抗基底膜抗体的 IgG 及 C3 沿肺泡壁以及肾小球的毛细血管壁呈连续均匀线状沉积。血液循环中检出抗基底膜抗体是诊断本病的重要依据。

2. 狼疮肾炎

多见于 20～40 岁女性，其中 20%～50% 呈肾病综合征表现。患者多有发热、皮疹以及关节疼痛，特别是面部蝶形红斑最具有诊断价值。血清抗核抗体、抗双链 DNA 抗体及抗 Sm 抗体阳性，血中可找到狼疮细胞，血清蛋白电泳 α_2-球蛋白及 γ-球蛋白增高，免疫球蛋白检查主要为 IgG 增高。

3. 过敏性紫癜性肾炎

患者有皮疹、紫癜、关节痛、腹痛及便血等过敏性紫癜性特征，又有血尿、蛋白尿、高血压以及水肿等肾小球肾炎的特点。在疾病早期往往伴随 IgA 增高，皮损处做皮肤活检，可见到毛细血管壁有 IgA 沉积，肾活检多数为增生性肾小球肾炎，免疫荧光检查多有 IgA 沉积，新月体形成较常见。

三、治疗原则

（1）早期诊断、早期治疗。

（2）病情往往呈复发与缓解交替，因此治疗要根据不同病期进行调整。包括针对急性免疫介导性炎症病变的强化治疗以及针对肾脏病变表现（如钠水潴留、高血压、尿毒症及感染等）的对症治疗。尤其强调在早期作出病因诊断和免疫病理分型的基础上尽快进行强化治疗。

（3）对于重症、难治性 ANCA 相关性肾炎，肾功能急剧恶化的坏死性新月体肾小球肾炎，可行血浆置换、透析、肾移植等治疗，给予大剂量免疫球蛋白、生物制剂等治疗。

四、一般治疗

（1）进行患者教育，使其正确认识疾病，规律诊治和长期随访。

（2）急性活动期卧床休息，避免劳累、感染。

（3）对症治疗，控制体温，纠正贫血等。

五、药物处方

糖皮质激素是治疗的基础，及早加用免疫抑制剂可以更有效地控制病情。

处方①：用于危重症患者的冲击治疗。

甲泼尼龙，500～1000mg，静脉滴注，每日 1 次。

【注意事项】

1～2h 静脉滴注，用 3 天后改为泼尼松 40～60mg/d，口服 8 周左右，根据病情酌情减量，维持治疗。

处方②：用于重症患者的诱导治疗。

泼尼松，1mg/kg，口服，每日 1 次。

【注意事项】

（1）用药 4～8 周，症状缓解后逐渐减量维持。

（2）注意防治激素的副作用，补充钙剂等。

处方③：与激素联合用于 ANCA 相关性肾炎的诱导治疗。

环磷酰胺，2mg/kg，口服，每日 1 次，持续 3～6 个月。

或环磷酰胺，按体表面积 0.5～1g/m²，静脉注射，每月 1 次，共 6 个月。

【注意事项】

定期检测血常规、肝功能等指标，监测药物不良反应。

处方④：用于维持治疗。

泼尼松，10mg，口服，每日 1 次。

【注意事项】

1 年后减为泼尼松 5mg/d，以最小剂量维持，维持期疗程 2 年以上。

处方⑤：与激素联合用于维持治疗，减少复发率。

环磷酰胺，按体表面积 0.5～1g/m²，静脉注射，每 3 个月 1 次，维持 1.5～2 年。

或硫唑嘌呤，1～3mg/kg，口服，每日 1 次。

或吗替麦考酚酯（霉酚酸酯），0.25～0.5g，口服，每日 2 次。

或氨甲蝶呤，0.3mg/kg，口服，每周 1 次。

【注意事项】

注意过敏、骨髓抑制、肝毒性、肺炎等副作用。

（朱晗玉　闫磊　耿文佳）

系膜增生性肾小球肾炎

系膜增生性肾小球肾炎（MsPGN）是根据病理形态学诊断的一组肾小球疾病，光镜下可见肾小球系膜细胞及系膜基质弥漫性增生。分为原发性和继发性两类，原发性系膜增生性肾炎又可分为 4 种：①系膜沉积物以 IgA 为主；②系膜沉积物以 IgM 为主；③有其他形式的 Ig 及（或）C3 沉积；④没有 Ig 或 C3 沉积。根据免疫病理，又将其分为 IgA 肾病（以 IgA 沉积为主）及非 IgA 系膜增生性肾小球肾炎（以 IgG 或 IgM 沉积为主）。常伴有 C3 于肾小球系膜区或系膜区及毛细血管壁呈颗粒状沉积。电镜下在系膜区可见到电子致密物。该病是中国最常见的原发性肾小球疾病，男性多于女性，好发于青少年。约 50％患者有前驱感染，其特点是临床表现多样化，可表现为隐匿性肾小球疾病［无症状性血尿和（或）蛋白尿］、慢性肾小球肾炎及原发性肾病综合征。非 IgA 系膜增生性肾小球肾炎者约 50％患者表现为肾病综合征，约 70％患者伴有血尿；而 IgA 肾病者几乎均有血尿，约 15％出现肾病综合征。

一、诊断要点

（1）好发于青少年，约 50％有前驱感染。

（2）可表现为隐匿性肾小球疾病、慢性肾小球肾炎及原发性肾病综合征。

（3）光镜下见肾小球系膜细胞及系膜基质弥漫性增生，系膜区免疫复合物沉积。

二、鉴别诊断

1. 糖尿病肾病

MPGN 的结节状损害出现在大多数肾小球中，而糖尿病肾病发生结节状损害的小球相对较少，另外从免疫病理学上可以进行鉴别。

2. 淀粉样变肾病

HE、刚果红染色及电镜下完全可以鉴别。

3. 肾轻链沉积症

光镜下与 MPGN 鉴别较难，需做免疫病理学，可以明确区分。

4. 狼疮肾炎

慢性低补体血症应与狼疮肾炎进行鉴别，狼疮肾炎可以出现多种类型的病理学改变，出现类似于 Ⅰ、Ⅲ 型 MPGN 样的改变，但狼疮肾炎在肾小球内可有 IgG、IgM、IgA、C3、C4、C1q 的沉积，即"满堂亮"表现，而 MPGN 同时出现多种免疫球蛋白及补体沉积的情形罕见。

三、治疗原则

根据临床表现结合病理特点选择治疗方案，长期随访，密切观察，根据病情调整治疗方案。

四、一般治疗

（1）避免劳累、感染。

（2）缓解临床症状及防治高血压等合并症，延缓肾功能进行性恶化。

（3）低蛋白血症、水肿严重者需卧床休息，低盐、优质蛋白饮食。

五、药物处方

因临床表现多样化，药物的选择有很大差异。

处方①：用于降低尿蛋白，保护肾功能。

贝那普利，10～20mg，口服，每日1次。

或福辛普利，10～20mg，口服，每日1次。

或培哚普利，4～8mg，口服，每日1次。

或缬沙坦，80～160mg，口服，每日1次。

【注意事项】

（1）肾功能不全患者需要调整剂量。

（2）应用血管紧张素转换酶抑制剂出现咳嗽者，可换用血管紧张素Ⅱ受体拮抗剂。

处方②：用于大量蛋白尿或肾病综合征。

泼尼松，1mg/kg，口服，每日1次。

【注意事项】

4～8周后减量维持。注意防治激素的副作用，补充钙剂等。

处方③：用于激素依赖型及激素不敏感型患者，常与激素联合应用。

环磷酰胺，按体表面积0.5～1g/m²，静脉注射，每月1次。

或环孢素，1.5～2.5mg/kg，口服，每日2次。

或吗替麦考酚酯（霉酚酸酯），0.5～1g，口服，每日2次。

【注意事项】

（1）定期检测血常规、肝功能等指标，监测药物不良反应。

（2）环孢素有多毛、牙龈增生、高血压、高尿酸、肝肾毒性等副作用，注意监测，服药期间需监测血药浓度。

处方④：可配合激素应用。

雷公藤多苷，20mg，口服，每日3次。

【注意事项】

注意胃肠道反应、肝功能损伤、骨髓抑制及性腺损伤的副作用。

处方⑤：用于肾病综合征抗血小板、抗凝治疗。

双嘧达莫，100mg，口服，每日3次。

或肝素钠，100mg，静脉滴注，每日1次。

【注意事项】

（1）双嘧达莫不良反应有头痛头晕，应从小剂量开始，逐渐加量。

（2）肝素钠要求静滴时间在6h以上，使用过程中监测凝血指标。也可以应用低分子量的肝素制剂。

（朱晗玉　闫磊　耿文佳）

急性间质性肾炎

急性间质性肾炎又称急性肾小管-间质肾炎，是以肾间质炎细胞浸润及肾小管变性为主要病理表现的由不同原因引起的一组急性肾脏病。常见病因有药物过敏、感染、自身免疫性疾病、恶性肿瘤等。抗生素、磺胺及非甾体抗炎药是引起急性间质性肾炎的最常见药物。由非甾体抗炎药引起者还能导致肾小球微小病变病。光镜示肾间质水肿，弥漫性淋巴细胞及单核细胞浸润，散在嗜酸性粒细胞浸润，偶见肉芽肿。肾小管上皮细胞呈严重空泡及颗粒变性，刷毛缘脱落，管腔扩张。肾小球及肾血管正常。免疫荧光检查多阴性，非甾体抗炎药引起肾小球微小病变时，电镜下可见肾小球脏层上皮细胞足突广泛消失。尿检示无菌性白细胞尿、血尿及蛋白尿。蛋白尿多为轻度，非甾体抗炎药引起肾小球微小病变，可出现大量蛋白尿甚至表现为肾病综合征。本病常出现少尿或非少尿性急性肾衰竭，常因肾小管功能损害出现肾性糖尿、低比重及低渗透压尿。

一、诊断要点

（1）常出现少尿或非少尿性急性肾衰竭，肾性糖尿、低比重及低渗透压尿。

（2）常见病因有药物过敏、感染、自身免疫性疾病、恶性肿瘤等。

（3）尿检示无菌性白细胞尿、血尿及蛋白尿。

（4）肾间质炎细胞浸润及肾小管变性为主要病理表现。

二、鉴别诊断

1. 急性肾小管坏死（ATN）

与非少尿型 ATN 不易鉴别，常都有特殊用药史。关注有无全身过敏表现、血中 IgE 升高、尿中嗜酸性粒细胞增多、贫血及肾性糖尿等现象。严重少尿或无尿、尿中脱落肾小管上皮细胞，有利于肾小管坏死的诊断。

2. 急进性肾小球肾炎

病情发展急骤，临床表现为急进性肾炎综合征，血尿突出，尿蛋白量较多，部分情况下还可检出特异的疾病相关抗体。肾活检并结合临床特点及用药史可鉴别。

病理呈肾小管间质病变者，应与肾小球、肾小管、肾血管疾病继发的小管-间质病变相鉴别。前者以弥漫病变为特征，后者病变常分布在受伤的肾小球相应肾单位。

三、治疗原则

（1）寻找并去除病因，阻止致病因素对肾脏的进一步损害。

（2）根据病因制订相应的治疗方案，控制炎症反应，防止肾脏纤维化的发生。

四、一般治疗

（1）注意休息，营养支持，避免劳累、感染。

（2）积极治疗原发病。

（3）对症治疗，维持足够的尿量和水、电解质、酸碱平衡，防治肾功能恶化。

五、药物治疗

在去除病因、对症处理的基础上，可给予激素治疗。

处方：用于抑制炎症反应，缓解肾损伤。

泼尼松，0.5～1mg/kg，口服，每日 1 次。

【注意事项】

（1）2～4 周病情好转后逐渐减量，总疗程 1～4 个月，注意防治激素的副作用。

（2）如单纯激素治疗效果不佳，或自身免疫性疾病、药物变态反应等因素介导的间质性肾炎，可联合免疫抑制剂治疗。

（3）避免再次接触致病因素。急性肾衰竭有血液净化指征者，应及时进行血液净化治疗。

（朱晗玉　闫磊　耿文佳）

狼疮肾炎

狼疮肾炎是指系统性红斑狼疮的肾脏损害，包括肾小球病变、肾小管-间质病变及肾血管病变等，是系统性红斑狼疮最常见且严重的临床表现，肾组织活检示系统性红斑狼疮患者几乎 100% 有肾脏病理学改变，超过 50% 的患者有肾损害的临床表现，如蛋白尿、血尿、管型尿、水肿、高血压、肾衰竭等。发病机制主要是免疫复合物在肾脏的形成与沉积。抗核抗体、抗 ds DNA 抗体、抗 Sm 抗体、补体等是重要的免疫学检查。在确诊为系统性红斑狼疮的基础上，有肾损害表现，如持续性蛋白尿（>0.5g/d，或>＋＋＋）或管型（可为红细胞，血红蛋白、颗粒、管状或混合型等），可诊断为狼疮肾炎。我国目前采用的狼疮肾炎分型还是 2003 年国际肾脏病学会、肾脏病理学会的分型体系，该体系根据肾脏的病理改变将狼疮肾炎分为 6 型。①Ⅰ型（轻系膜性狼疮肾炎）：光镜下肾小球正常，免疫病理或电镜可见系膜区免疫沉积物。②Ⅱ型（系膜增生性狼疮肾炎）：单纯不同程度的系膜细胞增生或基质增多，伴系膜区免疫沉积。③Ⅲ型（局灶性狼疮肾炎）：50% 以下肾小球呈现节段或球性毛细血管内或毛细血管外肾小球肾炎，伴有系膜增生。④Ⅳ型（弥漫性狼疮肾炎）：50％以上肾小球呈现节段或球性毛细血管内或毛细血管外肾小球贤炎。包括血管衬坏死和系膜增生，系膜区内皮下和上皮下免疫复合物沉积。⑤Ⅴ型（膜性狼疮肾炎）：肾小球基底膜弥漫性增厚，可见球性或节段性上皮下免疫复合物沉积，可同时伴有增生型病变。⑥Ⅵ型（晚期硬化性狼疮性肾炎）：90％以上肾小球球性硬化。

一、诊断要点

在确诊为系统性红斑狼疮的基础上，有肾损害表现，如持续性蛋白尿（>0.5g/d，或>＋＋＋）或管型。

二、鉴别诊断

1. 原发性肾小球疾病

通过认真检查有无多系统、多器官受累表现，多次检查血清抗核抗体、抗ds DNA 抗体、抗 Sm 抗体等可鉴别。

2. 过敏性紫癜肾炎

除肾受累外，可伴皮肤紫癜、消化道出血、关节痛，血清抗核抗体阴性，肾脏病理可见 IgA 沉积。

3. 原发性小血管炎相关肾损害

该病常见于中老年，无明显性别差异，除肾受累外，也有全身多系统改变，血清抗中心粒细胞胞浆抗体（ANCA）常阳性，肾脏病理常为节段性坏死性改变，常伴新月体形成。

三、治疗原则

（1）早期诊断、早期治疗、个体化治疗。

（2）以控制狼疮活动、阻止肾脏病变进展、最大限度地降低药物治疗的副作用为主要目的。

（3）根据临床表现、病理特征及疾病活动程度制订不同的治疗方案。

（4）重视肾外狼疮病变的治疗。

四、一般治疗

（1）进行患者教育，心理干预，使其正确认识疾病，消除恐惧心理，树立乐观情绪；明白规律诊治和长期随访的重要性与必要性。

（2）急性活动期卧床休息，病情缓解稳定期可进行一般的日常生活和参与相应的工作，避免劳累、感染。

（3）去除诱发或加重病情及影响预后的因素，如避免紫外线暴露，避免使用可能诱发狼疮的药物。限制盐和蛋白质的摄入、控制血压、减轻体重、纠正代谢异常等。

五、药物处方

在急性活动危重期，给予诱导缓解、控制病情的治疗；在缓解期，给予维持性治疗，注意副作用的防护。

处方①：可用于狼疮肾炎的基础治疗。

羟氯喹，200mg，口服，每日 1～2 次。

【注意事项】

（1）主要不良反应是眼底病变。用药超过 6 个月，应每半年检查眼底。

（2）对 4-氨基喹啉类化合物过敏者、存在眼睛黄斑病变者、有心动过缓或有传导阻滞者禁用。

处方②：常用于急性危及生命的重症狼疮肾炎，如肾活检示袢坏死及细胞性新月体形成，活动性Ⅳ型或重度Ⅲ型狼疮肾炎伴近期内肾功能显著恶化，狼疮危象等的冲击治疗。

甲泼尼龙，500～1000mg，静脉滴注，每日 1 次。

【注意事项】

建议 1～2h 静脉滴注，连续 3 次为 1 个疗程，必要时可重复，疗程间隔期 5～30 天，一般不超过 3 个疗程，间隔期和冲击后需给予泼尼松 0.5～1mg/kg，口服，每日 1 次。

处方③：用于肾病综合征、急进性肾炎等重型狼疮肾炎，病理为Ⅲ型、Ⅳ型增殖性狼疮肾炎，临床表现为肾病综合征的膜性狼疮肾炎的诱导治疗。

泼尼松，1mg/kg，口服，每日 1 次。

【注意事项】

（1）4～8 周后或病情稳定后 2 周缓慢减量，减至泼尼松 0.5mg/（kg・d）后，减药速度适当减慢。

（2）初始诱导治疗疗程为 3～6 个月，若病情稳定且达到部分缓解或完全缓解，则进入维持治疗，若治疗反应差，则选择其他初始诱导治疗的替代方案。

（3）注意防治激素的副作用，补充钙剂等。

处方④：常与激素联合用于狼疮肾炎的诱导治疗。

环磷酰胺，0.5～1g/m^2 体表面积，静脉注射，每月 1 次，共 6 个月。

或环磷酰胺，500mg，静脉注射，每 2 周 1 次，共 3 个月。

或吗替麦考酚酯，0.75～1g，口服，每日 2 次，共 6 个月。

【注意事项】

定期检测血常规、肝功能等指标，监测药物不良反应。

处方⑤：常用于狼疮肾炎的维持治疗。

泼尼松≤10mg，口服，每日 1 次。

【注意事项】

（1）病情许可时，以最小剂量维持，可隔日口服，与吗替麦考酚酯或硫唑嘌呤或环孢素等联合应用。

（2）在完全缓解后，维持治疗至少 1 年以上，部分缓解患者须继续维持治疗。

（朱晗玉 闫磊 耿文佳）

过敏性紫癜肾炎

过敏性紫癜是一种免疫介导的血管变态反应性疾病，毛细血管脆性及通透性增加，血液外渗，产生紫癜、黏膜及某些器官出血。可出现皮疹、关节痛、肾脏受累、胃肠症状、神经系统症状等。多见于儿童及青少年。过敏性紫癜肾炎是指过敏性紫癜引起的肾脏损害，多于过敏性紫癜发生数日至数周后出现，病理表现为坏死性小血管炎，免疫病理示 IgA 免疫球蛋白复合物在肾小球系膜区及内皮下颗粒状弥漫性沉积。临床主要表现为血尿、蛋白尿，部分患者有高血压、肾功能不全。

一、诊断要点

（1）多见于儿童及青少年。

（2）临床主要表现为血尿、蛋白尿，部分患者有高血压、肾功能不全。

（3）病理表现为坏死性小血管炎。

二、鉴别诊断

1. 应与 IgA 肾病鉴别

根据肾脏病理及免疫病理结果很难区别，二者的鉴别主要依靠临床表现，如典型的皮疹、胃肠道症状等。

2. 原发性 ANCA 相关小血管炎的肾损害

ANCA 相关小血管炎患者除血清 ANCA 阳性外，临床可有更多脏器受累，其肾脏病理多表现为寡免疫沉积性局灶纤维素样坏死和新月体性肾小球肾炎。

3. 狼疮肾炎

首先应据临床诊断标准确诊狼疮肾炎，肾脏病理可见多种免疫球蛋白和补体沉积而表现为典型的"满堂亮"现象。

4. 冷球蛋白血症肾损害

冷球蛋白血症性血管炎在血清中发现冷球蛋白，肾脏病理特点是电镜检查可见典型的冷球蛋白结晶。

三、治疗原则

消除致病因素，控制免疫炎症反应，抑制肾小球增生性病变，预防和延缓肾脏慢性纤维化。

四、一般治疗

(1) 急性期或发作期注意休息、保暖，避免劳累，防治感染，清除感染病灶，避免应用可能致敏的食物、药物等。

(2) 水肿、大量蛋白尿者限盐、限水。

(3) 避免再次接触过敏原。

五、药物处方

根据患者年龄、临床表现和肾损害程度不同选择治疗方案。

处方①：用于改善毛细血管脆性和通透性的药物。

曲克芦丁，120～180mg，口服，每日 3 次。

或卡巴克络（安络血），2.5～5mg，口服，每日 3 次。

或维生素 C，100mg，口服，每日 3 次。

或维生素 C，5～10g，静脉滴注，每日 1 次。

【注意事项】

(1) 大量应用卡巴克络，可诱发癫痫及精神紊乱。有癫痫史及精神病史者应慎用。

(2) 长时间大量用维生素 C 偶可引起尿酸盐、半胱氨酸盐或草酸盐结石。

处方②：抗组胺，抗过敏治疗，缓解症状。

马来酸氯苯那敏（扑尔敏），4mg，口服，每日 3 次。

或赛庚啶，2mg，口服，每日 3 次。

或地氯雷他定，5mg，口服，每日 1 次。

或苯海拉明，25mg，口服，每日 2～3 次。

或西咪替丁，200mg，静脉滴注，每日 1 次。

或 10％葡萄糖酸钙，10mL，静脉注射，每日 1～2 次。

【注意事项】

抗组胺药物主要不良反应有嗜睡、口干、乏力、头晕、恶心等，驾驶机、车、船，从事高空作业、机械作业者工作期间禁用。

处方③：用于单纯蛋白尿，病理类型较轻者。

贝那普利，10～20mg，口服，每日 1 次。

或福辛普利，10～20mg，口服，每日 1 次。

或培哚普利，4～8mg，口服，每日 1 次。

或缬沙坦，80～160mg，口服，每日 1 次。

【注意事项】

(1) 血管紧张素转换酶抑制剂和血管紧张素受体拮抗剂有降低蛋白尿的作用，肾功能不全患者需要调整剂量。

（2）应用血管紧张素转换酶抑制剂出现咳嗽者，可换用血管紧张素Ⅱ受体拮抗剂。

处方④：用于大量蛋白尿，临床表现较重，重度增殖性肾炎者。

泼尼松，20mg，口服，每日3次。

【注意事项】

病情缓解后泼尼松逐渐减量，可改为顿服。注意防治激素的副作用，补充钙剂等。

处方⑤：常与激素联合应用。

环磷酰胺，按体表面积 $0.5\sim1g/m^2$，静脉注射，每月1次。

【注意事项】

（1）连用6个月，改为每3个月1次，再用6次。

（2）定期检测血常规、肝功能等指标，监测药物不良反应。

处方⑥：单用，也可与激素或环磷酰胺联合应用。

雷公藤多苷，20mg，口服，每日3次。

【注意事项】

注意胃肠道反应、肝功能损伤、骨髓抑制及性腺损伤的副作用。

处方⑦：用于急进性肾炎、病理呈弥漫性病变或伴新月体形成者的冲击治疗。

甲泼尼龙，$500\sim1000mg$，静脉滴注，每日1次。

【注意事项】

建议1~2h静脉滴注，连续3次为1个疗程，疗程间隔期5~30天，一般不超过3个疗程，间隔期和冲击后需给予泼尼松 $0.5\sim1mg/kg$，口服，每日1次。

处方⑧：用于肾小球内凝血、微小血栓形成者。

双嘧达莫，100mg，口服，每日3次。

或肝素钠，100mg，静脉滴注，每日1次。

【注意事项】

（1）双嘧达莫不良反应有头痛、头晕，应从小剂量开始，逐渐加量。

（2）肝素钠要求静滴时间在6h以上，使用过程中监测凝血指标，也可以应用低分子量的肝素制剂。

（朱晗玉　闫磊　耿文佳）

乙型肝炎病毒相关性肾炎

乙型肝炎病毒相关性肾炎（hepatitis B virus-associated glomerulonephritis, HBV-GN）指血清 HBV 抗原阳性，有慢性肾炎表现，并排除狼疮肾炎等继发性肾小球疾病，同时必须在肾组织上找到 HBV 抗原。乙型肝炎病毒相关性肾炎的临床表现轻重不一，可以表现为无症状的尿检异常，也可表现为肾病范围的蛋白尿，可伴不同程度的血尿；肾脏损害病理类型多样，儿童以膜性肾病常见，成人则可表现为膜增生性肾小球肾炎或膜性肾病。

一、诊断要点

（1）可以表现为无症状的尿检异常，也可表现为肾病范围的蛋白尿，可伴不同程度的血尿。

（2）儿童以膜性肾病常见，成人可表现为膜增生性肾小球肾炎或膜性肾病。

（3）血清 HBV 抗原阳性，肾组织上找到 HBV 抗原。

二、鉴别诊断

1. 原发性膜性肾病

此病多见于中老年人；表现为肾病综合征，可有少量镜下血尿，血清补体 C3 正常；肾脏病理为典型膜性肾病，IgG 和 C3 沿肾小球基底膜颗粒样沉积，肾组织切片上未找到 HBV 抗原可鉴别。

2. 狼疮肾炎

此病多发生于青年女性，常伴多系统侵犯，应与膜性狼疮肾炎相鉴别；化验抗核抗体等多种自身抗体阳性；免疫病理学检查呈"满堂亮"现象，光镜检查除 GBM 增厚外，也可有系膜增生病变。

3. 原发性膜增生性肾炎

此病主要见于青少年，肾炎综合征合并肾病综合征，可见补体持续下降，部分患者血清 C3 致肾炎因子阳性。

4. 冷球蛋白血症肾损害

主要表现为膜增生性肾炎。在血清中发现冷球蛋白，可有 HCV 感染证据，多数类风湿因子阳性。肾脏病理学检查光镜下可见肾小球严重内皮细胞增生、大量单核细胞和多形核白细胞浸润；电镜检查可见典型的冷球蛋白结晶。

5. 肿瘤相关膜性肾病

此病多见于中老年患者，有恶性肿瘤，亦有体重下降，全身淋巴结肿大，血清肿瘤标志物阳性，肿瘤得到治疗后肾病亦可缓解。

三、治疗原则

（1）降低尿蛋白。

（2）防治再发。

（3）保护肾功能及延缓肾脏病进展。

四、一般治疗

（1）有严重水肿、低蛋白血症时需卧床休息。

（2）采用低盐（<3g/d）、优质蛋白饮食，避免高脂饮食。

五、药物治疗

处方①：α-干扰素（IFN-α）。

儿童每次 3～5MU，每周 3 次；成人每次 5MU，每日 1 次，皮下或肌内注射，疗程为 6 个月。

【注意事项】

α-干扰素的不良反应较多，包括流感样症状、骨髓抑制和自身免疫性疾病等，但停药后多可自行恢复。

处方②：拉米夫定。

口服，成人 100mg/d，儿童 3mg/kg，治疗期至少 1 年。

【注意事项】

该药主要经过肾脏排泄，内生肌酐清除率（Ccr）为 30～50mL/min 时减至 50mg，15～30mL/min 减至为 25mg，<15mL/min 时减量至 15mg。

（朱晗玉　闫磊　耿文佳）

膜增生性肾小球肾炎

膜增生性肾小球肾炎（MPGN）是以肾小球基底膜增厚、系膜细胞增生及系膜基质扩张为基本改变的肾小球疾病。其临床表现复杂，可表现为肾病综合征，部分表现为肾炎综合征或无症状性血尿、蛋白尿伴高血压，部分患者起病时即表现为肾功能不全。原发性膜增生性肾小球肾炎根据电镜下电子致密物的沉着部位分为三型。

一、诊断要点

（1）可表现为肾病综合征，部分表现为肾炎综合征或为无症状性血尿、蛋白尿伴高血压、肾功能不全。

（2）肾小球基底膜增厚、系膜细胞增生及系膜基质扩张。

二、鉴别诊断

1. 继发性膜增生性肾小球肾炎

如狼疮肾炎，可伴有补体偏低，特别是弥漫增生性狼疮肾炎的病理改变，可与膜增生性肾小球肾炎相类似，但狼疮肾炎多表现为"满堂亮"病理改变，而膜增生性肾小球肾炎很少出现多种免疫球蛋白和补体沉积，并且亦可结合临床表现及检查相鉴别。另外，干燥综合征、类风湿关节炎及混合性结缔组织病也可发生膜增生性肾小球肾炎。

2. 链球菌感染后肾小球疾病

链球菌感染后肾小球肾炎多表现为补体偏低，但通常可在 6～8 周恢复正常，膜增生性肾小球肾炎常为持续性补体偏低，另外肾穿刺活检亦可鉴别二者。

3. 乙型或丙型肝炎病毒相关性肾炎

乙型或丙型肝炎病毒相关性肾炎在病理上可以表现为膜增生性肾小球肾炎，但在患者的血及肾组织中可见乙型或丙型肝炎病毒相关抗原。

4. 其他

原发性冷球蛋白血症、镰状细胞病、进行性系统硬化症、感染性心内膜炎、恶性肿瘤所导致的肾脏损害及肾轻链沉积症的肾脏组织学改变中都可以表现为肾小球基底膜增厚和系膜增生、硬化，但需结合临床检查，分析病情，及肾脏免疫病理学检查提供鉴别依据。

三、治疗原则

减少蛋白尿，防治硬化进展。

四、一般治疗

注意休息，避免感染，低盐饮食，控制血压、血脂，利尿消肿等对症处理，营养支持治疗。

五、药物处方

成人 MPGN 尚无有效治疗，多借鉴儿童 MPGN 治疗方法。

处方①：常规用药，可用于多数膜增生性肾小球肾炎患者。

RASS 阻滞剂，剂量为常规剂量 2 倍以上。ACEI 类，如贝那普利 20mg/d、福辛普利 20mg/d、吲哚普利 8mg/d、雷米普利 10mg/d、依那普利 40mg/d；ARB 类，如缬沙坦 160mg/d、厄贝沙坦 300mg/d、氯沙坦 100mg/d、替米沙坦 80mg/d、坎地沙坦 8mg/d。

【注意事项】

(1) 药物过敏者、双侧肾动脉狭窄者忌用。

(2) 高钾血症者慎用。

(3) 肾功能不全者慎用，使用时应监测肾功能。

(4) 起始剂量要小，逐渐增加剂量，血压偏低者应减少用量。

处方②：肾病综合征表现的患者。

足量激素［泼尼松 1mg/(kg·d)］持续治疗 3～6 个月，症状明显缓解者逐渐减量至维持量。

【注意事项】

(1) 防治激素副作用，如骨质疏松、血压升高、血糖升高、消化性溃疡等。

(2) 治疗效果不佳者，应及时撤减药物。

处方③：单用激素治疗无效患者。

吗替麦考酚酯，起始量 2g/d，治疗 6 个月，维持量 1g/d，治疗 1 年。

【注意事项】

（1）注意预防感染及血液系统、消化系统副作用。

（2）辅以激素联合应用。

处方④：抗血小板和抗凝治疗。

阿司匹林，500～1000mg/d，双嘧达莫75～225mg/d。

【注意事项】

注意出血等药物不良反应。

处方⑤：Ⅱ型MPGN患者。

血浆置换8～10次。

【注意事项】

C3NeF阳性者联合利妥昔单抗治疗。

（朱晗玉　闫磊　耿文佳）

微小病变型肾病

微小病变型肾病临床表现为肾病综合征，光镜下肾小球大致正常，电镜下仅以足细胞足突广泛消失为主要特点的一种肾小球疾病。常突然起病，表现为肾病综合征，水肿一般较明显，血尿不突出，血压大多正常。大多数患者肾功能正常，有的患者可出现急性肾损伤。合并症可有感染、血栓、栓塞、营养不良、内分泌功能紊乱（甲状腺功能低下）及急性肾损伤。发病高峰在儿童及青少年，中年为低谷，老年有所上升形成第二峰。

一、诊断要点

（1）突然起病，肾病综合征表现，合并感染、血栓、栓塞及急性肾损伤等。

（2）发病高峰在儿童及青少年。

（3）光镜下正常，电镜下足细胞足突广泛消失。

二、鉴别诊断

1. 继发性微小病变型肾病

必须排除继发病因，要与狼疮肾炎、紫癜性肾炎、糖尿病肾病、淀粉样肾变性及缩窄性心包炎等引起的肾脏损害相鉴别。另外，尤为注意的是，对于中老年患者，还应与血液系统肿瘤或其他实体肿瘤引发的微小病变肾病相鉴别；例如狼疮肾炎，可伴有补体偏低，特别是弥漫增生性狼疮肾炎的病理改变，狼疮肾炎多表现为"满堂亮"病理改变。

2. 局灶节段性肾小球硬化（FSGS）

FSGS早期病变多局限于皮髓交界区，肾活检检查常穿刺不到该部位而导致鉴别困难，因此必要时可重复肾活检，为提高诊断率可行连续切片检查。

3. 膜性肾病

早期膜性肾病光镜下可表现为肾小球基本正常，类似于微小病变型肾病，但免疫荧光可见 IgG 沿毛细血管壁颗粒样沉积以及电镜下可见电子致密物沉积于上皮下，可辅助鉴别。

三、治疗原则

（1）全面治疗。

（2）慎重选择药物。

（3）规范化治疗和个体化治疗相结合。

四、一般治疗

注意休息，避免感染，低盐饮食，控制血压、血脂，利尿消肿等对症处理，营养支持治疗。

五、药物处方

处方①：常用于初次治疗。

泼尼松 1mg/(kg·d) 口服，一般≤60mg/d。8~12 周后缓慢减药（或完全缓解 2 周后），约为每两周减 10% 剂量，总疗程约 9 个月至 1 年。

【注意事项】

在 10~15mg/d 时维持 2~3 个月后，再缓慢减量。

处方②：常用于复发患者。

使用泼尼松的同时，加用环磷酰胺，口服，2mg/(kg·d)，2 个月。

【注意事项】

定期检测血常规、肝功能等指标，监测药物不良反应。

处方③：常用于激素依赖、激素抵抗及不能耐受激素毒副作用的患者。

环孢素（CsA），5mg/(kg·d) 以内。

【注意事项】

（1）用药后若血肌酐比基础值上升超过 30%，应立即停药。

（2）使用 4~5 个月后无效应停药。

（3）治疗有效者，应将剂量降至有效维持缓解的最低药量，低剂量可使用 1 年以上。

处方④：常用于难治性肾病综合征患者。

口服吗替麦考酚酯（MMF），1~2g/d，6 个月，同时口服泼尼松 20~60mg/d（根据疗效减量）。

【注意事项】

注意预防感染、血液系统、消化系统副作用。

（朱晗玉　闫磊　耿文佳）

膜性肾病

膜性肾病是以肾小球基底膜上皮细胞下免疫复合物沉积伴基底膜弥漫增厚为特征的一组疾病，病因未明者称为特发性膜性肾病。肾脏病理中光镜下可见早期肾小球毛细血管袢略显僵硬，可见肾小球基底膜空泡样改变。病变明显时基底膜弥漫增厚，钉突形成（嗜银染色），上皮细胞下、钉突之间颗粒状嗜复红蛋白沉积。晚期则表现为基底膜明显增厚，可呈链环状。免疫荧光可见以 IgG 和 C3 为主沿毛细血管壁颗粒样沉积。电镜可见基底膜增厚，上皮细胞足突融合，上皮下颗粒状电子致密物沉积。多发于中老年，隐匿起病，水肿逐渐加重。80％表现为肾病综合征，余为无症状蛋白尿。易发生血栓栓塞合并症。特发性膜性肾病是构成中老年患者原发性肾病综合征的常见疾病，发病高峰年龄为 40～50 岁。

一、诊断要点

（1）多发于中老年，隐匿起病。

（2）80％表现为肾病综合征，余为无症状蛋白尿，易发生血栓栓塞合并症。

（3）肾小球基底膜上皮细胞下免疫复合物沉积伴基底膜弥漫增厚。

二、鉴别诊断

原发性膜性肾病的诊断是建立在排除继发因素的基础上的，下面为几种常见的继发性膜性肾病。

1. 膜性狼疮肾炎

其病理改变形态特征和特发性膜性肾病十分相似；组织学改变对狼疮肾炎有提示价值的方面包括：小管基膜上的电子致密物沉积（100％）、内皮下电子致密物的沉积（77％）、系膜区电子致密物的沉积（63％）及小管网状包涵体（61％）。Ⅳ型狼疮肾炎即弥漫增生性肾炎，加强治疗后转变为以膜损害为主，但此型抗 DNA，抗核抗体滴度均较膜性狼疮肾炎高。除非发病时已有血肌酐升高、病理组织有炎症细胞浸润，膜性狼疮肾炎和特发性膜性肾病一样，预后均较好，10 年生存率在 85％以上。两者肾静脉血栓形成发生率也高。它与特发性膜性肾病的不同处除常规血清学检查外，在病理上有系膜细胞及内皮细胞增生，系膜区肾内皮下亦有免疫复合物沉积。IgG、IgM、IgA、C3 全阳性，有助于鉴别。

2. 肿瘤所致的膜性肾病

多种肿瘤尤其肺癌、胃肠道及乳腺恶性病变可引起膜性肾病。肿瘤引起肾脏免疫学损伤的证据：①肾小球免疫复合物中存在肿瘤特异抗原；②肿瘤伴发膜性肾病患者的血清中检测到可溶性免疫复合物，内含肿瘤特异性抗体。

其免疫发病机制可能是：肿瘤相关抗原刺激宿主产生抗肿瘤抗体，抗原与抗体形成可溶性免疫复合物沉积于肾小球；肿瘤患者免疫监视功能缺陷，当接触某种抗原时刺激机体产生免疫复合物从而导致肾脏损害。

有报道肾病综合征常在肿瘤确诊前 12～18 个月出现，对老年人发生肾病综合征的尤需警惕肿瘤的可能。

3. 肝炎病毒感染与肾小球肾炎

乙型肝炎病毒相关肾炎中最常见的病理类型是膜性肾病，多见于男性儿童。在人群乙肝病毒携带率 0.1%～1.0% 的欧美国家膜性肾病患儿血清中 HBsAg 的检出率为 20%～64%，而在人群乙肝病毒携带率为 2%～20% 的亚洲可高达 80%～100%。

丙肝病毒感染多并发膜增生性肾小球肾炎，但近年并发膜性肾病，亦有报道丙肝病毒并发膜性肾病者多无冷球蛋白血症，补体成分水平正常，类风湿因子阴性。

4. 肾移植术后移植肾复发

肾移植后本病的复发率约为 10%，通常术后 1 周到 25 个月出现蛋白尿，受者往往出现严重的肾病综合征，并在 6 个月到 10 年间丧失移植肾，增加类固醇剂量多无效。

5. 药物所致膜性肾病

有机金、汞、D-青霉胺、卡托普利（巯甲丙脯酸）、非甾体抗炎药物有引起膜性肾病的报道应注意用药史，及时停药可能使病情缓解。

早期膜性肾病常易被漏诊、误诊，故常规电镜和免疫荧光检查有助于诊断。

三、治疗原则

（1）全面治疗。

（2）慎重选择治疗药物。

（3）规范化治疗和个体化治疗相结合。

四、一般治疗

注意休息，避免感染，低盐饮食，控制血压、血脂，利尿消肿等对症处理，营养支持治疗。

五、药物处方

处方①：常用于尿蛋白<3.5g/d 的患者。

严格控制血压，降尿蛋白治疗，血管紧张素转换酶抑制剂（ACEI）和（或）血管紧张素Ⅱ受体阻滞剂（ARB）为基本口服用药，接受合理的生活指导。

【注意事项】

（1）药物过敏者、双侧肾动脉狭窄者忌用。

（2）高钾血症者慎用。

（3）肾功能不全者慎用，使用时应监测肾功能。

处方②：常用于尿蛋白 3.5～6g/d 且肾功能正常者。

除 ACEI 和（或）ARB 口服处理外，密切观察 6 个月，病情无好转者应接受免疫抑制剂治疗。

【注意事项】

应用血管紧张素转换酶抑制剂出现咳嗽者，可换用血管紧张素 Ⅱ 受体拮抗剂。

处方③：常用于尿蛋白＞6g/d，以及尿蛋白 3.5～6g/d 但肾病综合征症状突出且肾功能不全。

泼尼松 40～60mg/d 口服联合环磷酰胺（CTX）（累积量约为 8g）口服或静脉滴注治疗或小剂量泼尼松联合环孢素（CsA）口服。

【注意事项】

1. 血肌酐＞352μmol/L 或已有弥漫性肾小球硬化、广泛间质纤维化患者不应接受上述治疗。

2. 高龄患者可酌情减量，并密切注意药物的副作用。

（朱晗玉　闫磊　耿文佳）

IgA 肾病

IgA 肾病是肾脏免疫病理显示系膜区有以 IgA 或 IgA 为主的免疫复合物沉积的一类肾小球疾病。其临床表现多种多样，主要为血尿，可伴不同程度蛋白尿、高血压和肾功能受损。

一、诊断要点

（1）主要表现为血尿，可伴蛋白尿、高血压和肾功能受损。

（2）系膜区有以 IgA 或 IgA 为主的免疫复合物沉积。

二、鉴别诊断

本病需与继发性 IgA 肾病等相鉴别。

1. 过敏性紫癜性肾炎

过敏性紫癜性肾炎所致的继发性 IgA 肾病与原发性 IgA 肾病鉴别主要依赖于临床表现。前者常伴有紫癜性皮疹（常见于双下肢），部分患者可有关节痛、腹痛和消化道出血症状。从病理上两者无法鉴别。

2. 肝性肾小球硬化

多种肝脏疾病均可发生 IgA 肾病，其中包括各种原因导致的肝硬化和病毒性肝炎。常常起病隐匿，病理上与原发性 IgA 肾病相类似。两者鉴别上需要肝硬化及病毒性肝炎的确凿证据。

3. 自身免疫性疾病相关性 IgA 肾病

例如狼疮肾炎、强直性脊柱炎相关性 IgA 肾病、银屑病相关性 IgA 肾病等，根据各自临床特点可与原发性 IgA 肾病相鉴别。

三、治疗原则

去除感染灶，控制血压，减少蛋白尿。

四、一般治疗

注意休息，避免感染，低盐饮食，控制血压、血脂，利尿消肿等对症处理，防治血栓形成，勿使用肾毒性药物。

五、药物治疗

所选药物方案主要取决于临床表现。

处方①：常规用药，可用于多数 IgA 肾病患者。

RASS 阻滞剂，剂量为常规剂量 2 倍以上。ACEI 类，如贝那普利 20mg/d、福辛普利 20mg/d、吲哚普利 8mg/d、雷米普利 10mg/d、依那普利 40mg/d，口服；ARB 类，如缬沙坦 160mg/d、厄贝沙坦 300mg/d、氯沙坦 100mg/d、替米沙坦 80mg/d、坎地沙坦 8mg/d，口服。

【注意事项】

（1）药物过敏者、双侧肾动脉狭窄者忌用。

（2）高钾血症者慎用。

（3）肾功能不全者慎用，使用时应监测肾功能。

（4）起始剂量要小，逐渐增加剂量，血压偏低者应减少用量。

处方②：肾病综合征表现者，蛋白尿量较大，使用 RASS 阻滞剂治疗后蛋白尿仍持续 1g/d 者。

泼尼松，40～60mg/d，口服，治疗 2 个月后逐渐减量。

【注意事项】

（1）防治激素副作用，如骨质疏松、血压升高、血糖升高、消化性溃疡等。

（2）非肾病蛋白尿患者，有选择地使用激素。

处方③：病理表现为新月体性或局灶阶段坏死性 IgA 肾病者。

甲泼尼龙，0.5～1g/d 冲击治疗，3 天为一疗程，后改为口服。

【注意事项】

防治激素副作用，如骨质疏松、血压升高、血糖升高、消化性溃疡等。

处方④：病变呈进展性，病理表现为新月体性或局灶阶段坏死性 IgA 肾病者。

环磷酰胺，1.5mg/(kg·d)，口服，治疗 3 个月。或环磷酰胺 1g/月，静脉滴注冲击治疗，共用 6～8 次。

【注意事项】

（1）患者病理以活动性病变为主，肾小球硬化不超过 50％者。

（2）辅以激素、硫唑嘌呤应用。

处方⑤：病变呈进展性，病理表现为新月体性或局灶阶段坏死性 IgA 肾病者。

吗替麦考酚酯 2g/d，口服，治疗 6 个月，维持量 0.75～1.0g/d，总疗程约 2 年。

【注意事项】

（1）注意预防感染及血液系统、消化系统副作用。

（2）辅以激素联合应用。

处方⑥：病变进展者。

硫唑嘌呤为维持期药物，1.5mg/(kg·d)，口服，维持约 1～1.5 年。

【注意事项】

（1）注意骨髓抑制等副作用。

（2）仅作为维持期治疗药物。

（朱晗玉　闫磊　耿文佳）

抗 GBM 肾病

抗肾小球基底膜（GBM）肾病是由抗 GBM 抗体介导的肾小球基底膜广泛损害的自身免疫性疾病。外周血可以检测到抗 GBM 抗体，和（或）肾穿刺活检 GBM 上可见到 IgG 线样沉积。起病隐匿，进展迅速，病情重，预后较差，病死率高。

一、诊断要点

（1）起病隐匿，进展迅速，预后较差。

（2）外周血可以检测到抗 GBM 抗体，和（或）肾穿刺活检 GBM 上可见到 IgG 线样沉积。

二、鉴别诊断

（1）ANCA 相关性血管炎，多见于老年女性，肾脏、关节、中枢神经、皮肤、肺部等多系统损害，ANCA 阳性，肾活检可鉴别。

（2）系统性红斑狼疮，多见于年轻女性，多系统受累，抗核抗体（ANA）、抗 ds DNA 抗体阳性，肾脏免疫荧光示"满堂亮"。

三、治疗原则

尽早治疗。清除免疫复合物，抗炎支持治疗。预防复发。

四、一般治疗

密切观察病情，避免感染，检测抗 GBM 抗体滴度和肾功能状况。

五、药物处方

所选药物方案主要取决于临床表现。

处方①：确诊后患者，均适用。

血浆置换，每天或隔天 1 次，每次置换 50～60mL/kg，10～14 次为 1 个疗程或直到抗 GBM 抗体转阴。

【注意事项】

（1）动态监测血清 GBM 抗体滴度。

（2）近期行肾活检和肺出血者，应在每次治疗结束前补充 150～300mL 新鲜冰冻血浆，以补充凝血因子。

（3）防止感染、出血等并发症。

处方②：肾活检病理呈活动性病变者。

甲泼尼龙 0.5～1g/d，静脉滴注，每天一次，3 日为 1 个疗程，随后口服泼尼松 1mg/(kg·d)，4～8 周后逐渐减量；重症患者可在冲击治疗一周后追加 1 个疗程。

【注意事项】

防治激素副作用，如感染、骨质疏松、血压升高、血糖升高、消化性溃疡等。

处方③：使用血浆置换、大剂量激素冲击治疗同时。

环磷酰胺，口服，1～3mg/(kg·d)，分 2 次口服，持续 2～3 个月。

环磷酰胺，静脉滴注，$0.75g/m^2$，每月 1 次，总量 6～8g。

【注意事项】

（1）血常规白细胞、血小板计数偏低时应调整药物剂量或停用。

（2）口服用药，适用于 EGFR＞10mL/min 患者。

（3）静脉用药，适用于肾功能衰竭、少尿者。

（朱晗玉　闫磊　耿文佳）

糖尿病肾病

糖尿病肾病（diabetic nephropathy，DN）是糖尿病代谢异常引发的肾小球硬化症，也是全身微血管病的组成部分。DN 患者可进展为终末期肾病。在西方发达国家，DN 是肾脏替代治疗的首要病因，在我国，发病率也在快速上升。根据患者多年糖尿病病史，有微量白蛋白尿水平以上的蛋白尿，伴有高血压和糖尿病其他合并症（如糖尿病眼底损害），临床上排除其他肾脏病，可诊断为糖尿病肾病。糖尿病肾病通常根据尿微量白蛋白水平分为 5 期。

一、诊断要点
（1）患者多年糖尿病病史。
（2）有微量白蛋白尿水平以上的蛋白尿，伴有高血压和糖尿病其他合并症（如糖尿病眼底损害）。
（3）排除其他肾脏病。

二、鉴别诊断
（1）肾淀粉样变性病　本病以肾病综合征为主要临床表现，体重下降或严重肾病综合征时体重不变，肝、脾肿大、舌体肥大、心肌肥厚，血、尿免疫固定电泳发现单克隆轻链，据临床特征可鉴别。
（2）多发性骨髓瘤肾损害　是浆细胞异常增生的恶性疾病，能产生异常的单克隆免疫球蛋白，引起骨骼破坏、贫血、肾功能损害和免疫功能异常，据临床特征不难鉴别。
（3）糖尿病患者合并非糖尿病肾病　此时应及时做肾穿刺病理学检查进行鉴别。

三、治疗原则
（1）早期诊断 DN，长期控制血糖达标。
（2）控制血压，纠正脂蛋白紊乱。
（3）预防糖尿病肾病患者肾功能不全的发生和延缓其进展。

四、一般治疗
（1）早期应严格控制血糖，并给予低蛋白饮食 $0.8g/(kg \cdot d)$。
（2）到达临床肾病期时，应严格控制高血压，并根据不同的尿蛋白水平分别控制血压达标，同时需配合进一步低蛋白饮食 $0.6g/(kg \cdot d)$ 和 α-酮酸治疗。
（3）尿毒症期时，需适时地进行肾脏替代治疗。

五、药物处方
处方①：降糖药物。
有口服和针剂两种剂型。根据血糖值及肾功能水平，个体化调整降糖药物的用量，控制血糖达标。
【注意事项】
（1）血糖控制要注意个体化，避免低血糖的发生。
（2）肾功能不全患者，会增加低血糖的风险，二甲双胍禁用于肾功能不全患者。
处方②：血管紧张素转换酶抑制剂。

常用的药物福辛普利、雷米普利等，根据血压水平及肾功能水平进行药物剂量调整。

【注意事项】

用药过程中需注意患者肾功能及血钾变化，对伴有肾动脉狭窄的患者要慎用或禁用。

处方③：血管紧张素 II 受体拮抗剂。

常用的药物有氯沙坦、替米沙坦、缬沙坦等，根据血压水平及肾功能水平进行药物剂量调整。

处方④：他汀类降脂药物。

常用药物有瑞舒伐他汀、阿托伐他汀、辛伐他汀等，根据血脂水平及肾功能水平进行药物剂量调整。

【注意事项】

用药期间需定期检测肝功能。

处方⑤：复方 α-酮酸片。

可配合低蛋白饮食，应用复方 α-酮酸片，每次 4～8 片，每日 3 次，用餐期间整片服下。

【注意事项】

高钙血症和氨基酸代谢紊乱者禁用。

（朱晗玉　闫磊　耿文佳）

急性肾损伤

急性肾损伤（acute kidney injury，AKI）是指肾功能突然（48h 内）性减退，定义为 SCr 绝对值增加 $\geqslant 26.4\mu mol/L$（0.3mg/dL）或 SCr 上升超过基础值 50%，或尿量 $<0.5mL/(kg \cdot h)$，持续时间 $>6h$。通常急性肾损伤是指急性肾小管损伤导致的肾功能减退，除了肾前性和肾后性等疾病外。根据急性肾损伤的定义，临床上根据血清 SCr 和尿量变化的情况，将急性肾损伤分为 3 期。临床上常出现少尿、氮质血症、电解质酸碱平衡紊乱等，临床经过一般分为少尿期、移行期和多尿期、恢复期。

一、诊断要点

（1）常出现少尿、氮质血症、电解质酸碱平衡紊乱等。

（2）肾功能突然（48h 内）性减退。

二、鉴别诊断

应与慢性肾脏病基础上的 AKI 鉴别，此病有慢性肾脏病（CKD）史，或存在老年、高血压、糖尿病等 CKD 易患因素，双肾体积缩小，显著贫血和肾性骨病等提示 CKD 基础上的 AKI。

三、治疗原则
（1）尽快明确引起 AKI 的病因，针对不同病因给予治疗。
（2）支持、对症治疗。

四、一般治疗
（1）患者应卧床休息。
（2）少尿期患者应严格计算 24h 出入水量，并根据出量计算补液量，一般 24h 补液量为显性失液量及不显性失液量的和减去内生水量。同时能进食者尽量利用胃肠道补充营养，给予清淡流质或半流质食物为主。
（3）多尿期时，以维持水、电解质和酸碱平衡为主，补液量应逐渐减少，并尽可能经胃肠道补充。

五、药物处方
处方①：利尿药。

呋塞米（速尿），20～40mg，静脉注射，若利尿效果不佳可在 2h 内增大剂量至 200mg，或改持续静脉注射，40mg/h。

【注意事项】
（1）48h 内曾使用氨基糖苷类药物的患者应避免使用袢利尿药，以免加重药物的肾毒性和耳毒性。
（2）利尿药治疗反应不好时应及时停药，避免长期用药导致的耳毒性。

处方②：高钾血症的处理。

10％葡萄糖酸钙，10mL，加 10％葡萄糖注射液 100mL 稀释后静脉推注，推注时间为 5min。

【注意事项】
该措施并不能降低血钾水平。

处方③：高钾血症的处理。

5％碳酸氢钠注射液，100～200mL，静脉滴注。

【注意事项】
适用于伴有酸中毒的患者，但有水钠负荷增加的危险。

处方④：高钾血症的处理。

50％葡萄糖注射液 50mL＋胰岛素 10U，缓慢静脉注射。

（朱晗玉　闫磊　耿文佳）

尿路感染

尿路感染指细菌、真菌等病原体侵犯尿路黏膜或组织引起的尿路炎症。根据病变部位不同分为上尿路感染和下尿路感染。前者主要为肾盂肾炎，后者主要为膀胱炎。最常见致病菌为肠道革兰阴性杆菌，如大肠埃希菌、副大肠埃希菌、变形杆菌等。

一、诊疗要点

1. 症状

急性膀胱炎多有膀胱刺激征，急性肾盂肾炎常有寒战、发热、腰痛等。

2. 体征

肋脊角及输尿管点压痛，肾区叩击痛等。

3. 实验室检查

白细胞尿（尿沉渣示白细胞>5个/HFP）；两次及以上清洁中段尿培养≥10^5/mL，且为相同病原体；膀胱穿刺尿培养有细菌生长；亚硝酸盐试验阳性；尿沉渣镜检平均每个视野≥20个细菌；可有血尿及蛋白尿。

4. 影像学检查

静脉肾盂造影（IVP）、泌尿系彩超、排尿期膀胱-输尿管反流检查可寻找感染因素。

二、鉴别诊断

1. 急性尿道综合征

常见于女性，患者有尿频、尿急、尿痛及排尿不适等典型的尿路刺激症状，但多次检查均无真性细菌尿。

2. 肾结核

患者膀胱刺激症状明显，一般抗生素治疗无效，尿沉渣可找到抗酸杆菌，尿培养结核分枝杆菌阳性，而尿普通细菌培养为阴性。静脉肾盂造影可见肾结核X线征。

3. IgA 肾病

患者可表现为发热、血尿、排尿不适感，通过尿常规、尿细菌学、肾活检鉴别。

4. 全身性感染性疾病

患者全身感染症状突出，尿路局部症状不明显，详细询问病史、尿常规、尿细菌学可鉴别。

三、治疗原则

选择敏感抗菌药物，避免耐药，预防并发症，防止反复发作。

四、一般治疗

多饮水，勤排尿，适当休息（如相关章节所述）。

五、药物处方

处方①：妊娠期尿路感染。

急性膀胱炎，选用阿莫西林 0.25g，口服，每 8h 1 次，或头孢拉定 0.25g，口服，每日 4 次，疗程 7 天；急性肾盂肾炎可用半合成青霉素类或第三代头孢菌素。

【注意事项】

治愈后每月复查尿细菌培养直至分娩。

处方②：男性尿路感染。

年龄＜50 岁患者应用复方新诺明 2 片（每片含活性成分磺胺甲噁唑 0.4g 和甲氧苄啶 0.08g），口服，每天 2 次，或氟喹诺酮类治疗，左氧氟沙星片 0.5g，口服，每日 1 次；年龄＞50 岁患者应用氧氟沙星 0.2g，口服，每日 2 次。

（朱晗玉　闫磊　耿文佳）

慢性肾衰竭

慢性肾衰竭（chronic renal failure，CRF）是指各种肾脏病导致的肾功能渐进性的不可逆性减退，直至功能丧失所出现的一系列症状和代谢紊乱所组成的临床综合征。传统上把慢性肾衰竭分为 4 期，分别为：肾功能不全代偿期、肾功能不全失代偿期、肾功能衰竭期、终末期肾功能衰竭。

一、诊断要点

（1）GFR＜15mL/（min·1.73m^2）。

（2）临床表现多种多样，常合并肾性高血压、肾性贫血、肾性骨病等。

二、鉴别诊断

1. 急性肾损伤

起病急，发展快，根据患者病史可作出鉴别。

2. 肾前性氮质血症

一般在有效血容量补足 48～72h 后肾前性氮质血症肾功能即可恢复，慢性肾衰竭肾功能难以恢复。

三、治疗原则

（1）对轻、中度 CRF 及时进行治疗，坚持病因治疗，避免或消除 CRF 恶化的危险因素，延缓、停止或逆转 CRF 的进展。

（2）对终末期尿毒症通过控制并发症，延缓肾脏功能损害，减少慢性肾衰竭患者总体死亡率。

四、一般治疗

（1）根据患者肾功能水平、不同病因、营养状况及摄食、消化能力制订个体化的营养治疗方案。

（2）严格限制钠盐的摄入，避免水潴留的发生，纠正水、电解质紊乱和酸碱平衡失调。

（3）进行肾脏替代治疗时，应根据残余肾功能水平，安排合适的治疗方案。

五、药物处方

处方①：促红细胞生成素（EPO）。

起始剂量为 $80\sim120IU/kg$，通常剂量为 $6000\sim10000IU$，分 $2\sim3$ 次皮下注射。

【注意事项】

（1）血液透析患者改为静脉注射时，需增加原剂量的 $30\%\sim50\%$。

（2）当患者发生高血压脑病时，需暂停使用 EPO 治疗。

处方②：铁剂。

有口服和静脉两种制剂。口服铁剂主要应用在非透析慢性肾衰竭患者。静脉铁剂有蔗糖铁、右旋糖酐铁和葡萄糖酸铁等。常用剂量为每次 100mg，透析结束后使用，连用 10 次。

【注意事项】

（1）铁剂治疗时，需定期监测铁代谢指标，避免铁负荷过多造成其他脏器损害。

（2）感染期间暂停使用铁剂治疗。

处方③：碳酸钙。

一般每次 $0.5\sim2.0g$，每日 3 次，餐中服用。

【注意事项】

存在有高钙血症或血清钙磷乘积 $>65mg^2/dL$ 者，暂停使用钙剂，防止加重转移性钙化。

处方④：骨化三醇。

骨化三醇，$0.25\mu g$，口服，每日 1 次，晚上服用。

【注意事项】

治疗中需检测血钙、磷、甲状旁腺激素水平，根据检测值进行调整。

处方⑤：ACEI/ARB 类降压药物。代表性药物：ACEI 类，福辛普利钠片 10mg，口服，每日 1 次；ARB 类，厄贝沙坦片 150g，口服，每日 1 次。

根据血压及肾功能情况，可加大剂量。

【注意事项】

（1）在早中期慢性肾衰竭期，可起到肾脏保护作用，但需适时进行肾功能和电解质检测。

（2）在血清肌酐升高或倍增、高血钾时，需暂停使用此类药物。

（3）透析患者仍可使用此类药物。

处方⑥：钙通道阻滞剂。代表性药物：硝苯地平控释片 30mg，口服，每日 1 次；苯磺酸氨氯地平片 5mg，口服，每日 1 次。

根据血压情况进行调整。

【注意事项】

此类药物血液透析清除较少，血液透析患者无需调整剂量。

（朱晗玉　闫磊　耿文佳）

多发性骨髓瘤肾损害

多发性骨髓瘤（multiple myeloma，MM）是一种浆细胞异常增生的恶性疾病。它产生异常的单克隆免疫球蛋白，能引起骨骼破坏、贫血、肾功能损害和免疫功能异常。肾损害是多发性骨髓瘤最常见和严重的并发症，发病年龄高峰为 50～65 岁，男女比约为 2:1。MM 肾损害的临床表现除了浆细胞浸润引起的贫血、血小板减少和骨骼破坏外，肾脏受累常表现为蛋白尿、慢性肾小管功能不全、急性肾损伤和高钙血症、高黏滞综合征等。当临床上发现中老年患者存在多系统受累、严重贫血、尿蛋白定性与定量不平行，且有异常球蛋白血症的患者应高度考虑此病，并需做骨穿及活检协助诊断，肾活检可明确肾损害病理类型。

一、诊断要点

（1）发病年龄高峰为 50～65 岁。

（2）表现贫血、血小板减少和骨骼破坏外，肾脏受累表现为蛋白尿、慢性肾小管功能不全、急性肾损伤和高钙血症、高黏滞综合征等。

二、鉴别诊断

（1）肾淀粉样变性病　本病以肾病综合征为主要临床表示，体重下降或严重肾病综合征时体重不变，肝、脾肿大，舌体肥大、心肌肥厚，血、尿免疫固定电泳发现单克隆轻链，据临床特征可鉴别。

（2）轻链沉积病、重链沉积病和轻链-重链沉积病　属于非淀粉样单克隆免疫球蛋白沉积病，为相对罕见的疾病，可累及肾脏、心脏和肝脏等，据临床特征可鉴别。

三、治疗原则

（1）积极治疗原发病，降低血液中的异常球蛋白浓度。

（2）去除加重肾损害的因素。

（3）必要时进行血液净化治疗。

四、一般治疗

（1）除心力衰竭和重度水潴留外，患者应充分水化，保证尿量＞2～3L/d。

（2）避免加重肾功能损害的因素，如避免使用造影剂、肾毒性药物等。

（3）可口服或静脉用碳酸氢盐，碱化尿液。

（4）防治高钙血症、高尿酸血症。

五、药物处方

处方①：MP 化疗方案。

美法仑（马法兰）6～8mg/（m² · d）及泼尼松 40～60mg/d，4～7 天，间隔 4～6 周给药。

【注意事项】

（1）马法兰主要通过肾脏排泄，足量使用可抑制肾功能不全患者的骨髓。

（2）若患者 GFR＜40～50mL/min，把初始剂量减半，并根据检查结果进一步调整。

（3）GFR＜30mL/min 时停用马法兰。

处方②：地塞米松。

口服，40mg/d，每两周用药 4 天，直至起效，然后减量至每 4 周用药 4 天。

【注意事项】

针对细胞毒性药物化疗有禁忌及肾功能不全患者可以选择此方案作为初始治疗。

处方③：VAD 方案。

长春新碱（0.4mg/d）、多柔比星（9mg/m²）连续静脉输注 4 天，同时联合地塞米松（40mg/d）口服（第 1～4 天、9～12 天、17～20 天），一个疗程为 1 个月。

【注意事项】

心脏毒性及糖皮质激素相关不良反应发生率较高。需定期检测，并根据情况进行调整。

处方④：沙度利胺（反应停）。

口服，起始剂量为200mg/d，每2周增加剂量200mg直至最大剂量800mg。300～400mg/d或中等剂量对大多数患者有效，大多数患者不能耐受大于600mg/d的剂量。

【注意事项】

（1）可发生血栓形成，预防性小剂量华法林可降低血栓发生率。

（2）个案报道在慢性肾衰竭患者中应用可发生致死性的高钾血症。

处方⑤：硼替佐米（万珂）。

推荐剂量为$1.3mg/m^2$，每周注射2次，连续注射2周（即在第1、4、7和11天注射）后停药10天（即从第12至第21天）。3周为1个疗程，两次给药至少间隔72h。

【注意事项】

硼替佐米属于小分子物质，可被血液透析清除，建议在非透析日应用。

（朱晗玉　闫磊　耿文佳）

局灶节段性肾小球硬化

局灶节段性肾小球硬化（FSGS）是以局灶节段分布的肾小球硬化为基本改变的肾小球病变。几乎100%患者表现为不同程度蛋白尿，可伴有血尿，部分患者伴有高血压、肾功能不全。

一、诊断要点

（1）表现为不同程度蛋白尿，伴有血尿，部分伴有高血压、肾功能不全。

（2）以局灶节段分布的肾小球硬化为基本改变。

二、鉴别诊断

1. 人类免疫缺陷病毒相关性肾病

人类免疫缺陷病毒相关性肾病（HIV-AN）是艾滋病（AIDS）患者肾脏合并症，多见于HIV感染的早期，其他严重感染之前。其肾脏临床表现、光镜、免疫荧光方面的病理特点与特发性塌陷性肾小球病表现相似，甚难区别。特发性塌陷性肾小球病（ICG）与HIV-AN病理区别主要在于电镜表现。电镜下HIV-AN的肾小球内皮细胞、间质白细胞内有大量的管网状包涵物（TRI）。TRI主要在内质网扩张池、环核池及高尔基体池。80%～90%的HIV-AN患者肾小球内皮细胞内存在TRI，而塌陷性肾小球病（CG）患者仅有10%发现TRI。故依据患者有无HIV易感因素（如静脉毒品滥用、同性恋、HIV高发地区及高发人群），早期HIV检测及抗HIV抗体的检测，并结合HIV的其他临床表现（如无症状性感染、持续性淋巴结肿大、继发性肿瘤）可鉴别 CG 和 HIV-AN。

2. 局灶性肾小球纤维化

与本病在病理上是不同的概念，较少见。病变肾小球皱缩呈胶原纤维染色，嗜银及 PAS 染色阴性。

3. 微小病变肾病

目前多数学者认为微小病变肾病与 FSGS 为两种不同类型的肾脏病变。FSGS 早期，病变多局限于皮髓交界区，因而肾活检检查常因穿不到该部位而与微小病变肾病混淆。故应注意两者的鉴别，如糖皮质激素不敏感者及年龄较大者，可能是 FSGS 早期，必要时重复进行肾活检。连续切片可提高诊断率。微小病变肾病光镜下肾小球很少有形态学改变。肾小管上皮细胞内可见双折光的脂肪滴，近曲小管上皮细胞可见有空泡样改变。电镜下上皮细胞肿胀，足突融合成片状，滤孔闭塞，伴上皮细胞空泡变性、微绒毛形态、蛋白吸收滴及溶酶体增加。免疫荧光检查多为阴性，偶见 IgG 和（或）IgM、IgA、C3 沉着。

4. 其他

超过 40 岁的正常人群，被膜下皮质可有硬化荒废的肾小球，应注意与本病区别。

三、治疗原则

减少蛋白尿，防治硬化进展。

四、一般治疗

注意休息，避免感染，低盐饮食，控制血压、血脂，利尿消肿等对症处理，防治血栓形成，勿使用肾毒性药物。

五、药物处方

所选药物方案主要取决于临床表现。

处方①：常规用药，可用于绝大多数 FSGS 患者。

RASS 阻滞剂，剂量为常规剂量 2 倍以上。ACEI 类，如贝那普利 20mg/d、福辛普利 20mg/d、吲哚普利 8mg/d、雷米普利 10mg/d、依那普利 40mg/d，口服；ARB 类，如缬沙坦 160mg/d、厄贝沙坦 300mg/d、氯沙坦 100mg/d、替米沙坦 80mg/d、坎地沙坦 8mg/d，口服。

【注意事项】

（1）药物过敏者、双侧肾动脉狭窄者忌用。

（2）高钾血症者慎用。

（3）肾功能不全者慎用，使用时应监测肾功能。

（4）起始剂量要小，逐渐增加剂量，血压偏低者应减少用量。

处方②：肾病综合征表现的患者。

足量激素［泼尼松 1mg/（kg・d）或 40～60mg/d］，持续治疗 3～5 个月，后逐渐减停药物。

【注意事项】

（1）防治激素副作用，如骨质疏松、血压升高、血糖升高、消化性溃疡等。

（2）疗程要足够长，减量要缓，切勿突然停药。

处方③：激素抵抗或激素依赖的患者。

CsA 起始量 3.5mg/（kg・d），分两次口服，维持量（4.2±2.1）mg/（kg・d），治疗半年。

【注意事项】

（1）监测药物浓度 12h 谷浓度为 125～225μg/L。

（2）监测血压、肝肾功能变化，防治神经毒性。

（3）辅以低剂量激素（泼尼松 10mg/d）同时应用。

（朱晗玉 闫磊 耿文佳）

第五章 血液内科

急性髓细胞性白血病

急性髓细胞性白血病（AML）是起源于造血干细胞/祖细胞的克隆性恶性血液病。白血病细胞因分化障碍、增殖过度、凋亡受抑等机制而停滞在细胞发育的不同阶段并大量积聚，浸润多种组织器官，正常造血细胞减少，临床上常以贫血、出血、感染、浸润和高代谢为特点，多数患者病情急重，预后凶险，若不及时治疗常可危及生命。

迄今白血病的确切病因尚不完全清楚，可能的致病原因主要有：

（1）物理因素 电离辐射、地域环境因素等。

（2）化学因素 接触化学致癌剂等。

（3）生物因素 某些病毒感染、遗传基因等。

（4）其他因素 酗酒、嗜烟等。

近年来研究发现，白血病可能是遗传学和环境因素共同作用的结果。

一、诊断要点

参照 WHO（2016）造血和淋巴组织肿瘤分类标准，根据患者典型的临床表现和实验室检查，急性髓细胞性白血病容易诊断。血或骨髓原始粒（或单核）细胞≥20%，可诊断为急性髓细胞性白血病。但是，当患者被证实有克隆性重现性细胞遗传学异常 t（8；21）（q22；q22），inv（16）（p13；q22）或 t（16；16）（p13；q22）以及 t（15；17）（q22；q21）时，即使原始细胞<20%，也应诊断为急性髓细胞性白血病。

二、鉴别诊断

需要与急性淋巴细胞白血病（ALL）、类白血病反应（白血病样反应）、再生障碍性贫血、传染性单核细胞增多症（特克综合征）、恶性组织细胞病等疾病相鉴别。

三、治疗原则

当白血病确诊后，医师应尊重患者的知情权，并兼顾保护性医疗制度。根据患方意愿、经济能力和疾病特点，选择并设计最佳、完整、系统的方案治疗。在治疗期间，为治疗需要及减少患者反复穿刺的痛苦，建议留置深静脉导管。适合造血干细胞移植（HSCT）者抽血做 HLA 配型。

四、一般治疗

1. 紧急处理高白细胞血症

当外周血白细胞数＞200×10^9/L，患者可产生白细胞淤滞症，表现为呼吸困难，甚至呼吸窘迫、低氧血症、反应迟钝、言语不清、颅内出血等，须紧急采取措施迅速降低白细胞。诱导治疗前常用羟基脲 $3 \sim 4$g/d 处理。也可应用血细胞分离机去除白细胞，使白细胞数＜50×10^9/L。

2. 防治感染

急性髓细胞性白血病患者特别是化疗后患者常伴有粒细胞缺乏，容易发生严重感染。应加强个人卫生和基础护理，有条件者入住无菌层流病房。怀疑感染者应做相应的微生物检查和影像学检查，明确感染部位及性质，并立即予广谱抗生素联合治疗。

3. 成分输血支持

血小板＜10×10^9/L 或有出血表现者，应输注单采血小板。如出血系弥散性血管内凝血（DIC）引起，则按 DIC 处理，血小板应维持在＞50×10^9/L 以上，同时输注冷沉淀和新鲜冰冻血浆维持纤维蛋白原 1.5g/L 以上。如患者贫血较严重，需输注红细胞悬液，治疗过程中应保持患者血红蛋白 $70 \sim 90$g/L 以上。

4. 防治尿酸性肾病和急性肿瘤溶解综合征（ATLS）

① 别嘌醇，300mg/d，降低尿酸。

② 化疗前进行充分补液水化、利尿并碱化尿液，可口服碳酸氢钠 3.0g/d。

③ 避免静脉造影检查及非甾体抗炎药。

④ 积极纠正可能发生的电解质紊乱。

⑤ 有肾功能不全或急性肾衰竭征象者尽早请肾内科会诊，必要时透析治疗。

5. 维持营养

补充营养，维持水、电解质平衡，给患者高蛋白、高热量、易消化食物，必要时经静脉补充营养。

五、药物处方

处方①：DA 方案：初治急性髓细胞性白血病诱导治疗选用。

柔红霉素 $45 \sim 60$mg/（$m^2 \cdot$ d）＋生理盐水 250mL，静滴，第 $1 \sim 3$ 天。

阿糖胞苷 100mg/（$m^2 \cdot$ d）＋生理盐水 250mL，持续静滴，第 $1 \sim 7$ 天。

处方②：IA 方案：初治急性髓细胞性白血病诱导治疗选用。

伊达比星（去甲氧柔红霉素）$10 \sim 12$mg/（$m^2 \cdot$ d）＋生理盐水 250mL，静

滴，第 1～3 天。

阿糖胞苷 100mg/(m² · d)＋生理盐水 250mL，持续静滴，第 1～7 天。

处方③：HA 方案：初治急性髓细胞性白血病诱导治疗选用。

高三尖杉酯碱 3mg＋生理盐水 250mL，静滴，第 1～7 天。

阿糖胞苷 100mg/(m² · d)＋生理盐水 250mL，持续静滴，第 1～7 天。

处方④：MA 方案：初治急性髓细胞性白血病诱导治疗选用。

米托蒽醌 10mg/m²＋生理盐水 250mL，第 1～3 天。

阿糖胞苷 100mg/(m² · d)＋生理盐水 250mL，持续静滴，第 1～7 天。

处方⑤：中剂量阿糖胞苷方案：急性髓细胞性白血病巩固治疗选用。

阿糖胞苷 1～2g/m²＋生理盐水 250mL，持续 2h，静脉滴注，每 12h 一次，共 6～8 次。

处方⑥：大剂量阿糖胞苷方案：急性髓细胞性白血病巩固治疗选用。

阿糖胞苷 3g/m²＋生理盐水 250mL，持续 2h，静脉滴注，每 12h 一次，共 6～8 次。

处方⑦：FLAG 方案：急性髓细胞性白血病巩固治疗或复发及难治急性髓细胞性白血病选用。

氟达拉滨，30mg/m²＋生理盐水 250mL，持续 30min，静脉滴注，第 1～5 天。

阿糖胞苷 1～2g/m²＋生理盐水 250mL，氟达拉滨开始后 4h 应用，持续 4h，静脉滴注，第 1～5 天。

粒细胞集落刺激因子，5μg/kg，皮下注射，第 0～5 天或至中性粒细胞＞1×10⁹/L。

处方⑧：CAG 方案：老年、复发及难治急性髓细胞性白血病选用。

阿糖胞苷，10mg/m²，皮下注射，每 12h 一次，第 1～14 天。

阿克拉霉素，10mg＋生理盐水 250mL，静滴，第 1～8 天。

粒细胞集落刺激因子，200μg/m²，皮下注射，第 1～14 天，外周血白细胞＞20×10⁹/L 停药。

处方⑨：初治 APL 诱导治疗选用。

全反式维 A 酸，45mg/(m² · d)，分 2 次口服，直至完全缓解（CR）。

处方⑩：初治 APL 诱导治疗选用、APL 复发选用。

三氧化二砷，0.15mg/kg＋5％葡萄糖注射液 500mL，静滴，直至 CR，最多 60 个剂量。

（孙万军　刘娟　段连宁　潘兴华）

急性淋巴细胞白血病

急性淋巴细胞白血病（acute lymphoblastic leukemia，ALL）是一种发生在 B 细胞或 T 细胞系的未成熟淋巴细胞或淋巴祖细胞的肿瘤性疾病。与其他白血病一样，白血病细胞的发生发展起源在造血祖细胞或干细胞，其具体发病机制目前尚不完全清楚，但与家族遗传、生活环境、基因改变（染色体数目和结构发生改变）等因素有关。临床表现：一般起病急，出现贫血、出血、感染、发热、器官组织浸润等症状，儿童患者更常见。

一、诊断要点

采用细胞形态学、免疫学、细胞遗传学、分子生物学（MICM）等方法和技术进行诊断。分型采用世界卫生组织（WHO）最新标准。在 WHO 急性白血病最新分类标准中，骨髓涂片内原始/幼稚细胞淋巴细胞比例≥20％，即可诊断。此外，根据白血病细胞表面的不同分化抗原，利用免疫学技术可以诊断不同的亚型。一般分为 T、B 细胞系。

按 FAB 分类法可分为 3 型：①L_1，原始和幼淋巴细胞以小细胞（直径≤12μm）为主；②L_2，原始和幼淋巴细胞以大细胞（直径≥12μm）为主；③L_3，（Burkitt 型）原始和幼淋巴细胞以大细胞为主，大小较一致，细胞内有明显空泡，胞质嗜碱性，染色深。

二、鉴别诊断

需要与急性髓细胞性白血病、再生障碍性贫血、一些非造血系统的小圆细胞恶性肿瘤、传染性单核细胞增多症等疾病相鉴别。当患者出现关节症状、发热伴贫血时也应与类风湿关节炎、系统性红斑狼疮等疾病进行鉴别。

三、治疗原则

当白血病确诊后，医师应尊重患者的知情权，并兼顾保护性医疗制度。根据患方意愿、经济能力和疾病特点，选择并设计最佳、完整、系统的方案治疗。在治疗期间，为治疗需要及减少患者反复穿刺的痛苦，建议留置深静脉导管。适合造血干细胞移植（HSCT）者抽血做 HLA 配型。

四、一般治疗

同前述急性髓细胞性白血病治疗。

五、药物处方

处方①：适用于除某些特殊类型（如 Ph＋和 Burkitt 型）外的大多数成人急

性淋巴细胞白血病患者。

1. 预治疗

如果 WBC≥50×10^9/L，或者肝脾大、淋巴结肿大明显，则使用预治疗，以防止肿瘤溶解综合征的发生。

泼尼松（Pred），60mg/d，口服，第 1～3 天。

环磷酰胺（CTX），200mg/(m² · d)，静滴，第 1～3 天。

2. 诱导治疗

VDCLP 方案

长春新碱（VCR），2mg，静脉注射，第 1 天、第 8 天、第 15 天、第 22 天（1.4mg/m²，最大剂量不超过 2mg/次）。

柔红霉素（DNR），40mg/(m² · d)，静滴，第 1～3 天，第 15～16 天（如果第 14 天骨髓有残留白血病细胞时使用，继续第 15～16 天，否则第 15～16 天不用药）。

环磷酰胺，750mg/m²，静滴，第 1 天、第 15 天。

左旋门冬酰氨酶（L-Asp），6000IU/m²，静滴，第 11 天、第 14 天、第 17 天、第 20 天、第 23 天、第 26 天。

泼尼松，1mg/(kg · d)，口服，第 1～14 天，第 15 天开始减量至停用。

血象恢复后（白细胞≥1×10^9/L，血小板≥50×10^9/L）进行鞘内注射（三联）：氨甲蝶呤（MTX）10mg＋阿糖胞苷（Ara-C）50mg＋地塞米松（Dex、DXM)5mg；鞘内注射 2 次，中间间隔至少 3 天。

有移植指征者，行 HLA 配型，寻找合适供体。

挽救治疗：第 28 日缓解与否均进入下一步治疗。

3. 早期巩固强化治疗

（1）CAM 方案

环磷酰胺，750mg/m²，静滴，第 1 天、第 8 天（美司钠解救）。

阿糖胞苷，100mg/(m² · d)，静滴，第 1～3 天、第 8～10 天。

巯嘌呤（6-MP），60mg/(m² · d)，口服，第 1～7 天。

血象恢复后，进行三联鞘内注射（见 VDCLP 方案）。

（2）大剂量氨甲蝶呤＋L-Asp 方案

氨甲蝶呤，3g/m²，静滴持续，24h，第 1 天（T-ALL，可加量至 5g/m²）。

氨甲蝶呤 10mg＋地塞米松 5mg，鞘内注射，第 1 天。

左旋门冬酰胺酶（L-Asp）6000IU/m²，静滴，第 3 天、第 4 天。

（3）MA 方案

米托蒽醌（MIT），6mg/(m² · d)，静滴，第 1～3 天。

阿糖胞苷，750mg/m²，静滴，每 12h 一次，第 1～3 天。

血象恢复后，进行三联鞘内注射（见 VDCLP 方案）。

分层治疗：高危患者，有同胞相合、半相合或无关供体者，行异基因造血干细胞移植。无供体的患者继续下面治疗。

4. 晚期强化治疗

（1）VDLP 方案（再诱导治疗）

长春新碱，2mg，静脉注射，第 1 天、第 8 天、第 15 天、第 22 天。

柔红霉素（DNR），40mg/（m^2·d），静滴，第 1～3 天。

左旋门冬酰氨酶，6000IU/m^2，静滴，第 11 天、第 14 天、第 17 天、第 20 天、第 23 天、第 26 天。

地塞米松，8mg/（m^2·d），口服或静滴，第 1～7 天、第 15～21 天。

血象恢复后，进行三联鞘内注射（见 VDCLP 方案）。

（2）COATD 方案

环磷酰胺，750mg/m^2，静滴，第 1 天。

长春新碱，2mg，静脉注射，第 1 天。

阿糖胞苷，100mg/（m^2·d），静滴，第 1～7 天。

替尼泊苷（VM-26），100mg/（m^2·d），静滴，第 1～4 天。

地塞米松，6mg/（m^2·d），口服或静滴，第 1～7 天。

头颅和脊髓照射的患者，阿糖胞苷、替尼泊苷均减 1 日。

血象恢复后，进行三联鞘内注射（见 VDCLP 方案）。

（3）大剂量氨甲蝶呤＋左旋门冬酰氨酶方案

氨甲蝶呤，3g/m^2，静滴持续，24h，第 1 天（T-ALL，可加量至 5g/m^2）。

氨甲蝶呤 10mg＋地塞米松 5mg，鞘内注射，第 1 天。

左旋门冬酰胺酶（L-Asp）6000IU/m^2，静滴，第 3 天、第 4 天。

（4）TA 方案

替尼泊苷，100mg/（m^2·d），静滴，第 1～4 天。

阿糖胞苷，100mg/（m^2·d），静滴，第 1～7 天。

血象恢复后，进行三联鞘内注射（见 VDCLP 方案）。

5. 中枢神经系统白血病（CNSL）的预防治疗

18 岁以上的高危组患者一般应考虑进行颅脑分次（10～12 次）照射，总量 18～20Gy；有 CNSL 的证据者照射剂量为 24Gy，照射野为颅脑＋脊髓。标危组患者可以酌情进行。18 岁以下患者，未诊断 CNSL 时可以不进行头颅放疗。放疗期间可予泼尼松（Pred）口服或 VP（VCR＋Pred）方案维持（用法见 VDCLP 方案）。已行颅脑照射的患者，若无 CNSL 的证据则半年内不进行鞘内注射的治疗。

6. 维持治疗

每月 1 个疗程，直至缓解后 3 年。每 6 个月予强化治疗 1 次；维持治疗期间尽量保证 3 个月复查 1 次。

巯嘌呤（6-MP），60mg/（m² · d），口服，第 1~7 天。

氨甲蝶呤，20mg/（m² · d），口服，第 8 天。

7. 强化治疗（维持治疗时应用）

MOACD 方案

米托蒽醌，8mg/（m² · d），静滴，第 1 天、第 2 天。

长春新碱，2mg，静脉注射，第 1 天。

环磷酰胺，600mg/m²，静滴，第 1 天。

阿糖胞苷，100mg/（m² · d），静滴，第 1~5 天。

地塞米松，6mg/（m² · d），口服或静滴，第 1~7 天。

高危组、未行头颅照射的患者，每 6 个月强化的同时鞘内注射 1 次。

鞘内注射约 12(低危组)~16 次（高危组），左旋门冬酰氨酶（L-Asp）总应用次数 16 次左右。

处方②：适用于 Ph+成人急性淋巴细胞白血病患者。

1. 预治疗

同处方①。

2. 诱导治疗

VDCP 方案

长春新碱，2mg，静脉注射，第 1 天、第 8 天、第 15 天、第 22 天（1.4mg/m²，最大量不超过 2mg/次）。

柔红霉素（DNR），40mg/m²，静脉滴注，第 1~3 天、第 15 天（若第 14 天骨髓有残留白血病细胞，继续第 15 天治疗，反之，则第 15 天不治疗）。

环磷酰胺，750mg/m²，静脉滴注，第 1 天、第 15 天（美司钠解救）。

泼尼松（Pred），1mg/（kg · d），口服，第 1~14 天；第 15 天开始减量至停用。

血象恢复后进行鞘内注射同处方①中的 VDCLP 方案。

有条件者，联合酪氨酸激酶抑制剂伊马替尼（400mg/d），持续应用。

3. 早期巩固强化治疗

(1) CAM(T) 方案

同处方①。

(2) 大剂量氨甲蝶呤方案±VD。

氨甲蝶呤，3g/m²，静脉滴注，持续 24h，第 1 天。

氨甲蝶呤 10mg+地塞米松 5mg，鞘内注射，第 1 天。

长春新碱，2mg，静脉注射，第 8 天。

地塞米松，6mg/($m^2 \cdot d$)，口服或静脉滴注，第 8~15 天。

（3）MA 方案

米托蒽醌，6mg/($m^2 \cdot d$)，静脉滴注，第 1~3 天。

阿糖胞苷，100mg/($m^2 \cdot d$)，静脉滴注，第 1~5 天。

4. 晚期强化治疗

（1）COATD 方案

环磷酰胺，750mg/m^2，静滴，第 1 天。

长春新碱，2mg，静脉注射，第 1 天。

阿糖胞苷，100mg/($m^2 \cdot d$)，静滴，第 1~7 天。

替尼泊苷（VM-26），100mg/($m^2 \cdot d$)，静滴，第 1~4 天。

地塞米松，6mg/($m^2 \cdot d$)，口服或静滴，第 1~7 天。

（头颅和脊髓照射的患者，阿糖胞苷、替尼泊苷均减 1 日，血象恢复后，进行三联鞘内注射，见 VDCLP 方案。）

（2）VDCD 方案

长春新碱，2mg，静脉注射，第 1 天、第 8 天、第 15 天、第 22 天。

柔红霉素，40mg/($m^2 \cdot d$)，静滴，第 1~3 天。

环磷酰胺，750mg/($m^2 \cdot d$)，静脉滴注，第 1 天、第 15 天（美司钠解救）。

地塞米松，6mg/($m^2 \cdot d$)，口服或静脉滴注，第 1~7 天、第 15~21 天。

5. 维持治疗（不能应用格列卫作为维持治疗者）

干扰素，300 万 U/次，隔日一次至缓解后 3 年。

疗效观察指标在维持治疗期间应尽量保证每 3 个月复查 1 次。

定期查血常规、骨髓象、染色体核型 [t（9；22）] 和（或）融合基因（BCR-ABL）。

处方③：适用于成熟 B(Burkitt 型) 成人急性淋巴细胞白血病患者（Hyper-CVAD/MTX-Ara-C 方案）

（1）Hyper-CVAD(第 1、3、5、7 疗程)

环磷酰胺，300mg/($m^2 \cdot d$)，静脉滴注，持续 3h，每 12h 一次，第 1~3 天（共 6 次）。

美司钠，600mg/m^2，静脉滴注，持续 24h，第 1~3 天。（与环磷酰胺同时开始，至最后 1 次环磷酰胺结束后 6h 停止。）

多柔比星（ADR），50mg/m^2，静脉滴注，持续 24h，第 4 天。

长春新碱，2mg，静脉注射，第 4 天、第 11 天。

地塞米松，40mg/d，静脉滴注，第 1~4 天、第 11~14 天。

（2）氨甲蝶呤＋大剂量 Ara-C（第 2、4、6、8 疗程）

氨甲蝶呤，200mg/m²，静脉滴注，持续 2h。

氨甲蝶呤，800mg/m²，静脉滴注，持续 22h，第 1 天。

亚叶酸钙，30mg/m²，静脉滴注，每 6h 一次。

（氨甲蝶呤停药 12h 开始解救至氨甲蝶呤浓度＜0.1μmol/L，若不能监测氨甲蝶呤浓度，则根据口腔黏膜损伤情况解救 6～8 次。）

阿糖胞苷，3g/m²（≥60 岁患者 1g/m²），静滴，持续 2h，每 12h 一次，第 2 天、第 3 天（共 4 次）。

（3）CNSL 预防和治疗

氨甲蝶呤，10mg，鞘内注射，第 2 天。

阿糖胞苷，100mg，鞘内注射，第 8 天。

处方④：适用于成熟 B 细胞（Burkitt 型）成人急性淋巴细胞白血病患者。

（1）预治疗

如果白细胞≥25×10⁹/L 或者肝脾大、淋巴结肿大明显，则进行预治疗，以防止肿瘤溶解综合征的发生。

泼尼松（Pred），60mg/d，口服，第 1～5 天。

环磷酰胺，200mg/（m²·d），静脉滴注，第 1～5 天。

（2）A 方案（第 1、7、13 周应用）（第 1、3、5、7 疗程）

氨甲蝶呤 10mg＋阿糖胞苷 50mg＋地塞米松 5mg，鞘内注射，第 1 天。

利妥昔单抗（美罗华），375mg/（m²·d），静滴。

长春新碱，2mg，静脉注射，第 1 天。

氨甲蝶呤，1500mg/m²，静脉滴注，持续 24h，第 1 天。

异环磷酰胺（IFO），800mg/m²，静滴，第 1～5 天（美司钠解救）。

替尼泊苷（VM-26），100mg/m²，静滴，第 4 天、第 5 天。

阿糖胞苷，150mg/m²，静滴，每 12h 一次，第 4 天、第 5 天。

地塞米松，10mg/（m²·d），口服或静滴，第 1～5 天。

（3）B 方案（第 4、10、16 周实施）（第 2、4、6、8 疗程）

氨甲蝶呤 10mg＋阿糖胞苷 50mg＋地塞米松 5mg，鞘内注射，第 1 天。

利妥昔单抗（美罗华），375mg/（m²·d），静滴。

长春新碱，2mg，静脉注射，第 1 天。

氨甲蝶呤，1500mg/m²，静脉滴注，持续 24h，第 1 天。

环磷酰胺，200mg/（m²·d），静滴，第 1～5 天。

多柔比星（ADR），25mg/m²，静滴，第 4 天、第 5 天。

地塞米松，10mg/(m² · d)，口服或静滴，第1~5天。

（4）CNSL 预防和治疗

氨甲蝶呤 10mg＋阿糖胞苷 50mg＋地塞米松 5mg，鞘内注射，第1天。

放疗：20~24Gy 分次放疗，于治疗 4 个疗程后进行，如无 CNSL，照射野仅为颅脑；如有 CNSL，照射野包括颅脑、脊髓。

放疗期间可予泼尼松（Pred）口服或 VP（VCR＋Pred）方案维持（用法见 VDCLP 方案）；放疗后的 2 疗程内大剂量氨甲蝶呤用药时不再鞘内注射。

【注意事项】

（1）在化疗（尤其是应用左旋门冬酰氨酶）的过程中若出现肝功能、出凝血等异常或严重感染，应酌情调整治疗。在应用左旋门冬酰氨酶前需要确认患者肝功能、凝血功能、血清淀粉酶是否在正常范围，用药前后 1 周少油饮食。

（2）应用蒽环类药物时应充分考虑其对心脏的不良反应。

（3）糖皮质激素可致高血糖、加重糖尿病、易感染、导致体液和电解质紊乱，对于老年患者要特别重视。

（4）长春新碱（VCR）可能引起严重便秘，可适当应用轻泻药予以预防。

（5）老年患者应用左旋门冬酰氨酶，相比较于其他年龄组，更易引起认知障碍、脑病，易被误诊为老年抑郁症或病毒性脑炎，要引起注意。

（6）老年患者因其他非严重性的慢性病长期服用的药物，如有可能，在化疗期间尽量停用，以避免严重的药物间相互作用。

（孙万军　刘娟　段连宁　潘兴华）

慢性髓细胞性白血病

慢性髓细胞性白血病（chronic myelogenous leukemia，CML）又称慢粒，是一种发生在多能造血干细胞的恶性骨髓增生性肿瘤（获得性造血干细胞恶性克隆性疾病），主要涉及髓系。外周血粒细胞显著增多并有不成熟性，在受累的细胞系中，可找到费城（Ph）染色体和（或）*BCR-ABL* 融合基因。病程发展缓慢，脾大。CML 分为慢性期（chronic phase，CP）、加速期（accelerated phase，AP）和最终急变期（blastic phase or blast crisis，BP/BC）。

CML 是骨髓造血干细胞克隆性增殖形成的恶性肿瘤，占成人白血病的 15%，全球年发病率为 (1.6~2.0)/10 万。在我国年发病率为 (0.39~0.99)/10 万。在各年龄组均可发病，国内中位发病年龄为 45~50 岁，男性多于女性，而西方国家 CML 的中位发病年龄为 67 岁。CML 起病缓慢，早期常无自觉症状。患者可因健康检查或因其他疾病就医时才发现血象异常或脾大而被确诊。

CML 在慢性期一般表现乏力、低热、多汗或盗汗、体重减轻等代谢亢进的症状，由于脾大而自觉有左上腹坠胀感。常以脾脏肿大为最显著体征，往往就医时已达脐或脐以下，质地坚实、平滑、无压痛。如果发生脾梗死，则脾区压痛明显，并有摩擦音。部分患者有胸骨中下段压痛及眼底充血及出血。CML 加速期时，患者常有发热、虚弱、进行性体重下降、骨骼疼痛，逐渐出现贫血和出血。如 CML 患者发生急变，临床症状与急性白血病类似，出现贫血、出血、发热等症状，预后极差，往往在数月内死亡。

一、诊断要点

1. 血象

白细胞数明显增高，常超过 $20 \times 10^9/L$，可达 $100 \times 10^9/L$ 以上，血片中粒细胞显著增多，可见各阶段粒细胞；原始（Ⅰ＋Ⅱ）细胞＜10%；嗜酸性、嗜碱性粒细胞增多，后者有助于诊断。进入加速期后外周血或骨髓原始细胞≥10%，外周血嗜碱性粒细胞＞20%。若进一步进入急变期，外周血中原粒＋早幼粒细胞＞30%。

2. 骨髓

CML-CP 骨髓增生明显活跃至极度活跃，以粒细胞为主，粒红比例明显增高，其中中性中幼、晚幼及杆状核粒细胞明显增多，原始细胞＜10%。嗜酸、嗜碱性粒细胞增多。进入加速期后，骨髓活检显示胶原纤维显著增生，粒-单系组细胞（CFU-GM）培养，集簇增加而集落减少。进入急变期后骨髓中原始细胞或原淋＋幼淋或原单＋幼单＞20%，原粒＋早幼粒细胞＞50%，出现髓外原始细胞浸润。

3. 中性粒细胞碱性磷酸酶（NAP）

活性减低或呈阴性反应。治疗有效时 NAP 活性可以恢复，疾病复发时又下降，合并细菌性感染时可略升高。

4. 细胞遗传学及分子生物学改变

95% 以上的 CML 细胞中出现 Ph 染色体（小的 22 号染色体），显带分析为 t(9,22)(q34;q11)。9 号染色体长臂上 C-ABL 原癌基因易位至 22 号染色体长臂的断裂点簇集区（BCR）形成 BCR-ABL 融合基因。其编码的蛋白主要为 P_{210}，P_{210} 具有酪氨酸激酶活性，导致 CML 发生。Ph 染色体可见于粒、红、单核、巨核及淋巴细胞中。5% 的 CML 有 BCR-ABL 融合基因阳性而 Ph 染色体阴性。CML 进入加速期，除 Ph 染色体以外又出现其他染色体异常，如＋8、双 Ph 染色体、17 号染色体长臂的等臂 i(17q) 等。

二、鉴别诊断

1. 类白血病反应

常并发于严重感染、恶性肿瘤等基础疾病,并有相应原发病的临床表现。粒细胞胞质中常有中毒颗粒和空泡。嗜酸、嗜碱性粒细胞不增多。NAP 反应强阳性。Ph 染色体及 BCR-ABL 融合基因阴性。原发病控制后,细胞恢复正常。

2. 骨髓纤维化

原发性骨髓纤维化脾大显著,血象中白细胞增多,并出现幼粒细胞,易与 CML 混淆。但骨髓纤维化外周血白血病数一般比 CML 少,多不超过 $30 \times 10^9 / L$,NAP 阳性。此外,幼红细胞持续出现于外周血中,红细胞形态异常,特别是泪滴状红细胞易见。Ph 染色体及 BCR-ABL 融合基因阴性。部分患者存在 JAK2V617F 基因突变。多次多部位骨髓穿刺干抽。骨髓活检网状纤维染色阳性。

3. 其他原因引起的脾大

如血吸虫病、慢性疟疾、黑热病、肝硬化、脾功能亢进等均有脾大,但各病均有各自原发病的临床特点,并且血象和骨髓象无 CML 的典型改变。

三、治疗原则

CML 治疗应着重于慢性期早期,避免疾病转化,力争细胞遗传学和分子生物学水平的缓解。对于白细胞计数极高或有瘀滞综合征表现的 CP 患者,可以行治疗性白细胞单采或者羟基脲降低白细胞。确诊慢性粒细胞白血病后,根据不同分期选用不同酪氨酸激酶抑制剂(TKI)种类及剂量。对于 TKI 耐药、不耐受且不适合异基因造血干细胞移植(allo-HSCT)的 CML-CP 患者或部分由于经济原因无法承担 TKI 治疗的患者,包括一线治疗选择和 TKI 治疗后二线治疗患者,可选用干扰素治疗。

四、一般治疗

1. 慢性期治疗

明确诊断后,CML 慢性期首选一代 TKI 伊马替尼。治疗期间应定期检测血液学、细胞遗传学及分子生物学反应,随时调整治疗方案。

2. 加速期治疗

对于 CML 加速期未使用过伊马替尼,或伊马替尼治疗过程中出现进展的,可加大伊马替尼剂量或者选用第二代 TKI 尼罗替尼。有条件可同时进行 BCR-ABL 激酶域突变检测,发现 T315I 突变或第二代 TKI 不敏感突变者,如患者有合适的造血干细胞供者来源,可考虑行 allo-HSCT 或进入新药的临床研究试验。

3. 急变期治疗

对于 CML 急变的患者，未使用过 TKI 者，可采用加大量的伊马替尼治疗恢复至慢性期后，尽快进行 allo-HSCT，如无移植条件可继续用伊马替尼或化疗（根据患者急淋变或急髓变决定化疗方案）。

五、药物处方

处方①：羟基脲，20～60mg/d，分次口服，至白细胞恢复正常或 TKI 治疗。

【注意事项】

（1）服用本品可使患者免疫功能受到抑制，故用药期间避免接种死或活病毒疫苗，一般停药 3 个月至 1 年才可考虑接种疫苗。

（2）服用本品时应适当增加液体的摄入量，以增加尿量及尿酸的排泄。定期监测白细胞、血小板、血中尿素氮、尿酸及肌苷浓度。

（3）严重贫血未纠正前、骨髓抑制、肾功能不全、痛风、尿酸盐结石史等情况慎用。

（4）对羟基脲的处理过程应该谨慎。配药或者接触装有羟基脲的药瓶时应当戴上一次性手套，且在接触含有羟基脲的药瓶或者胶囊（片）前后都要洗手。

（5）该药应当远离儿童。

处方②：伊马替尼，400mg，口服，每日 1 次。加速期，可加至 600mg，口服，每日 1 次。

【注意事项】

（1）对有心血管疾病危险或有心脏疾病的患者应严密监测，在治疗期间，患者有明显的心力衰竭症状应全面检查，并根据临床症状进行相应治疗。

（2）甲磺酸伊马替尼治疗第一个月宜每周查一次全血象，第二个月每两周查一次，以后则视需要而定（如每 2～3 个月查一次）。若发生严重中性粒细胞或血小板减少，应调整剂量。

（3）开始治疗前应检查肝功能（转氨酶、胆红素和碱性磷酸酶），随后每月查一次或根据临床情况决定，必要时应调整剂量。

（4）对轻、中、重肝功能损害患者应监测其血象和肝酶。

处方③：尼罗替尼，400mg，口服，每天 2 次。

【注意事项】

（1）尼罗替尼使用前 2h 及用药后 1h 暂停进食。

（2）接受尼罗替尼导致患者猝死已有报道，对于低血钾、低血镁以及长 QT 综合征的患者应避免使用尼罗替尼。

（3）尼罗替尼治疗开始前必须纠正血钾及血镁至支持水平，用药期间必须定期检测血钾、血镁水平。

（4）避免联合使用延长 QT 间期的药物，避免使用强的 CYP3A4 抑制剂。

（5）合并肝功能损伤的患者应减低剂量。

（6）重视 ECG 的监测，治疗开始前应当进行 ECG 监测了解 QT 间期的基线水平，治疗开始后 7 天以及其后的治疗过程中需要定期行 ECG 监测，及时调整药物治疗。

处方④：达沙替尼，100mg，口服，每日 1 次（慢性期）；70mg，口服，每日 2 次（加速期或急变期）。

【注意事项】

（1）本品可导致严重的血小板减少症、中性粒细胞减少和贫血。

（2）骨髓抑制在晚期 CML 或 PH＋ALL 患者中发生率较慢性期 CML 患者高。

（3）本品在体外还可导致血小板功能不良，在接受本品治疗的患者中约有 1‰发生严重中枢神经系统出血，甚至死亡。

处方⑤：干扰素，$3 \sim 5MU/(m^2 \cdot d)$，皮下注射，每月治疗 7～14 天。

【注意事项】

（1）注射头 3 天会出现畏寒发热及全身不适，连续注射 3 天后此反应会逐渐消失。第一次注射干扰素前 1h 服一片吲哚美辛（消炎痛）片可减轻此反应。若注射干扰素后高热体温超过 39℃，头痛剧烈，可每隔 4～6h 服消炎痛片一片（如原先有胃病者不宜服消炎痛片，数小时后可自行退热）。

（2）用药过程中可能出现白细胞或血小板降低，因此要定期查血常规。

（3）有部分患者用后有脱发现象，但并不严重，停药后一般可恢复。

（4）少数患者用药后转氨酶可一过性升高（可能是病毒转阴的先兆），多数继续用药后好转。

（5）原有甲状腺病、严重神经衰弱、抑郁症、自身免疫性疾病、严重心脏病、癫痫等均不宜用干扰素。

（曲红）

缺铁性贫血

铁缺乏症（iron deficiency，ID）是体内长期铁负平衡的结果。包括开始时体内贮铁耗尽（iron depletion，ID），继之缺铁性红细胞生成（iron deficiency erythropoiesis，IDE），最终引起缺铁性贫血（iron deficiency anemia，IDA）。IDA 指缺铁引起的小细胞低色素性贫血及相关的缺铁异常，是血红素合成异常性贫血中的一种。

　　临床表现主要如下。①与原发病相关的表现，如消化性溃疡、肿瘤或痔疮导致的黑粪、血便或腹部不适，肠道寄生虫感染导致的腹痛或大便性状改变，妇女月经过多，肿瘤性疾病的消瘦，血管内溶血的血红蛋白尿等。②贫血相关表现，如乏力、易倦、头昏、头痛、耳鸣、心悸、气促、纳差等；伴苍白、心率增快。③组织缺铁性表现，包括精神行为异常，如烦躁、易怒、注意力不集中、异食癖；体力、耐力下降；易感染；儿童生长发育迟缓、智力低下；口腔炎、舌炎、舌乳头萎缩、口角炎、缺铁性吞咽困难（称 Plummer-Vinson 综合征）；毛发干枯、脱落；皮肤干燥、皱缩；指（趾）甲缺乏光泽、脆薄易裂，重者指（趾）甲变平，甚至凹下呈勺状（匙状甲）。

一、诊断要点

1. ID

①血清铁蛋白$<12\mu g/L$；②骨髓铁染色显示骨髓小粒可染铁消失，铁粒幼细胞少于15%。

2. IDE

①ID 的①＋②；②转铁蛋白饱和度$<15\%$；③FEP/Hb$>4.5\mu g/gHb$；④血红蛋白尚正常。

3. IDA

①ID 的①＋②＋③；②小细胞低色素性贫血，男性 Hb$<120g/L$，女性 Hb$<110g/L$，孕妇 Hb$<100g/L$；MCV$<80fL$，MCH$<27pg$，MCHC$<32\%$。

4. 病因诊断

IDA 仅是一种临床表现，其往往是由其他原发性疾病引起。如胃肠道恶性肿瘤伴长期慢性失血、胃癌术后残胃癌等，应多次检查粪常规＋隐血试验，必要时完善胃肠道影像学检查，甚至内镜检查；月经过多妇女应检查有无妇科疾病。

二、鉴别诊断

应与下列小细胞性贫血鉴别。

1. 铁粒幼细胞性贫血

遗传或不明原因导致的红细胞铁利用障碍性贫血。无缺铁的表现：血清铁蛋白浓度增高，骨髓小粒含铁血黄素颗粒增多，铁粒幼细胞增多，并出现环形铁粒幼细胞。血清铁和转铁蛋白饱和度增高，总铁结合力不低。

2. 珠蛋白生成障碍性贫血

又称地中海贫血，有家族史，有慢性溶血表现。血片中可见多量靶形红细胞，并有珠蛋白肽链合成数量异常的证据，如胎儿血红蛋白或血红蛋白 A$_2$ 增高，出现血红蛋白 H 包涵体等。血清铁蛋白、骨髓可染铁、血清铁和转铁蛋白饱和度不低且常增高。

3. 慢性病性贫血

慢性炎症、感染或肿瘤等引起的铁代谢异常性贫血。其发病机制包括体内铁代谢异常、骨髓对贫血的代偿不足、红细胞寿命缩短等。贫血为小细胞性。贮铁（血清铁蛋白和骨髓铁增多）。血清铁、血清转铁蛋白饱和度、总铁结合力减低。

4. 转铁蛋白缺乏症

系常染色体隐性遗传所致或严重肝病、肿瘤继发。血清铁、总铁结合力、血清铁蛋白及骨髓含铁血黄素均明显降低。先天性者幼儿时发病，伴发育不良和多脏器功能受累。获得性者有原发病的表现。

三、治疗原则

根除病因，补足贮铁。

四、一般治疗

1. 病因治疗

IDA 的病因诊断是治疗 IDA 的前提，只有明确诊断后方有可能去除病因。如婴幼儿、青少年和妊娠妇女营养不足引起的 IDA，应改善饮食；胃、十二指肠溃疡伴慢性失血或胃癌术后残胃癌所致的 IDA，应多次检查大便潜血，做胃肠道 X 线或内镜检查，必要时手术根治。月经过多引起的 IDA 应调理月经；寄生虫感染者应驱虫治疗等。

2. 补铁治疗

首选口服铁剂。餐后服用胃肠道反应小且易耐受。应注意，进食谷类、乳类和茶等会抑制铁剂的吸收，鱼、肉类、维生素 C 可加强铁剂的吸收。口服铁剂后，先是外周血网织红细胞增多，高峰在开始服药后 5～10 天，2 周后血红蛋白浓度上升，一般 2 个月左右恢复正常。铁剂治疗在血红蛋白恢复正常后至少持续 4～6 个月，待铁蛋白正常后停药。若口服铁剂不能耐受或吸收障碍，可用肌内注射，多用右旋糖酐铁。注射用铁的总需量（mg）：（需达到的血红蛋白浓度－患者的血红蛋白浓度）×0.33×患者体重（kg）。

五、药物处方

处方①：硫酸亚铁，300mg，口服，每日 3 次。

【注意事项】

（1）可见胃肠道不良反应，如恶心、呕吐、上腹疼痛、便秘。可减少肠蠕动，引起便秘，并排黑粪。

（2）与磷酸盐类、四环素类及鞣酸等同服，可妨碍铁的吸收。不应与浓茶同服。

（3）可减少左旋多巴、卡比多巴、甲基多巴及喹诺酮类药物的吸收。

（4）与维生素C同服，有利于吸收。

（5）酒精中毒、肝炎、急性感染、肠道炎症、胰腺炎等患者慎用。胃和十二指肠溃疡、溃疡性结肠炎患者禁用。

处方②：硫酸亚铁控释片（福乃得），525mg，口服，每日2次。

【注意事项】

（1）应整片吞服，不得碾碎或咀嚼后服用。

（2）可见胃肠道不良反应，如恶心、呕吐、上腹疼痛、便秘。如遇这种情况不需停药，继续服药后症状会逐渐消失。可减少肠蠕动，引起便秘，并排黑便。

（3）服药期间不要喝浓茶及食用含鞣酸过多的食物。

（4）可减少左旋多巴、卡比多巴、甲基多巴及喹诺酮类药物的吸收。

（5）与维生素C同服，有利于吸收。

（6）溃疡性结肠炎、肝肾功能损害者、血色病患者禁用。酒精中毒、肝炎、急性感染、肠道炎症、胰腺炎、胃和十二指肠溃疡慎用。

处方③：富马酸亚铁，200mg，口服，每日3次。

【注意事项】

（1）可见胃肠道不良反应，如恶心、呕吐、上腹疼痛、便秘。

（2）与西咪替丁、去铁胺、二巯丙醇、胰酶、胰脂肪酶等合用，可影响铁的吸收。与制酸药（如碳酸氢钠）、磷酸盐类及含鞣酸的药合用，易产生沉淀，从而影响铁的吸收。

（3）可减少多巴类（左旋多巴、卡比多巴、甲基多巴）、四环素类、喹诺酮类药物及青霉胺、锌制剂的吸收。

（4）与维生素C同服，有利于吸收。

（5）酒精中毒、肝炎、急性感染、肠道炎症、胰腺炎等患者慎用。肝肾功能严重损害、胃和十二指肠溃疡、溃疡性结肠炎、血色病、血友病患者禁用。

处方④：右旋糖酐铁，50～100mg，深部肌内注射，每日1～3次。

【注意事项】

（1）适用于不能耐受口服铁剂的缺铁性贫血患者，或需迅速纠正缺铁患者。

（2）含甲醇，禁止用于儿童肌内注射。

（3）肝肾功能严重损害患者禁用。

（4）注射后血红蛋白未见逐渐升高者应立即停药。

（5）注意过敏反应。

（刘筱妹）

自身免疫性溶血性贫血

自身免疫性溶血性贫血（autoimmune hemolytic anemia，AIHA）是由抗体介导的溶血性贫血的一组疾病。患者体内免疫功能调节紊乱，产生自身抗体和（或）补体吸附于红细胞表面，通过抗原抗体反应加速红细胞破坏。自身免疫性溶血性贫血可根据抗体作用于红细胞膜所需的最适温度，可分为温抗体型和冷抗体型。

一、诊断要点

1. 温抗体型

（1）临床具有贫血及溶血的表现。

（2）库姆斯试验中直接试验阳性，主要表现为 IgG 和 C3 型，间接试验可为阳性或阴性。近期有输血史或特殊药物使用史的患者需要结合病史及库姆斯试验结果综合考虑。

2. 冷抗体型

（1）临床和实验室证据表明受冷之后出现血管内溶血。

（2）冷凝集试验阳性。

（3）库姆斯试验阳性，为 C3 型。

二、鉴别诊断

（1）温抗体型需要与遗传性球形红细胞增多症相鉴别。

（2）冷抗体型需要与肢体动脉痉挛症（雷诺病）、阵发性睡眠性血红蛋白尿症（PNH）等疾病相鉴别。

三、治疗原则

1. 温抗体型

①病因治疗（寻找有无肿瘤、结缔组织病等导致 AIHA 的原因）；②输血；③糖皮质激素控制病情。

2. 冷抗体型

①病因治疗；②保温；③糖皮质激素控制病情。

四、一般治疗

1. 温抗体型

（1）输血　尽量输注洗涤红细胞，输血需要严格掌握输血指征。

（2）糖皮质激素的应用　一线治疗药物，起始时要足量，减量时要缓慢。

（3）二线治疗　脾切除、免疫抑制剂应用、利妥昔单抗（美罗华）、血浆置换。

2. 冷抗体型

（1）尽量避免输血。

（2）糖皮质激素的应用 同温抗体型。

（3）二线治疗 细胞毒类药物、血浆置换、利妥昔单抗（美罗华）、干扰素。

五、药物处方

处方①： 泼尼松，1～1.5mg/（kg·d），口服。

【注意事项】

（1）结核病、急性细菌性或病毒性感染患者慎用。必要应用时，必须给予适当的抗感染治疗。

（2）长期服药后，停药前应逐渐减量。

（3）糖尿病、骨质疏松症、肝硬化、肾功能不良、甲状腺功能低下患者慎用。

（4）对有细菌、真菌、病毒感染者，应在应用足量敏感抗生素的同时谨慎使用。

（5）运动员慎用。

（6）对本品及肾上腺皮质激素类药物有过敏史患者禁用。高血压、血栓症、胃和十二指肠溃疡、精神病、电解质代谢异常、心肌梗死、内脏手术、青光眼等患者一般不宜使用，特殊情况下权衡利弊，注意病情恶化的可能。

处方②： 地塞米松，10～20mg/d，静脉滴注。

【注意事项】

（1）禁用于对肾上腺素皮质激素类药物过敏、严重的精神病史、活动性胃和十二指肠溃疡、新近胃肠吻合术后、较重的骨质疏松、明显的糖尿病、严重的高血压，未能用抗菌药物控制的病毒、细菌、真菌感染、全身性真菌感染、血栓性静脉炎、活动性肺结核患者。

（2）地塞米松为长效制剂，一般不用于儿童需长期使用激素者。

（3）静脉给药常用于危重疾病，如严重休克等的治疗；哮喘持续状态和痰培养白念珠菌为阳性者禁用地塞米松吸入给药。

（4）长期大量使用可有皮质醇增多症表现，必须观察血糖、血压及有无精神症状。

处方③： 环孢素，5mg/（kg·d），口服。

【注意事项】

（1）病毒感染时禁用该品，如水痘、带状疱疹等；对环孢素过敏者禁用；严重肝、肾损害，未控制的高血压、感染及恶性肿瘤者忌用或慎用。

（2）该品经动物实验证明有增加致癌的危险性。在人类虽也有并发淋巴瘤、皮肤恶性肿瘤的报告，但尚无导致诱变性的证据。

（3）该品可以通过胎盘。应用2～5倍于人类的剂量对鼠、兔胚胎及胎儿可产生毒性，但按人类常规剂量用药，未见到该类动物的胚胎有致死或致畸的发生。

（4）下列情况慎用：肝功能不全、高钾血症、感染、肠道吸收不良、肾功能不全、对服该品不耐受等。

（5）若发生感染，应立即用抗生素治疗，该品亦应减量或停用。

处方④： 达那唑，400～600mg/d，口服，分次服用。

【注意事项】

（1）禁用于严重心、肝、肾功能不全，原因不明的生殖器官出血、哺乳期妇女、癫痫及严重高血压患者。

（2）因达那唑可引起一定程度的体液潴留，故有癫痫、偏头痛或心肾功能不全者应慎用，必须严密监护。

（3）药物对妊娠的影响：治疗期间一般不会妊娠，一旦发现妊娠，应立即停药。理论上达那唑对女性胎儿可能有雄激素的效应，但临床上极少发现。

（4）达那唑可影响糖耐量试验及甲状腺功能试验的结果，也可使血清总 T_4 降低，血清 T_3 增高。

（5）使用达那唑时应注意有无心、肝、肾功能损害及生殖器官出血，对男性应注意睾丸大小。男性用药时，须随访精液量及黏度，并进行精子计数与检测精子活动力，建议每3～4个月查1次，特别是对青年患者。对原因不明的男性乳房发育，在手术前可考虑先用达那唑治疗。

（6）对青春期性早熟，达那唑能使患者月经停止，乳房发育退化；由于有增加骨成长的刺激作用，较其他治疗性早熟药物无明显优点，故仅限于对其他药物治疗无效的重度患者使用。

（7）如停药已60～90天，仍无规则月经，则应进行诊治。服药期间需避孕者，应采用非甾体激素的避孕方法，不用口服避孕药。

（8）女性用药如果出现男性化症状，应停止达那唑治疗。

处方⑤： 丙种球蛋白，0.4g/(kg•d)，第1～5天。或者，1 g/(kg•d)，第1～2天，静脉滴注。

【注意事项】

（1）开瓶后应一次注射完毕，不得分次使用。

（2）注射大量时，可见局部疼痛和暂时性体温升高。

（3）本品出现混浊，有摇不散的沉淀、异物或玻璃瓶有裂纹、过期失效，均不可使用。

（4）发热患者禁用或慎用。

（5）运输及贮存过程中严禁冻结。

处方⑥：利妥昔单抗（美罗华），375mg/m²，每周 1 次，静脉滴注，连续 2～4 周。

【注意事项】

（1）注意输注时相关不良反应。

（2）注意输注时肺部事件发生。

（3）可发生快速肿瘤溶解。

（4）感染及乙型肝炎病毒的感染发生率增加。

（5）可能出现进行性多发性脑白质病。

（陶媛）

阵发性睡眠性血红蛋白尿症

阵发性睡眠性血红蛋白尿症（paroxysmal nocturnal hemoglobinuria，PNH）是一种红细胞膜的获得性缺陷引起补体介导的慢性血管内溶血性疾病，表现为以睡眠相关的、间歇发作的血红蛋白尿，可有全血细胞减少或反复血栓形成。由 1 个或几个造血干细胞经获得性体细胞 PIG-A 基因突变造成的非恶性的克隆性疾病，PIG-A 突变造成糖基磷脂酰肌醇（glycosyl phosphatidyl inositol，GPI）合成异常，导致由 GPI 锚接在细胞膜上的一组膜蛋白丢失，包括 CD16、CD55、CD59 等。

一、诊断要点

（1）具有 PNH 溶血性贫血的相关临床表现。

（2）流式细胞学检测 CD55、CD59 阴性细胞大于 10%。

二、鉴别诊断

应与其他全血细胞减少的疾病相鉴别，如再生障碍性贫血、骨髓增生异常综合征、狼疮等。

三、治疗原则

病因治疗；对症支持治疗；控制溶血发作；促进红细胞生成；预防及治疗血管栓塞。

四、一般治疗

（1）输血　需要输注洗涤红细胞。

（2）糖皮质激素应用。

（3）碱化尿液　急性溶血时，需碱化尿液，防止或减少血红蛋白结晶堵塞肾小管。

（4）低分子肝素　防止及治疗血栓。

（5）根治性治疗　造血干细胞移植。

五、药物处方

处方①：地塞米松，10～15mg/d，静脉滴注。

【注意事项】

（1）禁用于对肾上腺素皮质激素类药物过敏者、严重的精神病史、活动性胃和十二指肠溃疡、新近胃肠吻合术后、较重的骨质疏松、明显的糖尿病、严重的高血压，未能用抗菌药物控制的病毒、细菌、真菌感染，全身性真菌感染、血栓性静脉炎、活动性肺结核患者。

（2）地塞米松为长效制剂，一般不用于儿童需长期使用激素者。

（3）静脉给药常用于危重疾病，如严重休克等的治疗；哮喘持续状态和痰培养白念珠菌为阳性者禁用地塞米松吸入给药。

（4）长期大量使用可有皮质醇增多症表现，必须观察血糖、血压及有无精神症状。

处方②：泼尼松，0.5mg/（kg·d），口服。

【注意事项】

（1）结核病、急性细菌性或病毒性感染患者慎用。必要应用时，必须给予适当的抗感染治疗。

（2）长期服药后，停药前应逐渐减量。

（3）糖尿病、骨质疏松症、肝硬化、肾功能不良、甲状腺功能低下患者慎用。

（4）对有细菌、真菌、病毒感染者，应在应用足量敏感抗生素的同时谨慎使用。

（5）运动员慎用。

（6）对本品及肾上腺皮质激素类药物有过敏史患者禁用。高血压、血栓症、胃和十二指肠溃疡、精神病、电解质代谢异常、心肌梗死、内脏手术、青光眼等患者一般不宜使用，特殊情况下权衡利弊，注意病情恶化的可能。

（陶媛）

地中海贫血

地中海贫血，又称珠蛋白生成障碍性贫血，是一组遗传性溶血性贫血疾病。由于遗传的基因缺陷致使血红蛋白中一种或一种以上珠蛋白链合成缺如或不足所导致的贫血或病理状态。缘于基因缺陷的复杂性与多样性，使缺乏的珠蛋白链类型、数量及临床症状变异性较大。根据所缺乏的珠蛋白链种类及缺乏程度予以命名和分类。

一、诊断要点

注意患者有无贫血（小细胞低色素性贫血）、黄疸、肝脾肿大病史，询问家族史。对于小细胞低色素性贫血的患者可先行血红蛋白电泳、HbA2、HbF 检测作为初筛，HbA2 小于 2.5%，则高度怀疑 α 地中海贫血，若发现 HbH 则可诊断为中间型 α 地中海贫血；若 HbA2 大于 3.5%，HbF 超过 5% 则可诊断 β 地中海贫血。地中海贫血基因的分析是确诊地中海贫血的可靠指标，可检测出 α、β 地中海贫血杂合子、纯合子。

二、鉴别诊断

其他小细胞低色素性贫血。

三、治疗原则

轻型患者无需治疗，中间型 α 地中海贫血平时不需要输血，但在遇到感染、应激等情况下可能出现溶血加重，可输注红细胞。对于重型 β 地中海贫血患者，输注红细胞和去铁治疗是基本措施。而目前治愈本病的唯一手段是造血干细胞移植。

四、一般治疗

（1）输血 重型地中海贫血患者建议血色素保持在 100g/L 以上。

（2）铁螯合剂 处理反复输血引起的继发性血色病，可选用去铁胺、去铁酮、地拉罗司等。

（3）脾切除 若患者合并脾功能亢进，可行脾切除，术前建议做好肺炎链球菌疫苗的接种。

（4）干细胞移植 治愈重型地中海贫血的最有效方法是异基因造血干细胞移植。

五、药物处方

处方①：去铁胺，20～60mg/（kg·d），微量输液泵，皮下注射，8h。

【注意事项】

（1）禁用于对活性物质过敏者，不包括脱敏后进行治疗的患者。

（2）妊娠及哺乳期妇女慎用。

（3）本品的溶液浓度大于10%可引起肾功能损害、视力与听力障碍、发育迟缓、急性呼吸窘迫综合征。

（4）大剂量使用本品可使铝相关脑疾病患者的神经功能障碍恶化。

（5）注射局部有疼痛，并可有腹泻、腹部不适、腿肌震颤等。

处方②：去铁酮，25mg/kg，每天3次，口服。

【注意事项】

（1）禁用情况：对活性成分或处方中的任何成分过敏；有复发的嗜中性白细胞减少症史；有粒细胞缺乏症史；妊娠或哺乳期妇女。

（2）建议每周监测白细胞计数，如果患者发生感染，应中断用药并增加监测白细胞的次数。如患者出现严重的嗜中性白细胞减少或粒细胞缺乏的情况，应停药并给予粒细胞生长因子等适当治疗。

（3）建议每月测定血清铁蛋白浓度，如果血清铁蛋白<500μg/L，应停药。免疫缺陷患者应避免使用。肝功能不良患者应慎用，治疗期间若ALT持续升高，应考虑中断治疗。6岁以下儿童不宜服用。

（陶媛）

再生障碍性贫血

再生障碍性贫血（aplastic anemia，AA），简称再障是一种获得性骨髓造血功能衰竭症。主要表现为骨髓造血功能低下、全血细胞减少和贫血、出血、感染综合征，免疫抑制治疗有效。

一、诊断要点

1. 诊断标准

（1）血细胞减少，网织红细胞百分数<0.01，淋巴细胞比例增高。

（2）一般无肝、脾大。

（3）骨髓多部位增生减低（<正常50%）或重度减低（<正常25%），造血细胞减少，非造血细胞比例增高，骨髓小粒空虚。

（4）除引起全血细胞减少的其他疾病外。

2. AA分型诊断标准

（1）重型再障Ⅰ型（SAA-Ⅰ）　又称急性再障（AAA），发病急，贫血进行性加重，常伴严重感染或（和）出血。血象具备下述三项中两项：网织红细胞绝对值$<15\times10^9/L$，中性粒细胞绝对值$<0.5\times10^9/L$和血小板$<20\times10^9/L$。骨髓增生广泛重度减低。如SAA-Ⅰ中的中性粒细胞绝对值$<0.2\times10^9/L$，则为极重型再障（VSAA）。

（2）非重型再障（NSAA）　又称慢性再障（CAA），指标达不到SAA-Ⅰ型诊断标准的AA。如NSAA病情恶化，临床、血象及骨髓象达SAA-Ⅰ型诊断标准时，称SAA-Ⅱ型。

二、鉴别诊断

再障必须和下列疾病相鉴别。

1. 阵发性睡眠性血红蛋白尿症（PNH）

本病出血和感染少见，网织红细胞增高，骨髓幼红细胞增生，尿中含铁血黄素，糖水试验、酸溶血试验（Ham试验）、蛇毒因子溶血试验（CoF试验）阳性。成熟中性粒细胞碱性磷酸酶活力低于正常。外周血细胞、中性粒细胞或淋巴细胞的CD55、CD59标记率测定至少有两系CD59/CD55缺失率$>10\%$等，均有助于鉴别。

2. 骨髓增生异常综合征（MDS）

其中难治性贫血型极易与不典型AA混淆，尤其是低增生性MDS（骨髓活检骨髓细胞面积$<20\%$）。但MDS骨髓三系细胞菌增生，巨核细胞增多，三系中均可见有病态造血现象，染色体核型异常占31.2%，骨髓组织切片检查可见"幼稚前体细胞异常定位"（ALIP）现象。低增生性MDS骨髓增生减低，但原始细胞数$>1\%\sim20\%$，再障不应发现原始细胞。

3. 低增生性急性白血病

多见于老年人，病程缓慢或急进，淋巴结一般不肿大，外周呈全血细胞减少，未见或偶见少量原始细胞，骨髓灶性增生减低，但原始细胞百分比以达白血病诊断标准。

4. 纯红细胞再生障碍性贫血

溶血性贫血的再障危象和急性造血停滞，可呈全血细胞减少，起病急，有明确诱因，去除后可自行缓解，后者骨髓象中可出现巨原红细胞。

三、治疗原则

（1）非重型再障　以雄激素及中药治疗为主。

（2）重型再障　①支持治疗，包括血制品输注、感染的预防和治疗、去铁治疗、心理辅导和一般的支持治疗；②特殊治疗，经确诊的重型再障患者的标准治疗为由HLA相合供者提供造血干细胞进行移植，或者联合使用抗胸腺球蛋白

（ATG）和环孢素（CsA）的强化免疫抑制治疗。

四、一般治疗

1. 支持治疗

预防感染（注意饮食及环境卫生，SAA保护性隔离）；避免出血（防止外伤及剧烈活动）；杜绝接触各类危险因素（包括对骨髓有损伤作用和抑制血小板功能的药物）；必要时心理护理。

2. 对症治疗

（1）纠正贫血　血红蛋白$<60g/L$且患者对贫血耐受较差时，可输血。

（2）控制出血　用止血药、输注血小板预防及控制出血。迅速发展的紫癜、严重口腔或视网膜出血、血尿或血小板$<10\times10^9/L$而同时有感染者，颅内出血、消化道大出血等情况下应输血小板。血小板输注无效时改输HLA配型相配的血小板。

（3）控制感染　感染性发热，应取可疑感染部位的分泌物或尿、大便、血液等做细菌培养和药敏试验，并用广谱抗生素治疗；待细菌培养和药敏试验有结果后再换用敏感窄谱抗生素。真菌感染可用两性霉素B等。

（4）护肝治疗　AA常合并肝功能损害，应酌情选用护肝药物。

五、药物处方

处方①：司坦唑醇（康力龙），$6\sim12mg/d$，分3次口服；或十一酸睾酮（安雄、安特尔），$80\sim120mg/d$，分2次口服；或丙酸睾酮，100mg，肌内注射，1次/日，联合达那唑0.2g口服，3次/日。

【注意事项】

雄激素使用中严密监测不良反应，特别应注意肝脏毒性（康力龙和达那唑最常见），应定期监测肝功能和给予保肝药物。

处方②：环孢素（CsA），$3\sim6mg/(kg\cdot d)$，分2次口服，连续应用3个月以上。

处方③：生血宁，0.5g，口服，3次/日；或生血丸，5g，口服，3次/日，联合复方阿胶浆20mL，口服，3次/日。可联合处方①②③治疗。

处方④：兔抗胸腺细胞免疫球蛋白（ATG）$5mg/(kg\cdot d)$，静滴，第$1\sim5$天。

处方⑤：猪抗胸腺细胞免疫球蛋白（ATG）$30mg/(kg\cdot d)$静滴，第$1\sim5$天。

【注意事项】

ATG的主要不良反应：少数患者可在治疗初期或$1\sim2$周时出现速发型超敏反应或血清病反应。前者典型症状是体温升高、皮肤潮红、水肿、呼吸困难、喘鸣和血压下降。后者常表现为发热、皮疹、肌肉和关节酸痛甚至休克。

（孙万军　刘娟）

血　友　病

血友病是一组因遗传性凝血活酶生成障碍引起的出血性疾病，包括由于凝血因子Ⅷ（FⅧ）缺乏造成的血友病 A 和凝血因子Ⅸ（FⅨ）缺乏造成的血友病 B，其中以血友病 A 较为常见。血友病以阳性家族史、幼年发病、自发或轻度外伤后出血不止、血肿形成及关节出血为特征。

一、诊断要点

1. 血友病 A

（1）临床表现　①男性患者，有或无家族史，有家族史者符合 X 连锁隐性遗传规律；②关节、肌肉、深部组织出血，可呈自发性，或发于轻度损伤、小型手术后，易引起关节畸形及血肿。

（2）实验室检查　①CT 正常或延长；②APTT 多数延长，PCT、STGT 多数异常；③TGT 异常，并能被钡吸附正常血浆纠正；④FⅧ：C 水平明显低下；⑤vWFAg 正常，FⅧ：C/vWFAg 比值降低。

2. 血友病 B

（1）临床表现　基本同血友病 A，但程度较轻。

（2）实验室检查　①APTT 延长，PCT 缩短；②TGT 延长，不能被钡吸附正常血浆纠正；③FⅨ抗原及活性明显减低。

二、鉴别诊断

本病主要需要与以下疾病相鉴别。

1. 血管性血友病（VWD）

VWD 患者常见的临床症状为皮肤和黏膜出血，如鼻出血，成年女性患者月经过多等。不同类型 VWD 患者出血的严重程度差异很大。由于 VWD 患者的出血病史和临床症状无特异性，因此确诊 VWD 必须依赖于实验室检查，主要通过VWF：Ag、瑞斯托霉素辅因子活性、FⅧ：C 和 VWF 多聚体分析等检查来确诊。

2. 获得性血友病

抗 FⅧ抗体属自身免疫抗体，多成年发病，很少关节畸形，既往无出血史，无阳性家族史，男女均可发病，多继发于恶性肿瘤、自身免疫性疾病、围产期女性等，但半数患者无明显诱因。如果抑制物筛选试验阳性，应进一步检测抑制物滴度。

3. 遗传性凝血因子Ⅺ(FⅪ) 缺乏症

本病系常染色体隐性遗传性疾病，男女均可发病，自发性出血少见。实验室检查可见 APTT 延长、FⅪ：C 降低。

4. 其他凝血因子缺乏症

血友病 B 患者应注意与维生素 K 依赖凝血因子缺乏症（遗传性或获得性）鉴别。除出血表现不一致外，相应凝血因子检测可以明确诊断。

三、治疗原则

血友病的治疗应该以预防为主，患者应定期监测 APTT 和 FⅧ：C 或 FⅨ：C 含量，及时补充缺乏的凝血因子，防止严重致命性出血的发生。

四、一般治疗

（1）预防出血　加强宣教，避免创伤及较重的体力活动。

（2）替代疗法　新鲜血浆或新鲜冰冻血浆（FFP）；冷沉淀物（CPT）；FⅧ浓缩剂或 FⅨ浓缩剂；基因重组 FⅧ或 FⅨ。见表 5-1。

表 5-1　血友病替代疗法

出血表现	血友病 A：输注 FⅧ	血友病 B：输注 FⅨ
关节出血	首次 20～50U/kg；若尽早治疗，可用 15U/kg；若出血严重，第二天重复输注，然后可隔日 1 次，持续 1 周；对于轻、中型血友病，若已知患者对 DDAVP 有反应，应使用该药（0.3μg/kg）代替 FⅧ	首次 30U/kg；若尽早治疗，可用 20U/kg；若出血严重，第二天重复输注，然后可隔日 1 次，持续 1 周
肌肉血肿或严重皮下血肿	首次 20U/kg；然后可隔日 1 次，直至血肿完全吸收	首次 30U/kg；然后每 2～3 天 1 次，直至血肿完全吸收
口腔黏膜出血或拔牙	首次 20U/kg，并加抗纤溶药物	首次 30U/kg，并加抗纤溶药物；抗纤溶药物应在输注凝血酶原复合物 4～6h 后使用
鼻出血	压迫止血 15～20min；凡士林纱布填塞；抗纤溶药物；必要时 20U/kg 输注	压迫止血 15～20min；凡士林纱布填塞；抗纤溶药物；必要时 30U/kg 输注
大手术，危及生命的出血（颅内出血、消化道出血、呼吸道出血等）	首次 50～75U/kg，然后 3U/(kg·h) 维持；第一天因子水平维持在 100% 以上；第 2 天 2～3U/(kg·h) 维持，连续 5～7 天，因子水平维持在 50% 以上；继续用药 5～7 天，因子水平维持在 30% 左右	首次 80U/kg，然后 20～40U/kg，每 12～24h 1 次，因子水平维持＞40%，持续 5～7 天；继续用药 5～7 天，因子水平维持在 30% 左右

续表

出血表现	血友病 A:输注 FⅧ	血友病 B:输注 FⅨ
腹膜后或髂腰肌出血	首次 50U/kg,然后 25U/kg,每 12h 1 次,直至症状消失;以后 20U/kg,隔日 1 次,共 10～14 天。在停止治疗前应反复进行放射性评价	首次 80U/kg,然后 20～40U/kg 每 12～24h 1 次,直至症状消失;以后 30U/kg,隔日 1 次,共 10～14 天。在停止治疗前应反复进行放射性评价

五、药物处方

处方①:醋酸去氨加压素(DDAVP)用于轻中型血友病 A。

0.9%氯化钠注射液或 5%葡萄糖注射液 20～40mL＋DDAVP 0.3～0.4μg/kg,静脉滴注,20～30min,每 12h 1 次。

处方②:纤溶抑制剂,对皮肤黏膜出血尤其口腔出血的效果较好。

0.9%氯化钠注射液或 5%葡萄糖注射液 100～250mL＋氨基己酸(EACA)50～100mg/kg,静脉滴注,每日 1 次。

或 0.9%氯化钠注射液或 5%葡萄糖注射液 100～250mL＋氨甲环酸 20～40mg/kg,静脉滴注,每日 1 次。

处方③:达那唑。

年龄＜15 岁:300mg/d,顿服或分次口服。

年龄＞15 岁:600mg/d,顿服或分次口服。

(孙万军 刘娟)

噬血细胞综合征

噬血细胞综合征(HPS)亦称噬血细胞性淋巴组织增生症(HLH),是一种反应性单核巨噬系统疾病,是由淋巴细胞、单核细胞和吞噬细胞异常激活、增殖所引起的,不能控制的过度炎症反应。其特征是持续发热、肝脾大、全血细胞减少和凝血障碍等。本病分为遗传性和获得性。获得性 HLH 可继发于感染、肿瘤、风湿性疾病等。

一、诊断要点

HLH 诊断标准多采用组织细胞学会 2004 年提出的修订版,满足以下两条之一即可建立诊断。

(1)家族病史或已知的基因缺陷。

(2)临床和实验室检查(以下 8 条满足 5 条即可)。

① 发热超过 1 周,热峰≥38.5℃。

② 脾大。

③ 血细胞减少，累及≥2个细胞系：血红蛋白<90g/L，婴儿（<4周）血红蛋白<100g/L；血小板<100×10⁹/L；中性粒细胞绝对值<1×10⁹/L。

④ 高甘油三酯血症和（或）低纤维蛋白原血症：禁食后甘油三酯≥3mmol/L；纤维蛋白原<1.5g/L。

⑤ 血清铁蛋白≥500μg/L。

⑥ 可溶性CD25（sCD25）≥2400U/mL。

⑦ NK细胞活性减低或缺失。

⑧ 骨髓、中枢神经系统或淋巴结见噬血细胞。

二、鉴别诊断

该疾病需与反应性组织细胞增多症进行鉴别诊断。

1. 恶性组织细胞病

HLH有时病情凶险，与恶性组织细胞病（MH）在临床和细胞形态学，组织学上缺乏特异性鉴别试验，以下几项有助于两者的鉴别：①外周血象或浓缩血片中，骨髓或淋巴结、肝脾等组织中能找到恶性组织细胞则支持恶性组织细胞病的诊断；②恶性组织细胞对α-乙酸萘酚酯酶染色阳性，酸性磷酸酶染色阳性，免疫组织化学示细胞内κ链及γ链均阳性；③HLH中性粒细胞碱性磷酸酶活性可增高，血清铁蛋白在MH明显高于正常人和HPS；④MH血清中血管紧张素转换酶增高，组化染色检查见巨噬细胞中大量α-抗胰蛋白酶；⑤部分MH患有特异性染色体异常，如t（2；5）（p23；q35）断裂点在17p12和17p，1号部分三体（1qter-lp11）和涉及1p11的易位，有的MH患者可出现Ig和 *TCR* 基因的克隆性重排。

2. 朗格汉斯细胞组织细胞增生症

朗格汉斯细胞组织细胞增生症（LCH）发病也以婴儿多见，2岁以上较少，也可表现为发热、皮疹、肝脾肿大、淋巴结肿大以及肺部浸润和中枢神经系统受累，但LCH的皮疹为特异性皮疹，多分布于躯干、胸腹部、发际、耳后及颈部，与HLH的一过性皮疹可相鉴别，而且LCH患者常出现骨骼破坏，活组织病理学检查发现朗格汉斯细胞是诊断LCH的主要依据，电镜检查可见到朗格汉斯细胞内含有Birbeek颗粒。

三、治疗原则

1. 诱导缓解治疗

以控制过度炎症状态为主，达到控制HLH活化进展的目的。

2. 病因治疗

以纠正潜在的免疫缺陷和控制原发病为主，达到防止HLH复发的目的。

四、一般治疗

1. 去除病因

继发性 HLH 应查找病因，针对病因作相应治疗，但仅治疗原发病，在很多时候并不能控制高细胞因子血症引起的脏器功能损害，可能会贻误最佳治疗时机。

2. 支持及对症治疗

最大限度的支持治疗非常重要。

五、药物处方

处方①：初始治疗（1～8 周）。

地塞米松 $10mg/m^2$ ＋0.9％氯化钠注射液 100mL，静脉滴注，每日 1 次，2 周；$5mg/(m^2 \cdot d)$ 2 周；$2.5mg/(m^2 \cdot d)$ 2 周；$1.25mg/(m^2 \cdot d)$ 1 周；减药至第 8 周停药。

依托泊苷，$150mg/m^2$，静脉滴注，4～6h，每周 2 次，共 2 周，然后每周 1 次，用到第 8 周结束，后接巩固治疗。

环孢素，$3～6mg/(kg \cdot d)$，口服，分 2 次（谷浓度维持在 $200\mu g/L$ 左右）。

处方②：初期治疗亦可采用大剂量糖皮质激素冲击治疗。

甲泼尼龙 $20mg/kg$＋0.9％氯化钠注射液 100mL，静脉滴注，每日 1 次，用 3 天。

处方③：巩固治疗（9～40 周）。

地塞米松 $10mg/m^2$＋0.9％氯化钠注射液 100mL，静脉滴注，每日 1 次，每 2 周用 3 天。

依托泊苷 $150mg/m^2$，原液静脉泵入，每 4～6h 1 次，每 2 周 1 次。

环孢素，$3～6mg/(kg \cdot d)$，口服，分 2 次（谷浓度维持在 $200\mu g/L$ 左右）。

处方④：出现神经症状者或脑脊液异常者。

0.9％氯化钠注射液 3mL＋地塞米松 5mg＋氨甲蝶呤（MTX）10mg，鞘内注射，每周 1 次，第 3 周开始，共 4 次。

（孙万军　刘娟）

骨髓增生异常综合征

骨髓增生异常综合征（MDS）是一种起源于造血干细胞的恶性克隆性疾病，以凋亡亢进、无效造血为特征，引起外周血细胞减少和红系、粒系、巨核系一系或多系发育异常（病态造血），具有遗传不稳定性，因而向急性髓细胞性白血病

（AML）转化的风险增高。MDS 可分为原发性 MDS 和继发性 MDS，后者与长期接触苯或因某些肿瘤而接受放疗、化疗相关。

一、诊断要点

MDS 诊断尚无"金标准"，根据患者血细胞减少及相应症状，以及骨髓中一系或多系的病态造血、细胞遗传学异常、分子生物学异常、病理学改变、外周血及骨髓中原始细胞比例等诊断和分型。

二、鉴别诊断

MDS 的诊断一定程度上仍然是排除性诊断，应首先排除其他可能导致反应性血细胞减少或细胞发育异常的因素或疾病，常见需要与 MDS 鉴别的因素或疾病如下。

（1）维生素 B_{12} 和叶酸缺乏。

（2）接受细胞毒性药物、细胞因子治疗或接触有血液毒性的化学制品或生物制剂等。

（3）慢性病性贫血（感染、非感染性炎症或肿瘤）、慢性肝病、HIV 感染。

（4）自身免疫性血细胞减少、甲状腺功能减退或其他甲状腺疾病。

（5）重金属中毒、过度饮酒。

（6）其他可累及造血干细胞的疾病，如再生障碍性贫血、原发性骨髓纤维化（尤其需要与伴有纤维化的 MDS 相鉴别）、大颗粒淋巴细胞白血病（LGL）、阵发性睡眠性血红蛋白尿症（PNH）、急性白血病〔尤其是伴有血细胞发育异常的形态学特点的患者或急性髓系白血病（AML）及其他先天性或遗传性血液病（如先天性红细胞生成异常性贫血、遗传性铁粒幼细胞性贫血、先天性角化不良、范可尼贫血、先天性中性粒细胞减少症和先天性纯红细胞再生障碍性贫血等）。

三、治疗原则

MDS 患者治疗以国际预后积分系统（IPSS）危度分组为依据，对于低危和中危-1 患者，主要是刺激残存造血干、祖细胞造血能力和（或）改善 MDS 异常造血克隆的造血效率，从而改善患者的生活质量，对于中危-2 和高危患者，则是根除 MDS 异常造血克隆，恢复正常造血。

四、一般治疗

避免接触可能的致病因素。临床症状不明显者可仅观察、随访。对重度贫血而有自觉症状者可输注红细胞悬液；对有明确感染者，应给予有效抗生素治疗；血小板数严重减少伴有明显的出血者可输血小板，维持血小板 $> 10 \times 10^9$/L。

五、药物处方

处方①：促红细胞生成素（EPO），10000U，皮下注射，每日1次。

处方②：粒细胞-集落刺激因（G-CSF），$150\sim300\mu g$，皮下注射，每日1次。

【注意事项】

处方①、处方②可联合使用，有反应者，在达到最佳疗效后，G-CSF用量减为每周3次，EPO间隔4周调整1次用量，改为每周5天、4天、3天，维持最佳疗效的最低用量。对于因反复输血，导致体内铁过度蓄积，危险度相对低的MDS患者，提倡进行去铁治疗。

处方③：环孢素（CsA），$3mg/(kg \cdot d)$，口服，每日2次。

处方④：地西他滨，$20mg/m^2$，静脉滴注，每天1次，第$1\sim5$天，4周为1个疗程，至少3个疗程。

处方⑤：来那度胺，10mg，口服，每日1次。

【注意事项】

MDS联合化疗的完全缓解率较低，CR持续时间较短，复发率较高，而且由于MDS患者的正常造血储备能力差，对强烈化疗的承受能力很低，容易发生化疗后骨髓造血功能严重而持久的抑制，导致治疗相关死亡，因此，化疗的应用需谨慎。

（孙万军　刘娟）

过敏性紫癜

过敏性紫癜（AP）是机体对某些致敏原发生变态反应，导致毛细血管壁通透性和脆性增加，伴发小血管炎，其本质是一种血管变态反应性出血性疾病，是血管性紫癜中最常见的类型。本病好发于儿童和青少年，平均年龄为$5\sim7$岁，男性发病率略高。

一、诊断要点

（1）发病前$1\sim3$周有低热、咽痛、全身乏力或上呼吸道感染史。

（2）典型四肢皮肤紫癜，可伴腹痛、关节肿痛及血尿。

（3）血小板计数、功能及凝血相关检查正常。

（4）排除其他原因所致的血管炎及紫癜。

二、鉴别诊断

1. 特发性血小板减少性紫癜

根据皮疹的形态、分布及血小板数量加以鉴别，一般不难区别。

2. 外科急腹症

如在皮疹出现以前表现为急性腹痛，应与急腹症鉴别。过敏性紫癜的腹痛较为剧烈，但位置不固定，压痛轻，除非出现肠穿孔，一般无腹肌紧张和反跳痛，如果出现血便，需与肠套叠、梅克尔憩室进行鉴别。

3. 细菌感染

脑膜炎双球菌血症、败血症及亚急性细菌性心内膜炎均可出现紫癜样皮疹。这些疾病的紫癜，其中心部位可有坏死。一般情况危重，血培养阳性可资鉴别。

4. 肾脏疾病

肾脏症状突出时，应与链球菌感染后肾小球肾炎、IgA 肾病等相鉴别。

5. 其他

还需与系统性红斑狼疮、弥漫性血管内凝血及溶血、尿毒症相鉴别。

三、治疗原则

消除致病因素，抑制抗原-抗体反应，酌情抗凝治疗，对症支持。

四、一般治疗

（1）用抗组胺类药物　可选用 H_1 受体阻滞剂口服。

（2）用芦丁、维生素 C 和钙剂作为辅助治疗。

（3）用止血药物　卡巴克络（安络血）、酚磺乙胺（止血敏）等。

五、药物处方

处方①：抗组胺类药物。

马来酸氯苯那敏（扑尔敏），4～8mg，口服，每日 1～3 次。或盐酸西替利嗪，10mg，口服，每日 1 次。或氯雷他定（开瑞坦），10mg，口服，每日 1 次。或特非那定，60mg，口服，每日 2 次。或盐酸曲普利啶，2.5～5mg，口服，每日 2 次。或盐酸异丙嗪，12.5～25mg，口服，每日 2～4 次。

处方②：0.9％氯化钠注射液或 5％葡萄糖注射液 100～250mL＋10％葡萄糖酸钙 10～20mL，静脉滴注，每日 1 次，联合 0.9％氯化钠注射液或 5％葡萄糖注射液 250～500mL＋维生素 C 2～5g，静脉滴注，每日 1 次，联合复方芦丁片 20～40mg，口服，每日 3 次。

处方③：0.9％氯化钠注射液或 5％葡萄糖注射液 250～500mL＋酚磺乙胺（止血敏）3～5g，静脉滴注，或卡巴克络（安络血）2.5～10mg，口服，每日 3 次。

处方④：泼尼松（Pred），30mg/d，口服，如 1 周后皮疹不退可加至 40～60mg/d，紫癜消失后每周减少日服量 10mg，直至减完。

处方⑤：适用于病情急重者。

0.9％氯化钠注射液或5％葡萄糖注射液100mL＋地塞米松10～15mg，静脉滴注，每日1次，3～5天后减量或改口服。或0.9％氯化钠注射液或5％葡萄糖注射液100mL＋氢化可的松100～200mg，静脉滴注，每日1次，3～5天后减量或改口服。

处方⑥：免疫抑制剂（适用于合并肾脏损害的病例）。

环磷酰胺，2～3mg/(kg·d)，口服，4～6个月，如50mg，口服，每日3次。或硫唑嘌呤，2～3mg/(kg·d)，口服，4～6个月，如50mg，口服，每日3次。

（孙万军　刘娟）

特发性血小板减少性紫癜

特发性血小板减少性紫癜（ITP）是一种复杂的多种机制共同参与的获得性自身免疫性疾病。该病的发生是由于患者对自身血小板抗原的免疫失耐受，产生体液免疫和细胞免疫介导的血小板过度破坏和血小板生成受抑，出现血小板减少，伴或不伴皮肤黏膜出血的临床表现。

一、诊断要点
（1）广泛出血累及皮肤、黏膜及内脏。
（2）多次检验血小板计数减少。
（3）脾不大或轻度肿大。
（4）骨髓巨核细胞增多或正常，有成熟障碍。
（5）具备以下五项中任何一项：①泼尼松治疗有效；②脾切除治疗有效；③PAIg阳性；④PAC3阳性；⑤血小板生产时间缩短。

二、鉴别诊断
先天性血小板减少性紫癜与本病相似，应调查家族史，必要时检查其他家庭成员加以区别；结缔组织病早期的表现可能仅有血小板减少，对血小板减少患者应进行相关实验室检查；伴有血栓形成者注意抗磷脂综合征，应询问流产史及检测抗磷脂抗体加以鉴别；伴有溶血性贫血者应考虑伊文思综合征；由药物引起的血小板减少部分也属于免疫性，与ITP较难鉴别，应仔细询问服药史。

三、治疗原则
对于血小板计数＞30×10^9/L，并且无出血表现者无需进行临床干预，而以临床随访为主。对于血小板计数$<10\times10^9$/L并且出现较为严重的出血症状或风险时需要采取紧急干预。

四、一般治疗

出血严重者应注意休息，血小板$<20\times10^9$/L者，应严格卧床，避免外伤。应用止血药物。

五、药物处方

处方①：泼尼松，1mg/（kg·d），顿服或分次口服，至少使用4周；待血小板数$>30\times10^9$/L时，每周减少日服量5mg，减至剂量15～20mg/d；每周减少日服量5mg，减至剂量5～10mg/d维持共3～6个月，或每周减少日服量2.5mg或每2周减少日服量5mg，直至减完。

处方②：地塞米松，40mg/d，静脉滴注，共4天，无反应者2周后重复1次；有治疗反应者每2～4周重复1次，最多可至4～6个疗程。

处方③：免疫抑制剂，适用于难治性ITP。

0.9%氯化钠注射液500～1000mL＋长春新碱（VCR）0.4mg，静脉滴注，6～8h，每周4天，使用4周；或0.9%氯化钠注射液20～40mL＋VCR 1～2mg，静脉注射，每周1次，4～6周为一个疗程。

或CTX 1～3mg/（kg·d）分2～3次口服，3～6周为一个疗程，出现疗效后渐减量，维持治疗4～6周。

或硫唑嘌呤2～4mg/（kg·d）分2～3次口服，3～6周为一个疗程，后以25～50mg/d维持治疗8～12周。

或吗替麦考酚酯（骁悉）0.5～1.0g/d，口服。

或环孢素（CsA）2～5mg/（kg·d），口服。

处方④：利妥昔单抗（美罗华），100mg（小剂量）或375mg/m²（标准剂量），静脉滴注，每周1次，用4周。

处方⑤：适用于急症处理。

根据病情，酌情输注单采血小板。

或大剂量静脉内免疫球蛋白（IVIG）2g/kg（总量），分5天或2天给予，1个月后可重复。

或大剂量甲泼尼龙，1.0g/d，使用3～5天，或1.0～2.0g/d，使用2～3天。

或血浆置换，每次置换3000mL血浆，在3～5天内连续3次以上。

【注意事项】

（1）所有拟诊ITP的患者均应进行外周血涂片检查，排除假性血小板减少症。

（2）长期应用糖皮质激素应注意激素并发症的防治。乙型肝炎中 HBV-DNA 复制水平较高的患者避免使用糖皮质激素，以防止发生爆发性肝炎。

（3）应用免疫抑制剂时，应注意监测血象及肝肾功能。

（4）难治性 ITP 患者需要寻找可能存在的潜在病原体，包括血清学或呼吸实验以确定胃幽门螺杆菌感染，血清学或分子生物学确定 HCV 或 HIV 感染等，并采取相应的治疗。

（孙万军　刘娟）

霍奇金淋巴瘤

霍奇金淋巴瘤（Hodgkin's lymphoma，HL）是一组起源于淋巴组织的恶性肿瘤，有青年和老年两个发病高峰，占我国淋巴瘤患者的 9%，低于欧美地区。病变可侵及淋巴结及淋巴结外组织器官，如肝、肺、脑、骨髓等，约 40% 患者合并 B 组症状。与其他恶性肿瘤相比，霍奇金淋巴瘤的临床治愈率较高，早期患者治愈率 80% 以上。

一、诊断要点

病理诊断是金标准。根据病变淋巴结或组织器官活检病理学检查结果明确诊断。活检方法首推切取活检，深部淋巴结或组织器官病变可粗针穿刺活检。一般不做细针穿刺活检，因其组织结构不清，常规形态学难以诊断。根据淋巴瘤分布范围明确分期，根据有无症状分为 A、B 两组。

1. 病理学检查

病理学检查是确诊及分型的金标准。推荐病变淋巴结或结外病灶切除并行活检病理学检查。活检时应选择增长迅速、饱满、质韧的肿大淋巴结，尽量完整切除；尽量选择受炎症干扰较小部位的淋巴结；术中应避免挤压组织，切取的组织应尽快切开固定。除切除活检外，不推荐细针穿刺细胞学检查，对于纵隔或深部淋巴结可以考虑行粗针多条组织穿刺活检以明确病理学诊断。

2. 形态学

经典型 HL(classic Hodgkin lymphoma，cHL) 有独特的病理特征，在炎症细胞和反应性细胞所构成的微环境中散在分布少量 Reed-Sternberg(R-S) 细胞及变异型 R-S 细胞。典型 R-S 细胞为体积大、胞质丰富，双核或多核巨细胞，核仁嗜酸性，大而明显；若细胞表现为对称的双核时则称为镜影细胞。NLPHL 中典型 R-S 细胞少见，肿瘤细胞因细胞核大、折叠，似爆米花样，故又称为爆米花细胞或淋巴细胞性和（或）组织细胞性 R-S 细胞变型细胞。

3. 免疫组化评估

诊断 HL 应常规进行免疫组织化学评估，IHC 标志物包括 CD45（LCA）、

CD20、CD15、CD30、PAX5、CD3、MUM1、Ki-67 和 EBV-EBER。cHL 常表现为 CD30（＋）、CD15（＋/－）、PAX5（弱＋）、MUM1（＋）、CD45（－）、CD20（－/弱＋）、CD3（－）、BOB.1（－）、OCT2（－/＋），部分患者 EBV-EBER（＋）。NLPHL 常表现为 CD20（＋）、CD79α（＋）、BCL6（＋）、CD45（＋）、CD3（－）、CD15（－）、CD30（－）、BOB1（＋）、OCT2（＋）、EBV-EBER（－）。在进行鉴别诊断时，需增加相应的标志物。

二、鉴别诊断

很多情况都可引起淋巴结肿大，可能伴有发热、盗汗、体重减轻或其他表现。鉴别诊断包括感染性、自身免疫性和多种恶性疾病。

1. 反应性疾病

感染性、自身免疫性和其他炎性疾病均可引起淋巴结肿大、器官肿大、发热，以及其他难以与 cHL 区分的全身症状。反应性疾病可以出现类似 cHL 的多形性细胞浸润，但无诊断性 HRS 细胞，上述细胞可通过独特的形态和免疫表型确定。

2. EB 病毒（EBV）阳性的皮肤黏膜溃疡

EBV 阳性的皮肤黏膜溃疡是以孤立性局限性溃疡病变为特征的疾病，通常见于老年人，有时发生于免疫抑制者。病变最常见于口咽部，但也可发生于皮肤或胃肠道；表现为多形性炎性浸润背景中混有散在的 EBV 感染的 B 细胞，可能包括一些形态和免疫表型与 HRS 细胞类似的细胞。该病与 cHL 的鉴别要点是其结外表现、良性病程、经常自行缓解及保守治疗效果极好。

3. 间变性大细胞淋巴瘤（ALCL）

可能与淋巴细胞消减型 cHL（LDCHL）的某些变异型难以区分，部分 ALCL 可产生炎性反应和组织纤维化，与宿主对 HRS 细胞的反应类似。然而，结合形态学和免疫表型特征一般均可区分开：

（1）cHL　CD15 阳性、CD30 阳性、PAX/BSAP 阳性、T 细胞抗原阴性，ALK 阴性。

（2）ALCL　CD15 阴性，CD30 强阳性，PAX5/BSAP 阴性，一种或多种 T 细胞抗原阳性，ALK 阳性/阴性，细胞毒性标志物（穿孔素、颗粒酶 B、TIA-1）阳性。

4. 其他 B 细胞淋巴瘤

（1）原发性纵隔 B 细胞淋巴瘤（PMBL）　PMBL 和结节硬化型 cHL（NSCHL）有一些共同的临床特征，包括存在纵隔肿块及主要发生于年轻女性。PMBL 的活检可能显示与 cHL 的 HRS 细胞类似的细胞，该病的基因表达模式与 NSCHL 相似。但 PMBL 的恶性细胞通常表达泛 B 细胞抗原，弱表达 CD30，极少表达 CD15。而 cHL 的 HRS 细胞通常表达 CD15 和 CD30。HRS 细胞表达的成束蛋白可帮助区分 EBV 阴性的 cHL 与 PMBL。尽管如此，少数病例同时具有 PMBL 和 HL 的特征，属于灰区 B 细胞淋巴瘤，不能分类，其特征介于 DLBCL 和 cHL 之间。

（2）T 细胞/组织细胞丰富型大 B 细胞淋巴瘤（THRLBCL）　THRLBCL 也难以与 cHL 区分。THRLBCL 最常见于中年男性，与 cHL 类似，肿瘤细胞可能仅占细胞总数的小部分（按照定义，肿瘤细胞比例小于 10%）。然而，THRLBCL 的恶性 B 细胞通常有类似于其他 B 细胞淋巴瘤的免疫表型，如泛 B 细胞标志物阳性，而 CD15、CD30 和 EBV 阴性。

三、治疗原则

早期局部病变（Ⅰ、Ⅱ期）以综合治疗为主，目前早期局部病变治疗标准是全身化疗 2～3 周期后病变受累野放疗。中晚期（Ⅲ、Ⅳ期）以全身化疗为主。因近 20 年来霍奇金病的药物治疗有了很大进步，最主要是由于治疗策略上的改进和有效化疗方案的增多。许多学者报道对Ⅱ～Ⅳ期患者的治愈率已超过 50%。

四、一般治疗

1. 放射治疗

仅适用于ⅠA 期 NLPHL 患者，其他患者可作为化疗的辅助治疗手段，不建议作为根治性手段。

2. 自体造血干细胞移植

病情获得较好缓解后，可选择高剂量化疗联合自体造血干细胞移植。

五、药物处方

处方①：MOPP(COPP) 方案

氮芥，$6mg/m^2$（或环磷酰胺，$650mg/m^2$），静脉滴注，第 1 天、第 8 天。

长春新碱（VCR），$1.0～1.4mg/m^2$，静脉注射，第 1 天、第 8 天。

丙卡巴肼，$100mg/m^2$，口服，第 1～14 天。

泼尼松，$40mg/m^2$，口服，第 1～14 天。

每 3 周重复 1 次，21 天为 1 周期。

处方②：ABVD 方案

多柔比星（阿霉素），$25mg/m^2$，静脉注射，第 1 天。

博来霉素，$10mg/m^2$，静脉注射，第 1 天、第 15 天。

长春地辛，$3.5mg/m^2$，静脉注射，第 1 天、第 15 天。

达卡巴嗪，$375mg/m^2$，静脉注射，第 1 天、第 15 天。

每 4 周重复 1 次，28 天为 1 周期。

处方③： Stanford V 方案

多柔比星（阿霉素），25mg/m²，静脉注射，第 1 周、第 3 周、第 5 周、第 9 周、第 11 周。

长春新碱，1.4mg/m²，静脉注射，第 1 周、第 3 周、第 5 周、第 9 周、第 11 周（最大剂量不超过 2mg）。

氮芥，6mg/m²，静脉注射，第 1 周、第 5 周、第 9 周。

博来霉素，10mg/m²，静脉注射，第 2 周、第 4 周、第 6 周、第 8 周、第 10 周、第 12 周。

依托泊苷（足叶乙苷），60mg/m²，静脉注射，第 2 周、第 4 周、第 6 周、第 8 周、第 10 周、第 12 周。

泼尼松，40mg/m²，口服，每隔 1 天 1 次，持续 12 周。

12 周为 1 周期。

处方④： BEACOPP 方案

博来霉素，10mg/m²，静脉注射，第 8 天。

依托泊苷（足叶乙苷），100mg/m²，静脉注射，第 1~3 天。

多柔比星（阿霉素），25mg/m²，静脉注射，第 1 天。

环磷酰胺，650mg/m²，静脉注射，第 1 天。

长春新碱，1.4mg/m²，静脉注射，第 8 天。

甲基苄肼，100mg/m²，口服，第 1~7 天。

泼尼松，40mg/m²，口服，第 1~14 天。

每 3 周重复 1 次，21 天为 1 周期。

【注意事项】

部分药物配制方法、用法用量等说明如下：

(1) 多柔比星（阿霉素，ADM），又称羟柔红霉素、羟正定霉素等。

5%葡萄糖注射液，250mL，禁用生理盐水。

多柔比星（阿霉素），25~30mg/m²，静脉滴注，累积总剂量不超过 400mg/m²。

(2) 表柔比星（EPI 或 E-ADM），又称表阿霉素、法玛新等。

5%葡萄糖注射液，250mL，禁用生理盐水。

表柔比星，70~75mg/m²，静脉滴注，累积总剂量不超过 900mg/m²。

(3) 硫酸长春新碱（VCR）：生理盐水 10mL 溶解。

生理盐水，100mL，静脉滴注。

长春新碱，1.4mg/m²，入壶。

（4）依托泊苷（又称足叶乙苷等），用生理盐水 10mL 溶解，禁用葡萄糖注射液（会形成微细沉淀），稀释后立即使用。浓度不超过 25mg/dL（浓度越低，稳定性越大）（浓度 1∶100）。

生理盐水 500mL。

依托泊苷 90～120mg/m²，静脉滴注，静滴不少于 30min。

（5）环磷酰胺：生理盐水 20～30mL 溶解。

生理盐水，100mL。

环磷酰胺，650～750mg/m²，静冲。

大剂量时改生理盐水，250mL，加美司钠预防膀胱毒性。

（6）达卡巴嗪（又称氮烯咪胺）：生理盐水，10～20mL 溶解。

5％葡萄糖注射液，250mL。

达卡巴嗪，375mg/m²，静脉滴注。

避光，30～60min 滴完。

（7）博来霉素（Bleomycin，BLM）

消炎痛栓，0.1g，纳肛，博来霉素前 0.5g。

生理盐水，100mL。

博来霉素，15mg，静脉滴注。

总剂量不超过 300～450mg(400mg)。

（达永　张伟京　段连宁　潘兴华　黄晓颖）

非霍奇金淋巴瘤

非霍奇金淋巴瘤（non-Hodgkin lymphoma，NHL）是一组具有很强异质性的独立疾病。在我国恶性淋巴瘤中非霍奇金淋巴瘤所占的比例远高于霍奇金淋巴瘤。非霍奇金淋巴瘤病变是主要发生淋巴结、脾脏、胸腺等淋巴器官，也可发生在淋巴结外的淋巴组织和器官的淋巴造血系统的恶性肿瘤。依据细胞来源将其分为三种基本类型：B 细胞、T 细胞和 NK/T 细胞非霍奇金淋巴瘤。临床大多数非霍奇金淋巴瘤为 B 细胞型，占总数的 70％～85％。非霍奇金淋巴瘤在病理学分型、临床表现与治疗个体化分层上都比较复杂，但是一种有可能治愈的肿瘤。

一、诊断要点

（1）浅表淋巴区淋巴结肿大为常见临床表现。

（2）体内深部淋巴结肿块可引起相应压迫、梗阻等症状，如纵隔肿块引起胸闷、胸痛、呼吸困难、上腔静脉压迫综合征等临床表现；腹腔内肿块引起腹痛、腹胀、肠梗阻等临床表现。

（3）结外淋巴组织增生和肿块，如鼻腔、鼻咽、扁桃体肿物等。

（4）组织学活检，包括免疫组化和分子细胞遗传学检查，做出分型诊断。

（5）通过 PET、CT、超声等影像学检查，确定临床分期。

（6）有无发热、盗汗、乏力、体重下降等全身症状。

二、鉴别诊断

应注意与霍奇金淋巴瘤、细菌结核、原虫感染、某些病毒感染、淋巴结转移癌等疾病相鉴别，结合组织病理学检查、临床表现等做出诊断。

三、治疗原则

根据具体的病理类型、临床分期等决定治疗方案。

（1）惰性非霍奇金淋巴瘤　主要包括滤泡性淋巴瘤（FL）、慢性淋巴细胞白血病/小细胞淋巴瘤（CLL/SLL）、蕈样霉菌病（MF）等亚型。

Ⅰ、Ⅱ期：以治愈为目的，可根据病情采用单用化疗、免疫治疗、放疗或相结合的治疗方法。

Ⅲ、Ⅳ期：有治疗指征的以联合化疗为主，必要时局部放疗，或干扰素治疗；无治疗指征的观察等待。

（2）侵袭性非霍奇金淋巴瘤　主要包括弥漫大 B 细胞淋巴瘤（DLBCL）、套细胞淋巴瘤（MCL）、外周 T 细胞淋巴瘤（PTCL）、结外 NK/T 细胞淋巴瘤（ENKTCL）、血管免疫母细胞 T 细胞淋巴瘤（AITL）等亚型。

Ⅰ、Ⅱ期：化疗后受累野放射治疗。

Ⅲ、Ⅳ期：以联合化疗为主，必要时行局部放疗或干细胞移植治疗。

（3）高度侵袭性非霍奇金淋巴瘤　主要包括伯基特淋巴瘤（BL）和淋巴母细胞淋巴瘤（LBL）。应积极做全身化疗，必要时局部放疗或干细胞移植治疗。

（4）支持治疗　保护脏器功能、预防并发症、粒细胞集落刺激因子（G-CSF）支持等。

四、一般治疗

（1）化疗　是争取治愈非霍奇金淋巴瘤的主要治疗，有较好疗效。但是，治疗毒副作用明显，最好在有经验的专科医师指导下进行，以提高疗效，控制风险。

（2）放射治疗　可用于某些早期惰性淋巴瘤的治疗，或化疗后受累野巩固性放射治疗，或不能接受化疗的患者。也可行姑息性放疗，用于缓解症状、延缓病情进展。

（3）生物免疫治疗。

（4）对症支持治疗。

五、药物处方

1. 滤泡性淋巴瘤（FL）

（1）一线治疗

临床研究证明利妥昔单抗（R，美罗华）联合化疗可以提高疗效。

处方①：R-CHOP。

利妥昔单抗，375mg/m²，静脉注射，第 0 天。

环磷酰胺，750mg/m²，静脉注射，第 1 天。

多柔比星，50mg/m²，静脉注射，第 1 天。

（或表柔比星，75mg/m²，静脉注射，第 1 天。）

长春新碱，1.4mg/m²，静脉注射，第 1 天、第 8 天。

泼尼松片，60～100mg/(m²·d)，口服（PO），第 1～5 天。

21 天为一周期。

处方②：R-CVP。

利妥昔单抗，375mg/m²，静脉注射，第 0 天。

环磷酰胺，750mg/m²，静脉注射，第 1 天。

长春新碱，1.4mg/m²，静脉注射，第 1 天、第 8 天。

泼尼松片，60～100 mg/(m²·d)，口服，第 1～5 天。

21 天为一周期。

处方③：R-F。

利妥昔单抗，375mg/m²，静脉注射，第 0 天。

氟达拉滨，25mg/(m²·d)，静脉注射，第 1～3 天。

21 天为一周期。

处方④：R-FND。

利妥昔单抗，375mg/m²，静脉注射，第 0 天。

氟达拉滨，25mg/(m²·d)，静脉注射，第 1～3 天。

米托蒽醌，10mg/m²，静脉注射，第 1 天。

地塞米松，20mg/d，口服，第 1～5 天。

21 天为一周期。

处方⑤：单用利妥昔单抗，375mg/m²，静脉注射，每周 1 次，共 4 次。

【注意事项】

① 因某原因不能使用利妥昔单抗时，也可以应用 COP、FC、FDB（氟达拉滨）等化疗方案。

② 老年或体弱患者可选利妥昔单抗（R）或环磷酰胺（CTX）单药治疗。

（2）一线维持治疗

利妥昔单抗，375mg/m²，每 2 个月 1 次，共 2 年。

2. 弥漫大 B 细胞淋巴瘤（DLBCL）

（1）一线治疗方案

处方①：R-CHOP。同前。

处方②：R-CHOP-14。

利妥昔单抗，375mg/m²，静脉注射，第 0 天。

环磷酰胺，75mg/m²，静脉注射，第 1 天。

多柔比星，50mg/m²，静脉注射，第 1 天。

（或表柔比星，50mg/m²，静脉注射，第 1 天）

长春新碱，1.4mg/m²（<2mg），静脉注射，第 1 天。

泼尼松片，60～100mg/(m²·d)，口服，第 1～5 天。

粒细胞集落刺激因子，150μg/d，皮下注射，第 3～8 天。

14 天为一周期。

处方③：R-EPOCH。

利妥昔单抗，375mg/m²，静脉注射，第 0 天。

依托泊苷，50mg/(m²·d)，静脉注射，第 1～4 天。

长春新碱，0.4mg/(m²·d)（<2mg），静脉注射，第 1～4 天。

多柔比星，10mg/(m²·d)，静脉注射，第 1～4 天。

依托泊苷、长春新碱、多柔比星，溶于同一 500mL 生理盐水中，持续静脉注射96h。

环磷酰胺，750mg/m²，静脉注射，第 6 天。

泼尼松（Pred），60mg/(m²·d)，口服，第 1～6 天。

21 天为一周期。

【注意事项】

因某原因不能使用利妥昔单抗时，也可单独应用上述 CHOP、CHOP-14、EPOCH 等化疗方案治疗。

（2）二线治疗方案

处方①：DHAP。

顺铂，20mg/(m²·d)，静脉注射，第 1～4 天。

阿糖胞苷，1g/(m²·d)，静脉注射>3h，每 12h 1 次，第 1～2 天。

地塞米松，40mg/d，静脉注射或口服，第 1～4 天。

粒细胞集落刺激因子（G-CSF），第 3 天开始支持治疗。

28 天为一周期。

处方②：ESHAP。

依托泊苷，60mg/（m² · d），静脉注射，第 1～4 天。

甲基泼尼松，500mg/d，静脉注射，第 1～4 天。

阿糖胞苷，2g/m²，静脉注射，第 5 天。

顺铂，25mg/（m² · d），静脉注射，第 1～4 天。

21 天为一周期。

处方③：GDP。

吉西他滨，1000mg/m²，静脉注射＞30min，第 1 天、第 8 天。

顺铂，25mg/（m² · d），静脉注射，第 1～3 天。

地塞米松，40mg/d，静脉注射，第 1～4 天。

处方④：GemOX。

吉西他滨，1000mg/m²，静脉注射 30min，第 1 天。

奥沙利铂，130mg/m²，静脉注射 3h，第 1 天。

21～28 天为一周期。

处方⑤：ICE。

异环磷酰胺，1.2g/m²，静脉注射，第 1～3 天。

美司钠，400mg，静脉注射异环磷酰胺前、后 4h、8h。

顺铂，25mg/（m² · d），静脉注射，第 1～3 天。

依托泊苷，100mg/（m² · d），静脉注射，第 1～3 天。

21 天为一周期。

处方⑥：miniBEAM。

卡莫司汀，60mg/m²，静脉注射，第 1 天。

依托泊苷，75mg/（m² · d），静脉注射，第 2～5 天。

阿糖胞苷，100mg/（m² · d），静脉注射，每 12h 1 次，第 2～5 天。

美法仑，30mg/m²，静脉注射，第 6 天。

4～6 周为一周期。

处方⑦：MINE。

异环磷酰胺，1.2g/m²，静脉注射，第 1～5 天。

美司钠，400mg，静脉注射异环磷酰胺前、后 4h、8h。

米托蒽醌，6～8mg/m²，静脉注射，第 1 天。

依托泊苷，65 mg/（m² · d），静脉注射，第 1～5 天。

21 天为一周期。

3. 套细胞淋巴瘤（FL）

（1）一线治疗方案

处方①：R-CHOP。同前。（不能耐受高强度治疗的老年患者。）

处方②：hyper-CVAD/MA。

周期 1：环磷酰胺，300mg/(m² · d)，静脉滴注＞2h，每 12h 一次，第 1～3 天。

美司钠，持续静脉注射，环磷酰胺前 1h 至环磷酰胺后 12h。

长春新碱，2mg/m²，静脉注射，第 4 天、第 11 天。

多柔比星，50mg/m²，静脉注射＞24h，第 4 天。

（或表柔比星，50mg/m²，静脉注射，第 1 天。）

（射血分数＜50%者，静滴 48h。）

地塞米松，40mg/d，口服，第 1～4 天、第 11～14 天。

粒细胞集落刺激因子，10μg/kg，化疗后 24h 开始。

21 天为一周期。

周期 2：氨甲蝶呤，200mg/m²，静脉滴注＞2h，第 1 天。

氨甲蝶呤，800mg/m²，静脉滴注 22h，第 1 天。

阿糖胞苷，3000mg/m²，静脉滴注＞2h，每 12h 一次，第 2～3 天。

处方③：R-EPOCH。同前。

（2）二线治疗方案

处方①：R-FCM。

利妥昔单抗，375mg/m²，静脉注射，第 0 天。

氟达拉滨，25mg/(m² · d)，静脉注射，第 1～3 天。

环磷酰胺，650mg/m²，静脉注射，第 1 天、第 8 天。

米托蒽醌，10mg/m²，静脉注射，第 1 天。

28 天为一周期。

处方②：R-FC。

利妥昔单抗，375mg/m²，静脉注射，第 1 天。

氟达拉滨，25mg/(m² · d)，静脉注射，第 1～3 天。

环磷酰胺，650mg/m²，静脉注射，第 1 天、第 8 天。

28 天为一周期。

4. 外周 T 细胞淋巴瘤

（1）一线治疗方案

没有标准方案，首选临床试验。其他常用方案如下：

处方①：CHOP。同前。

处方②：EPOCH。同前。

处方③：hyper-CVAD/MA。同前。

处方④：GemOX。同前。

上述方案除 Hyper-CVAD 外，其他方案均有联合左旋门冬酰胺酶的研究报告。SMILE 方案因毒副作用较大，国内较少应用。

（2）二线治疗方案

处方①：GDP。同前。

处方②：DHAP。同前。

处方③：ESHAP。同前。

处方④：ICE。同前。

处方⑤：miniBEAM。同前。

处方⑥：MINE。同前。

【注意事项】

一线和二线方案均可选择临床试验。

5. 伯基特淋巴瘤

处方①：CODOX-M±R。

利妥昔单抗，$375mg/m^2$，静脉注射，第 0 天。

环磷酰胺，$200mg/(m^2 \cdot d)$，静脉注射，第 1～5 天。

长春新碱，$1.5mg/m^2$，静脉注射，第 1 天。

多柔比星，$50mg/m^2$，静脉注射，第 1 天。

地塞米松，$10mg/(m^2 \cdot d)$，静脉注射，第 1～5 天。

氨甲蝶呤，$3～5g/m^2$，静脉注射 24h，第 3 天。

氨甲蝶呤＋阿糖胞苷＋地塞米松，鞘注化疗，第 3 天。

处方②：hyper-CVAD/MA±R。同前。

6. 淋巴母细胞淋巴瘤

处方为 hyper-CVAD±R。同前；此外还有 BMF90 等复杂方案。

【注意事项】

（1）化疗前完善患者心肝肾功能检查，明确有无治疗禁忌证，必要时降低化疗剂量。

（2）输注利妥昔单抗前需抗过敏治疗，输注过程中控制滴速，密切监测生命体征变化。

（3）有乙型肝炎病毒感染的患者，应用利妥昔单抗时要慎重，需要在专科医师严密监管下进行治疗，防止发生重症肝炎。

（4）化疗过程中注意预防呕吐、水化利尿、监测出入量。

（5）化疗后严密注意监测血象、肝肾功能变化，给予必要处理。

（6）复查影像学检查评价疗效，根据病情调整化疗方案。

（7）上述化疗方案多数有明显毒副作用，特别是严重的骨髓造血功能和免疫功能抑制，需要在专业肿瘤科医师或血液科医师指导下进行。有些化疗方案应该在有专业诊治条件的医院进行，例如 CODOX-M±R、hyper-CVAD±R、

BMF90 等方案。

（刘静　张伟京　段连宁　潘兴华）

多发性骨髓瘤

多发性骨髓瘤（multiple myeloma，MM）是分泌免疫球蛋白的浆细胞在骨髓内恶性增殖，产生大量单克隆球蛋白，或 κ/λ 轻链蛋白（M 蛋白），正常多克隆浆细胞增生和多克隆免疫球蛋白分泌受到限制，引起广泛骨质破坏、反复感染、贫血、高钙血症、高黏滞综合征和肾功能不全等一系列临床表现，并引起一系列伴随症状的恶性肿瘤。

多发性骨髓瘤主要见于中老年人，症状表现无特异性，第一次诊断的误诊或漏诊率在 50％～60％以上。临床上常有不明原因的骨痛、骨质脆弱、肾功能不全、贫血、反复感染等，部分患者误诊为骨科病、肾科病、感染等，85％以上的患者就诊时病情已经发展至中晚期。

一、诊断要点

1. 活动型（症状性）骨髓瘤

符合以下一项或多项。

(1) 血钙升高（＞11.5mg/dL 或＞2.65mmol/L）。

(2) 肾功能不全（肌酐＞2mg/dL 或＞177μmol/L）。

(3) 贫血（血红蛋白＜10g/dL 或低于正常值 2g）。

(4) 骨病（溶骨性病变或骨质疏松）。

2. 冒烟型（无症状性）骨髓瘤

血清 M 蛋白：IgG≥3g/dL；IgA＞1g/dL；或 Bence Jones 蛋白＞1g/24h 和（或）骨髓克隆性浆细胞≥10％，无相关器官或组织受损（无终末器官受损，包括骨受损）或症状。

二、鉴别诊断

应与某些慢性疾病（慢性结核感染、肾病、风湿系统疾病、慢性肝病等）、淋巴瘤等可引起反应性浆细胞增多症及意义未明单克隆丙球蛋白血症相鉴别；一些低磷性骨病、严重骨质疏松、转移癌等也需要与多发性骨髓瘤的骨质破坏鉴别。

三、治疗原则

多发性骨髓瘤目前尚难以治愈，大多数患者最终会复发。对于无症状的患者，密切监测，每 1～2 个月复查，一旦出现症状即开始治疗。年轻患者的治疗应以最大限度延长生命甚至治愈为目的，而老年患者则以改善生存质量为主。对年龄在 60～65 岁以下，一般状态较好的患者，应将自体造血干细胞移植作为整体治疗的一部分进行考虑；对于年龄较大、一般状态差、不能行移植的患者主要进行常规化疗和支持治疗。而造血干细胞移植主要应用的是自体造血干细胞移植，以改善患者完全缓解（CR）率，延长无病生存期和总生存期。欧美国家的多发性骨髓瘤治疗建议：年龄在 65 岁以下，临床状态评分占 0～1 分，肾功能正常的患者可以考虑行 auto-ASCT。大剂量美法仑（马法兰，200mg/m²）已成为自体移植前的标准预处理方案。而二次移植被推荐用于首次移植后没有达到很好的部分缓解（VGPR）的年轻患者。推荐二次移植应在第一次移植后 6～12 个月内，疾病复发前进行。异基因造血干细胞移植是唯一可能治愈多发性骨髓瘤的方法，但仅适用于年龄＜50 岁并有 HLA 匹配的患者。

四、一般治疗

1. 对症治疗

高尿酸血症水化，别嘌醇口服；肾功能衰竭，原发病治疗，必要时血液透析；高黏滞血症，原发病治疗，必要时临时性血浆交换。

2. 感染的患者

联合应用抗生素治疗，反复感染的患者定期注射预防性丙种球蛋白。

五、药物处方

处方①：VD 方案。

硼替佐米，1.3mg/m²，静滴，第 1 天、第 4 天、第 8 天、第 11 天。

地塞米松，40mg/d，静滴，第 1～2 周期第 1～4 天、第 9～12 天；第 3～4 周期第 1～4 天。

处方②：BCD 方案。

硼替佐米，1.3mg/m²，静滴，第 1 天、第 8 天、第 15 天、第 22 天，5 周×3 个循环。

环磷酰胺，50mg/d，口服。

地塞米松，20mg/d，口服。

处方③：PAD 方案。

硼替佐米，1.3mg/m²，静滴，第 1 天、第 4 天、第 8 天、第 11 天。

多柔比星，0.4mg 或 5mg 或 9mg/m²，静滴，第 1～4 天。

地塞米松，40mg/d，静滴，第 1 周期第 1～4 天、第 8～11 天、第 15～18 天；第 2～4 周期第 1～4 天。

每 3 周为一个周期。

处方④：VTD 方案。

硼替佐米，1.3～1.7mg/m²，静滴，第 1 天、第 4 天、第 8 天、第 11 天。

沙利度胺，100～200mg/d，口服，第 1～28 天。

地塞米松，20mg/m²，静滴，第 1～4 天、第 9～12 天、第 17～20 天。

每 4 周为一个周期。

处方⑤：LD 方案。

来那度胺，25mg/d，口服，第 1～21 天。

地塞米松，40mg 或 20mg/d，静滴，第 1～4 天、第 9～12 天、第 17～20 天。

处方⑥：DVD 方案。

脂质体多柔比星，40mg/m²，静滴，第 1 天。

长春新碱，1.4mg/m²，最多 2.0mg，静滴，第 1 天。

地塞米松，40mg 或 20mg/d，静滴或口服，第 1～4 天。

每 4 周一个周期。

处方⑦：MPB 方案。

美法仑，9mg/m²，口服，第 1～4 天。

泼尼松，60mg/m²，口服，第 1～4 天。

硼替佐米 1.0～1.3mg/m²，静滴，第 1 天、第 4 天、第 8 天、第 11 天、第 22 天、第 25 天、第 29 天、第 32 天。

处方⑧：MPL 方案。

美法仑，0.18～0.25mg/(kg·d)，口服，第 1～4 天。

泼尼松，2mg/(kg·d)，口服，第 1～4 天。

来那度胺，5～10mg/d，口服，第 1～21 天。

处方⑨：MPT 方案。

美法仑，4mg/(m²·d)，口服，第 1～7 天。

泼尼松，60mg/m²，口服，第 1～7 天。

沙利度胺，100mg/d，口服，第 1～28 天。

处方⑩：MP 方案。

美法仑，10mg/(m²·d)，口服，第 1～4 天，每 4～6 周。

泼尼松，50mg/(m²·d)，口服，第 1～7 天，每 4～6 周。

处方⑪：TD 方案。

沙利度胺，200mg/d，口服，第 1～28 天。

地塞米松，40mg/d，口服，第 1～4 天、第 9～12 天、第 17～20 天（奇数周期）；第 1～4 天（偶数周期）。

处方⑫：VAD方案。

长春新碱，$0.4mg/m^2$，连续静滴，第1～4天。

多柔比星，$9mg/m^2$，连续静滴，第1～4天。

地塞米松，40mg，口服，第1～4天、第9～12天、第17～20天（第1～2周期）；第1～4天（第3～4周期）。

每4周一个周期。

【注意事项】：

（1）处方①～处方⑥均为移植候选者首先推荐的方案。处方⑦～处方⑫、处方①及处方⑤中的小剂量地塞米松组为非移植候选患者的推荐方案。

（2）使用时需监测患者肾功能，在肾功能有损伤时，硼替佐米的剂量可降至$1.0mg/m^2$。

（3）使用含激素的方案时，需监测患者血糖情况并及时对症处理。

（4）需监测患者外周神经毒性的发生情况，必要时停用硼替佐米。

（鲁云　张伟京　段连宁　潘兴华）

肥　胖　症

肥胖症是指体内脂肪堆积过多和（或）分布异常，体重增加，是一种多因素造成的慢性代谢性疾病。物质生活条件的改善、饮食结构的不合理（高热量、高脂饮食）、遗传因素、体力活动减少等因素使肥胖症发病率逐年攀升。无明显内分泌、代谢病因可寻的肥胖症称为单纯性肥胖；具有明确病因者称为继发性肥胖症。前者是肥胖症中最常见的一种，通常将体重超过标准体重的 10％ 称为超重，而近年来，对肥胖症病因学研究有许多进展，提出了体重超过标准体重的 20％ 则称为肥胖。肥胖症可引起气急、关节痛、肌肉酸痛、焦虑、忧虑。临床上肥胖症是 2 型糖尿病、心血管疾病、高血压、胆石症和癌症的重要危险因素。

一、诊断要点

肥胖症常用的评估方法如下：

（1）体脂含量（F）　按体内脂肪的百分含量计算，一般体重正常男性 F＝15％，女性 F＝22％，如果男 F＞25％，女 F＞30％，则可诊断为肥胖病。以此诊断肥胖病最为准确。

（2）体重指数（BMI）　BMI＝体重(kg)/身高^2(m^2)，BMI≥25kg/m^2 即可诊断为肥胖，体重指数与肥胖相关疾病的危险相关性较好。

（3）腰围　腰围是指直立时，绕腋中线肋缘与髂前上棘间中点一周的长度；WHO 规定男性腰围＞95cm，女性腰围＞80cm 诊断为肥胖；我国评价肥胖的标准为男性腰围＞85cm，女性腰围＞80cm。

（4）腰臀比　臀围为经臀部最隆起的部位测得的长度。向心性肥胖，男性＞0.9，女性＞0.8。

二、鉴别诊断

单纯性肥胖的诊断必须排除继发性肥胖后才能成立。成人单纯性肥胖应主要与非典型性 Cushing 综合征、多囊卵巢综合征、下丘脑性肥胖、甲状腺功能减退、性腺功能减退症、泌乳素瘤等鉴别。儿童继发性肥胖症应更多地考虑肥胖-生殖无能综合征、假性肥胖-生殖无能综合征或遗传性肥胖（GH 缺乏综合征、Bardet-Biedl 综合征、Prader-Willi 综合征、Alstrom 综合征、Albright 遗传性骨营养不良、假性甲状旁腺功能减退症、假性假甲状旁腺功能减退症等）。

三、治疗原则

积极查找肥胖病因，根据病因治疗肥胖，防治并发症，两个主要环节是减少热量摄入和增加热量消耗。

四、一般治疗

（1）积极宣传教育，使患者及家属认识肥胖症的危害。

（2）肥胖的基础治疗是减少能量摄入和增加能量消耗。运动可增强能量消耗，促进脂肪分解和肌肉中蛋白的合成，还能增强心肺功能。但剧烈运动会使食欲大大增加，不利于饮食控制，对健康亦不利；而运动强度太小，能量消耗少，达不到减肥的效果。所以一般多主张以中低强度、持续时间较长的有氧运动为主。运动强度应根据不同个体情况选定，宜逐步增强，自觉长期坚持是治疗的关键。

五、药物处方

处方①：奥利司他（赛尼可），120mg，每日 3 次，餐前服。

【注意事项】

（1）本药治疗早期多见肠胃反应，如大便次数增多、脂肪便、稀便、恶心、呕吐等。

（2）可引起脂溶性维生素的吸收减少，注意适当补充，尤其是维生素 E。

（3）该药有严重肝功能损害的报道，使用应严格掌握适应证。

处方②：苯丙胺，5mg，每日 3 次。

【注意事项】

（1）可发生快速失敏及成瘾性。

（2）适宜间歇治疗，2～4 周为 1 个疗程，然后停药 2 周，再重复治疗。

（3）老年人、糖尿病患者慎用。

处方③：二甲双胍，0.85g，每日 2 次。

或二甲双胍，0.5g，每日 3 次。

【注意事项】

适用于超重或肥胖的 2 型糖尿病者，以及肥胖症，尤其是多囊卵巢综合征的女性。

以上处方药物均有严重副作用，使用应严格掌握适应证。

（朱晗玉　徐丹丹　黄雌友）

糖　尿　病

糖尿病是一种因体内胰岛素绝对或者相对不足，导致碳水化合物、蛋白质、脂肪、水电解质等代谢异常，以高血糖为特征的代谢性疾病。它是由包括遗传因素和环境因素在内的多种因素相互作用的结果，可引起多系统损害，导致眼、肾、神经、心脑血管等组织慢性进行性病变。主要临床症状为多尿、多饮、多食、消瘦（三多一少）、皮肤瘙痒、视物模糊。我国目前采用 WHO（2019 年）的糖尿病病因学分型体系共将其分为 6 大类，即 1 型糖尿病、2 型糖尿病、特殊类型糖尿病、妊娠首次发现高血糖、混合型糖尿病、未分类糖尿病。其中 1 型糖尿病、2 型糖尿病是临床的常见类型。

一、诊断要点

强调肯定诊断时要有充分的诊断依据，无症状者必须有两次血糖异常才能做出诊断。糖尿病症状（三多一少，即多饮、多食、多尿、体重下降）＋随机血糖≥11.1mmol/L，和（或）FPG≥7.0mmol/L 或 OGTT-2h-PG≥11.1mmol/L，可诊断糖尿病。如果没有糖尿病症状，需要另一次检测证实：FPG3.9～6.0mmol/L，为正常；FPG 6.1～6.9 mmol/L，OGTT-2h-PG＜7.8mmol/L，为空腹血糖受损；OGTT-2h-PG≥11.1mmol/L，为糖尿病；OGTT FPG＜7.0mmol/L，2h-PG7.8～11.1mmol/L，为糖耐量减低（IGT）。

1 型糖尿病目前主要根据临床特征来诊断：①发病年龄通常小于 30 岁；②中度至重度的临床症状；③体型消瘦；④空腹或餐后的血清 C 肽浓度明显降低或缺如；⑤起病迅速；⑥明显体重减轻；⑦常有酮尿或酮症酸中毒；⑧出现自身免疫标记，如谷氨酸脱羧酶（GAD）抗体、胰岛细胞抗体（ICA）、人胰岛细胞抗原 2 抗体（IA-2A）等。大多数 2 型糖尿病患者起病隐匿，肥胖，有较强的 2 型糖尿病家族史。极少数为急性起病，表现为多饮、多尿、酮症而需要暂时性胰岛素治疗。因此如果对诊断有任何不确定时，可先做一个临时性分类，用于指导治疗。然后依据对治疗的初始反应再重新评估和分型。

二、鉴别诊断

应鉴别 1 型糖尿病与 2 型糖尿病（表 6-1）。

表 6-1　1 型与 2 型糖尿病的鉴别

项目	1 型糖尿病	2 型糖尿病
发病率	＜5％	＞95％
家族史	不明显	明显占 40％～60％
发病年龄	0～25 岁	一般＞40 岁
体重	通常消瘦	有肥胖倾向或超重

续表

项目	1型糖尿病	2型糖尿病
发病情况	一般急性,偶有缓慢	逐渐发病
症状	症状明显	多数无明显症状或仅有乏力
稳定性	不稳定,波动性大	相对稳定
缓解	只有蜜月期可缓解	超重量者,体重下降可缓解
发病方式	急剧	缓慢,很难确定何时发病
胰岛素分泌	几乎是零	减少或相对不足
有关抗体	阳性(90%以上)	阴性(90%以上)
治疗	必须使用胰岛素	在必要时使用胰岛素

三、治疗原则

早期治疗、长期治疗、综合治疗、治疗措施个体化。糖尿病治疗的近期目标是通过控制高血糖和相关代谢紊乱来消除糖尿病症状和防止出现急性代谢并发症，糖尿病远期目标是通过良好的代谢控制达到预防慢性并发症，提高糖尿病患者的生活质量和延长其寿命。为了达到这一目标应建立较完善的糖尿病教育和管理体系。

四、一般治疗

糖尿病健康教育是重要的基本治疗措施之一，被公认是其治疗成败的关键。根据病情轻重、血糖变化、体重、活动情况制订饮食方案。

五、药物处方

1. 口服药物

处方①：二甲双胍，$0.25 \sim 0.5g$，每日 $2 \sim 3$ 次（餐中或餐后，每日 $1.0 \sim 2.0g$）。

阿卡波糖（拜糖平），$50 \sim 100mg$，每日 3 次，与第一口饭同时咀嚼口服。

【注意事项】

（1）应用二甲双胍常见有消化道反应有恶心、呕吐、腹胀、腹泻；乳酸性酸中毒多发于老年人，肾功能不全、肝功能不全、严重感染、严重缺氧或接受大手术的患者禁用，定期检测肝、肾功能；与胰岛素或促分泌剂联合使用可能增加低血糖的风险。

（2）拜糖平不良反应有腹部胀满、排气增加，偶尔出现低血糖反应。

处方②：格列齐特（达美康），80mg，$1 \sim 2$ 次/日（饭前 $30 \sim 40min$）。

阿卡波糖（拜糖平），$50 \sim 100mg$，3 次/日，与第一口饭同时咀嚼口服。

【注意事项】

格列齐特不良反应有肝功能损害、白细胞减少、骨髓抑制等，出现立即停药，应定期监测肝肾功能、血常规。

处方③：瑞格列奈（诺和龙），0.5～4mg，进餐时服用。

或罗格列酮（瑞彤），15～45mg，1次/日。

【注意事项】

应用瑞格列奈应定期监测肝肾功能，1型糖尿病、孕妇、哺乳期妇女及12岁以下儿童禁用。

2. 胰岛素

处方①：普通胰岛素，4～20U，每日3～4次，餐前30min皮下注射。

处方②：长效胰岛素，4～20U，睡前皮下注射。

处方③：诺和锐30，早8U，晚8U，餐前15min皮下注射，逐步调整剂量。

【注意事项】

(1) 胰岛素应从小剂量开始，4～7日后增加到最佳剂量。

(2) 应用胰岛素应注意个体化和低血糖反应。

(3) 胰岛素不能冰冻保存，避免温度过高或过低。

（朱晗玉　徐丹丹　黄雌友）

多发性肌炎和皮肌炎

多发性肌炎是一组以许多骨骼肌的间质性病变和肌纤维变性为特征的综合征。如病变局限于肌肉则称为多发性肌炎；如病变同时累及皮肤则称为皮肌炎。本病可能与自身免疫有关，有时和其他结缔组织病重叠发生。多发性肌炎（PM）呈亚急性起病，发病年龄不限，男女比例相似。病前可有低热或感染。首发症状通常为四肢近端无力，往往从盆带肌开始逐渐累及肩带肌肉，仅有5%的患者伴有肌肉疼痛或压痛。咽喉肌受累可发生吞咽困难；颈肌受累常见，可出现抬头困难，也可累及呼吸肌。眼外肌一般不受侵。少数患者出现心肌受累的症状。疾病进展数周至数月时可出现肌萎缩，腱反射一般不减低。皮肌炎（DM）除有多发性肌炎的表现外，还有在肌炎前后或伴随肌炎出现多样性皮疹，如眶周水肿性紫红色斑、掌指关节及指间关节伸面紫红色丘疹、颈部及上胸部"V"字型红色丘疹、披肩征等，此外可见甲根皱裂有僵硬的毛细血管扩张。

一、诊断要点

(1) 对称性近端肌无力表现，伴或不伴吞咽困难和呼吸肌无力。

(2) 肌肉活检异常。

（3）血清肌酶升高，如 CK、醛缩酶、ALT、AST 和 LDH。

（4）肌电图示肌源性损害。肌电图有三联征改变：即时限短、小型的多相运动电位；纤颤电位，正弦波；插入性激惹和异常的高频放电。

（5）典型的皮肤损害。

确诊 PM 应符合（1）～（4）条中的任何 3 条标准；可疑 PM 符合（1）～（4）条中的任何 2 条标准；确诊 DM 应符合第 5 条加（1）～（4）条中的任何 3 条；拟诊 DM 应符合第 5 条及（1）～（4）条中的任何 2 条；可疑 DM 应符合第 5 条及（1）～（4）条中的任何 1 条标准。

二、鉴别诊断

（1）多发性肌炎需要与其他原因的肌肉损害相鉴别，包括：感染相关性肌病、高强度运动引起的横纹肌溶解、甲状腺功能异常、电解质异常引起的肌损害、药物性肌损害、酒精性肌损害、肿瘤相关性肌损害、包涵体肌炎、其他风湿病引起的肌炎。感染相关性肌病继发于病毒或细菌感染，肌酶多呈轻度升高，儿童多发性肌炎较少见，而感染相关性肌病较常见。药物性肌损害多见于降脂药、别嘌醇、秋水仙碱等，有明确的用药与肌损害的时间相关性。电解质异常所致的肌损害多见于低钾血症引起的肌纤维肿胀，导致肌酶外溢，肌酶呈轻度升高。甲状腺功能异常所致的肌损害多见于甲状腺功能减退或亢进。

（2）皮肌炎的皮疹需要与系统性红斑狼疮、银屑病、接触性皮炎、皮肤 T 淋巴瘤、硬皮病、皮肤血管炎等疾病相鉴别。

三、治疗原则

PM 和 DM 是一组异质性疾病，临床表现多种多样且因人而异，治疗方案也应遵循个体化的原则。

四、一般治疗

急性期卧床休息，并适当进行肢体被动运动，以防肌肉萎缩，症状控制后适当锻炼，给予高热量、高蛋白饮食，避免感染。

五、药物处方

处方①：糖皮质激素是治疗 PM 和 DM 的首选药物。

初始：泼尼松，20mg，口服，每日 3 次。

减量：持续使用直至肌力明显恢复，CK 趋于正常并继续应用 4～8 周，开始逐渐减量，每月减量不得大于 10mg。

维持：泼尼松，5～10mg，每日 1 次，继续用药 2 年以上。

处方②：甲泼尼龙冲击治疗适用于严重的肌病患者或伴严重吞咽困难、心肌受累或进展性肺间质病变的患者。

甲泼尼龙，0.5～1g/d，静脉滴注，连用 3 天为 1 个疗程。

三个疗程后改用口服治疗，用法同处方①。

【注意事项】

对激素治疗无效的患者首先应考虑诊断是否正确；诊断正确者应加用免疫抑制剂治疗；另外还应考虑是否为初始治疗时间过短或减药太快所致；是否出现了激素性肌病。

处方③：重症或激素治疗 6 周未达到疗效要求患者。

氨甲蝶呤，1mg，口服，每日 3 次。

或硫唑嘌呤，50mg，口服，每日 1 次。逐渐增加至 150mg/d，待病情稳定后逐渐减量，改 50mg/d 维持。

【注意事项】

（1）处方③可单独使用或联合处方①应用，联合应用可增强激素作用。

（2）氨甲蝶呤的不良反应主要有肝酶增高、骨髓抑制、血细胞减少、口腔炎等，用药期间应定期监测血常规、肝肾功能。

（3）硫唑嘌呤的不良反应主要有肝酶增高、骨髓抑制、血细胞减少等，用药开始时需每 1～2 周查血常规一次，以后每 1～3 个月查血常规和肝功能一次。

（朱晗玉　徐丹丹　黄雌友）

亚急性甲状腺炎

亚急性甲状腺炎，又称 De Quervain 甲状腺炎、巨细胞性甲状腺炎、肉芽肿性甲状腺炎，简称亚甲炎，是一种与病毒（包括流感病毒、柯萨奇病毒、腮腺炎病毒等）、感染有关的自限性甲状腺炎，多见于 40～50 岁的女性，女性发病率是男性的 3～6 倍。起病前患者常有上呼吸道感染史，大多数患者有发热、乏力、食欲缺乏、精神差，特征性表现为甲状腺部位的疼痛和压痛，常向颌下、耳后或颈部等处放射，咀嚼和吞咽时疼痛加重。甲状腺病变可先从一叶开始，以后扩大或转移到另一叶，或始终限于一叶，病变腺体肿大、坚硬，压痛显著。在病程早期，症状将近高峰时，可有性情急躁、怕热、多汗、心悸、体重减轻、手抖等一过性甲状腺功能亢进症状，红细胞沉降率加快，血清 T_3、T_4 升高，^{131}I 摄碘率降低。

一、诊断要点

（1）急性起病，发热等全身症状。

（2）甲状腺疼痛、肿大且质硬。

（3）红细胞沉降率（ESR）早期显著增快，常＞50mm/h。

（4）血清甲状腺激素浓素升高与甲状腺摄碘率降低双向分离。

二、鉴别诊断

1. 急性化脓性甲状腺炎

甲状腺局部或邻近组织红、肿、热、痛；全身显著炎症反应；邻近或远处感染灶；白细胞明显增高，核左移；甲状腺功能及摄碘率正常；甲状腺自身抗体阴性。

2. 结节性甲状腺肿出血

突然出血可伴甲状腺疼痛；出血部位伴波动；无全身症状；ESR 升高不明显；甲状腺超声检查可确诊。

3. 桥本甲状腺炎

少数甲状腺疼痛、触痛；可存在短暂甲状腺毒症及摄碘率降低；无全身症状；ESR 不升高；TgAb、TPOAb 高滴度。

4. 无痛性甲状腺炎

轻中度甲状腺肿，部分患者无肿大；甲状腺功能及 [131]I 摄取率衍变经过类似；无全身症状；无甲状腺疼痛；ESR 增快不显著；必要时甲状腺穿刺细胞学检查。

三、治疗原则

亚急性甲状腺炎是一种自限性疾病，治疗措施包括减轻局部症状、恢复甲状腺功能。

四、一般治疗

注意休息，避免劳累，对症支持治疗。

五、药物处方

处方①：吲哚美辛（消炎痛），25mg，口服，3 次/日，一般早期改善炎症反应及疼痛症状。

【注意事项】

（1）适用于轻型亚甲炎患者，或有高血压、糖尿病、肾上腺皮质功能亢进症等不易应用糖皮质激素的患者。

（2）疼痛消失后再服用一周，后每周减 5mg，直到停药。

处方②：泼尼松，30～40mg/d，分 1～3 次口服，维持 1～2 周，症状及体征缓解，缓慢减少剂量，一般每周减量 5mg，总疗程 6～8 周。

西咪替丁，0.2g，口服，每日 2 次。

醋氨己酸锌（依安欣），0.3g，口服，每日 3 次。

【注意事项】

（1）适用于中、重型患者，能明显减轻疼痛。

（2）因激素易引起消化道反应，导致胃溃疡甚至出血，可联合应用护胃药物治疗。

（3）早期甲状腺功能亢进不必用抗甲状腺药物，心悸症状明显者可用普萘洛尔即可。

（4）甲状腺功能减退期一般不用甲状腺激素替代治疗，除非永久性甲状腺功能减退。

（5）有高血压、糖尿病、肾上腺皮质功能亢进症、结核等不易应用糖皮质激素的患者禁用，还需注意对钙、钾、血糖的影响。

（朱晗玉　徐丹丹　黄雌友）

类风湿关节炎

类风湿关节炎（RA）是以对称性多关节炎和关节组织非化脓性炎症为主要特征的异质性、系统性、炎性、自身免疫性疾病。临床可有不同亚型，表现为病程、轻重、预后、结局都会有差异。RA 的病因尚不明确，多种炎症介质、细胞因子、趋化因子等参与其发病过程。RA 的基本病理改变是滑膜炎，急性期滑膜肿胀、渗出，粒细胞浸润；慢性期滑膜增生肥厚，形成血管翳，后者是造成关节破坏、关节畸形、功能障碍，使疾病进入不可逆阶段的病理基础。且 RA 具有系统性炎症和自身抗体的特点。主要表现为进行性侵蚀性关节炎及晨僵，部分患者可同时出现发热、贫血、皮下结节及淋巴结肿大等关节外表现，血清中可以查到多种自身抗体，故称类风湿关节炎。RA 多侵犯肢体小关节，如手、足及腕关节等，常为对称性，可有暂时性缓解。未经系统治疗的类风湿关节炎可反复迁延多年，最终导致关节畸形、功能丧失。

一、诊断标准

RA 的诊断，临床上采用美国风湿病协会（ACR）2022 版的诊断标准。

（1）晨僵持续至少 1h（≥6 周）。

（2）3 个或 3 个以上关节肿胀（≥6 周）。

（3）腕关节或掌指关节或近端指间关节肿胀（≥6 周）。

（4）对称性关节肿胀（≥6 周）。

（5）类风湿皮下结节。

（6）手和腕关节的 X 线片有关节端骨质疏松和关节间隙狭窄。

（7）类风湿因子阳性（该滴度在正常的阳性率＜5%）。

上述 7 项中，符合 4 项即可诊断为类风湿关节炎。MRI 被证明是发现早期 RA 滑膜炎和骨髓水肿的敏感工具。

二、鉴别诊断

需要与 RA 鉴别的疾病包括以下几种。

1. 手骨关节炎

手骨关节炎也存在对称性小关节疼痛、晨僵等表现，但其以累及远端指间关节、近端指间关节为主，较少累及掌指关节，其中掌腕关节是典型受累部位。部分患者可见赫伯登结节（远端指间关节）或布夏尔结节（近端）。手骨关节炎患者的红细胞沉降率（ESR）、C 反应蛋白（CRP）多数呈正常或轻度异常。

2. 银屑病关节炎

累及小关节的银屑病关节炎类似类 RA 表现，但其可累及远端指间关节、骶髂关节、脊柱，伴银屑病皮肤表现，如特征性皮疹、指甲针尖样变等。实验室检查提示 ESR、CRP 升高，HLA-B27 可阳性。

3. 系统性红斑狼疮

具有关节炎表现的系统性红斑狼疮也表现为对称性小关节肿痛，但该病常好发于育龄女性，有抗核抗体、抗双链 DNA 阳性及多系统损害等特点。

4. 痛风性关节炎

该病多累及大关节，间歇性寡关节炎发作，慢性反复发作者可出现痛风石，实验室检查可发现高尿酸血症，部分患者急性期可尿酸水平不高。具有典型表现的患者不难鉴别，难以鉴别时可借助关节 B 超或双能 CT 检查可发现痛风的典型影像学改变。

三、治疗原则

减轻关节症状，延缓病情进展，防止和减少关节的破坏，保护关节功能，最大限度地提高患者的生活质量。

四、一般治疗

注意休息，急性期需要关节制动，关节功能锻炼有助于恢复，物理疗法。

五、药物处方

处方①：双氯芬酸钠，100mg，口服，每日 1 次。

或塞来昔布，100mg，口服，每日 2 次。

柳氮磺吡啶，0.5g，口服，每日 1 次，以后每周增加 0.5g。增加至 2~4g/d，分次服用。

或羟氯喹，0.1~0.2g，口服，每日 3 次。

氨甲蝶呤，5~15mg，口服，每周 1 次。

【注意事项】

（1）非甾体抗炎药（NSAIDs）剂量个体化。

（2）NSAIDs 通常只选一种，在足量使用 2～3 周无效后，可更换另一种。

（3）NSAIDs 是治疗 RA 的首选基本用药，只能改善症状，一般服用 2 周后才能见效，效果不明显时可换用另一种药，不推荐同时使用两种 NSAIDs。

（4）柳氮磺吡啶、氨甲蝶呤等发挥作用慢，需要数周甚至数月才能起效，为抗风湿治疗的二线药物。

（5）上述药物均存在一定的副作用，在用药过程中应注意胃肠道反应，定期监测肝肾功能及血象。

（6）孕妇及哺乳妇女禁用羟氯喹。

处方②：泼尼松，30mg，每日 1 次，根据病情调整剂量。

【注意事项】

（1）糖皮质激素为治疗 RA 的三线药物，是抗炎抗过敏的强效药物，对改善 RA 患者的症状和体征较为有效。

（2）在 RA 治疗中，轻症者原则上不用激素治疗，重症或伴有严重关节外症状者，可以小剂量使用。

（3）使用激素不能最终消除病因，停药后会有反跳现象，长期使用会造成停药困难，而且随着剂量加大及疗程延长，其不良反应（如高血压、骨质疏松、肥胖、皮肤萎缩等）也增多和加重，故在选用时要慎重考虑。

（4）激素治疗的原则是不需用大剂量时则用小剂量，能短期使用者不长期使用，在治疗过程中，注意补充钙剂和维生素以防止骨质疏松。

（朱晗玉　徐丹丹　黄雌友）

强直性脊柱炎

强直性脊柱炎（AS）是一种慢性进行性疾病，主要侵犯骶髂关节、脊柱骨突、脊柱旁软组织及外周关节，表现为疼痛和（或）晨僵，晨起或久坐后起立时明显，活动后减轻，外周关节炎为非对称性、少关节或单关节；并可伴发发热、疲倦、消瘦、贫血、IgA 肾病等关节外表现。严重者可发生脊柱畸形和关节强直。基因和环境因素在本病的发病中发挥作用。

一、诊断要点

目前仍采用 1984 年修订的强直性脊柱炎纽约标准。对一些暂时不符合上述标准者，可参考有关 SpA 分类标准，主要包括欧洲脊柱关节病研究组（ESSG）和 2009 年 ASAS 制定的中轴型 SpA 分类标准。AS 是脊柱关节炎（SpA）的原型。

1. 1984 年修订的纽约标准

① 下腰背痛持续至少 3 个月，疼痛随活动改善，但休息不减轻。

② 腰椎在前后和侧屈方向活动受限。

③ 胸廓扩展范围小于同年龄和性别的正常值。

④ 双侧骶髂关节炎Ⅱ～Ⅳ级，或单侧骶髂关节炎Ⅲ～Ⅳ级。

如果患者具备④并附加①～③条中的任何1条可确诊为强直性脊柱炎。

2. ESSG 分类标准

炎性脊柱痛或非对称性以下肢关节为主的滑膜炎，并符合下述任意1项，可诊断为SpA：①阳性家族史；②银屑病；③炎症性肠病；④关节炎前1个月内的尿道炎、宫颈炎或急性腹泻；⑤双侧臀部交替疼痛；⑥附着点炎；⑦骶髂关节炎。

3. 2009 年 ASAS 制定的中轴型 SpA 分类标准

起病年龄＜45岁和腰背痛＞3个月的患者，加上符合下述中1项标准：①影像学提示骶髂关节炎，加上≥1个下述 SpA 特征；②HLA-B27 阳性，加上≥2个下述其他 SpA 特征。

影像学提示骶髂关节炎为：MRI 提示骶髂关节活动性（急性）炎症，高度提示与 SpA 相关的骶髂关节炎，或明确的骶髂关节炎影像学改变（根据1984年修订的 AS 纽约标准）。

SpA 特征：炎性背痛；关节炎；附着点炎（跟腱）；眼葡萄膜炎；指（趾）炎；银屑病；克罗恩病/溃疡性结肠炎；对 NSAIDs 反应良好；SpA 家族史；HLA-B27 阳性；CRP 升高。

4. 2011 年 ASAS 制定的外周型 SpA 分类标准

对目前无炎性背痛、仅存在中轴以外的外周症状的患者，出现有关节炎、附着点炎或指（趾）炎中任意一项时，加上下述其中一种情况，即可确诊为外周型 SpA。

（1）加上下述任意一项 SpA 临床特征：①葡萄膜炎；②银屑病；③克罗恩病/溃疡性结肠炎；④前驱感染；⑤HLA-B27 阳性；⑥影像学提示骶髂关节炎。

（2）加上下述至少两项其他 SpA 临床特征：①关节炎；②附着点炎；③指（趾）炎；④炎性背痛既往史；⑤SpA 家族史。

5. 2020 年强直性脊柱炎/脊柱关节炎患者实践指南

具体建议如下：

（1）人类白细胞表面抗原（HLA）-B27 阳性不能确诊 AS/SpA(1A)。

（2）HLA-B27 阳性的 AS/SpA 患者需高度关注子代遗传 AS/SpA(2C)。

（3）AS/SpA 患者需定期检测 C 反应蛋白（1C）。

（4）AS/SpA 患者需定期复查 MRI(1B)。

（5）吸烟与 AS/SpA 疾病活动和影像学严重程度增加有关，建议 AS/SpA 患者戒烟（1C）。

（6）AS/SpA 患者应坚持运动锻炼（2D）。

（7）AS/SpA 患者若无使用 NSAIDs 禁忌证，治疗时首选 NSAIDs（1B）。

（8）AS/SpA 患者服用 NSAIDs 应定期监测心血管风险指标（2C）。

（9）AS/SpA 患者服用 NSAIDs 应注意消化道风险（2B）。

（10）AS/SpA 患者标准治疗疗效不佳可接受 TNF-α 抑制剂治疗（1A）；AS/SpA 患者经 TNF-α 抑制剂治疗后缓解半年，可考虑减量维持治疗（2C）。

（11）AS/SpA 患者用药前应筛查 HBV（1C）。

（12）AS/SpA 伴乙型肝炎慢性感染者接受 TNF-α 抑制剂治疗应定期复查 HBV 激活情况（2C）。

（13）TNF-α 抑制剂对 AS/SpA 患者生育、妊娠无不良影响（2D）。

（14）AS/SpA 患者接受 TNF-α 抑制剂治疗应筛查结核感染情况（1C）。

（15）建议 AS/SpA 患者参加病友会组织（1C）。

二、鉴别诊断

腰背痛的 AS 需要与机械性腰痛鉴别，如腰椎间盘突出症、腰肌劳损等。机械性腰痛的特点是腰痛休息时好转，活动后加重，发病年龄常较大，炎症指标无异常。累及外周关节的 AS 需要与类风湿关节炎、痛风性关节炎鉴别。类风湿关节炎以持续性、对称性小关节肿痛为主要表现，很少累及脊柱（除第 1、2 颈椎外），通过自身抗体、HLA-B27 及关节 X 线可鉴别。痛风性关节炎以间歇性寡关节肿痛为主要表现，HLA-B27 阴性，关节炎急性期为 1 周左右，呈自限性，无骶髂关节受累，容易与 AS 鉴别。

三、治疗原则

（1）早期以药物治疗为主，晚期脊柱或髋、膝等大关节发生强直或严重畸形时以外科手术治疗为主。

（2）缓解症状和体征　如背痛、关节痛、晨僵和疲劳。

（3）预防和矫正畸形　减缓脊柱和关节破坏进程，对脊柱或髋、膝等大关节强直或严重畸形者通过手术矫正。

（4）改善功能　最大限度地恢复患者身体和心理功能，如脊柱活动度、社会活动能力及工作能力。

四、一般治疗

（1）卫生教育，认识疾病、指导就医。

（2）医疗教育，功能锻炼应贯穿于整个疾病治疗过程，维持胸廓活动度，保持脊柱灵活性，端正姿势，进行肢体运动等。

（3）理疗。

五、药物处方

处方①：吲哚美辛，25mg，口服，每日 3 次，饭后即服。

或双氯芬酸，75mg，口服，每日1次。

【注意事项】

（1）早期或晚期AS患者的症状治疗都是首选。

（2）抗炎药的不良反应中较多的是胃肠不适，少数可引起溃疡；其他较少见的有头痛、头晕，肝、肾损伤，血细胞减少，水肿，高血压及过敏反应等，医师应针对每例患者的具体情况选用一种抗炎药物。

（3）同时使用2种或2种以上的抗炎药不仅不会增加疗效，反而会增加药物不良反应，甚至带来严重后果。

（4）抗炎药物通常需要使用2个月左右，待症状完全控制后减少剂量，以最小有效量巩固一段时间，再考虑停药，过快停药容易引起症状反复。

（5）如一种药物治疗2～4周疗效不明显，应改用其他不同类别的抗炎药。

（6）在用药过程中应始终注意监测药物不良反应并及时调整。

处方②：柳氮磺吡啶，0.5g，口服，每日1次。

以后每周递增0.5g，增加至2～4g/d，分次服用。

【注意事项】

（1）对于外周型AS有效，中轴型不确定。

（2）副作用主要为过敏、血细胞减少、消化道反应等。

处方③：沙利度胺，50～200mg，口服，每晚1次。

【注意事项】

（1）小剂量开始，逐步增加剂量，用量不足则疗效不佳，停药后症状易迅速复发。

（2）本品的不良反应有嗜睡、口渴、白细胞下降、肝酶增高、镜下血尿及指端麻刺感等，因此对治疗者应做严密观察，在用药初期应每周查血和尿常规，每2～4周查肝肾功能。

（3）长期用药者应定期做神经系统检查，以及时发现可能出现的外周神经炎。

（朱晗玉　徐丹丹　黄雌友　黄晓颖）

系统性红斑狼疮

系统性红斑狼疮（SLE）是一种好发于20～45岁生育年龄女性复杂的慢性、自身免疫性疾病。由于细胞和体液免疫功能障碍，血清中出现以抗核抗体为代表的多种自身抗体和多系统受累，是SLE的两个主要临床特征。发病机制主要是免疫复合物形成。确切病因不清。SLE特征性病理改变是：①苏木紫小体；②"洋葱皮样"病变，即小动脉周围有显著向心性纤维增生，可见于脾中央动脉,以及心瓣膜的结缔组织反复发生纤维蛋白样变性,而形成赘生物。SLE 临床表现复杂,病情呈反复发作与缓解交替过程,除具有发热、乏力、体重下降等全身症状,尚可累及皮肤与黏膜、关节和肌肉、肾脏、神经系统、血液系统、消化系统、浆膜等。

一、诊断标准

2020 年中国系统性红斑狼疮诊疗指南推荐用 2019 年的 EULAR/ACR 诊断标准进行诊断:抗核抗体(ANA)滴度曾≥1∶80:①如果不符合,不考虑 SLE 分类;②如果符合,进一步参照附加评分标准。

评分标准见表 6-2。

表 6-2　系统性红斑狼疮 EULAR/ACR 诊断标准的评分标准

分类标准	定义	分值
全身状况	发热>38.3℃	2 分
血液系统	白细胞减少症<4.0×10⁹/L	3 分
	血小板减少症<100×10⁹/L	4 分
	溶血性贫血	4 分
神经精神症状	谵妄(意识改变或唤醒水平下降,症状发展时间数小时至 2 天内,或 1 天内症状起伏波动和认知力急性或亚急性改变,或习惯、情绪改变)	2 分
	精神异常(无洞察力的妄想或幻觉,但没有精神错乱)	3 分
	癫痫(癫痫大发作或部分/病灶性发作)	5 分
皮肤黏膜病变	非瘢痕性脱发	2 分
	口腔溃疡	2 分
	亚急性皮肤狼疮	4 分
	急性皮肤狼疮	6 分
浆膜腔	胸腔积液或心包积液	5 分
	急性心包炎	6 分
肌肉骨骼	关节受累(≥2 个关节滑膜炎或≥2 个关节压痛+≥30min 的晨僵)	6 分
肾脏	蛋白尿>0.5g/24h	4 分
	肾活检:Ⅱ或Ⅴ型 狼疮肾炎	8 分
	肾活检:Ⅲ或Ⅳ型 狼疮肾炎	10 分
抗磷脂抗体	抗心磷脂抗体或抗 β2GP1 抗体或狼疮抗凝物中任意一项以上阳性	2 分
补体	低 C3 或低 C4	3 分
	低 C3 和低 C4	4 分
特异抗体	抗 ds-DNA 阳性或抗 Sm 抗体阳性	6 分

如果该标准可以被其他比 SLE 更符合的疾病解释,则不计分;标准至少一次出现就足够;SLE 分类标准要求至少包括 1 条临床分类标准以及总分≥10 分可诊断;所有的标准,不需要同时发生;在每个定义维度,只计算最高分。

一、诊断标准

美国风湿病学院 1997 年修订的 SLE 分类标准:

(1)颊部红斑。(2)盘状红斑。(3)光过敏。(4)口腔溃疡。(5)关节炎。(6)浆膜炎。(7)肾脏病变。(8)神经病变。(9)血液学疾病。(10)免疫学异常,抗 ds-DNA 抗体阳性,或抗 Sm 抗体阳性,或抗磷脂抗体阳性。(11)抗核抗体。

在上面 11 条中有 4 条且含 1 条自身抗体者可诊断系统性红斑狼疮。

需强调指出的是患者病情的初始阶段或许不具备分类标准中的 4 条。随着病情的进展而有 4 条以上或更多的项目。11 条分类标准中，免疫学异常和高滴度抗核抗体更具有诊断意义。

二、鉴别诊断

系统性红斑狼疮需要根据其临床表现进行鉴别诊断。如小关节炎需要与类风湿关节炎、干燥综合征相鉴别，皮诊需要与过敏性皮炎、湿疹、药疹相鉴别，血液系统损害需要与白血病、再生障碍性贫血相鉴别，肾损害需要与原发性肾综合征相鉴别，浆膜腔积液需要与结核性浆膜炎相鉴别。系统性红斑狼疮有标志性抗体而易识别，关键是是否有意识到检测自身抗体。

三、治疗原则

（1）早发现，早治疗。

（2）初次彻底治疗，使之不再复发。

（3）治疗方案及药物剂量必须个体化，监测药物的不良反应。

（4）定期检查，维持治疗。

（5）患者教育，使之正确认识疾病，恢复社会活动及提高生活质量。

四、一般治疗

（1）心理治疗，使患者保持积极治愈的态度。

（2）急性活动期卧床休息，避免过度劳累。

（3）及早发现和治疗感染。

（4）避免阳光暴晒和紫外线照射。

（5）避免使用可能诱发狼疮的药物，如青霉素、磺胺类、避孕药等。

（6）缓解期可做防疫注射。

五、药物处方

处方①：泼尼松，60mg，晨起顿服，病情稳定疗程 8 周内，改剂量每 1～2 周减 10%，改泼尼松 10mg，维持治疗。

【注意事项】

长期应用激素会出现向心性肥胖，血糖、血压升高，诱发感染，骨质疏松，治疗中的 SLE 患者出现髋关节隐痛不适，需注意无菌性股骨头坏死，应密切监测。

处方②：病情较重者，除应用上述激素外，应加用免疫抑制剂。

环磷酰胺，1.0g，0.9% 氯化钠，250mL，静脉滴注，每 2～4 周冲击 1 次，冲击 8 次后，改每 3 个月冲击 1 次，至狼疮活动静止后至少 1 年停用。

【注意事项】

（1）环磷酰胺有胃肠道反应、肝损伤、脱发、白细胞减少等不良反应，应密切监测，当血白细胞 $< 3 \times 10^9 / L$，暂停使用。

（2）SLE 皮疹多无明显瘙痒，免疫抑制剂治疗后的瘙痒性皮疹应注意真菌感染。

（3）在免疫抑制剂治疗后的口腔糜烂，应注意口腔真菌感染。

处方③：危重者，激素冲击疗法。

甲泼尼龙 1.0g，5％葡萄糖注射液 250mL，静脉滴注，连用 3 日，改泼尼松 60mg，晨起顿服，病情稳定疗程 8 周内，改剂量每 1～2 周减 10％，改泼尼松 10mg，维持治疗。

环磷酰胺，1.0g，0.9％氯化钠注射液 250mL，静脉滴注，每 2～4 周冲击 1 次，冲击治疗 8 次。

【注意事项】

使用过程中应注意二者的副作用。

（朱晗玉　徐丹丹　黄雌友　黄晓颖）

尿　崩　症

尿崩症是指精氨酸加压素（AVP，又称 ADH）缺乏（中枢性尿崩症），或肾脏对 AVP 不敏感（肾性尿崩症），致肾小管吸收水的功能障碍，从而引起多尿、烦渴、多饮与低比重尿和低渗尿为特征的一组综合征。可发生于任何年龄，以青少年多见，男女之比 2∶1。尿崩症有中枢性尿崩症，任何导致 ADH 分泌损害都可引起本病的发生，如颅脑外伤、肿瘤、炎症、脑血管病变等，儿童常伴生长发育障碍，影像学检查是诊断的关键；肾脏对 ADH 产生反应的各个环节受损均可导致肾性尿崩症、慢性肾病、代谢紊乱（低钾血症、高钙血症）、碳酸锂、精神性多饮等。

一、诊断要点

（1）尿量＞4～10L/d。

（2）尿比重（SG）为 1.005～1.003。

（3）尿渗透压＜血渗透压，尿渗透压＜50～200mOsm/(kg・H_2O)。

（4）补水不充分时血钠升高（血钠＞150mmol/L）。

（5）血浆 AVP 下降。

（6）禁水试验尿渗透压，尿比重不能增加。

（7）ADH 可明显改善症状。

二、鉴别诊断

1. 原发性烦渴症

由精神因素引起的多饮、烦渴，因而导致多尿和低比重尿，但 AVP 并不缺乏，症状可随情绪波动，并伴有其他神经的症状，禁水加压试验阴性。

2. 肾性尿崩症

家族性 X 连锁隐性遗传病，90％患者为 X 染色体 AVP2 受体基因突变致使肾小管对 AVP 不敏感。往往出生后即发病，男多于女，并有生长发育迟缓，注射加压素后尿量不减少，尿比重不增加，血浆 AVP 浓度不低。

3. 妊娠期尿崩症

尿崩症状较轻，产后可逐渐好转。

4. 其他

慢性肾病可影响肾浓缩功能而引起多尿、烦渴，但有原发病的症状，且多尿程度也较轻。

三、治疗原则

尿崩症的治疗需根据多种因素包括临床表现、病情程度、病理生理分类、患者对水丢失的补充能力和病程长短来制订最适合的方案。完全性中枢性尿崩症予激素替代治疗；部分性中枢性尿崩症可用非激素类药物；对肾性尿崩症，由于其对外源性和内源性抗利尿激素均不敏感，以保持水平衡最为重要，可采用控制钠盐摄入和利尿药治疗；对继发性尿崩症首先去除病因。

四、一般治疗

避免食用高蛋白、高脂肪、辛辣和含盐过高的食品及烟酒，因这些可使血浆渗透压升高，从而兴奋大脑口渴中枢；忌饮茶叶与咖啡，茶叶和咖啡中含有茶碱和咖啡因，能兴奋中枢神经，增强心肌收缩力，扩张肾及周围血管，而起利尿作用，使尿量增加，病情加重。

五、药物处方

1. 激素替代治疗

处方①：去氨加压素（DDAVP）。

弥凝，0.1mg，每日 2 次，口服剂型。

1～4μg，每日 2 次，肌注或静注。

10～20μg，每日 2 次，鼻喷雾剂。

【注意事项】

（1）DDAVP 为人工合成的加压素类似物，其抗利尿作用强，无加压作用，不良反应少，是目前治疗尿崩症的首选药物。

（2）用药需个体化。

（3）监测出入量，每天有约 2h 稀释尿。

（4）鼻腔用药后，鼻黏膜若出现瘢痕、水肿或其他病变时应停止鼻腔给药。

处方②：垂体后叶粉（尿崩停），20～50mg，每 6h 1 次。

【注意事项】

（1）吸入不宜过猛，并注意避免喷嚏，以保证疗效。

（2）哮喘、呼吸道及副鼻窦类患者禁用。

处方③：鞣酸加压素（长效尿崩停），0.1mL，初次剂量，深部肌注。

逐渐增加，一般 0.2～0.5mL/次，效果维持 3～4 天。

【注意事项】

（1）注射前充分混匀加温。

（2）目前常用，谨防过量而引起水中毒。

2. 其他抗利尿药物

处方①：氢氯噻嗪（双氢克尿塞），25mg，口服，每日 2～3 次。

【注意事项】

（1）对抗利尿激素无效的中枢性尿崩症和肾性尿崩症有效。

（2）利钠＞利水，限制钠盐摄入、补钾及忌咖啡和可可类。

（3）有使血钾降低和使患者对锂盐中毒更敏感等副作用。

处方②：卡马西平，0.1mg，口服，每日 2～3 次。

【注意事项】

对肾性尿崩症无效。

处方③：氯磺丙脲，0.125g，口服，每日 1 次。

【注意事项】

（1）一般每日不超过 0.2g，早晨一次口服。

（2）副作用有低血糖、白细胞减少、肝损害、水中毒。

（朱晗玉　徐丹丹　黄雌友　黄晓颖）

低钾血症

各种原因引起的血清钾浓度＜3.5mmol/L，称为低钾血症。血清钾浓度＜3.0mmol/L 示中度低钾血症；血清钾浓度＜2.5mmol/L 示重度低钾血症；血清钾浓度＜2.0mmol/L 危及生命安全。低钾血症有机体总钾量缺乏、稀释性或转移性低钾，病因包括：①尿多；②长期利尿；③代谢性碱中毒或呼吸性碱中毒，钾向细胞内转移且肾小管泌 H 减少、泌钾多；④消化液丢失过多；⑤长期禁食；⑥呋塞米、氢氯噻嗪等排钾性利尿药等。

临床表现的严重程度取决于细胞内外缺钾的程度及缺钾发生的速度。主要临床表现：①骨骼肌系统，肌肉无力、瘫痪、吞咽困难；②消化系统，腹胀、便秘、肠麻痹；③循环系统，心律失常、室颤、加重洋地黄中毒、血压下降；④泌尿系统，夜尿和多尿、肾浓缩功能减退、尿渗透压降低；⑤中枢神经系统，嗜睡、昏迷、表情淡漠；⑥代谢紊乱，生长受阻、糖耐量降低、糖尿病患者高血糖症恶化；⑦血钾＜2.5mmol/L 可能出现肌肉麻痹，＜2.0mmol/L 可能出现心律失常或呼吸肌麻痹而致死。

严重低钾血症处理不及时会引起心室颤动、呼吸肌麻痹等恶性事件，抢救不及时可危及生命，诊断低钾血症后要积极寻找病因才能及时有效地治疗。

一、诊断要点

（1）低钾血症主要测定血钾来确定诊断，在血钾结果出来前心电图检查有助于诊断。

（2）确定是否低钾，依据：典型症状＋ECG＋血清钾＜3.5mmol/L。

二、鉴别诊断

病因鉴别时，要首先区分是肾性（一般尿钾多＞20mmol/L）或肾外性失钾；并对可能病因做相应的检查，如疑为原发性醛固酮增多症，要测定血浆肾素活性和醛固酮水平。一般情况下，血清钾水平可大致反映缺钾性低钾血症的钾缺乏程度（血清钾＜3.5mmol/L表示钾丢失达总量的10%以上）。

三、治疗原则

低血钾症是一种严重病态，应积极治疗。对已查出低血钾症的原因者，进行原发病的治疗，有利血钾恢复正常。

四、一般治疗

血钾在3.5～4mmol/L者不必额外补钾，只需鼓励患者多吃含钾多的食品，如新鲜蔬菜、果汁和肉类食物即可。

五、药物处方

处方①：轻度低钾：血清钾，3.0～3.5mmol/L。

10%氯化钾，10mL，每日3次，口服。

或10%枸橼酸钾，10mL，每日3次，口服。

【注意事项】

（1）一般先鼓励进食含钾丰富的水果、蔬菜和肉类。

（2）口服途径较安全，纠正低血钾时，由于细胞内缺钾的恢复比较缓慢，一般需4～6日才能达到平衡。

（3）如有氯化钾引起的消化道反应可改用枸橼酸钾。

处方②：中、重度低钾：血清钾＜3.0mmol/L。

10%氯化钾，15mL。

生理盐水，500mL，静脉滴注。

处方③：31.5%谷氨酸钾，20mL。

5%葡萄糖注射液，500mL，静脉滴注。

【注意事项】

（1）绝对禁止用氯化钾静脉推注。

（2）补钾治疗时，首先要了解肾功能状态，若有少尿或无尿时，首先要改善肾功能，待每日尿量500mL以上时补钾才较安全。

（3）补钾的途径和速度，根据病情而定，补钾速度每小时 20mmol/L 以内（相当于氯化钾 1.5g）为宜。

（4）补充氯化钾 6～8g/d。

（5）严重病例需要 10～20 天以上才能纠正细胞内缺钾状况。

（6）在纠正机体缺钾时，同时应注意有无碱中毒、低钙血症及影响肾小管丢钾的药物等因素，低钙血症的症状可以被低钾血症所掩盖。

（朱晗玉　徐丹丹　黄雌友）

低血糖症

低血糖症不是一个独立的疾病，而是一组由多种病因引起的以血糖浓度过低为特点的综合征。一般血糖浓度＜2.8mmol/L（50mg/dL）作为低血糖症的标准。临床表现包括：

1. 自主神经过度兴奋症状

（1）交感神经、肾上腺髓质释放大量肾上腺素。

（2）出汗、颤抖、心悸、心跳加快。

（3）紧张、焦虑、面色苍白。

（4）饥饿感。

2. 神经缺糖症状

（1）头昏、精神不振、思维迟钝、视物不清、步态不稳。

（2）可伴有幻觉、躁动。

（3）严重者可有昏迷。

（4）反复、严重、持续低血糖发作可导致脑细胞不可逆转的病理改变如点状出血、脑水肿、坏死、软化等。

但有的患者可耐受很低的血糖水平而无症状，或仅以脑功能障碍为表现，称为未察觉的低血糖症。

一、诊断要点

1. 确定低血糖

依据惠普尔三联征，低血糖症状、发作时血糖低于 2.8mmol/L、供糖后症状迅速缓解。

2. 评价低血糖的实验室检查

（1）血浆胰岛素测定　应同时测定血糖、胰岛素及 C-肽水平。①低血糖时血浆胰岛素大于 36pmol/L，应考虑胰岛素介导的低血糖症；②胰岛素释放指数，血浆胰岛素与同一血标本测定的血糖值之比，正常人该比值＜0.3，多数胰岛素瘤患者>0.4，甚至 1.0 以上；血糖不低时此值>0.3 无临床意义。

（2）血浆胰岛素原和 C-肽测定　血糖<3.0mmol/L，C-肽>300pmol/L，胰岛素原>20pmol/L，应考虑胰岛素瘤。胰岛素瘤患者血浆胰岛素原比总胰岛素值应大于 20％，可达 30％～90％，说明胰岛素瘤可分泌较多胰岛素原。

（3）72h 饥饿试验。

（4）延长 OGTT 试验　鉴别 2 型糖尿病早期反应性低血糖。

二、鉴别诊断

低血糖症的表现并非特异，表现以交感神经兴奋症状为主的易于识别，以脑缺糖为主要表现者，可误诊为精神病、神经疾患（癫痫、短暂性脑缺血发作）或脑血管意外等。

三、治疗原则

低血糖的治疗包括两方面：一是解除神经缺糖症状，二是纠正导致低血糖症的各种潜在原因。确诊为低血糖症，尤其空腹低血糖发作者，大多为器质性疾病所致，应积极寻找致病原因进行对因治疗。若因药物引起者应停药或调整用药，胰岛素瘤或胰外肿瘤者行肿瘤切除术。

四、一般治疗

低血糖发作时，卧床休息，迅速补充葡萄糖是决定预后的关键。因此，强调在低血糖发作的当时，立即给予任何含糖较高的物质，如糖果、饼干、果汁等。

五、药物处方

处方①：轻症低血糖。

进食含糖较高的食物，如糖果、饼干、果汁等，或白糖 50g 以开水冲服。

处方②：明确为重症或疑似低血糖昏迷者。

50％葡萄糖注射液，40～60mL，立即静脉推注，必要时重复使用。

10％葡萄糖注射液，500～1000mL，静脉滴注，维持血糖在 6～10mmol/L，观察 24～72h，以利脑细胞的恢复和防止再度昏迷。

或 5％～10％葡萄糖注射液，500～1000mL。

氢化可的松，100mg，肌内或静脉注射。

或胰高血糖素，1mg，肌内或静脉注射。

【注意事项】

（1）神志不清者，切忌喂食，以避免呼吸道窒息。

（2）每 15～20min 监测一次血糖水平，确定低血糖恢复情况。

（3）胰高血糖素不如注射葡萄糖注射液迅速，无效不重复，对空腹过久导致的低血糖可能无效。

（4）上述处理后昏迷时间超过 30min 者，可加用甘露醇。

处方③：二氮嗪，300mg，快速静注。

【注意事项】

（1）可用于幼儿特发性低血糖症、由于胰岛细胞瘤引起的严重低血糖。

（2）可引起水钠潴留，多次重复使用可能引起水肿、充血性心力衰竭，过量可引起低血压症甚至导致休克，均应及时予以处理。

（3）充血性心力衰竭、糖尿病、肾功能不全的重型高血压患者及哺乳期妇女忌用。

（朱晗玉　徐丹丹　黄雌友）

骨质疏松症

骨质疏松症是主要发生在绝经后女性和老年人中的一种代谢性骨病，它是以骨量减少和骨组织显微结构退行性改变为特征，骨脆性增加，易发生骨折的一种全身性骨代谢异常性骨病。骨代谢异常是由破骨细胞骨吸收活性与成骨细胞骨形成活性所构成的骨重建机制失去平衡所致，在骨重建过程中骨量过多流失，并损害骨结构。因此，骨质疏松症本质上是一种骨重建异常的代谢性骨病，骨质疏松症的诊断是在骨重建异常的病理基础上，对骨量、骨质结构和骨转换生化指标进行检测，依据骨量丢失程度、骨质结构病理改变和骨转换生化指标的变化，并结合诱发骨质疏松的风险因素和病因等综合判断，对骨质疏松症进行诊断。

一、诊断要点

双能量 X 线吸收测定法（DEXA）是骨密度测定的金标准。疼痛、脊柱变形和发生脆性骨折是骨质疏松症最典型的临床表现，但许多骨质疏松症患者早期常无明显的自觉症状，往往在骨折发生后经 X 线或骨密度检查时才发现已有骨质疏松改变。脊椎是老年人骨质疏松性骨折最常发生的部位，然而常被忽视，约有 2/3 以上脊椎骨折者未被诊断。老年人如出现腰、背突发疼痛或慢性疼痛和身高明显降低、驼背等症状和体征，应考虑已发生了骨质疏松症，并有脊椎压缩骨折的可能，但是绝经后和老年性骨质疏松症的诊断，首先需排除其他各种原因所致的继发性骨质疏松症，如甲状旁腺功能亢进和多发性骨髓瘤、骨质软化症、肾性骨营养不良、转移瘤、白血病以及淋巴瘤等。

二、鉴别诊断

1. 骨软化症

临床上常有胃肠吸收不良、脂肪痢、胃大部切除病史或肾病病史。早期骨骼 X 线常不易和骨质疏松区别。但如出现假骨折线（Looser zone）或骨骼变形，则多属骨软化症。生化改变较骨质疏松明显。维生素 D 缺乏所致骨软化症则常有血钙、血磷低下，血碱性磷酸酶增高，尿钙、磷减少。肾性骨病变多见于肾小管病变，如同时有肾小球病变时，血磷可正常或偏高。由于血钙过低、血磷过高，患者均有继发性甲状旁腺功能亢进症。

2. 骨髓瘤

典型患者的骨骼 X 线表现常有边缘清晰的脱钙，须和骨质疏松区别。患者血碱性磷酸酶均正常，血钙、磷变化不定，但常有血浆球蛋白（免疫球蛋白 M）增高及尿中出现本-周蛋白（Bence-Jones protein）。

3. 遗传性成骨不全症

可能由于成骨细胞产生的骨基质较少，结果状如骨质疏松。血及尿中钙、磷及碱性磷酸酶均正常，患者常伴其他先天性缺陷，如耳聋等。

4. 转移癌性骨病变

临床上有原发性癌症表现，血及尿钙常增高，伴尿路结石。X 线所见骨质有侵袭。

三、治疗原则

预防为主，对症治疗，减轻症状。

四、一般治疗

改善营养状况，多吃富含钙的食物，坚持合理适度的体育锻炼。

五、药物处方

处方①：补充钙剂和维生素 D。

碳酸钙 D_3（钙尔奇 D），1 片，每日 1 次。

骨化三醇，$0.25\sim0.5\mu g$，每日 1 次。

或阿法骨化醇，$0.25\mu g$，每日 1 次。

【注意事项】

应用期间要定期监测血钙磷变化，防止发生高钙血症和高磷血症。

处方②：除补充钙剂和维生素 D 辅助治疗外，性激素补充治疗。

雌激素，替勃龙（利维爱），$1.25\sim2.5mg$，每日 1 次。

【注意事项】

（1）用于预防或治疗绝经后或各种原因导致雌激素降低所致的骨质疏松症。

（2）可见头晕、体重增加、阴道出血、皮肤病等。

（3）孕妇、血栓栓塞性疾病、确诊或怀疑有激素依赖性肿瘤、严重肝病者禁用。

处方③：阿仑膦酸钠（福善美），70mg，口服，每周 1 次。

【注意事项】

(1) 用药期间需补充钙剂。

(2) 有明显低血钙者、食管动力障碍者及不能站立或坐立至少半小时者禁用。

(3) 应用其他药物前至少 30min，用温开水 300mL 送服。

(4) 活动性上消化道疾病和肾功能不全者慎用。

处方④：鲑鱼降钙素，50U，每日 1 次，皮下注射。

【注意事项】

(1) 孕妇及过敏者禁用。

(2) 应用降钙素前数日需开始补充钙剂和维生素 D。

（朱晗玉　徐丹丹　黄雌友）

痛风和高尿酸血症

痛风是一组嘌呤代谢紊乱所致的疾病，好发于男性，临床特点为高尿酸血症及痛风性急性关节炎反复发作、痛风石沉积、痛风石性慢性关节炎和关节畸形，常累及肾脏引起慢性间质性肾炎和尿酸肾结石形成。血液中尿酸浓度过高，男性＞420μmol/L，女性＞350μmol/L 就是高尿酸血症。高尿酸血症的患者中只有 5％～12％会得痛风，其余者都没有任何症状，尿酸过高并不等于痛风，高尿酸血症是痛风的重要生化基础。痛风石是痛风特征性病变，可在耳轮、第一跖趾、手指、肘部等关节周围可出现灰白色的硬结。痛风发作时疼痛剧烈，患者难以忍受，有时甚至连走路都有困难，堪称"疼痛之冠"，但第一次发作时，即使不治疗也会在 3～7 天内自然痊愈。

一、诊断要点

中年以上男性，突然发生跖趾、跗跖、踝、膝等处单关节红肿疼痛，伴血尿酸盐增高，即应考虑痛风可能，滑囊液检查找到尿酸盐结晶即可确立诊断；有时症状不甚典型，检查血液中尿酸浓度可能正常。诊断最可靠的方法是在发作时从关节中抽取少量液体，并在显微镜下检查，如果发现尿酸结晶，就可以做出痛风的诊断。

二、鉴别诊断

痛风性关节炎在急性期及慢性期需要鉴别的疾病并不一样。慢性痛风性关节炎需要鉴别其他关节炎，如类风湿关节炎、干燥综合征、银屑病关节炎等，这些关节炎可有标志性自身抗体或 HLA-B27 阳性，而且均为持续性、对称性小关节肿痛。一般不难识别。急性痛风性关节炎需要与蜂窝织炎、风湿性关节炎、丹毒及化脓性关节炎鉴别。急性痛风性关节炎在急性期往往也表现为外周血白细胞、中性粒细胞比例升高，血红细胞沉降率（ESR）增快，C反应蛋白（CRP）升高，与感染性病变相似。仅靠这些检查难以鉴别。通常，丹毒、蜂窝织炎也存在红肿热痛表现，但其疼痛程度远不及痛风性关节炎。化脓性关节炎有赖于病原学检查及关节液检查鉴别。上述感染性病变通常伴降钙素原（PCT）升高，而痛风性关节炎 PCT 正常。

三、治疗原则

痛风急性期，主要以镇痛为主，不能使用降尿酸药物，因为急性期机体排泄尿酸的能力已发挥到极致；缓解期，主要以降尿酸为主，根据肾脏尿酸排泄能力，合理选择降尿酸药物；慢性期，镇痛和降尿酸同时进行，但镇痛药物最好小剂量联合长期用药。

四、一般治疗

低嘌呤食物、戒酒；碱化尿液；控制体重；多饮水，每日饮水量＞2000mL；避免外伤，受凉，劳累。

五、药物处方

处方①：痛风急性发作。

秋水仙碱，开始剂量为每2h 1mg口服，直至症状缓解，或出现强烈胃肠道反应，或至每日最大剂量（6mg）而病情无改善时停用。症状一般在6～12h后减轻，24～48h内控制。以后减少至每日0.5～1mg维持数日。

或吲哚美辛，50mg，每8h 1次，缓解后改25mg，每日3次，维持3日。

或保泰松，首剂0.4g，后改0.1g，每6h 1次，缓解后改0.1g，每日3次，维持3日。

【注意事项】

（1）秋水仙碱起效快，毒性大，不良反应有恶心、呕吐、腹泻、肝损害、骨髓抑制及脱发。

（2）非甾类抗炎药抗炎镇痛，不良反应有胃肠道、肝肾损害等。

（3）糖皮质激素有明显的副作用，如股骨头坏死、骨质疏松、向心性肥胖等，因此，一般在上述两种药物无效或禁忌的情况下短期使用。

处方②：间歇期及慢性关节炎期。

抑制尿酸合成药物：

别嘌醇，0.1g，每日3次（该药需注意肾功能）。

促进尿酸排泄药物：

丙磺舒，0.5g，每日3次。

或苯溴马隆，0.1g，每日3次。

碳酸氢钠，1.0g，每日 3 次。

【注意事项】

（1）降尿酸药的选择　每日尿酸排泄量小于 600mg，肾功能良好者，选择促进尿酸排泄的药物；每日尿酸排泄量大于 600mg，肾功能减退者，选择抑制尿酸合成的药物。

（2）别嘌醇不良反应　胃肠道反应、皮疹、肝功能损害等。当出现皮肤剥脱、发热、嗜酸性粒细胞增多以及多器官受累的别嘌醇超敏综合征时，多因肝肾功能衰竭而致死，发现后应立即停药，并用糖皮质激素进行治疗。

（3）丙磺舒副作用　过敏、胃肠道反应、皮疹，老年患者血尿等。

（4）苯溴马隆副作用　胃肠道反应、肾绞痛，关节炎急性发作等。

（朱晗玉　徐丹丹　黄雌友）

垂体前叶功能减退症

多种原因引起的垂体全部或绝大部分破坏后，垂体内分泌功能受损，可产生一系列的内分泌腺功能减退的表现，累及的腺体可以是单种激素减少或性腺、甲状腺及肾上腺皮质等分泌的多种促激素同时缺乏，临床上称为垂体前叶功能减退症。该病又分为原发性和继发性两类，前者是由于垂体分泌细胞破坏所致，后者是由于下丘脑病变导致垂体缺乏刺激所致，临床上以前者多见。黄体生成素（LH）、促卵泡素（FSH）、生长素（GH）和催乳素（PRL）最先受累，受损最严重；促甲状腺激素（TSH）受累次之；促皮质素（ACTH）受累最晚。常表现为畏寒、乏力、皮肤苍白、阴毛、腋毛脱落，生殖器萎缩、性功能减退等。垂体瘤是成人最常见的原因。围生期因某种原因引起大出血、休克、血栓形成，使垂体大部分坏死和纤维化是引起女性垂体前叶功能减退症的常见病因，又称为希恩综合征，即所有垂体激素均缺乏。

一、诊断要点

（1）根据病史，女性有产后大出血、休克、昏迷病史。

（2）依据内分泌腺功能减退的症状和体征。

（3）实验室检查　①性腺功能测定：女性 E_2 降低，无排卵和基础体温改变，男性 T 降低或低值，精子数量减少，形态改变，活动度差。②肾上腺皮质功能：血浆 F 降低，尿中皮质醇减少。③甲状腺功能测定：T_4 低，T_3 正常或降低。④垂体促激素水平：LH、FSH、ACTH、TSH、PRL 均减少；兴奋试验了解腺垂体内分泌细胞贮备功能，结果低于正常有判断意义，正常低值也属异常；ACTH 试验对于判断原发或继发性肾上腺皮质功能减退症有重要意义。⑤影像学检查：颅脑及其他部位有无占位性病变。

二、鉴别诊断

垂体前叶功能减退症状、体征往往不典型，需要与以下疾病相鉴别。

（1）胰岛细胞瘤 表现为空腹低血糖，低血糖可致昏迷，昏迷前无恶心、厌食，往往有多食史，化验胰岛素增高，通常胰岛素/血糖≥0.3，影像学检查常可发现胰腺病变。

（2）肝病 可有纳差、乏力、恶心等症状，患者多有肝病史，化验肝功能异常。

（3）原发肾上腺皮质功能低减 有典型皮肤色素沉着，化验血皮质醇低，ACTH高，影像学检查可发现肾上腺病变。

三、治疗原则

激素替代治疗，补充所缺乏的激素，治疗后症状可迅速缓解，缺什么补什么。治疗希恩综合征的关键在预防。颅内占位性病变关键在接触压迫及破坏，减轻和缓解颅内高压症状，提高生活质量。

四、一般治疗

应选择高热量、高蛋白、高维生素膳食，注意生活作息规律，保持心情平静，避免精神刺激；注意休息，避免劳累；避免感染等应激状态。

五、药物处方

处方①：肾上腺皮质激素替代治疗，以下任选一种：

氢化可的松，12.5～37.5mg，每日1次。

泼尼松，轻症：2.5～5mg/d，早晨8时一次服用。

中等剂量：7.5mg/d，早晨8时服5mg，下午4时服2.5mg。

应激状态下：10～15mg/d，晚餐后6时加服一次小剂量。

（参考生理剂量：氢化可的松20～30mg/d，泼尼松5～7.5mg/d，早晨8时服用2/3，16时服1/3剂量；服用原则为最小有效替代剂量，主要根据临床症状及电解质调整，轻度应激状态下适当增加口服药物剂量，严重感染、大手术等严重应激时，可予氢化可的松静滴，避免发生危象。）

【注意事项】

当泼尼松超过7.5mg/d时，会出现欣快、失眠等皮质激素过量的反应，待病情稳定后减至最佳剂量长期维持治疗。

处方②：甲状腺激素替代治疗。

左甲状腺素钠片，维持剂量100～200μg（起始剂量25～50μg，每2～4周增加25～50mg，直至维持剂量），每日1次（注意同时服用其他药物的影响，一般睡前服用干扰少）。

氢化可的松，20～30mg，每日 1 次（见处方①）。

【注意事项】

（1）补充时从小剂量 $50\mu g/d$ 开始，对年龄小于 50 岁，无心血管疾病患者可尽快达到完全替代剂量。对老年人、冠心病、骨质疏松者，宜小剂量开始（$12.5\sim25\mu g/d$）。

（2）甲状腺激素初始剂量较大或增量较快会加重肾上腺皮质功能的负荷，特别注意，本病应先补充肾上腺皮质激素（1～2 周）后再补充甲状腺激素，或两者同时使用。

（3）当需要增加甲状腺激素用量时，也要相应调整肾上腺皮质激素用量，以免导致肾上腺皮质功能不全。

处方③：性激素替代治疗（女性月经周期维持用药需要请教妇科医师）。

女性：乙烯雌酚，0.25～0.5mg，每日 1 次，持续 21 日。

或炔雌醇，$30\mu g$，每日 1 次，持续 21 日。

黄体酮，20mg，每日 1 次，服药第 16 日起应用，连续 5 日。

男性：丙酸睾酮，50mg，每周 1 次，肌内注射。

或十一酸睾酮，40mg，每日 3 次。

【注意事项】

（1）补充方式很重要，男性患者最好在开始补充生长激素之前接受口服睾酮的治疗。

（2）生育期妇女使用激素为建立人工周期，恢复第二性征和性功能，防止骨质疏松。男性使用雄激素替代治疗，以维持第二性征和性欲。

（3）一般除垂体性侏儒外不用生长激素替代治疗。

（朱晗玉　徐丹丹　黄雌友）

甲状腺功能亢进症

甲状腺功能亢进症简称"甲亢"，是由于甲状腺本身合成释放过多的甲状腺激素，造成机体代谢亢进和交感神经兴奋，以甲状腺肿大、食欲亢进、体重减轻、心动过速、情绪易于激动、怕热多汗、手抖等症状为主。可伴有突眼、眼睑水肿、视力障碍等症状，也可伴有下肢胫（胫骨）前黏液性水肿，胫骨前皮肤增粗、变厚、粗糙，呈橘皮状，汗毛增粗，类似象皮腿，治疗颇为困难。其病因包括毒性弥漫性甲状腺肿（格雷夫斯病）、多结节性毒性甲状腺肿和甲状腺自主高功能腺瘤等。临床上 80% 以上甲亢是格雷夫斯病引起的。

一、诊断要点

（1）高代谢临床表现。

（2）甲状腺激素水平增高的依据：TT_4，FT_4（或 TT_3、FT_3）增高及 TSH 降低（必须测定）。

（3）甲状腺肿大。典型病例具有高代谢症候群、甲状腺肿和突眼等临床表现，即可拟诊；早期轻症、小儿及老年患者表现多不典型，应结合甲状腺功能检查方可确诊。

二、鉴别诊断

临床上主要与亚急性甲状腺炎鉴别，主要是甲亢所在的甲状腺毒症与破坏性甲状腺毒症的鉴别。两者均有高代谢、甲状腺肿和 TSH 升高的表现。主要鉴别从病史、甲状腺体征及甲状腺摄^{131}I 率检查，甲亢患者的甲状腺摄^{131}I 率是升高或正常的，亚急性甲状腺炎是被抑制的；此外前者的 TRAb 是阳性，后者是阴性的。

三、治疗原则

确诊后要积极地治疗，避免病情拖延，根据病情采取综合治疗。目前治疗甲亢常用的就是药物、手术、^{131}I。

四、一般治疗

适当休息，补充足够的热量和营养，包括糖、蛋白质和维生素类等，以纠正本病引起的消耗；忌碘饮食，忌食生冷食物，减少食物中粗纤维的摄入，以减少排便次数，少食卷心菜、萝卜、菠菜、核桃等致甲状腺肿食物及含碘丰富的食物；戒烟；精神紧张、不安及失眠者可给予镇静剂。

五、药物处方

处方①：丙硫氧嘧啶（PTU），口服。治疗期，50～150mg，每天 2～3 次，每 4 周复查甲状腺功能；维持期，50mg，每天 2～3 次，维持 12～18 个月，每 2 个月复查甲状腺功能。

【注意事项】

（1）过敏及哺乳期妇女禁用。

（2）每 4 周复查血清甲状腺激素水平一次。

（3）常见的不良反应是粒细胞减少及肝功能受损，用药前后及用药间期应定期监测血常规、肝功能，用药最初血常规每周监测一次，肝功能每半月检测一次，如白细胞$<3\times10^9$/L 或中性粒细胞低于 1.5×10^9/L，应考虑停药。

（4）减量期：T_3、T_4 水平恢复正常后开始减药，每 2～3 周减量一次，PTU 每次减 50～100mg。

（5）维持期：50mg，每日 1 次，一般需 1.5～2 年。

处方②：国产甲巯咪唑，20～30mg/d，分 1～2 次口服。

或甲巯咪唑（赛治），10～20mg，1 次/日，症状缓解后，维持剂量 5～10mg，每日 1 次。

【注意事项】

（1）过敏及哺乳期妇女，甲状腺癌患者禁用。

（2）用药期间监测同 PTU。

（3）减量期：甲巯咪唑每次减 5～10mg。

（4）维持期：5mg，每日 1 次，必要时还可在停药前将维持剂量减半。

处方③：丙硫氧嘧啶（PTU），100～150mg，3 次/日。

或甲巯咪唑（他巴唑、赛治），10～15mg，3 次/日，口服。

普萘洛尔（心得安），10mg（10～30mg），3 次/日。

【注意事项】

（1）当患者出现交感神经兴奋症状时加用普萘洛尔，根据病情调整用量。

（2）根据甲状腺功能酌情调整抗甲状腺药物，密切观察患者的心律、血压改变，同时检测甲状腺素水平，必要时加量或减量。

（朱晗玉　徐丹丹　黄雌友）

甲状腺功能减退症

甲状腺功能减退症（简称甲减）系甲状腺激素合成、分泌不足，或甲状腺激素生理效应不好而致的全身性疾病。本病发病隐匿，多数患者缺乏特异性症状和体征。症状主要以低代谢症候群和交感神经兴奋性下降为主，典型患者表现为易疲劳、怕冷、记忆力减退、精神抑郁、厌食、便秘，重者引起黏液性水肿甚至昏迷。若功能减退始于胎儿或新生儿期，称为克汀病；始于性发育前儿童称幼年型甲减；始于成人称成年型甲减。女性甲减较男性多见，且随年龄增加，其患病率上升。病因较复杂，以原发性（甲状腺性）者多见，其次为垂体性者，其他均属少见。

一、诊断要点

1. 临床表现

（1）低代谢症状　易疲劳、怕冷、体重增加、便秘、肌肉痉挛。

（2）黏液性水肿　表情淡漠，面色苍白，声哑，讲话慢；面部和眶周肿胀；因缺乏肾上腺能冲动，眼睑下垂；毛发稀疏、粗糙和干燥；皮肤干燥、粗糙、鳞状剥落和增厚；患者健忘和显示智能损害伴渐进性人格改变，某些表现为忧郁，可能有明显的精神病（黏液性水肿狂躁）；胡萝卜素血症，手掌和足底明显，因胡萝卜素沉积在富有脂肪的上皮层。

（3）精神神经系统　记忆力、注意力、理解力、计算力减退，反应迟钝、嗜睡，精神抑郁。重者痴呆、昏睡。

（4）心血管系统　心动过缓，心脏增大，心室扩张和心包积液。

（5）肌肉与关节　肌肉乏力、进行性肌萎缩、关节病变、关节腔积液。

（6）消化系统　厌食、腹胀、便秘、麻痹性肠梗阻。

（7）内分泌系统　性欲减退，女性常有月经过多。

2. 结合实验室检查

^{131}I 摄取率降低，血清 TSH 增高，FT_4 减低，原发性甲减即可成立；血清 TSH 减低或正常，TT_4、FT_4 减低，考虑中枢性甲减，需做 TRH 试验区分。

二、鉴别诊断

（1）贫血应与其他原因贫血鉴别。

（2）蝶鞍增大应与垂体瘤鉴别。原发性甲减时 TRH 分泌增加可以导致高 PRL 血症、溢乳及蝶鞍增大，酷似垂体催乳素瘤。可行 MRI 鉴别。

（3）心包积液需与其他原因心包积液鉴别。

（4）水肿主要与特发性水肿鉴别。

（5）低 T_3 综合征。

三、治疗原则

（1）一旦确诊甲减需终身维持治疗。早期轻型病例以口服甲状腺片或左甲状腺素钠为主，临床甲减症状和体征消失，检测甲状腺功能，维持 TSH 在正常值范围。

（2）继发于下丘脑和垂体的甲减，不能把 TSH 作为治疗的指标，而是把血清 TT_4、FT_4 达到正常范围作为治疗的目标。

（3）对症治疗。中、晚期重型病例除口服甲状腺片或左甲状腺素钠外，需对症治疗，如给氧、输液、控制感染、控制心力衰竭等。

四、一般治疗

注意休息，避免劳累。

五、药物处方

处方：左甲状腺素钠（优甲乐），$50 \sim 200\mu g$，每日 1 次，平均 $125\mu g/d$，一般从 $25 \sim 50\mu g/d$ 开始，每 $1 \sim 2$ 周增加 $25\mu g$，直到达到治疗目标。

【注意事项】

（1）妊娠期、腹泻时需增加剂量。

（2）治疗初期，每 4～6 周检测激素指标。

（3）治疗达标后，每 6～12 个月复查激素指标。

（4）妊娠时维持血清 FT_4 正常范围高限以内，TSH 水平在正常下限，一般小于 2.5mU/L。

（5）中枢性甲减应将 FT_4 控制在正常值上限。

（6）在甲减治疗前尤其是中枢性甲减，一定要排除肾上腺皮质功能减退，否则可能诱发肾上腺危象，危及生命。

（7）患者服用左甲状腺素钠病情反而恶化，常提示肾上腺皮质功能减退可能。

（8）对年龄小于 50 岁，无心血管疾病患者可尽快达到完全替代剂量。对老年人、冠心病、骨质疏松者，宜小剂量开始（12.5～25μg/d），调整剂量要慢。

（朱晗玉　徐丹丹　黄雌友）

甲状旁腺功能减退症

甲状旁腺功能减退症（甲旁减）是由各种原因导致甲状旁腺激素（PTH）合成或分泌过少，或效应不足引起的，临床上以手足抽搐、低血钙（低于 2mmol/L）、高血磷（高于 2mmol/L）为特征的一组临床综合征。PTH 可促进肾脏排磷，促进骨转换、钙离子入血，加快维生素 D 活化，促进肠道钙吸收，减少尿钙排出，因此，PTH 在合成、释放或与靶器官结合过程中，任何一个环节发生障碍均可导致甲旁减。临床上主要分为特发性甲状旁腺功能减退症、手术后甲状旁腺功能减退症、假性甲状旁腺功能减退症。慢性甲状旁腺功能减退症患者还可出现精神症状；假性甲状旁腺功能减退症还可有身体畸形表现，如身材矮小、圆脸、第四掌骨短、肥胖及皮下钙化。

一、诊断要点

（1）特发性者有阳性家族史，获得性甲旁低则有手术或 [131] I 治疗史。

（2）临床表现有手足搐搦，Chvostek 征、Trousseau 征阳性。皮肤干燥、色素沉着、毛发稀疏、脱落。指甲干脆、白内障、牙齿钙化不全、齿质薄、齿釉发育差、智力迟钝、性格改变。

（3）低血钙、高血磷，血清碱性磷酸酶正常。尿钙、尿磷排出量减少。尿 CAMP 排量下降。

（4）血清 PTH 水平降低。肾小管磷重吸收率升高，磷清除率降低。

（5）X 线检查示脑基底节、肾钙化，骨密度正常，特发甲旁低可增加。

（6）需排除其他原因的低血钙性手足搐搦，如肾小管酸中毒、低镁血症、呼吸碱中毒等。

二、鉴别诊断

（1）不同类型的甲状旁腺功能减退症之间的鉴别诊断。

（2）其他原因的低血清钙手足抽搐。

（3）血钙正常的手足抽搐。

（4）钙离子降低的手足抽搐。

三、治疗原则

（1）甲旁低的治疗应根据不同病因和低血钙的程度及急缓，用药侧重不一。

（2）在搐搦发作期，应立即补充10％葡萄糖酸钙10mL，必要时还可重复，如发作严重，还可辅以地西泮等镇静剂。

（3）间歇期的处理，除给予高钙低磷饮食外，宜长期补充钙剂，维持血钙在9mg/dL水平（接近正常水平），如血钙过低者，则还应辅以维生素 D_2 或维生素 D_3 。

（4）获得性甲旁低，对症补钙，还可试用同种自体甲旁腺的移植。

（5）特发性甲旁低，以 PTH 替代较理想，但目前尚缺乏人 PTH 制剂，故也以纠正低血钙为主。

四、一般治疗

（1）卧床休息，注意防护，对精神、神经症状明显者，应绝对卧床休息，必要时加床档。

（2）暂时性甲旁减多给予对症处理；永久性甲旁减应针对病因进行预防治疗，纠正低血钙，控制症状，减少并发症。

（3）补充钙剂增加钙的摄入，多食用高钙、低磷和含维生素 D 的食品，不宜多进食乳制品、蛋黄及菜花等。

五、药物处方

处方①：每日补充钙剂和维生素 D 类制剂。

碳酸钙，2.5g，口服，每日1次。

或葡萄糖酸钙，11g，每日1次。

罗钙全，0.5～2μg，每日1次。

或阿法骨化醇，1～4μg，每日1次。

或双氢速甾醇，0.8～2.4mg，每日1次，症状控制后，改双氢速甾醇0.2～1mg，每日或数日1次，维持治疗。

【注意事项】

（1）根据血钙浓度及各项检验值调整剂量，治疗的目标是减轻、控制临床症状，宜将血清钙保持在 2.0～2.25mmol/L，而不是将血钙调整到正常范围。

（2）补充钙剂时注意观察疗效和维生素的中毒反应，如患者食欲减退、疲乏、尿中钙磷增高时应立即停药，防止发生高钙血症。

处方②：对低镁血症者，立即补充。

25％硫酸镁，10～20mL，肌注或静脉注射。

【注意事项】

根据血镁浓度及各项检验值调整剂量。

（朱晗玉　徐丹丹　黄雌友）

慢性肾上腺皮质功能减退症

原发性慢性肾上腺皮质功能减退症又称为艾迪生病，主要是由于自身免疫、感染等原因破坏了双侧肾上腺皮质的绝大部分而引起肾上腺皮质激素分泌不足所致，多同时有肾上腺糖皮质激素（皮质醇）和盐皮质激素（醛固酮）分泌不足的表现。继发性者是由于下丘脑-垂体病变或使用肾上腺皮质激素治疗引起促肾上腺皮质激素（ACTH）不足导致肾上腺皮质激素分泌减少。慢性肾上腺皮质功能减退症最特征的表现是皮肤、黏膜色素沉着，即全身皮肤呈棕褐色，有光泽，尤以暴露及易受摩擦的部位更为明显。但继发性慢性肾上腺皮质功能减退症患者的肤色与原发性慢性肾上腺皮质功能减退症不同，表现为皮肤苍白，无明显色素沉着。如合并有甲状腺和性腺功能低下时，则有怕冷，便秘，腋毛、阴毛、胡须脱落或稀少，闭经、性欲减退和小睾丸等症状和体征；青少年患者常表现为生长延缓和青春发育延迟。

一、诊断要点

临床上有乏力、食欲减退、体重减轻、血压降低、皮肤黏膜色素增加、低血钠、高血钾、血糖偏低、血与尿皮质醇降低、血浆 ACTH 明显增高，诊断基本确立。可疑者可做 ACTH 兴奋试验，本试验最具诊断价值。

二、鉴别诊断

本病的鉴别诊断应首先进行原发性慢性肾上腺皮质功能减退症与继发性慢性肾上腺皮质功能减退症的鉴别，主要鉴别要点包括有无皮肤色素沉着及 ACTH 是否升高。同时本病应注意与胃肠道肿瘤、疲劳综合征及其他引起色素沉着的疾病相鉴别。

三、治疗原则

诊断一旦确立，须终身用皮质激素替代治疗，基本原则是缺什么补什么、缺多少补多少，从而适应身体在不同生理和病理情况下的需要。

四、一般治疗

加强患者教育非常重要，要求患者随身携带表明为肾上腺功能减退症患者的小卡片；教育患者如果持续几小时的呕吐导致皮质醇激素剂量的丢失，必须通过非肠道途径应用糖皮质激素；患者必须意识到严重腹泻会引起口服氢化可的松吸收不足；并要求在患者家里的冰箱中贮备氢化可的松注射液以备急症时用。

五、药物处方

处方①：高盐饮食，每日摄取食盐 8～10g。

氢化可的松，口服，早 8 时 20mg，下午 4 时 10mg。

【注意事项】

(1) 对糖皮质激素的需要量与体重、体表面积、劳动强度、肠道激素吸收及激素和血浆蛋白结合状态等因素有关。

(2) 有糖尿病、肥胖或溃疡病、活动性结核病、精神紊乱者，剂量宜稍减。

(3) 在应激时，需增加激素的补充量，否则将发生危象：感冒、拔牙等轻度应激时，可在基础皮质醇剂量上，每日增加 50mg 左右，应激过后，渐减至原来基础用量；手术或严重感染等重度应激时，每日给予皮质醇总量不得少于 300mg。

(4) 体重过度增加通常提示过量，而剂量不足则表现乏力和严重的色素沉着。

(5) 氢化可的松可引起失眠，应避免晚间服用。

(6) 没有可靠的生化指标提示激素的合适剂量，血和尿的皮质醇定量测定既无必要，也无帮助；血 ACTH 水平也不能作为剂量合适的标志。

处方②：泼尼松，口服，早 8 时 5mg，下午 4 时 2.5mg。

氟氢可的松，0.05～0.15mg，口服，每日上午 8 时。

【注意事项】

(1) 为避免盐皮质的副作用，开始时宜用较小剂量，根据疗效调整。

(2) 盐皮质应用剂量过大时可出现水肿、高血压、低血钾，甚至发生心力衰竭，有肾炎、高血压、肝硬化和心功能不全者用药需格外小心；如出现过量的表现，即应停药数天、限盐、补钾，必要时用利尿药，等体内水钠过多现象消失后，再用较小剂量的潴钠激素。

（朱晗玉　徐丹丹　黄雌友）

原发性甲状旁腺功能亢进症

原发性甲状旁腺功能亢进症（PHPT）可由甲状旁腺腺瘤、增生或腺癌引起，由于甲状旁腺分泌过多的甲状旁腺素（PTH）而使骨组织缺钙，导致血钙升高、尿钙排除增加、尿磷增加、血磷降低。特别是对于一些反复发作的泌尿系结石，不明原因的腰腿痛，自发性、反复性骨折或骨质疏松，以及消化性溃疡等经常规治疗无效的患者，及时行血清钙离子及 PTH 检查有助于早期诊断。

一、诊断要点

1. 临床特点

（1）中枢神经方面　淡漠、消沉、性格改变、智力迟钝、记忆力减退、烦躁、过敏、多疑多虑、失眠、情绪不稳定和突然衰老等，偶见幻觉、狂躁，严重者甚至昏迷。

（2）神经肌肉系统方面　四肢肌肉软弱，近端肌肉尤甚，重者发生肌肉萎缩。可伴有肌电图异常。

（3）胃肠系方面　高血钙可伴有胃肠道平滑肌张力降低，胃肠蠕动缓慢，引起食欲缺乏、腹胀、便秘，可有恶心呕吐、反酸、上腹痛。

（4）骨骼病变　国内的患者多数有骨骼损害。主要表现为广泛的骨关节疼痛，伴明显压痛。

（5）泌尿系症状　烦渴、多饮和多尿。可发生反复的肾脏或输尿管结石，表现为肾绞痛或输尿管痉挛的症状，血尿、乳糜尿或尿砂石等，也可有肾钙盐沉着症。容易并有泌尿系感染，晚期则发生肾功能不全和尿毒症。

2. 常规检查

（1）X 线片广泛骨质疏松，特别是伴有纤维囊性骨炎、指骨骨膜下骨吸收/颅骨沙粒样改变或棕色瘤等。

（2）血钙浓度升高，尤其是游离钙浓度波动性或持续性升高。

（3）血清磷浓度降低。

（4）血清总碱性磷酸酶升高。

（5）血 PTH 浓度升高。

（6）钙负荷 PTH 抑制试验显示血 PTH 浓度不被明显抑制。

（7）甲状旁腺 ECT 有阳性发现。

二、鉴别诊断

1. 多发性骨髓瘤

可有局部和全身骨痛、骨质破坏、高钙血症，有特异性的免疫球蛋白增高、红细胞沉降率增快、血尿轻链增高、尿本周蛋白阳性，骨髓象可找到瘤细胞，血碱性磷酸酶正常或轻度升高，血 PTH 水平正常或降低。

2. 恶性肿瘤引起的高钙血症

可见于肺、肝、甲状腺、肾、肾上腺、前列腺、乳腺和卵巢肿瘤。恶性肿瘤通过骨转移破坏或分泌体液因素（包括 PTH 相关蛋白质、前列腺素和破骨细胞刺激因子等）引起高血钙，临床上有原发肿瘤的特征性表现，血 PTH 水平正常或降低。

3. 结节病

有高血钙、高尿钙、低血磷和碱性磷酸酶增高，但无普遍性脱钙，有血浆球蛋白增高，血清血管紧张素转换酶水平升高，胸片有相应改变，血 PTH 水平正常或降低。

4. 维生素 A、维生素 D 过量

有明确用药史，皮质醇抑制试验有助于鉴别。

5. 甲状腺功能亢进

过多的甲状腺激素使骨吸收增加，20% 的患者可有轻度高钙血症，尿钙增多，伴骨质疏松。临床上有甲状腺功能亢进的相应表现，血 PTH 水平正常或降低。

6. 原发性骨质疏松症

血清钙、磷及碱性磷酸酶水平正常，X 线无甲旁亢特征性的骨吸收增加的改变。

7. 佝偻病

血钙、磷正常或降低，血碱性磷酸酶、PTH 水平增高，尿钙磷排量减少。X 线在儿童有尺桡骨远端干骺端增宽、杯口状、边缘不齐呈毛刷样改变，成人有椎体双凹变形、假骨折或骨盆变形等特征性表现。

8. 肾性骨营养不良

骨骼病变有纤维性囊性骨炎、骨硬化、骨软化和骨质疏松 4 种，血钙水平降低或正常，血磷水平增高，尿钙排量减少或正常，有肾功能损害。

三、治疗原则

早期诊断，早期治疗。有症状或有并发症的原发性甲旁亢患者，主张手术治疗，针对腺瘤采用腺瘤摘除术；对增生腺体可切除 3 个半，术后可能会发生低钙血症，一般持续时间短暂（大多 1～2 个月），如有顽固低钙血症，应疑有低镁血症合并存在。若高钙血症极轻微，或年老、体弱不能进行手术，可试用药物治疗，其方法有：①避免高钙和低钙饮食；②不推荐磷口服治疗，以免异位钙化；③绝经后患者可用雌激素或选择性雌激素受体调节剂；④二膦酸盐口服；⑤Ca

受体激动剂。

四、一般治疗

应有足够的饮水和活动，但活动中要避免跌倒，中等量的钙摄入，忌用噻嗪类利尿药。

五、药物治疗

处方①：术后低血钙者。

10％葡萄糖酸钙，10～20mL，静脉注射，必要时每天2～3次。

骨化三醇，0.25～1.0μg，口服，每天1次。

处方②：西咪替丁，200mg，口服，每6h一次。

【注意事项】

可试用于有手术禁忌患者、手术前准备及急性原发性甲状旁腺危象。

处方③：处理高钙危象（血清总钙浓度＞3.75mmol/L）。

帕米膦酸钠，60mg，静脉滴注，用1次。

或帕米膦酸钠，30mg，静脉滴注，每天1次，用2日。

或降钙素，2～8U/kg，每天1次，皮下或肌内注射。

【注意事项】

高钙危象重要的是大剂量生理盐水滴注、利尿，必要时透析。

（朱晗玉　徐丹丹　黄雌友）

多囊卵巢综合征

多囊卵巢综合征（PCOS）是育龄女性最常见的内分泌紊乱性疾病，是引起不排卵性不孕的主要原因。在育龄期女性中患病率为5％～10％。PCOS集合了一组多样的，多系统的慢性内分泌紊乱，临床表现较多样化，典型表现为卵巢多囊性改变，高雄激素血症和LH/FSH比值增高；还可不同程度地表现月经异常、稀发、量少、闭经、功能失调性子宫出血；不孕、多毛、痤疮、油性皮肤、肥胖及脱发。多数患者只突出表现其中几种，是目前没有统一诊断标准的主要原因。PCOS不仅影响女性生殖内分泌功能，还易导致子宫内膜癌、心血管疾病、2型糖尿病、高脂血症等严重的远期并发症。

一、诊断要点

（1）月经改变。

（2）LH/FSH＞2～3或T高，和（或）A高。E_2水平相当于中卵泡期水平。

（3）B型超声可见卵巢体积增大，包膜回声增强，卵巢四周或散在多个囊性卵泡，≥10 个，其直径 2～8mm，间质回声增强。

从严格诊断标准上讲，应具备以上三项异常。

二、鉴别诊断

1. 产生雄激素的肾上腺与卵巢肿瘤

包括卵巢性索间质肿瘤、部分良性畸胎瘤、肾上腺残余瘤、卵泡膜细胞瘤黄素化、转移性卵巢肿瘤等，可出现类似多囊卵巢综合征的闭经、多毛等症状，但本病多为单侧，实性，男性化征象明显，血睾酮含量大于 3nmol/L，B 超、CT、MRI 等检查有助于鉴别诊断。

2. 肾上腺皮质增生或肿瘤

除闭经外，常伴有多毛和向心性肥胖，多伴高血压、高血糖及高皮质醇等症。先天性肾上腺皮质增生者常伴有外阴两性畸形及性器官发育不良。

3. 遗传性多毛症

有家族史，无月经失调，生育正常，仅有多毛现象。

三、治疗原则

（1）促排卵。

（2）降低血雄激素水平。

（3）降低 LH 水平。

（4）改善胰岛素抵抗症状。

（5）手术治疗。

（6）体外受精胚胎移植。

四、一般治疗

PCOS 患者无论是否有生育要求首先应调整生活方式，应该积极进行锻炼，减少高脂肪、高糖食物的摄取，降低体重。这样可以促使雄激素水平下降，对恢复排卵有利。

五、药物处方

处方①：调整月经，无高雄激素血症及临床表现，且无胰岛素抵抗。

安宫黄体酮，6mg，每日 1 次。

或黄体酮胶囊，200mg，每日 1 次。

或地屈孕酮，10～20mg，每日 1 次。

【注意事项】

（1）月经周期后半期开始服用，每月 10～14 日。

（2）应用小于 10 日对内膜保护作用不够。

处方②：降低雄激素水平。

去氧孕烯炔雌醇片（妈富隆），1片，每日1次。

或炔雌醇环丙孕酮片（达英35），1片，每日1次。

【注意事项】

（1）抑制 LH 分泌，减少雄激素，但停药后雄激素分泌可能再次升高。

（2）必须每天在同一时间用少量液体送服，连服21日，停药7日后开始下一周期。

处方③：促排卵。

枸橼酸氯米芬（克罗米芬），50～100mg，每日1次，连服5日。

或溴隐亭，1.25mg，每晚睡前进食服7日后，改溴隐亭，2.5mg，分2次，进餐时服。

【注意事项】

（1）溴隐亭可使原有精神分裂症者恶化，应慎用。

（2）监测卵泡。

处方④：存在胰岛素抵抗和高雄激素血症。

炔雌醇环丙孕酮片（达英35），1片，每日1次。

二甲双胍，500mg，每日3次。

或罗格列酮，4mg，每日2次。

【注意事项】

（1）注意胃肠道等不良反应，定期检测肝、肾功能。

（2）孕妇、哺乳妇女禁用罗格列酮。

处方⑤：枸橼酸氯米芬（克罗米芬），50～100mg，每日1次，连服5日。

二甲双胍，500mg，每日3次。

【注意事项】

（1）注意胃肠道等不良反应，定期检测肝、肾功能。

（2）二甲双胍可增强耐克罗米芬患者对克罗米芬的敏感性；二甲双胍与克罗米芬联合使用，不仅使胰岛素水平下降，高雄激素血症改善，也可改善失调的下丘脑-垂体-卵巢轴，两者协同促进耐克罗米芬者排卵，提高排卵率和妊娠率，是一种较理想的治疗方法。

（朱晗玉　徐丹丹　黄雌友）

代谢综合征

代谢综合征是指伴有胰岛素抵抗的一组疾病的聚集，即以肥胖、高血糖、高血压以及血脂异常为主要症状的临床症候群。代谢综合征是由遗传异质性和环境因素所导致的一系列心血管疾病危险因素的聚集状态；肥胖是代谢综合征发生的源头；胰岛素抵抗是代谢综合征发生的核心因素；炎症反应在代谢综合征发生中扮演了重要角色；氧化应激是代谢综合征的重要发病环节；心血管疾病是代谢综合征的最终后果。

一、诊断要点

根据国际糖尿病联盟（IDF）定义，确认一个个体是否为代谢综合征，必须具备以下几点。

1. 中心性肥胖

在欧洲裔人种中定义为男性腰围≥94cm，女性腰围≥80 cm，在中国人中采用种族特异性的腰围切点，男性≥90cm，女性≥80cm。

2. 下列 4 因素中任意两项

（1）甘油三酯（TG）水平升高　＞150mg/dL(1.7mmol/L)，或已接受针对此脂质异常的特殊治疗。

（2）高密度脂蛋白胆固醇（HDL-C）水平降低　男性＜40mg/dL(1.03mmol/L)，女性＜50 mg/dL(1.29mmol/L)，或已接受针对此脂质异常的特殊治疗。

（3）血压升高　收缩压≥130mmHg 或舒张压≥85 mmHg，或此前已被诊断为高血压而接受治疗。

（4）空腹血糖升高　空腹血糖≥100 mg/dL(5.6mmol/L)，或已被诊断为 2 型糖尿病。

二、鉴别诊断

根据病史、临床表现、生化指标等，本病不难鉴别。

三、治疗原则

需综合治疗。普及健康教育，提高代谢综合征患者自我管理及控制能力。特别要重视高血糖、高血脂、高血压、高凝、高血黏度、低 HDL-C 等所谓"五高一低"的防治，并且这些治疗均应达标。

四、一般治疗

戒烟；饮食结构合理化、适当的热量限制、减轻体重，在第一年使体重降低 5%～10%；适当地增加运动量。

五、药物处方

处方①：用于肥胖患者减轻体重。奥利司他，口服，120mg，每日 3 次。

【注意事项】

（1）该药有严重肝功能损害的报道，使用应严格掌握适应证。

（2）主要的不良反应是胃肠道反应，胃肠道急性反应有腹痛/腹部不适、胃肠胀气、水样便、软便、直肠痛/直肠部不适、牙齿不适、牙龈不适。

（3）其他少见不良事件有上呼吸道感染、下呼吸道感染、流行性感冒、头痛、月经失调、焦虑、疲劳、泌尿道感染。

（4）主要的临床表现为瘙痒、皮疹、荨麻疹、血管神经性水肿和过敏反应。

处方②：用于减轻胰岛素抵抗。

二甲双胍，0.85g，每日 2 次（总剂量 1～2g/d）。

或阿卡波糖，50mg，每日 3 次。

或马来酸罗格列酮，4mg，每日 1～2 次。

【注意事项】

（1）应用二甲双胍注意胃肠道等不良反应，定期检测肝、肾功能。

（2）阿卡波糖不良反应有腹部胀满、排气增加，偶尔出现低血糖反应；进食服药，不进食不服药；孕妇、哺乳妇女、消化、吸收障碍明显的慢性功能紊乱、严重疝气、肠梗阻和肠溃疡禁用。

（3）孕妇、哺乳妇女禁用罗格列酮。

处方③：用于改善以高胆固醇血症为主的血脂异常，以下药物任选一种。

辛伐他汀，10mg/20mg，睡前服用。

阿托伐他汀，10mg/20mg/40mg，睡前服用。

洛伐他汀，10mg/20mg/40mg，睡前服用。

瑞舒伐他汀，10mg/20mg，睡前服用。

【注意事项】

（1）不良反应有头痛、倦怠、胃肠道反应、皮疹等，用药期间定期监测肝肾功能、血常规。

（2）妊娠及哺乳期妇女禁用。

（3）根据血脂情况调整用药剂量。

处方④：用于以高胆固醇甘油三酯血症为主的血脂异常，以下药物任选一种。

非诺贝特，100mg，每日 3 次。

苯扎贝特，200mg/400mg，每日 3 次。

【注意事项】

（1）孕妇及哺乳期妇女禁用。

（2）肝肾不全者禁用。

处方⑤：用于降压治疗，血管紧张素转换酶抑制剂和血管紧张素受体阻滞剂是有用的降压药，以下药物任选一种。

卡托普利，6.25～25mg，口服，每日 3 次。

贝那普利，10mg，口服，每日 1 次。

福辛普利（蒙诺），10mg，口服，每日 1 次。

缬沙坦（代文），80mg，口服，每日 1 次。

氯沙坦，50mg，口服，每日 1 次。

替米沙坦，40mg，口服，每日 1 次。

【注意事项】

（1）卡托普利 如出现面部、眼、舌、喉肿胀、吞咽或呼吸困难、声音嘶哑等症状应立即停药；肾功能不全者应从小剂量开始，减少服药次数。

（2）贝那普利 食物会延迟吸收，但不影响吸收量，宜空腹服用。

（3）福辛普利 食物不影响吸收；宜在睡前服用；肝肾功能不全者更适用。

（4）缬沙坦、氯沙坦、替米沙坦 不良反应有血管性水肿、头晕、头痛、过敏等；双侧肾动脉狭窄患者及孕妇、哺乳期妇女禁用；严重肝肾不全者慎用。

（朱晗玉　徐丹丹　黄雌友）

干燥综合征

干燥综合征（SS）是一种主要累及泪腺、大小唾液腺等外分泌腺体的慢性炎症性自身免疫性疾病。临床上除有涎腺和泪腺受损功能下降而出现口干、眼干外，尚有其他外分泌腺及腺体外其他器官受累而出现多系统损害的症状。患者血清中存在多种自身抗体和高免疫球蛋白。该病可分为原发性和继发性干燥综合征，后者常发生于另一诊断明确的结缔组织病，如系统性红斑狼疮、类风湿关节炎等。本病可发生于任何年龄，多发生在 40～50 岁的女性。本病可能与遗传、感染、性激素水平有关，病因不明，机体细胞及免疫功能异常，B 淋巴细胞高度反应性增生产生大量细胞因子、高球蛋白血症及多种自身抗体，导致局部组织炎症损伤。

一、诊断标准

（1）有 3 个月以上的眼干涩感，或眼有砂子感，每日需用人工泪液 3 次以上。具有其中任 1 项者为阳性。

（2）有 3 个月以上的口干症，或进干食时需用水送下，或有反复或持续不退的腮腺肿大。具有其中任 1 项者为阳性。

（3）滤纸试验≤5mm/5min 或角膜染色指数≥4 为阳性。

（4）下唇黏膜活检的单核细胞浸润灶≥1/4mm^2。

（5）腮腺造影、唾液腺同位素扫描、唾液流率中有任 1 项阳性者。

（6）血清抗 SSA 抗体、抗 SSB 抗体阳性。

凡具备上述 6 项中的至少 4 项者，可确诊为原发性 SS。已有某一肯定结缔组织病同时有上述（1）或（2），另又有（3）、（4）、（5）中的两项阳性则诊为继发性 SS。

二、鉴别诊断

干燥综合征如出现小关节炎症，需与 RA 鉴别，两者表现相似，均为对称性小关节炎，可出现关节畸形，而且干燥综合征可出现高滴度类风湿因子阳性、抗 CCP 抗体阳性。如 RA 患者有口干症表现或干燥综合征自身抗体，可能重叠干燥综合征。对于肾小管酸中毒、骨质疏松者，需要鉴别其他原因的肾小管酸中毒及骨质疏松。对于间质性肺炎为首发的患者，需要鉴别其他结缔组织病或特发性间质性肺炎。这些鉴别诊断有赖于临床医师对干燥综合征的认识，应该在鉴别诊断中考虑到该病，需要完善自身抗体检查，并行干燥性角膜炎、口干燥的相关检查。

三、治疗原则

目前本病尚无根治方法，主要是缓解患者症状，阻止疾病的发展和延长患者的生存期。无多系统损害者对症治疗，有多系统损害者对症治疗＋系统治疗。

四、一般治疗

预防因长期口干、眼干燥造成的局部损伤，停止吸烟、饮酒及避免服用阿托品等引起口干的药物，人工泪液对症治疗眼干，保持口腔清洁，勤漱口。密切随访观察病情变化，防止造成系统损害。

五、药物处方

处方①：羟氯喹，200mg，口服，每日 2 次。

【注意事项】

（1）当患者除有口眼干症状外，出现关节肌肉疼痛、乏力及低热等全身症状时，可以应用羟氯喹。

（2）不良反应包括头晕、恶心、呕吐、皮疹等，白细胞减少少见；大剂量时可见视网膜损害、心律失常、血压下降。

（3）孕妇及哺乳妇女禁用。

处方②：患者出现肌肉及关节痛。

双氯芬酸钠，100mg，口服，每日 1 次。

【注意事项】

（1）非甾体抗炎药（NSAIDs）剂量个体化。

（2）NSAIDs 通常只选一种，在足量使用 2～3 周无效后，可更换另一种。

（3）不推荐同时使用两种 NSAIDs。

（4）存在一定的副作用，在用药过程中应注意胃肠道反应，定期监测肝肾功能及血象。

处方③：合并有重要脏器损害时。

泼尼松，30mg，口服，每日 1 次，根据病情调整剂量。

环磷酰胺，400mg，口服，每 2～4 周 1 次。

或硫唑嘌呤，50mg，口服，每日 3 次。

【注意事项】

（1）长期应用激素会出现向心性肥胖，血糖、血压升高，诱发感染，骨质疏松，严重者可致股骨头坏死，应密切监测。

（2）免疫抑制剂可引起白细胞下降或血清免疫球蛋白异常降低或并发感染，如白细胞下降到 $5 \times 10^9/L$，可将用量减半，若下降至 $3 \times 10^9/L$，则必须停药。

（3）用药期间除监测血象外，应定期监测肝肾功能。

（4）孕妇、哺乳妇女禁用。

（朱晗玉 徐丹丹 黄雌友）

泌乳素瘤

泌乳素瘤是能自主高功能分泌泌乳素（PRL）的一种垂体腺瘤，其发病率占功能性垂体腺瘤的首位，该肿瘤多发生在生育期妇女，30 多岁时为男性的 14.5 倍。由于高水平的泌乳素可抑制卵巢颗粒细胞产生激素，也可因黄体发育不良而月经过频。泌乳素升高直接影响卵巢的甾体激素合成能力，造成雌、孕激素分泌不足，典型患者出现月经稀少与闭经、溢乳、男性性功能减退、不孕不育。因此，临床医师在接诊的时候对月经紊乱、泌乳、不孕、闭经的患者要注意，除了常规做妇科检查外，还应该检查血清 PRL 水平。如果血清 PRL 升高，应建议做核磁共振检查。泌乳素瘤女性患者也可表现多种精神症状及自主神经症状，如敌对情绪、抑郁、焦虑、体重增加。

一、诊断要点

排除血清样本采集中由静脉穿刺导致的应激因素外，单次测定血清泌乳素水平高于正常，若 PRL>200μg/L，排除氯丙嗪、甲氧氯普胺（胃复安）、氟哌啶醇、盐酸维拉帕米（异搏定）等可引起泌乳素升高的药物影响，根据女性有闭经-

乳溢-不孕、男性性功能减退或不育、CT 或 MRI 显像有垂体瘤存在，可作出 PRL 瘤的诊断。

二、鉴别诊断

应与高泌乳素血症等疾病相鉴别。

三、治疗原则

（1）使 PRL 分泌达到正常水平。

（2）保留或恢复垂体的正常功能。

（3）缩减肿瘤体积，消除或缓解颅内压迫症状。

（4）与女性泌乳素腺瘤一样，男性泌乳素腺瘤的治疗目标是使血清 PRL 水平恢复正常、腺瘤缩小、恢复垂体功能。男性泌乳素瘤大多为大腺瘤或巨大腺瘤，呈侵袭性生长，因此缩小肿瘤体积成为关注的问题，特别是肿瘤压迫视交叉和其他占位效应。

四、一般治疗

有症状的患者首先选择药物治疗，抑制泌乳，纠正高泌乳素血症，恢复月经，预防腺瘤形成或瘤体增大，减轻骨质疏松，停用引起 PRL 水平升高的各种药物，定期随访。

（1）微腺瘤，治疗方案首选溴隐亭长期控制，如果溴隐亭治疗 1～3 个月症状仍无明显改善，肿瘤没有明显缩小，或不能耐受药物副作用，改行经蝶显微手术或 γ 刀治疗（应该换用其他药物如卡麦角林、培高利特治疗，仅有少部分患者需要经蝶显微手术或 γ 刀治疗）。

（2）大腺瘤（非侵袭性），治疗方案首选经蝶显微手术治疗，术后有肿瘤残余或复发者辅以溴隐亭长期控制或 γ 刀治疗。

（3）侵袭性腺瘤，治疗方案选择首选溴隐亭治疗，慎行手术。

（4）γ 刀治疗不作为大部分患者推荐治疗方法，多数患者以药物治疗为主，但是根据手术指征选择恰当的病例进行治疗，能有效地控制肿瘤生长、血浆 PRL 水平及明显改善症状。

五、药物处方

处方①：一线治疗药物。

溴隐亭，1.25mg，每日 1 次，每晚睡前或进餐时口服，连服 7 天后改溴隐亭 2.5mg，每日分 2 次，进餐时口服。

【注意事项】

（1）服药 1～2 个月后复查 PRL。

（2）若月经已来后又出现停经 3 天以上，应检查是否怀孕，并考虑停药。

（3）溴隐亭最常见的副作用是恶心、呕吐，另外还有头痛、眩晕、疲劳及体位性低血压等。

（4）溴隐亭可使原有精神分裂症者恶化，应慎用。

（5）严重心血管病、器质性脑病、内分泌失调患者忌用。

处方②： 卡麦角林，起始剂量，0.25～0.5mg，每周 1 次。维持剂量，0.25～3.0mg，每周 1 次。

【注意事项】

不良反应同溴隐亭，罕见不良反应有雷诺现象、精神异常。

（朱晗玉　徐丹丹　黄雌友）

脂质代谢紊乱

血脂异常通常指血浆中总胆固醇和（或）甘油三酯升高，俗称高脂血症。脂质代谢紊乱与饮食过度和运动量减少高度相关。血脂检查的重点对象：①冠心病、脑血管病或周围动脉粥样硬化病者；②高血压、糖尿病、肥胖、吸烟者；③冠心病或动脉硬化病家族史者，尤其是直系亲属中有早发病或早病死者；④皮肤黄色瘤者；⑤家族性高脂血症者；⑥40 岁以上男性和绝经期后女性。

一、诊断要点

按我国原卫生部西药临床研究指导原则汇编规定，脂质代谢紊乱的概念系：保持平常饮食，血清胆固醇（TC）≥6.5mmol/L，或甘油三酯（TG）≥1.6mmol/L，或高密度脂蛋白胆固醇（HDL-C）值男性≤1.04mmol/L，女性≤1.17mmol/L 者。所以，脂质代谢紊乱包括高胆固醇血症、高甘油三酯血症及胆固醇和甘油三酯均高的混合性高脂血症，伴有或不伴有低高密度脂蛋白胆固醇血症。

二、鉴别诊断

不同脂质代谢紊乱的相互鉴别。

（1）引起胆固醇升高的原发因素主要是家族性高胆固醇血症和家族性载脂蛋白 B100 缺陷症，而继发性因素主要有甲减与肾病综合征。

（2）引起甘油三酯升高的原发因素主要是家族性高甘油三酯血症、脂蛋白脂酶缺陷症、家族性载脂蛋白 CⅡ 缺陷症和特发性高甘油三酯血症，而继发性因素主要是糖尿病、酒精性高脂血症和雌激素治疗等。

（3）常见的继发性异常脂蛋白血症见于糖尿病、甲减、垂体性矮小症、肢端肥大症、神经性厌食、脂肪营养不良、肾病综合征、尿毒症、胆道阻塞、系统性红斑狼疮和免疫球蛋白病等。

三、治疗原则

（1）健康的生活方式、合理饮食和适宜运动是调脂治疗的基础。

（2）选用合适的降脂药物，坚持长期规律用药。

（3）定期检测肝肾功能、血脂，调整调脂药物的剂量和种类。

（4）继发性血脂异常要积极治疗原发病。

四、一般治疗

注意生活规律，控制饮食。

五、药物处方

处方①：用于以高胆固醇血症为主，以下药物任选一种：

辛伐他汀，10mg/20mg，口服，睡前服用。

阿托伐他汀，10mg/20mg/40mg，口服，睡前服用。

洛伐他汀，10mg/20mg/40mg，口服，睡前服用。

瑞舒伐他汀，10mg/20mg，口服，睡前服用。

【注意事项】

（1）用药期间定期监测肝肾功能、血常规。

（2）妊娠及哺乳期妇女禁用。

（3）根据血脂情况调整用药剂量。

处方②：用于以高胆固醇血症（甘油三酯）为主，以下药物任选一种：

非诺贝特，100mg，口服，每日 3 次。

苯扎贝特，200mg/400mg，口服，每日 3 次。

【注意事项】

（1）孕妇及哺乳期妇女禁用。

（2）肝肾不全者禁用。

（3）对于高胆固醇血症患者　①忌食胆固醇含量高的食物，如各种动物的内脏、肥肉、蛋黄等，饮食中胆固醇的摄入以瘦肉，家禽如鸡、鸭和鱼类为主；②限食动物性脂肪，可适量调配增加植物油；③除非体重指数超高或患肥胖症，否则总热量及来自食物的摄入不必限制，蛋白质的摄入也不必限制；④可多进食蔬菜、水果、粗粮，以促进胆固醇的排泄。

（4）对于高甘油三酯血症患者　①限制总热量的摄入，因为此类型患者多合并有体重指数超高或肥胖，应以限制热量的摄入来降低体重指数，使血清甘油三酯随之降至正常；②控制糖的摄入，患者应忌食各种糖类及糕点；③适量限制胆固醇，但限制不应太严格，因为此类患者的胆固醇尚不高；④除非为了控制体重指数，对脂肪的摄入量不必限制过严，可多用不饱和脂肪酸来代替饱和脂肪酸；⑤可适量补充蛋白质，可适量进食一定数量的去皮家禽肉及瘦肉，也可适量进食一些鱼类；⑥多食蔬菜、瓜果以增加食物纤维的含量，有利于脂肪类的代谢。

（5）对于低高密度脂蛋白胆固醇血症患者　除遵守以上原则外，烹调用油可选用棕榈油、鱼油和橄榄油，并可在营养专家指导下适当选用鱼油保健品。

（朱晗玉　徐丹丹　黄雌友）

癫 痫

癫痫是多种原因导致的脑部神经元高度同步化异常放电所致的临床综合征，临床表现具有发作性、短暂性、重复性和刻板性的特点。异常放电神经元的位置不同及异常放电波及的范围差异，导致患者的发作形式不一，可变现为感觉、运动、意识、精神、行为、自主神经功能障碍或数种形式的癫痫发作。在癫痫的发作中，一组具有相似症状和体征所组成的特定癫痫现象统称为癫痫综合征。进一步完善检查，根据脑电图明确脑电活动。癫痫的治疗以药物控制发作为主，目前尚无纠正癫痫的基本病理生理异常的治疗方法。

一、诊断要点

（1）发作是否具有癫痫发作的共性。

（2）发作表现是否具有不同发作类型的特征：如全身强直-阵挛性发作的特征是意识丧失、全身抽搐，如仅有全身抽搐而无意识丧失则需考虑假性发作或低钙性抽搐，不支持癫痫的诊断；失神发作的特征是突然发生、突然终止的意识丧失，一般不出现跌倒，如意识丧失时伴有跌倒，则晕厥的可能性比失神发作的可能性大；自动症的特征是伴有意识障碍的，看似有目的，实际无目的的异常行为，如发作后能复述发作的细节也不支持癫痫自动症的诊断。

（3）脑电图上的痫样放电是癫痫重要的诊断佐证。

二、鉴别诊断

晕厥、心因性非癫痫发作、偏头痛、TIA、睡眠障碍、发作性运动障碍、抽动症。

三、治疗原则

癫痫的治疗目标应该是完全控制癫痫发作，没有或只有轻微的药物副作用，尽可能少影响患者的生活质量。一般原则如下。

（1）癫痫未确诊前或仅发作1次，可以继续观察，不要开始应用抗癫痫药。

（2）癫痫的诊断和治疗应在专科医师指导下进行。

（3）抗癫痫药物应根据发作类型选用，不同的抗癫痫药有不同的抗发作机制，因此某种抗癫痫药只对某一种或某几种发作类型有效。

（4）单一药物治疗原则。

（5）一线药物应作为首选抗癫痫药使用，一线药物包括丙戊酸钠、卡马西平、苯妥英钠和苯巴比妥等。

（6）长期规则用药，为了保持稳态有效血药浓度，发挥最佳疗效，应长期规则用药。

（7）抗癫痫药的应用需从小剂量开始，逐渐递增，一般约需时1周方可达到有效的血药浓度。

（8）应用抗癫痫药应了解最基本的药代动力学特点，包括半衰期、有效浓度范围、达峰浓度时间等，这些与疗效、不良反应有密切关系；每次用药间隔时间应短于其半衰期，否则难以达稳定的有效浓度。只有用药时间超过5个半衰期才能达到稳态浓度，此时才能发挥最大疗效。判断一个抗癫痫药是否有效，需要观察5倍于过去发作平均间隔时间，如患者每月平均发作2次，至少应观察2.5个月。

（9）儿童、老年人和孕妇以及慢性疾病长期应用其他药物的患者，在选用抗癫痫药和使用剂量时，应按具体情况确定。

（10）随时观察和定期检测患者对药物的耐受性和不良反应，并作出相应的处理。

四、一般治疗

（1）患者应建立良好的生活制度，生活应有规律，可适当从事一些轻体力劳动，但避免过度劳累、紧张等。

（2）饮食应给予富于营养和容易消化的食物，多食清淡、含维生素高的蔬菜和水果，勿暴饮暴食。

（3）尽量避开危险场所及危险品，不宜从事高空作业及精力高度紧张的工作，如登山、游泳、开车、骑自行车，小孩不宜独自在河边、炉旁，夜间不宜单人外出，尤其不要做现代化的高空游戏，如蹦极等。

（4）心理治疗，癫痫是一种慢性疾病，躯体的痛苦、家庭的歧视、社会的偏见，患者常感到紧张、焦虑、恐惧、情绪不稳等，家庭成员应经常给予关心、帮助、爱护，使其有一个良好的生活环境、愉快的心情。

（5）一旦出现癫痫发作，不必惊慌，应立即将患者平卧、头偏向一侧，迅速松开衣领和裤带，将毛巾塞于上下牙齿之间，以免咬伤舌头，不可强行按压抽搐的身体，以免骨折及脱臼。如出现癫痫持续状态，应及时送医院治疗，尽快终止癫痫发作。

五、药物处方

处方①：左乙拉西坦。

（1）成人　常规剂量，口服给药，部分发作及继发性发作的辅助治疗，起始剂量一日 1g，分 2 次服用，以后每 2 周增加日剂量 1g，维持量一日 1～4g。

（2）儿童 常规剂量，口服给药。①癫痫部分发作的辅助治疗：4～15 岁，一次 0.01g/kg，每日 2 次，每 2 周增加日剂量 0.02g/kg（分为 2 次剂量），直至达最大日剂量 0.06g/kg（分为 2 次剂量）；16 岁以上，一次 0.5g，每日 2 次，每 2 周增加日剂量 1g（分为 2 次剂量），直至达最大推荐日剂量 3g。②肌阵挛发作：12 岁及以上，初始剂量 0.5g，每日 2 次，每 2 周增加日剂量 1g，直至达到最终日剂量 3g。③原发性全身性强直阵挛发作：6～16 岁，初始剂量 0.01g/kg，每日 2 次，每 2 周增加日剂量 0.02g/kg，直至达到最终日剂量 0.06g/kg（一次 0.03g/kg，每日 2 次）；16 岁及以上，同"肌阵挛发作"。

（3）老年人 老年患者的半衰期延长与肾功能下降有关，应根据肌酐清除率调整剂量。肌酐清除率＞80mL/min，剂量为 0.5～1.5g，每 12h 1 次；肌酐清除率 5～79mL/min，剂量为 0.5～1g，每 12h 1 次；肌酐清除率 30～49mL/min，剂量为 0.25～0.75g，每 12h 1 次；肌酐清除率＜30mL/min，剂量为 0.25～0.5g，每 12h 1 次；终末期肾脏疾病，剂量为 0.5～1g，每 24h 1 次。

【注意事项】

（1）对其他吡咯烷酮衍生物过敏者，也可能对本药过敏。

（2）禁忌证：对本药过敏者；4 岁以下患者。

（3）肾功能不全患者慎用。

（4）哺乳妇女用药时暂停哺乳。

（5）不良反应有困倦、嗜睡、头痛、头晕、哮喘。

（6）停用本药时应逐渐减量，以避免出现停药反应。

（7）停用本药期间应避免驾驶车辆及操作机械。

（8）注意监测血药浓度，根据症状及血药浓度及时调整用量。

处方②：卡马西平，成人开始剂量每晚给予 100mg，以后每 7 日增加 100mg，成人维持量为 300～1200mg，分为每日 2 次或 3 次服用；儿童维持量为每日 10～30mg/kg。

【注意事项】

（1）特异性皮疹出现率高。

（2）卡马西平是目前报告最多的使发作加重的抗癫痫药，主要可使失神及肌阵挛发作加重，因此在用药前明确发作类型是非常重要的。

（3）注意监测血药浓度，根据症状及血药浓度及时调整用量。

处方③：丙戊酸，口服，成人初始剂量为 400mg/d，逐渐增加剂量直到维持量 600～1800mg/d，每日 2 次；儿童开始剂量为 10～15mg/kg，维持量为 15～60mg/(kg·d)，每日 2 次。

【注意事项】

（1）丙戊酸胃肠反应常见，有时持续存在。

（2）体重增加亦不少见。

（3）致死性肝功能障碍虽然出现率不高，但后果严重，2岁以下儿童慎用，已有肝功能障碍者最好不用。

（4）因有致畸作用，故孕妇慎用。

（5）注意监测血药浓度，根据症状及血药浓度及时调整用量。

处方④：苯巴比妥，常作为小儿癫痫的首选药物，30mg，口服，每日3次。

【注意事项】

（1）禁用：对本药过敏者，血卟啉病及有既往史者，贫血者，糖尿病未控制者，严重肺功能不全者，支气管哮喘者，呼吸抑制者，严重肝、肾功能不全者。

（2）本药可诱导肝微粒体葡萄糖醛酸转移酶，促进胆红素与葡萄糖醛酸结合，使血浆内胆红素浓度降低。

（3）精密仪器操作者禁用。

（4）注意监测血药浓度，根据症状及血药浓度及时调整用量。

处方⑤：地西泮，静脉注射0.15～0.25mg/kg，儿童0.1～1.0mg/kg。

【注意事项】

（1）属于长效药，原则上不应做连续静脉滴注。

（2）治疗癫痫时可能增加癫痫大发作的频率和严重度，需要增加其他抗癫痫药的用量，突然停药也可以使癫痫发作的频率和严重度增加。

（3）应避免长期大量使用而产生依赖性。

（4）本药可透过胎盘，在妊娠早期有致畸胎的危险。

（5）哺乳期妇女应避免使用。

（王佳楠　崔美颖　冯巧婵　吕林利　张丹）

帕金森病

帕金森病（PD）又名震颤麻痹，是一种常见于中老年的神经系统变性疾病。临床上以静止性震颤、运动迟缓、肌强直和姿势步态障碍为主要特征。依据中老年发病，缓慢进展性病程，必备运动迟缓及至少具备静止性震颤、肌强直或姿势平衡障碍中的一项，偏侧起病，对左旋多巴治疗敏感即可作出临床诊断。

一、诊断要点

因起病隐匿早期无特异性症状和体征，可能难以作出诊断。目前尚无特异性、敏感的客观生化指标和影像学检查作为诊断依据，诊断主要依靠临床表现。具体诊断标准如下。

1. 运动迟缓

随意运动在始动时缓慢，疾病进展后，重复性动作的运动速度及幅度均降低。

2. 至少符合下述 1 项

（1）肌强直。

（2）静止性震颤（肌电图上记录到 4~6Hz 的肌肉发放活动）。

（3）姿势不稳（非原发性视觉、前庭功能、脑功能及本体感觉功能障碍造成）。

3. 符合下列各项中 3 个或以上

（1）单侧起病。

（2）静止性震颤。

（3）逐渐进展。

（4）发病后多为持续性的不对称性受累。

（5）对左旋多巴的治疗反应非常好。

（6）左旋多巴导致的严重异动症。

（7）左旋多巴治疗效果持续≥5 年。

（8）临床病程达 10 年或 10 年以上。

二、鉴别诊断

1. 帕金森叠加综合征

帕金森叠加综合征包括多系统萎缩（MSA）、进行性核上性麻痹（PSP）和皮质基底节变性（CBD）等。在疾病早期即出现突出的语言和步态障碍，姿势不稳，中轴肌张力明显高于四肢，无静止性震颤，突出的自主神经功能障碍，对左旋多巴无反应或疗效不持续。一般来说，多系统萎缩可伴随体位性低血压或有共济失调小脑体征。进行性核上性麻痹表现有垂直注视麻痹，尤其是下视困难，颈部过伸，早期跌倒。皮质基底节变性多表现为不对称性的局限性肌张力增高，肌阵挛，失用，异己肢现象。

2. 继发性帕金森综合征

继发性帕金森综合征常见病因有药物、感染、中毒、脑卒中、外伤。其中最常见的是药物。药物当中最常见的是治疗精神病的神经安定剂（吩噻嗪类和丁酰苯类），其他包括利血平、氟桂利嗪、甲氧氯普胺、锂等。

3. 肝豆状核变性

隐性遗传性疾病、青少年发病、约 1/3 有家族史，临床表现为锥体外系症状

（肢体肌张力增高、震颤、表情缺乏、扭转痉挛等）。特征性表现是肝损害，角膜K-F环及血清铜蓝蛋白降低等，可鉴别。

4. 特发性震颤

隐匿起病，病程进展很慢，多有家族史。临床表现为头、下颌、肢体不自主震颤，震颤频率可高可低，低频者类似帕金森震颤。主要表现为震颤，常见姿势性震颤和动作性震颤，双侧起病多见，无运动减少、无肌张力增高及姿势反射障碍，于饮酒后消失、普萘洛尔治疗有效等可鉴别。

三、治疗原则

1. 综合治疗

综合治疗包括药物、手术、康复、心理治疗及护理。药物治疗作为首选，且是整个治疗过程中的主要治疗手段，手术治疗则是药物治疗的一种有效补充手段。目前应用的治疗手段，无论药物或手术，只能改善症状，不能有效地阻止病情的发展，更无法治愈。因此，治疗不能仅顾及眼前而不考虑将来。

2. 用药原则

以达到有效改善症状，提高生活质量为目标。坚持"剂量滴定""以最小剂量达到满意效果"。

3. 首选药物原则

（1）＜65岁的患者且不伴智能减退可有如下选择：

① 非麦角类DR激动剂。

② MAO-B抑制剂或加用维生素E。

③ 金刚烷胺，若震颤明显而其他抗PD药物效果不佳则可选用抗胆碱能药。

④ 复方左旋多巴＋儿茶酚-氧位-甲基转移酶（COMT）抑制剂，即达灵复。

⑤ 复方左旋多巴一般在①、②、③方案治疗效果不佳时加用。

（2）≥65岁的患者或伴智能减退者可有如下选择：

首选复方左旋多巴，必要时可加用DR激动剂、MAO-B抑制剂或COMT抑制剂。苯海索因有较多副作用尽可能不要用，尤其老年男性患者，除非有严重震颤并明显影响患者的日常生活能力。

四、一般治疗

一般治疗包括患者教育、支持治疗、体能训练、物理治疗、饮食调整等非药物治疗措施。

五、药物处方

处方①：复方左旋多巴，左旋多巴/苄丝肼（4:1，每片250mg）。

未使用过左旋多巴或之前使用其他的左旋多巴/脱羧酶抑制剂的患者，初始剂量125mg，每日3次，第2周起每周日服量增加125mg，直至常用有效剂量：

每日 500～1000mg，分 3～4 次服用。

之前使用左旋多巴的患者，每日服用复方左旋多巴的剂量相当于原有左旋多巴 500mg 片剂总数的一半减 1/2 片。最低首次剂量为 125mg，每日 2 次，1 周后按需增加剂量。

【注意事项】

活动性消化性溃疡者慎用，闭角型青光眼、精神病患者禁用。

处方②：金刚烷胺。对少动、强直、震颤均有改善作用，对伴异动症患者可能有帮助。

金刚烷胺，50～100mg，口服，每日 2～3 次，末次应在下午 4 时前服用。

【注意事项】

(1) 肾功能不全、癫痫、严重胃溃疡、肝病患者慎用。

(2) 哺乳期妇女禁用。

处方③：抗胆碱能药物。主要适用于震颤明显且年轻的患者。

苯海索，1～2mg，口服，每日 3 次。

【注意事项】

无震颤的患者一般不用，尤其老年患者慎用，闭角型青光眼及前列腺肥大患者禁用。

处方④：单胺氧化酶抑制剂。

司来吉兰，2.5～5.0mg，每日 2 次，早、中午服用。

雷沙吉兰，1mg，每日 1 次，早晨服用。

【注意事项】

胃溃疡者慎用，禁与 5-羟色胺再摄取抑制剂（SSRI）合用。

处方⑤：多巴胺能受体激动剂。尤其适用于年轻患者病程初期，目前大多推崇非麦角类 DR 激动剂为首选药物。

国内上市的非麦角类 DR 激动剂：

吡贝地尔缓释片（泰舒达）：初始剂量 50mg，每日 1 次，易产生副反应者可改为 25mg，每日 2 次，第 2 周增至 50mg，每日 2 次，有效剂量每天 150mg，分 3 次口服，最大不超过 250mg/d。

普拉克索（森福罗）：初始剂量 0.125mg，每日 3 次（个别易产生不良反应患者则为 1～2 次），每周增加 0.125mg，每日 3 次，一般有效剂量 0.50～0.75mg，每日 3 次，最大不超过 4.5mg/d。

国内上市的麦角类 DR 激动剂：

溴隐亭，0.625mg，每日 1 次，每隔 5 天增加 0.625mg，有效剂量 3.75～15.00mg/d，每日 3 次；

α-二氢麦角隐亭，2.5mg，每日 2 次，每隔 5 天增加 2.5mg，有效剂量 30～

50mg/d，每日 3 次。

【注意事项】

（1）普拉克索可引起"睡眠发作"，开车的患者应特别注意。

（2）对麦角生物碱过敏者、心脏病、周围血管性疾病及妇女妊娠期、肢端肥大症伴有溃疡病或出血史禁忌使用溴隐亭。

（3）溴隐亭忌与降压药合用，以避免低血压；与吩噻嗪类或 H_2 受体阻滞剂合用时，可明显升高催乳素的血清浓度而降低其疗效。

处方⑥：儿茶酚-氧位-甲基转移酶抑制剂。

恩他卡朋（珂丹）：每次 100～200mg，服用次数与复方左旋多巴相同，若每日服用复方左旋多巴次数较多，也可少于复方左旋多巴的服用次数，恩他卡朋需与复方左旋多巴同服，单用无效。

托卡朋：每次 100mg，每日 3 次，第一剂与复方左旋多巴同服，此后间隔 6h 服用，可以单用，每日最大剂量为 600mg。

【注意事项】

恩托卡朋有可能导致肝功能损害，须严密监测肝功能，尤其在用药头 3 个月。

（王佳楠　崔美颖　冯巧婵　吕林利　张丹）

脑 出 血

脑出血是指原发性非外伤性脑实质内出血，也称自发性脑出血。最常见的病因是高血压合并细小动脉硬化，其他病因有颅内血管畸形、脑淀粉样血管病、动脉炎、瘤卒中、血液病等。常因用力、情绪激动等因素诱发，大多在活动中突然发病，进展十分迅速。主要表现为头痛、呕吐、意识障碍、肢体偏瘫、失语等神经系统损害的症状。头颅 CT 可敏感显示脑出血，表现为圆形或椭圆形高密度影，MRI、脑血管造影有助于诊断。

一、诊断要点

（1）中老年患者在活动或情绪激动时突然发病。

（2）迅速出现局灶性神经功能缺损症状以及头痛、呕吐等颅高压症状。

（3）头颅 CT 可敏感显示脑出血，表现为圆形或椭圆形高密度影。

二、鉴别诊断

应与其他类型脑血管病相鉴别。

1. 蛛网膜下腔出血

起病急，多见于青少年，常有意识障碍、颈强直、克尼格征阳性，可有动眼神经瘫痪，脑脊液压力增高，呈血性，MRA、CTA、DSA 可发现有动脉瘤等，可助于诊断。

2. 脑栓塞

起病急，多见于风湿性心脏病患者，可突然发生意识丧失，伴有偏瘫、言语不能、癫痫等，可合并心律失常如心房纤颤，脊液检查正常，头颅 CT 扫描可见低密度影，MR 检查可明确。

3. 脑血栓形成

发病较缓慢，多见于老年人，常有高血压病、糖尿病、动脉粥样硬化病史，一般发生在休息或睡眠中，起病之初常无意识障碍，脑脊液压力不高、透明，头颅 CT 扫描可见低密度影，MR 检查可明确。

4. 外伤性颅内血肿

如硬膜下血肿，可通过外伤史、CT 血肿的表现来鉴别。

5. 脑肿瘤

起病缓慢，常有头痛、呕吐且进行性加重症状，体检可有视盘水肿及局灶性神经体征等，CT、MR 可见占位性病灶。

三、治疗原则

(1) 积极降低颅内压，减轻脑水肿。

(2) 防止并发症。

(3) 早期康复治疗。

四、一般治疗

(1) 卧床休息　一般应卧床休息 2～4 周，避免情绪激动及血压升高。

(2) 保持呼吸道通畅　昏迷患者应将头歪向一侧，以利于口腔分泌物及呕吐物流出，并可防止舌根后坠阻塞呼吸道，随时吸出口腔内的分泌物和呕吐物，必要时行气管切开。

(3) 吸氧　有意识障碍、血氧饱和度下降或有缺氧现象的患者应给予吸氧。

(4) 鼻饲　昏迷或有吞咽困难者在发病第 2～3 天即应鼻饲。

(5) 对症治疗　过度烦躁不安的患者可适量用镇静药；便秘者可选用缓泻剂。

(6) 预防感染　加强口腔护理，及时吸痰，保持呼吸道通畅；留置导尿时应做膀胱冲洗；昏迷患者可酌情用抗生素预防感染。

(7) 观察病情　严密注意患者的意识、瞳孔大小、血压、呼吸等改变，有条件时应对昏迷患者进行监护。

(8) 康复　早期将患肢置于功能位，如病情允许，危险期过后，应及早进行肢体功能、言语障碍及心理的康复治疗。

五、药物处方

处方①：降颅压。

甘露醇：20％甘露醇，250mL/次，静脉快速滴注，30min 内滴完，4～8h 1 次，可连续用 5～15 天。

呋塞米，40～100mg/次，肌内注射或静脉滴注，4～8h 1 次。

甘油盐水：10％甘油，500mL/次，静脉滴注，3～4h 内滴完，每日 1 次；或 50％甘油盐水，50mL/次，口服，每日 4 次。

甘油果糖，250～500mL/次，每日 2～4 次。

白蛋白，10g/次，溶于生理盐水 250mL 液体中，静脉滴注，每日 1～2 次，连用 5～10 天。

糖皮质激素：地塞米松，10～20mg/次，加入液体中滴注，每日 1 次，可连用 5～7 天。

【注意事项】

（1）如果是老年患者伴有心肾功能不全，且出血量不多者，甘露醇只能每次用半量（125mL），1～3 次/日。在应用此脱水药时，注意补充电解质及水，并观察尿量、心脏功能及电解质情况。

（2）当患者心功能不全或肾衰竭，不宜用甘露醇者，或甘露醇应用后仍不足以降低颅内压者，则应用或加用呋塞米。

（3）甘油脱水比甘露醇慢。最大的缺点是滴速快、浓度大（＞10％）时可出现溶血、血红蛋白尿，引起肾功能衰竭。

（4）甘油果糖为含有甘油、果糖和氯化钠的注射液，是近年来使用较广的、安全有效的渗透性脱水剂，但作用不如甘露醇强。

（5）白蛋白是一种理想的、较强的脱水剂，主要通过提高血液胶体渗透压达到脱水效果。上述脱水效果不佳时，可加用白蛋白。

（6）血压过高或消化道出血者慎用糖皮质激素。

处方②：降压治疗。

25％硫酸镁，10mg/次，肌内注射，6～12h 1 次，应用于急性期。

【注意事项】

（1）肾功能不全者慎用。

（2）有心肌功能损害、心脏传导阻滞时应慎用或不用。

（3）用药过程中突然出现胸闷、胸痛、呼吸急促，应及时听诊，必要时胸部 X 线片，以便及早发现肺水肿。

（4）如出现急性镁中毒现象，可用钙剂静注解救，常用的为 10％葡萄糖酸钙注射液 10mL 缓慢注射。

（5）急性期过后，改口服其他降压药物。

（王佳楠　崔美颖　冯巧婵　吕林利　张丹）

脑 梗 死

脑梗死系指各种原因引起脑动脉管腔的狭窄或闭塞，在侧支循环不足以起到代偿性供血情况下，出现该动脉所供应的局部脑组织发生缺血性坏死。脑梗死主要由脑血栓形成、脑栓塞或血流动力学异常所致。

脑梗死最常见的类型分为脑血栓形成和脑栓塞。

脑血栓形成主要是指动脉硬化性脑梗死，这是因为 90％ 的脑血栓形成患者是在动脉硬化的基础上发生的。脑血栓形成是急性脑血管病中最常见的一种，其发病率占急性脑血管病的 60％。

一、诊断要点

（1）多发于中老年。

（2）静息状态下发病。

（3）病后几小时或几天内达高峰。

（4）有高血压、糖尿病、高血脂、心脏病及脑卒中史。

（5）病前有过短暂性脑缺血发作者。

（6）有明确的定位症状和体征，如失语、复视、面瘫、舌瘫、肢体瘫痪、共济失调、感觉障碍等定位症状和体征。

（7）头颅 CT 提示症状相应的部位有低密度影，或头颅 MRI 显示长 T_1 和 T_2 异常信号。

（8）腰椎穿刺提示颅内压及脑积液常规和生化正常。

脑栓塞是指脑动脉被异常的栓子阻塞，使其远端脑组织发生缺血性坏死，出现相应的神经功能障碍。栓子以血栓栓子为主，占所有栓子的 90％；其次为脂肪、空气、癌栓、医源物体等。脑栓塞发生率占急性脑血管病的 20％，占全身动脉栓塞的 50％。根据以下要点进行诊断：

（1）根据骤然起病，数秒至数分钟达高峰，出现偏瘫、失语等局灶性神经功能缺损。

（2）既往有栓子来源的基础疾病，如心脏病、严重的骨折等病史，可初步作出临床诊断，如合并其他脏器栓塞更支持诊断。

（3）CT 和 MRI 检查可确定脑栓塞部位、数目及是否伴发出血，有助于明确诊断。

二、鉴别诊断

应与以下疾病相鉴别。

1. 蛛网膜下腔出血

起病急，多见于青少年，常有意识障碍、颈强直、克尼格征阳性，可有动眼神经瘫痪，脑脊液压力增高，呈血性，MRA、CTA、DSA 可发现有动脉瘤等，可助诊断。

2. 脑出血

发病突然，常有高血压病病史，一般发生在情绪激动、突然用力过程中，起病之初可有意识障碍，头颅 CT 扫描可见高密度影以明确。

3. 脑肿瘤

起病缓慢，常有头痛、呕吐且进行性加重症状，体检可有视盘水肿及局灶性神经体征等，CT、MR 可见占位性病灶。

4. 外伤性颅内血肿

如硬膜下血肿，可通过外伤史、CT 血肿表现来鉴别。

三、治疗原则

治疗同脑血栓形成。

1. 超早期治疗

"时间就是大脑"，力争发病后尽早选用最佳治疗方案，挽救缺血半暗带。

2. 个体化治疗

根据患者年龄、缺血性卒中类型、病情严重程度和基础疾病等采取最适当的治疗。

3. 整体化治疗

采取针对性治疗，进行支持疗法、对症治疗和早期康复治疗，对卒中危险因素及时采取预防性干预。

四、一般治疗

1. 急性期治疗

主要为对症治疗，包括维持生命体征和处理并发症。包括降压、吸氧和通气支持等，对于卧床患者应加强护理及营养支持，防治卧床并发症等，有吞咽困难、饮水呛咳患者应插胃管，防止误吸等。

2. 康复期治疗

控制卒中危险因素即脑血管病的二级预防，改变不良生活方式，戒烟、限酒，积极锻炼、注意饮食，心理平衡，并积极降压、降脂、降糖等，积极康复治疗，恢复肢体、言语等功能。

五、药物处方

处方①：溶栓治疗。

重组组织型纤溶酶原激活物（rt-PA），一次用量 0.9mg/kg，最大剂量<90mg，先予 10% 的剂量静脉推注，其余剂量维持静脉滴注，共 60min。

【注意事项】

（1）禁用于有高危出血倾向者。

（2）本品的用量不应超过 100mg。否则颅内出血的发生率增高。若联用香豆素类衍生物、血小板聚集抑制剂、肝素和其他影响凝血药物，可增加出血危险。

（3）用氯化钠注射液按 1∶5 稀释，但不能使用注射用水或葡萄糖注射液做进一步稀释。本品不能与其他药物混合。

处方②：降纤维治疗。

蚓激酶，每次 2 粒，每日 3 次，3～4 周为 1 个疗程。可连服 2～3 个疗程，也可连续服用至症状好转。

【注意事项】

（1）对本药过敏者禁用。有出血倾向者、儿童、哺乳期妇女、孕妇慎用。老年患者可按常规剂量用药。急性出血患者不宜使用本药。

（2）与抑制血小板功能的药物有协同作用，使后者的抗凝作用增强。

处方③：降压。

拉贝洛尔，口服，开始 100mg/次，每日 2～3 次，如疗效不佳，可增至每次 200mg，每日 3～4 次。通常对轻、中、重度高血压的日剂量相应为 300～800mg、600～1200mg、1200～2400mg，加用利尿药时可适当减量，极量为每日 2400mg。静脉每次 50～200mg，用前将本药 100mg 用 5% 葡萄糖注射液或 0.9% 氯化钠注射液稀释至 250mL，滴注速度为 1～4mg/min，取得较好效果后停止滴注。

硝苯地平，口服。控释胶囊：通常每次 20mg，每 12h 1 次，必要时可增至一次 40mg。缓释片：一次 10～20mg，每日 2 次；极量一次 40mg，每日 120mg。控释片：通常每日 30mg，每日 1 次。

【注意事项】

（1）拉贝洛尔与维拉帕米合用应谨慎。

（2）严重窦性心动过缓、房室传导阻滞者、心力衰竭、心源性休克及对拉贝洛尔、硝苯地平过敏者禁用。明显主动脉及二尖瓣病、支气管哮喘、过敏性鼻炎者、外周血管痉挛性疾病者禁用；不能用葡萄糖氯化钠注射液溶解、稀释做静脉注射治疗高血压危象（儿童、孕妇、哮喘患者、脑出血患者忌用静脉注射）。

（3）硝苯地平与地高辛合用时，地高辛血药浓度增加。

（4）严重主动脉瓣狭窄慎用硝苯地平，禁用尼群地平和尼卡地平。孕妇、哺乳期妇女禁用尼卡地平、尼群地平、氨氯地平、拉西地平、非洛地平，慎用硝苯地平；儿童禁用硝苯地平。

（5）硝苯地平降压后反射性引发心动过速，体位性低血压，面和踝肿胀，诱发心绞痛，服药期间应经常测量血压、做心电图。

处方④：降颅压。适合伴有脑水肿患者。

甘露醇：20％甘露醇，250mL/次，静脉快速滴注，30min 内滴完，4～8h 1 次，可连续用 5～15 天。

呋塞米，40～100mg/次，肌内注射或静脉滴注，4～8h 1 次。

【注意事项】

（1）如果是老年患者伴有心肾功能不全，且出血量不多者，甘露醇只能每次用半量（125mL），1～3 次/日。在应用此脱水药时，注意补充电解质及水，并观察尿量、心脏功能及电解质情况。

（2）当患者心功能不全或肾衰竭，不宜用甘露醇者，或甘露醇应用后仍不足以降低颅内压者，则应用或加用呋塞米。

处方⑤：抗血小板聚集治疗。

阿司匹林，应用小剂量，通常为每次 75～150mg，每日 1 次，在急性心肌梗死或做血管重建手术，开始可以用较高剂量（160～325mg）作为负荷量，以后改为通常低剂量。

氯吡格雷，50mg/次或者 75mg/次，口服，每日 1 次。

【注意事项】

（1）阿司匹林对消化道有刺激作用，严重者可引起胃出血，因此消化性溃疡者慎用。

（2）氯吡格雷也可以导致消化道出血、中性粒细胞减少、血小板减少、过敏等。

处方⑥：改善循环。

前列地尔，入壶，10μg/次，每日 1 次。

长春西汀，口服，5～10mg/次，每日 3 次，注射（急性患者）10mg，静脉滴注，每日 1 次。

吡拉西坦，口服，0.8～1.6g/次，每日 3 次，静脉滴注，每日 8g。

【注意事项】

（1）前列地尔慎用于心力衰竭患者、青光眼或者眼压亢进的患者、既往有胃溃疡合并症的患者及间质性肺炎患者。

（2）前列地尔用于治疗慢性动脉闭塞症、微小血管循环障碍的患者。由于本药的治疗是对症治疗，停止给药后，有再复发的可能性。

（3）前列地尔给药时注意出现不良反应时，应采取减慢给药速度、停止给药等适当措施。

（4）颅内有活动性出血者、孕妇、哺乳期妇女禁用长春西汀。

（5）应用吡拉西坦偶有胃肠不适症状，如恶心、呕吐、食欲缺乏等，停药后可自行消失。

处方⑦：脑保护。

胞磷胆碱，脑梗死急性期1000mg/d，连用2周；偏瘫250～1000mg/d，连用4周，如出现改善倾向，可再继续用4周。

银杏叶提取物，口服，1～2片/次，每日3次；静脉注射，每日1～2支，置于250mL生理盐水或葡萄糖注射液中静脉。

依达拉奉，静脉滴注，30mL/次，每日2次，14日为1个疗程。

【注意事项】

（1）应用胞磷胆碱时注意　静脉注射速度宜慢；若患者有脑水肿，应同时使用降压药物；颅内出血急性期不宜大剂量使用胞磷胆碱；严重颅内出血并出现进展性意识障碍者，应同时使用止血剂和降颅压剂。

（2）对银杏叶制剂过敏者、孕妇及心力衰竭者慎用，本品不能与小牛血清等生物制品合用。

（3）应用依达拉奉时需注意　重症肝肾功能障碍者、对依达拉奉过敏或有过敏史者禁用；孕妇及哺乳期妇女慎用；使用时只能用生理盐水稀释后静脉滴注，请勿与含糖液体混合，否则降低药品浓度。

（王佳楠　崔美颖　冯巧婵　吕林利　张丹）

偏　头　痛

偏头痛为临床常见的原发性头痛，其特征是发作性、多为偏侧、中重度、搏动样头痛，一般持续4～72h，可伴有恶心、呕吐，光、声刺激或日常活动均可加重头痛，安静环境、休息可缓解头痛。偏头痛是一种常见的慢性神经血管性疾病，患病率为5%～10%。根据偏头痛的发作类型、家族史和神经系统检查，通常可作出临床诊断。头颅CT、CTA、MRI、MRA检查可以排除脑血管疾病、颅内动脉瘤和占位性病变等颅内器质性疾病。

一、诊断要点

无先兆偏头痛为最常见的偏头痛类型，约占80%。其诊断要点如下。

（1）符合下述2～4项，发作至少5次以上。

（2）头痛发作（未经治疗或治疗无效）持续 4～72h。

（3）具有以下特征，至少 2 项。

① 单侧性。

② 搏动性。

③ 中、重度疼痛。

④ 日常活动（如走路或爬楼梯）会加重头痛或头痛时避免此类活动。

（4）头痛过程中至少伴随下列 1 项。

① 恶心和（或）呕吐。

② 畏光和畏声。

（5）不能归因于其他疾病。

二、鉴别诊断

1. 丛集性头痛

又称组胺性头痛，男性多于女性，多数无家族史。头痛有季节性，多于春季和（或）秋季发作，持续约 3～6 周。头痛发作经常同一时间（多见于夜间）突然出现，部位以一侧眼眶后或球后、额颞部多见，呈尖锐痛。持续数 10min 至 2h 不等。

2. 紧张性头痛

慢性头痛中最常见的类型。精神因素或职业的特殊体位引起头颈部肌肉持久性收缩，继而引发头痛。部位多位于双颞侧、额顶、枕部，甚至全头部，可扩散至颈肩背部，呈压迫样、胀痛样或钝痛。

3. 蛛网膜下腔出血

急性头痛发作首先考虑蛛网膜下腔出血，其典型的临床表现为急性发作剧烈头痛，主诉疼痛性质为"爆炸样，刀劈样"，70％患者并非单侧，可为不同部位的头痛，30％患者可为一侧头痛，头痛部位偏向动脉瘤所在一侧。头颅 CT 可见高密度出血灶，腰穿可见不自凝血性脑脊液均可鉴别。

4. 脑出血

患者多数有高血压等相关危险因素，头痛为首发症状，常伴有呕吐等颅内高压症状，通常伴有神经功能缺损症状及神经系统定位体征，头颅 CT 可见高密度出血灶。

三、治疗原则

（1）偏头痛的治疗目的是减轻或终止头痛发作，缓解伴发症状，预防头痛复发。

（2）制订个体化的治疗方案，充分利用各种药物和非药物干预手段。

（3）发作期给予特异性（针对偏头痛）药物和（或）非特异性的镇痛药物治

疗；缓解期给予部分有指征的患者预防性药物。

（4）处理偏头痛的共存疾患：如抑郁症、癫痫、哮喘、过敏性疾病、胃肠道疾病、高血压和妇科疾病（如子宫内膜异位症）等。

四、一般治疗

（1）主要是加强宣教，使患者了解偏头痛的发病机制和治疗措施，帮助患者确立科学、正确的防治观念和目标，保持健康的生活方式，寻找并避免各种偏头痛诱因。

（2）可采用一些非药物干预手段，如按摩、生物反馈治疗、认知行为治疗和针灸等。

五、药物处方

分为发作期治疗和预防性治疗。

1. 发作期治疗

药物的选择应根据头痛的程度、伴随症状、既往用药情况等综合考虑。

处方①：非甾体抗炎药，适用于轻、中度偏头痛。

阿司匹林（ASA）。口服制剂：在出现疼痛时给予 300～1000mg，可根据病情需要间隔 4～6h 后重复服药，每日最大剂量不超过 4g。肛门栓制剂：出现疼痛时给予 300～600mg。注射剂（阿司匹林赖氨酸盐）：出现疼痛时给予 900～1800mg，肌注或静滴。

布洛芬：头痛发作时给予 200～400mg，可按需重复用药，每日最大剂量不超过 1.2g。

【注意事项】

（1）对阿司匹林过敏者或有其他非甾体药过敏史者，消化性溃疡病（尤其是有出血症状）患者、活动性溃疡病患者及其他原因引起的消化道出血者，先天性或后天性血凝异常者，哮喘患者，出血体质或出血倾向者，严重肝肾功能不全者，孕妇、哺乳期妇女，鼻息肉综合征患者，禁用阿司匹林。肝肾功能不全者，心功能不全或高血压者，有消化性溃疡史、出血症史者慎用阿司匹林。

（2）对布洛芬过敏者及对其他非甾体抗炎药过敏者，活动性消化性溃疡或溃疡合并出血（或穿孔）者，有失血倾向者，孕妇及哺乳期妇女，禁用布洛芬。支气管哮喘患者或有此病史者，心功能不全、高血压患者，严重肝功能不全者，肾功能不全者，血友病或其他出血性疾病者，有消化性溃疡史者，慎用布洛芬。

处方②：曲普坦类药物。主要针对无先兆型及有典型先兆性偏头痛。严重偏头痛患者及对非甾体抗炎药和复方镇痛药反应不好的患者，应使用曲普坦类药物。

利扎曲普坦，口服制剂，首剂 10mg，间隔 2h 以上可重复给药 1 次，每日最大剂量不超过 20～30mg。肝肾损害者剂量减半，肾功能损害者每日最大剂量不超过 10mg。

舒马曲普坦：口服制剂，首剂 50～100mg，间隔 2h 以上可重复 25～50mg，每日最大剂量不超过 300mg；鼻喷剂，首剂 20mg，单鼻腔用药，间隔 2h 以上可重复给药，每日最大剂量不超过 40mg；注射剂，每次 6mg，皮下注射，间隔 2h 以上可重复给药，每日最大剂量不超过 12mg；肛门栓，每次 25mg，间隔 2h 以上可重复给药 1 次。

【注意事项】

未控制的高血压、冠心病、Raynaud 病、缺血性脑卒中史、妊娠、哺乳、严重的肝功能或肾功能不全、18 岁以下和 65 岁以上者禁用。

处方③：止吐剂，适用于偏头痛伴发的恶心、呕吐等。

多潘立酮，10mg，口服，每日 2～3 次，应尽早使用，但不宜频繁使用。

【注意事项】

<10 岁儿童、肌张力障碍者禁用。

2. 预防性治疗

适用于频繁发作，尤其是每周发作 1 次以上严重影响日常生活和工作的患者；急性期治疗无效，或因副作用和禁忌证无法进行急性期治疗者；可能导致永久性神经功能缺损的特殊变异性偏头痛，如偏瘫性偏头痛、基底型偏头痛或偏头痛性梗死等。药物治疗应小剂量单药开始，缓慢加量至合适剂量，同时注意副作用。有效的预防治疗需要持续约 6 个月，之后可缓慢减量或停药。

处方①：普萘洛尔，10～60mg，口服，每日 2 次，持续约 6 个月，之后可缓慢减量或停药。

美托洛尔，100～200mg，口服，每日 1 次，持续约 6 个月，之后可缓慢减量或停药。

【注意事项】

（1）应从小剂量开始，缓慢增加剂量，以心率不低于 60 次/min 为限。

（2）哮喘、房室传导阻滞、心力衰竭患者禁忌。

处方②：氟桂利嗪，5～10mg，口服，每日 1 次，睡前服用，持续约 6 个月，之后可缓慢减量或停药。

【注意事项】

抑郁、锥体外系症状患者禁用。

处方③：丙戊酸，400～600mg，口服，每日 2 次，持续约 6 个月，之后可缓慢减量或停药。

【注意事项】

肝功能损害者禁用。

处方④：阿米替林，25～75mg，口服，每日1次，睡前服用，持续约6个月，之后可缓慢减量或停药。

【注意事项】

青光眼、前列腺瘤患者禁用。

（王佳楠　崔美颖　冯巧婵　吕林利　张丹）

丛集性头痛

丛集性头痛是一种原发性神经血管性头痛，表现为一侧眼眶周围发作性剧烈疼痛，有反复密集发作的特点，伴有同侧眼结膜充血、流泪、瞳孔缩小、眼睑下垂以及头面部出汗等自主神经症状，常在一天内固定时间发作，可持续数周至数月。

一、诊断要点

（1）中青年男性出现发作性单侧眶周、眶上和（或）颞部严重或极度严重的疼痛，可伴有同侧结膜充血、流泪、眼睑水肿、流涕、前额和面部出汗、瞳孔缩小、眼睑下垂等症状，发作时坐立不安、易激惹，并具有反复密集发作的特点。

（2）神经影像学排除引起头痛的颅内器质性疾患，可作出丛集性头痛的诊断。

（3）当至少有两次丛集期，且每期持续7～365天，两次丛集期之间无痛间歇期≥1个月，则称为发作性丛集性头痛。一旦丛集期＞1年，无间歇期或间歇期＜1个月，则称为慢性丛集性头痛。

二、鉴别诊断

1. 偏头痛

多数患者有家族史，女性多见。常为单侧的，也可为双侧的搏动性头痛或钝痛，常伴有恶心、呕吐症状，少数患者有视觉、感觉和运动等先兆症状。

2. 紧张性头痛

慢性头痛中最常见的类型。精神因素或职业的特殊体位引起头颈部肌肉持久性收缩，继而引发头痛。部位多位于双颞侧、额顶、枕部，甚至全头部，可扩散至颈肩背部，呈压迫样、胀痛样或钝痛。

3. 蛛网膜下腔出血

急性头痛发作首先考虑蛛网膜下腔出血，其典型的临床表现为急性发作剧烈头痛，主诉疼痛性质为"爆炸样，刀劈样"，70%患者并非单侧，可为不同部位的头痛，30%患者可为一侧头痛，头痛部位偏向动脉瘤所在一侧。头颅 CT 可见高密度出血灶，腰穿见不自凝血性脑脊液均可鉴别。

4. 脑出血

患者多数有高血压等相关危险因素，头痛为首发症状，常伴有呕吐等颅内高压症状，通常伴有神经功能缺损症状及神经系统定位体征，头颅 CT 可见高密度出血灶。

三、治疗原则

丛集期常常必须采取药物预防措施，应注意药物依赖或成瘾，剂量不能过大，时间不能过长。药物预防但求减少发作频度或减轻发作时的头痛程度或缩短头痛时间，不能要求根治。在丛集期终止后，预防药物还应继续给予 1～2 周，要缓慢撤药，勿骤停。

四、一般治疗

急性期吸氧疗法为头痛发作时首选的治疗措施，给予吸入纯氧，流速 7～10L/min，10～20min，可有效阻断头痛发作。

五、药物处方

1. 急性期治疗

处方：曲普坦类药物，头痛急性期应用，可迅速缓解头痛。

舒马曲普坦，6mg，皮下注射，24h 最大剂最 12mg，给药间隔至少 1h。

舒马曲普坦，20mg，喷鼻，2h 后可重复给药，每日最大剂量 40mg。

【注意事项】

曲坦类药物疗效较好，便于携带，但是 24h 之内最多只能给药 2 次。

2. 预防性治疗

处方①：维拉帕米（异搏定），缓解期每天口服 240～320mg，用药 2～3 周内发挥最大疗效。

【注意事项】

禁忌证如下。

（1）对本药过敏。

（2）心源性休克。

（3）严重低血压。

（4）充血性心力衰竭（除继发于室上性心动过速而对本药有效者外）。

（5）左心衰竭。

（6）急性心肌梗死并发心动过缓。

（7）严重心脏功能传导障碍。

（8）病态窦房结综合征（除已安装心脏起搏器并行使功能者外）。

（9）预激综合征伴房颤或房扑。

（10）洋地黄中毒者禁用注射剂。

处方②：碳酸锂。 开始剂量为 300mg/d，在预防头痛发作开始的前数小时内服用。数日后增至 300mg，每日 2 次（平均剂量），也可减少至 150mg，每日 2 次。一般用量为小剂量 300～900mg/d，也可增至 1200～1500mg/d。当剂量达 600～1500mg/d，血药浓度 0.3～1.2mmol/L，可降低发作频度。

【注意事项】

由于锂制剂起效较维拉帕米缓慢，且有效血药浓度与中毒血药浓度十分接近，仅适用于其他药物无效或有禁忌证者。采用时需应用小剂量并注意监测锂血药浓度。

处方③：糖皮质激素。

泼尼松，20mg，每日 1～2 次，用 3 日，继以泼尼松 10mg，每日 1～2 次，用 7～10 日。

地塞米松，4mg，每日 1～2 次，用 3 日，继以地塞米松 2mg，每日 1～2 次，用 7～10 日。

【注意事项】

（1）对本品及肾上腺皮质激素类药物有过敏史患者禁用。

（2）高血压、血栓症、胃和十二指肠溃疡、精神病、电解质代谢异常、心肌梗死、内脏手术、青光眼、糖尿病等患者一般不宜使用，特殊情况下权衡利弊。

（王佳楠　崔美颖　冯巧婵　吕林利　张丹）

紧张性头痛

紧张性头痛是双侧枕部或全头部紧缩性或压迫性头痛，又称紧张型头痛。约占头痛患者的 40%，是临床最常见的慢性头痛。根据患者的临床表现，排除头颈部疾病，如颈椎病、占位性病变和炎症性疾病等，通常可以确诊。

一、诊断要点

诊断标准如下：

1. 偶发性发作性紧张性头痛

（1）符合（2）～（4）特征的至少 10 次发作；平均每月发作＜1 天；每年发作＜12 天。

（2）头痛持续 30min 至 7 天。

（3）至少有 2 项下列中的头痛特征：①双侧头痛；②性质为压迫感或紧箍样

（非搏动性）；③轻或中度头痛；④日常活动（如步行或上楼）不会加重头痛。

（4）符合下列两项：①无恶心和呕吐；②不会同时兼有畏光和畏声。

（5）不能归因于其他疾病。

2. 频发性发作性紧张性头痛

（1）符合（2）～（4）特征的至少 10 次发作；平均每月发作≥1 天而小于 15 天，至少 3 个月以上；每年发作≥12 天而＜180 天。

（2）头痛持续 30min 至 7 天。

（3）至少有下列 2 项头痛特征：①双侧头痛；②性质为压迫感或紧箍样（非搏动性）；③轻或中度头痛；④日常活动（如步行或上楼）不会加重头痛。

（4）符合下列两项：①无恶心和呕吐；②不会同时兼有畏光和畏声。

（5）不能归因于其他疾病。

3. 慢性紧张性头痛

（1）符合（2）～（4）特征的至少 10 次发作；平均每月发作≥15 天，3 个月以上；每年发作≥180 天。

（2）头痛持续 30min 至 7 天。

（3）至少有下列中的 2 项头痛特征：①双侧头痛；②性质为压迫感或紧箍样（非搏动性）；③轻或中度头痛；④日常活动（如步行或上楼）不会加重头痛。

（4）符合下列两项：①畏光、畏声和轻度恶心三者中最多只有一项；②无中、重度恶心和呕吐。

（5）不能归因于其他疾病。

二、鉴别诊断

1. 丛集性头痛

又称组胺性头痛，男性多于女性，多数无家族史。头痛有季节性，多于春季和（或）秋季发作，持续约 3～6 周。头痛发作经常同一时间（多见于夜间）突然出现，部位以一侧眼眶后或球后、额颞部多见，呈尖锐痛。持续数 10min 至 2h 不等。

2. 药物过度使用性头痛

药物过度使用性头痛是指患者既往患有原发性头痛，因规律地过度使用（每月 10 次或以上）一种或多种头痛急性治疗药物和（或）对症治疗药物长达 3 个月以上，导致原有的头痛加重，或发展为一种新型的头痛。主要根据既往史及用药史鉴别。

3. 蛛网膜下腔出血

急性头痛发作首先考虑蛛网膜下腔出血，其典型的临床表现为急性发作剧烈头痛，主诉疼痛性质为"爆炸样""刀劈样"，70%患者并非单侧，可为不同部位的头痛，30％患者可为一侧头痛，头痛部位偏向动脉瘤所在一侧。头颅 CT 可见高密度出血灶，腰穿见不自凝血性脑脊液均可鉴别。

4. 脑出血

患者多数有高血压等相关危险因素，头痛为首发症状，常伴有呕吐等颅内高压症状，通常伴有神经功能缺损症状及神经系统定位体征，头颅 CT 可见高密度出血灶。

三、治疗原则

尽可能去除和治疗病因和诱因。疼痛发作时可应用药物治疗，包括解热镇痛药或其复方制剂、肌肉松弛剂等。单纯药物治疗效果不佳，应结合非药物治疗：患者宣教和改变生活方式；鼓励患者记头痛日记；心理治疗、松弛疗法、按摩、针灸等。

四、一般治疗

当药物有禁忌证或不能耐受时，或是孕妇及哺乳者，应首先考虑非药物治疗。认知行为治疗、控制疼痛训练等心理治疗可能有效，尤其是对于儿童和青春期慢性紧张性头痛患者。针灸、生物反馈和物理治疗等疗法也可以尝试。

五、药物处方

1. 急性发作期的药物治疗

处方①：乙酰苯胺类及其复方制剂。

对乙酰氨基酚，头痛时每次服用 $250\sim500mg$，若症状持续存在，可间隔 $4\sim6h$ 重复用药 1 次，24h 内不得超过 2g。对乙酰氨基酚（每片 500mg）/咖啡因（每片 65mg），头痛时口服 $1\sim2$ 片，可按需重复用药。

【注意事项】

（1）对乙酰氨基酚可通过胎盘，妊娠妇女慎用或禁用。

（2）肝肾功能不全者慎用。

（3）新生儿及 3 岁以下儿童因肝肾功能发育不全，应避免使用本品。

（4）长期大剂量服用可发生血小板减少症和肝肾功能损害。

处方②：非甾体抗炎药。

阿司匹林（ASA），头痛时口服 $600\sim1000mg$，可根据病情需要间隔 $4\sim6h$ 后重复服药。每日最大剂量不超过 4g。

布洛芬，头痛发作时口服 $200\sim400mg$，每日 2 次。

阿西美辛，每日 90mg，分 3 次服用。疗程取决于临床情况，但每日 180mg 的剂量持续不应超过 7 天。

甲芬那酸，首剂 500mg，以后每次 $250\sim500mg$，可根据病情需要间隔 6h 后重复服药。

【注意事项】

单种镇痛药每月使用不要超过 14 天，加有咖啡因的复合镇痛药制剂每月使用不要超过 9 天，以免导致反跳性头痛或药物过度使用性头痛，如果短期用药难以缓解，应考虑加用非药物治疗和预防性用药。

2. 预防性用药

对于慢性紧张性头痛、频发性发作性紧张性头痛、伴有颅骨膜压痛或存在药物过度使用的患者，应考虑预防性用药。预防性用药的原则是：起始剂量小；缓慢加量（通常 1 周加 1 次剂量）至最小有效剂量；起效后维持 2～4 周；判定药物是否有效，应足量治疗至少 4～8 周；应同时治疗精神障碍等伴发疾病。

处方： 三环类药物。

阿米替林，睡前 1～2h 服用 1 次以减少镇静副作用，起始剂量为 10mg，每周加量 10mg，最大日剂量为 75mg，当日剂量大时可改为日服 2 次。

【注意事项】

预防性用药应每 6～12 个月尝试减少用量至停药。

（王佳楠 崔美颖 冯巧婵 吕林利 张丹）

特发性面神经麻痹

特发性面神经麻痹亦称面神经炎或贝尔麻痹，是因茎乳孔内面神经非特异性炎症所致的周围性面瘫。任何年龄均可发病，多见于 20～40 岁，男性多于女性。面瘫多为单侧。通常急性起病，面神经麻痹在数小时至数天达高峰，主要表现为患侧面部表情肌瘫痪，额纹消失，不能蹙额蹙眉，眼裂不能闭合或者闭合不全。部分患者起病前 1～2 日有患侧耳后持续性疼痛和乳突部压痛。

一、诊断要点

诊断标准如下：

（1）突发一侧完全或部分性周围性面瘫。

（2）排除中枢神经系统疾病的症状与体征。

（3）排除耳及颅后窝疾病的症状与体征。

二、鉴别诊断

1. 吉兰-巴雷综合征

以 Fisher 综合征为代表，常表现为双侧面瘫，伴有腱反射减弱-消失，共济失调。发病前 2～3 周有感染史。腰穿提示蛋白-细胞分离等可鉴别。

2. 糖尿病周围神经病

有糖尿病基础史，经过控制血糖、营养神经治疗后有改善。

3. 脑炎

各种细菌性、病毒性、真菌、结核、梅毒、HIV、莱姆病等颅内感染，包括脑干脑炎，可引起继发性面神经瘫痪，但常合并其他颅神经受损的表现，部分合并颅内高压，腰穿、脑电图等可鉴别。

4. 多发性硬化

年轻女性多见，常合并其他神经功能缺损表现，如视物模糊、肢体乏力、大小便障碍等，头颅 MR 可见颅内多发脱髓鞘病灶，腰穿脑脊液可见寡克隆区带阳性、水通道蛋白 4 阳性、IgG 抗体阳性等。病程呈时间和空间上的多发性。

5. 中耳炎

常伴有耳痛、耳部流脓、发热等不适，耳内镜、部分头颅 MR 可鉴别。

6. 脑干卒中

常见于老年人，常伴有其他颅神经受损、四肢乏力、意识障碍等表现。头颅 MR 可鉴别。

7. 面神经肿瘤

病程相对缓慢，面神经 MR 可鉴别。

8. 面神经外伤

有明确的面部外伤史可鉴别。

9. 腮腺肿瘤

病程相对缓慢，常伴有面部肿块。

10. 皮肤肿瘤

病程相对缓慢，常伴有面部肿物或局部皮肤异常肤色。

三、治疗原则

诊断一旦明确后，应尽快采取措施减轻面神经炎症、水肿，改善局部血液循环，缓解神经受压，促进神经功能的修复。同时应防止因眼睑不能闭合，暴露的角膜受损或继发感染。

四、一般治疗

1. 理疗

急性期可在茎乳孔附近行超短波透热疗法、红外线照射或局部热敷等，有利于改善局部血液循环，减轻神经水肿。

2. 护眼

可戴眼罩防护，或用左氧氟沙星眼药水等防护感染，保护角膜。

3. 康复治疗

恢复期可行碘离子透入疗法、针刺或电针治疗等。

五、药物处方

处方①：糖皮质激素：适用于所有贝尔麻痹患者，为首要治疗方法，急性期应尽早使用。

泼尼松，30mg/d，顿服或分 2 次口服，1 周后停用。

【注意事项】

（1）对本品及肾上腺皮质激素类药物有过敏史患者禁用。

（2）高血压、血栓症、胃和十二指肠溃疡、精神病、电解质代谢异常、心肌梗死、内脏手术、青光眼、糖尿病等患者一般不宜使用，特殊情况下权衡利弊，注意病情恶化的可能。

处方②：B 族维生素：促进神经髓鞘恢复。

维生素 B_1，10mg，口服，每日 3 次，无固定疗程。

维生素 B_{12}，$500\mu g$ 或 $100\mu g$，肌内注射，每日 1 次，无固定疗程。

【注意事项】

（1）对本药过敏或对本药有过敏史者禁用。

（2）老年患者因身体功能减退，应酌情减少剂量。

（3）动物实验表明，本药无致畸作用，但孕妇用药的安全性尚不明确。

（4）动物实验表明，本药可经乳汁分泌，但哺乳妇女用药的安全性尚不明确。

处方③：抗病毒药物：适用于由带状疱疹引起者。

阿昔洛韦，0.2g，每日 5 次，连服 7～10 日。

【注意事项】

（1）对本品有过敏史者禁用。

（2）肝肾功能异常、缺氧造成的神经损伤及严重电解质紊乱者需慎用。

（3）妊娠期和哺乳期妇女需慎用。

（王佳楠　崔美颖　冯巧婵　吕林利　张丹）

前庭神经炎

前庭神经炎又称前庭神经元炎，病因不明，可能与病毒感染、病灶感染性疾病或迷路的缺血有关。多发于中年人，无性别差异，多见于单侧，表现为突发性眩晕及平衡失调，多为摇摆不稳感，偶有旋转性眩晕，常伴有恶心、呕吐，向健侧自发性眼震，患者半规管功能低下。通常持续数天后逐渐减轻，3～4 周后转为位置性眩晕，6 个月后症状全消失。

一、诊断要点

（1）眩晕发作常持续 24h 以上，部分患者病前有病毒感染史。

（2）没有耳蜗症状，除脑卒中及脑外伤外。

（3）眼震电图描记法检查显示一侧前庭功能减退。

二、鉴别诊断

应注意与梅尼埃病等疾病相鉴别。梅尼埃病以听力障碍、耳鸣、耳闷胀感、发作性眩晕为特点。眩晕多为旋转性，发作持续时间可数分钟、数小时或数天不等。每次发作使听力障碍加重，到完全耳聋时，眩晕发作终止。此外，还需特别注意内听道及脑干病变的可能，如听神经瘤、桥小脑角肿瘤、脑干出血或梗死形成等。

三、治疗原则

前庭神经炎最佳的治疗是针对病因的治疗，但由于眩晕的病理生理机制不能确定，一般进行对症治疗。药物只能减轻眩晕的症状，不能完全消除眩晕。药物治疗主要包括抗组胺药（茶苯海明、苯海拉明）、抗胆碱药（东莨菪碱、阿托品、山莨菪碱）、扩张血管药（氟桂利嗪、甲磺酸倍他司汀）、抗焦虑药（苯二氮䓬类、舒必利）、糖皮质激素（醋酸泼尼松片、甲泼尼龙琥珀酸钠）。除此之外，较重要的治疗是尽早进行前庭功能训练。

四、一般治疗

（1）绝对卧床休息，避免声、光及外界刺激。

（2）避免情绪激动和过度劳累，作息规律，保证睡眠，加强患者各方面的生活指导，减轻不良情绪，以提高治疗效果。

（3）尽早进行前庭功能训练，如进行 Cawthore 前庭训练操，详见良性阵发性位置性眩晕章节一般治疗中的前庭习服治疗。

五、药物处方

处方①：抗组胺药。

茶苯海明片，50mg/次，口服，每日 1 次，眩晕发作时服用，症状消失或缓解后可停药。

苯海拉明片，25mg/次，口服，每日 2～3 次，眩晕发作时服用，症状消失或缓解后可停药。

【注意事项】

（1）对其他乙醇类药过敏者，也可能对茶苯海明过敏；对茶苯海明及其他抗组胺药过敏者、青光眼患者、慢性肺疾病患者（如慢性支气管炎、肺气肿等）、因前列腺增生所致排尿困难者、新生儿及早产儿禁用茶苯海明；哮喘患者慎用茶苯海明。

（2）苯海拉明禁忌证：对其他乙醇类高度过敏；重症肌无力、闭角型青光眼、前列腺肥大。

处方②：抗胆碱药。

东莨菪碱片，0.3mg/次，口服，每日 3 次，无固定疗程，症状消失或缓解后可停药。

阿托品片，0.3mg/次，口服，每日 3 次，无固定疗程，症状消失或缓解后可停药。

山莨菪碱片，5mg/次，口服，每日 3 次，无固定疗程，症状消失或缓解后可停药。

【注意事项】

（1）东莨菪碱禁忌证：青光眼、严重心脏病、器质性幽门狭窄或麻痹性肠梗阻。

（2）阿托品禁忌证：青光眼及前列腺肥大、高热。

（3）山莨菪碱禁忌证：出血性疾病、脑出血急性期、青光眼、前列腺肥大、尿潴留。

处方③：扩张血管药。

氟桂利嗪胶囊，10mg/次，口服，每日 1 次，2～8 周为 1 个疗程。

盐酸倍他司汀片，8mg/次，口服，每日 3 次，10～15 天为 1 个疗程。

甲磺酸倍他司汀片，6mg/次，口服，每日 3 次，10～15 天为 1 个疗程。

【注意事项】

（1）有抑郁症病史以及脑出血性疾病禁用氟桂利嗪，服用氟桂利嗪可引起锥体外系症状，表现为运动迟缓、静坐不能、下颌运动障碍、震颤、强直等，多数在用药 3 周后出现，停药后消失，老年人较易发生。

（2）倍他司汀禁忌证：对本药过敏；嗜铬细胞瘤。

（3）有消化性溃疡史和活动期消化性溃疡者；支气管哮喘患者；肝脏疾病患者；肾上腺髓质瘤患者慎用倍他司汀。

（4）倍他司汀副作用有口干、胃不适、心悸，但很少发生。

处方④：抗焦虑药。

地西泮片，2.5mg/次，口服，每日 1 次，无固定疗程。

舒必利片，100mg/次，口服，每日 2 次，无固定疗程。

【注意事项】

（1）孕妇、妊娠期妇女、新生儿禁用地西泮。

（2）嗜铬细胞瘤、高血压患者、严重心血管疾病和严重肝病患者禁用舒必利。

处方⑤：糖皮质激素。

泼尼松片，10mg/次，口服，每日 1 次，无固定疗程。

注射用甲泼尼龙琥珀酸钠，40mg/次，静脉注射，每日 1 次，无固定疗程。

【注意事项】

（1）泼尼松禁忌人群：对本品及肾上腺皮质激素类药物有过敏史者。

（2）高血压、血栓症、胃和十二指肠溃疡、精神病、电解质代谢异常、心肌梗死、内脏手术、青光眼等患者一般不宜使用泼尼松，特殊情况下权衡利弊，注意病情恶化的可能。

（3）甲泼尼龙琥珀酸钠禁忌人群：全身性真菌感染的患者，已知对甲泼尼龙或者配方中任何成分过敏者。

（4）甲泼尼龙琥珀酸钠相对禁忌人群：对属于下列特殊人群的患者应采取严密的医疗监护并尽可能缩短疗程。儿童；糖尿病患者；高血压患者、有精神病使者；有明显症状的某些感染性疾病，如结核病；或有明显症状的病毒性疾病，如波及眼部的疱疹及带状疱疹，为避免相容性和稳定性问题，应尽可能将本品与其他药物分开给药。

（王佳楠　崔美颖　冯巧婵　吕林利　张丹）

病毒性脑膜炎

病毒性脑膜炎是指一组由各种病毒感染引起的软脑膜（软膜和蛛网膜）的弥漫性炎症，85%～95%由肠道病毒引起，一般急性起病，以发热、头痛、脑膜刺激症状和脑脊液的变化为主要表现。本病大多呈良性过程。儿童多见，成人也可罹患。

一、诊断要点

（1）急性起病的全身感染中毒症状　发热、头痛（头痛较剧烈，多在额部或眶后，成人尤为明显）、周身不适、肌痛、畏光、纳差、恶心、呕吐、腹泻等。婴幼儿可仅有发热、易激惹和淡漠。

（2）脑膜刺激征　有颈项强直，但不严重，一般常在极度屈颈时出现，是谓终末性强直。克尼格征和布鲁津斯基征可有可无。

（3）脑脊液变化　白细胞数增多（多数以淋巴细胞增多为主），蛋白含量呈不同程度增多，糖含量正常。

（4）排除其他疾病　脑脊液有上述变化者，需行脑脊液涂片及常规培养，排除细菌、真菌等其他非病毒感染性脑膜炎。

（5）确诊需脑脊液病原学检查，即从脑脊液中分离出病毒。

（6）中枢神经系统以外临床表现有助于鉴别感染病毒类别。皮疹，尤其见于埃可病毒和水痘-带状疱疹病毒；阵发性肋间神经痛常见于 B 组柯萨奇病毒；疱疹性咽峡炎常见于 A 组柯萨奇病毒；腮腺炎见于流行性腮腺炎病毒；生殖器疱疹常见于单纯疱疹病毒-2。

二、鉴别诊断

1. 化脓性脑膜脑炎

化脓性脑膜脑炎也是急性起病，常有外伤、头面部局灶性化脓性感染史，脑脊液细胞数明显增高，常＞$1000×10^6$/L，中性粒细胞增多为主；糖和氯化物明显降低；蛋白明显增高。

2. 结核性脑膜脑炎

本病与病毒性脑膜炎极为相似，但结核性脑膜脑炎者颅内压增高更加明显，影像学上多有脑膜强化，脑脊液细胞数中等程度增高，常有蛋白明显增高，糖和氯化物降低，脑脊液结核菌培养或抗酸染色涂片有助于确诊。

3. 急性播散性脑脊髓炎

本病多于感染后或疫苗接种后出现，急性起病，表现为脑实质、脑膜、脑干、小脑和脊髓等部位受损的症状和体征，影像学表现为脑白质的多发病灶，血清及脑脊液病毒抗体检测阴性。

4. 颅内占位性病变

部分颅内肿瘤或脑膜癌病者也可急性起病、头痛、发热，头颅 MR 增强有助于确诊，但最终需要通过脑脊液细胞学分析鉴别，脑膜癌者脑脊液中可发现异形肿瘤细胞。

三、治疗原则

病毒性脑膜炎是一种自限性疾病，急性期正确的治疗，是保证病情顺利恢复，降低致死率和病残率的关键。急性期治疗主要是消除病因，阻止病毒在体内的复制及扩散，尽快控制炎症和免疫反应对脑组织的损害以及对症治疗，维持正常功能。对症治疗如头痛严重者可用镇痛药，癫痫发作可首选卡马西平或苯妥英钠，脑水肿可适当降颅压。抗病毒治疗可明显缩短病程和缓解症状。

四、一般治疗

（1）卧床休息，维持水、电解质平衡与合理营养供给，不能进食者，必要时静脉补充。

（2）控制高热，以降低脑耗氧量及脑代谢：如可给予冰袋、电冰毯等物理降温。

（3）保持呼吸道通畅，对于卧床患者，应注意及时吸痰、翻身，防止坠积性肺炎及压力性损伤等。

（4）恢复期可行康复治疗。

五、药物处方

处方①：甘露醇。急性期适当应用甘露醇等脱水剂以减轻症状。

250mL 于 20min 内快速静脉点滴，每 4～8h 1 次，根据颅内压变化及情况调整给药间隔时间和疗程。

【注意事项】

（1）在应用此脱水药时，注意补充电解质及水，并观察尿量、心脏功能及电解质情况。

（2）心功能不全、急性肺水肿患者禁用。

处方②：阿昔洛韦，HSV 感染者 15mg/(kg·d)，VZV 感染者 30mg/(kg·d)，分 3 次，间隔 8h 静滴，疗程 7～10 天。

【注意事项】

肝、肾功能不全者慎用，用药前及用药期间应检测肾功能，用药期间应检测尿常规。

处方③：控制癫痫发作用药。

卡马西平，初始剂量为一次 100～200mg，口服，每日 1～2 次，以后逐渐加量，直至最佳疗效。维持时应根据情况调整至最低的有效量，分次服用。要注意剂量个体化，每日总量不宜超过 1200mg，少数可用至一日 1600～2000mg。

苯妥英钠，开始时每日 100mg，口服，每日 2 次，在 1～3 周内加至每日 250～300mg，分 3 次服用。在分次应用达到控制发作和血药浓度达稳态后可考虑改用长效（控释）制剂。发作频繁者，可每日 12～15mg/kg，分 2～3 次服用，每 6h 1 次，第 2 日开始给予 100mg（或 1.5～2mg/kg），每日 3 次，直至调整至适当剂量。一次极量为 300mg，每日极量为 500mg。

【注意事项】

（1）对卡马西平过敏者、心脏房室传导阻滞者、血象严重异常者、血清铁严重异常者、有骨髓抑制病史者、严重肝功能不全者、孕妇及哺乳期妇女禁用卡马西平。

（2）对苯妥英钠过敏、阿-斯综合征、Ⅱ～Ⅲ房室传导阻滞、窦房结阻滞、窦性心动过缓、低血压患者禁用苯妥英钠。

（3）应用抗癫痫药物期间注意监测血药浓度。

（王佳楠　崔美颖　冯巧婵　吕林利　张丹）

结核性脑膜炎

结核性脑膜炎是由结核分枝杆菌引起的脑膜非化脓性炎症，大多数继发于其他部位或系统的结核杆菌感染，也可在颅内原发感染。依据其典型临床表现将结核性脑膜炎分为早中晚三期：早期的特点主要为疲乏无力、表情淡漠、低热、夜间盗汗等非特异性症状和体征，无意识改变；中期特点为有轻微意识改变但无昏迷和谵妄，有轻微神经系统局灶体征；晚期出现明显意识障碍，多出现昏迷，可出现癫痫、不自主运动，明显的神经系统体征，如瘫痪、去皮质状态或去大脑强直。腰穿为结核性脑膜炎最重要的检查，脑脊液有一定特征性变化。

一、诊断要点

（1）低热、乏力、盗汗、头晕等全身结核中毒症状。

（2）头痛、恶心、呕吐、视力减退等脑膜炎症状。

（3）面神经瘫痪等颅神经受累的表现，以及癫痫、失语、肢体无力麻木等局灶性症状。

（4）脑膜刺激征以及视盘水肿等其他神经体征。

（5）脑脊液压力升高，白细胞数增加，蛋白升高，葡萄糖或氯化物降低，尤其是葡萄糖和氯化物双相降低，则意义更大。

（6）脑脊液抗酸染色或者培养直接找到结核杆菌。

（7）影像学发现脑（脊）膜强化，尤其是颅底脑膜强化或者颅内结核瘤。

（8）影像学或者病史，找到中枢神经系统以外结核感染或者结核感染史的证据。

（9）试验性联合足量抗结核治疗5～10天，最多2～3周，效果明显。

二、鉴别诊断

1. 化脓性脑膜脑炎

化脓性脑膜脑炎常是急性起病，常有外伤、头面部局灶性化脓性感染史，脑脊液细胞数明显增高，常＞1000×10^6/L，中性粒细胞增多为主；糖和氯化物明显降低；蛋白明显增高。

2. 病毒性脑膜炎

本病常急性起病，脑膜刺激征出现早，可合并呼吸道及消化道感染症状，脑脊液细胞轻中度增高，以单核细胞为主，糖和氯化物多正常，病毒抗体阳性可资鉴别。

3. 新型隐球菌性脑膜炎

本病起病较结核性脑膜炎更慢，颅内压增高更显著，常有剧烈头痛，可有视力障碍，而脑神经一般不受侵害，症状可暂行缓解。脑脊液墨汁负染可找到隐球菌孢子或沙氏培养可见新型隐球菌生长。

4. 颅内占位性病变

部分颅内肿瘤或脑膜癌者也可急性起病、头痛、发热，头颅 MR 增强有助于确诊，但最终需要通过脑脊液细胞学分析鉴别，脑膜癌者脑脊液中可发现异形肿瘤细胞。

三、治疗原则

（1）早期给药、合理选药、联合用药及系统治疗，只要患者临床症状、体征及实验室检查高度提示本病，即使抗酸染色阴性亦立即开始抗结核治疗。

（2）抗结核药物治疗　选用一线药和杀菌药为主，二线药和抑菌药为辅，强化期与继续期；抗结核药物的治疗是结核性脑膜炎的病因治疗，必须遵守两个原则：必须遵守早期、联用、适量、规律、全程的结核病化疗原则；必须首选通过血-脑脊液屏障良好的杀菌药组成标准化疗方案。一般的结核性脑膜炎选用4HRZS/14HRE方案治疗，重症结核性脑膜炎、合并脑外结核尤其是全身血行结核时，应选用6HRZSE/18HRE化疗方案治疗。

（3）肾上腺皮质激素治疗　可改善结核性脑膜炎的疗效和预后，应当遵守早期、小剂量、短疗程、递减法、每日疗法和顿服疗法的原则。

（4）脱水药物治疗　高颅压尤其是出现脑疝先兆时必须用脱水药物治疗，首选甘露醇。

（5）局部药物治疗　少数结核性脑膜炎必须局部应用抗结核药物和激素辅助治疗。常用局部用药方法有鞘内注药、侧脑室注药、脑脊液冲洗置换注药。

（6）其他药物治疗　曲克芦丁、维生素C、维生素K可降低血-脑脊液屏障的通透性，减轻脑水肿和高颅压。三磷腺苷、辅酶A、细胞色素C可改善脑细胞功能。

四、一般治疗

（1）应尽早卧床休息，并经常变换体位，卧床时间宜长，直至脑膜刺激征消失，脑脊液明显好转后，方可起床适当活动，以免炎性渗出物沉积在颅底或造成粘连，增加并发症概率。

（2）应给予患者高热量、高维生素饮食，昏迷患者可鼻饲补充营养，因患者呕吐、使用激素、脱水疗法等原因，易造成水电解质紊乱，应注意及时纠正。

（3）氧疗　由于高颅压和结核性动脉炎的存在，必然导致脑组织缺氧，吸氧是重要的支持治疗。

（4）高颅压的非药物治疗　放脑脊液、侧脑室穿刺、侧脑室引流。

（5）脑积水可手术治疗。

（6）视神经蛛网膜炎可手术治疗。

五、药物处方

处方①：异烟肼（INH）：初治新发结核病例的首选药，联合组成各种化疗方案的核心药，为一线药中的全杀菌药。

成人：脑外结核，0.3g，口服，每日 1 次；脑内结核，10~15mg/kg，口服，每日 1 次。儿童：10~15mg/kg，口服，每日 1 次。

局部用药时常联合肾上腺皮质激素：INH 50mg＋地塞米松 1~2mg（或泼尼松龙 5mg），每周 2~3 次，15~20 次为 1 个疗程，1 个疗程无效则停止注射，有效可持续两个疗程。

【注意事项】

（1）主要不良反应为肝损害，不停药保肝治疗可恢复。

（2）其次是末梢神经炎，与用量呈正比，成人日量超过 300mg、慢速乙酰化、嗜酒、妊娠、糖尿病患者容易发生末梢神经炎，这些患者可同时服用维生素 B_6，可以预防末梢神经炎。应注意凡是服用 INH 的患者都加服维生素 B_6 的做法是错误的，因为维生素 B_6 可降低 INH 的杀菌能力。

处方②：利福平（RFP）：初治新发结核病例的首选药，联合组成各种化疗方案的核心药，为二线药中的全杀菌药。

每日疗法：成人体重＜50kg，0.45g，体重≥50kg，0.6g，每日 1 次，空腹服。

儿童，10~20mg/kg，每日 1 次，空腹服。

间歇疗法：成人体重＜50kg 或≥50kg，0.6g，每周 2~3 次，空腹服。

【注意事项】

（1）RFP 每日用法的不良反应肝损害较多，肝炎病毒携带者、肝炎病史、肝功异常、老年、嗜酒、营养不良、妊娠、糖尿病、女性用 RFP 更易发生肝损害。

（2）胃肠反应也较多。

（3）间歇疗法时过敏反应较多。

（4）RFP 出现不良反应和耐药时可用利福喷汀（RFT），用法同 RFP。

处方③：吡嗪酰胺（PZA）：初治新发结核病例和复治耐药病例的首选药，联合组成各种化疗方案的核心药，为一线药中的半杀菌药。

每日疗法：成人体重＜50kg 或≥50kg，1.5g，口服，每日 1 次；儿童 30~40mg/kg，口服，每日 1 次。

间歇疗法：成人体重＜50kg 或≥50kg，2.0g，口服，每日 1 次。

【注意事项】

主要不良反应为肾脏损害、肝损害，痛风患者应忌用。

处方④：氨基糖苷类药物。链霉素（SM）为一线药中的半杀菌药，为初治新发结核病和中枢神经结核首选药。阿米卡星（AKC）、卷曲霉素（CPM）为二线药中的半杀菌药，只用于对 SM 耐药或发生不良反应的病例。

SM 每日疗法和间歇疗法：成人体重＜50kg 或≥50kg，0.75g，每日 1 次或每周 2～3 次，肌内注射；儿童每日疗法，15～30mg/kg，每日 1 次，肌内注射。

CPM 每日疗法和间歇疗法：成人体重＜50kg 或≥50kg，0.75g，每日 1 次或每周 2～3 次，肌内注射。

AKC 每日疗法和间歇疗法：成人体重＜50kg 或≥50kg，0.4g，每日 1 次或每周 2～3 次，肌内注射。儿童每日疗法，10～20mg/kg，每日 1 次，肌内注射。

【注意事项】

主要不良反应为损害听神经、肾脏与过敏反应。有用 SM 听神经损害家族史患者，应忌用 SM，婴幼儿与老年人应慎用或不用 SM 与 CPM。

处方⑤：乙胺丁醇（EMB）为初治新发结核病例的首选药，是组成四联以上标准化疗方案的必要药物，也是中枢神经结核的首选药，是一线用药中的唯一一种抑菌药。

每日疗法：成人体重＜50kg，0.75g，≥50kg，1.0g，口服，每日 1 次；儿童，15～25mg/kg，口服，每日 1 次。

间歇疗法：成人体重＜50kg，1.0g，≥50kg，1.25g，口服，每周 2～3 次。

【注意事项】

主要不良反应为视野缩小、视力障碍，严重者发生视神经炎，发生率与用量呈正比。肝病、肾功能不全、糖尿病、老年人更易发生。

处方⑥：对氨基水杨酸钠（PAS）：为二线药中的抑菌药，主要用于治疗对一线药耐药的耐药性结核病，局部应用治疗干酪病灶和结核性脓肿，静脉滴注可用于治疗结核性脑膜炎。

每日疗法：成人体重＜50kg 或≥50kg，8.0g；儿童 150～250mg/kg，口服，每日 1 次。

间歇疗法：成人体重＜50kg，10g，≥50kg，12g，口服，每周 2～3 次。

【注意事项】

（1）PAS 片剂与 RFP 胶囊若同时服用，PAS 可影响 RFP 的吸收，降低疗效，避免方法有三：一是两药先后间隔 8h 后服用；二是改服 PAS 颗粒剂，不含赋形药矽酸铝，不影响 RFP 吸收；三是改用 PAS 液体静脉滴注，不含赋形药硬脂酸镁，对 RFP 无吸附作用。

（2）PAS 静脉滴注液必须新配制，必须 2h 内输完，输液瓶周围包绕黑布或黑纸以避光，PAS 溶液在自然光线下会变色分解为间位氨基苯甲酸，可引起溶血性反应。

处方⑦：丙硫异烟胺（PTH）为二线药中的抑菌药，主要用于治疗对其他药物耐药的耐药结核。

每日疗法：成人体重＜50kg，0.75g，≥50kg，1.0g；儿童 10～20mg/kg，口服，每日 1 次。

【注意事项】

（1）该药不能用作间歇疗法。

（2）胃肠反应较多。

处方⑧：异烟肼对氨基水盐酸盐（DPC）是 INH 和 PAS 的化学合成剂，为二线药中的杀菌药，主要用于治疗对其他药物耐药或产生不良反应的结核病，在化疗方案中可代替 INH，也可单用作为化学预防治疗。

每日疗法：成人体重<50kg，0.6g，≥50kg，0.9g，口服，每日 1 次。

【注意事项】

不良反应与 INH 相似，但明显少而轻。

处方⑨：喹诺酮类药物：氧氟沙星（OFLX）、左氧氟沙星（LVFX）为二线药中低效杀菌药，推荐用于治疗耐药结核，其他抗结核药物出现不良反应的结核病例。

每日疗法：氧氟沙星，成人体重<50kg，0.4g，≥50kg，0.6g；每日 1 次或分次服。

左氧氟沙星，成人体重<50kg 或≥50kg，0.3g，每日 1 次或分次服。

【注意事项】

不良反应少而轻，由于主要经尿排出，影响软骨生长和中枢神经，故肾功能不全、妊娠、哺乳、儿童、癫痫患者应忌用。

处方⑩：脱水药物治疗：高颅压尤其是出现脑疝先兆时必须用脱水药物治疗。

20％甘露醇，250mL，静脉滴注，需要时 6h 后可重复，或在两次用药之间，可用 50％葡萄糖注射液 60～100mL 静脉注射，疗效更佳。

【注意事项】

（1）该药为急性高颅压时高渗脱水药中的首选药，但慢性高颅压或停用高渗脱水药后维持疗效时，可选用利尿脱水药，这类药有排钾和保钾作用，应交替使用或联合用，避免水电解质紊乱。

（2）在应用此脱水药时，注意补充电解质及水，并观察尿量、心脏功能及电解质情况。

处方⑪：泼尼松，结核早期常用量为开始每日 30～40mg，症状好转后首次减量，以后每周减量一次，一次减量 2.5～5mg，总疗程 6～8 周，每日用药，上午 8 时顿服。

【注意事项】

（1）应用激素应当遵守早期、小剂量、短疗程、递减法、每日疗法和顿服疗法的原则。

（2）用激素类药物突出的要注意这些药物产生的副作用，并加以预防，如骨质疏松、低钾、胃肠刺激、水钠潴留等。

（3）禁忌人群：对肾上腺皮质激素类药物过敏者；真菌和病毒感染患者；高血压、血栓症、胃和十二指肠溃疡、精神病、电解质紊乱、心肌梗死、内脏手术、青光眼患者。

（王佳楠　崔美颖　冯巧婵　吕林利　张丹）

阿尔茨海默病

阿尔茨海默病（AD）又称老年性痴呆，是一种中枢神经系统原发性退行性疾病，起病隐匿，病程呈慢性进行性，是老年期痴呆最常见的一种类型。

主要临床表现为痴呆综合征，早期核心症状为记忆障碍，并有理解、判断、推理、计算和抽象思维等多种认知功能衰退，失语、失用、失认等高级皮质功能紊乱的表现，伴有各种精神行为症状和人格改变，严重影响社交、职业与生活功能，意识一般无异常。病因及发病机制尚未阐明，特征性病理改变为 β 淀粉样蛋白沉积形成的细胞外老年斑和 tau 蛋白过度磷酸化形成的神经细胞内神经原纤维缠结，以及神经元颗粒空泡变性和血管壁淀粉样蛋白变性。

一、诊断要点

（1）符合脑器质性精神障碍的诊断标准。

（2）符合痴呆的诊断标准。

（3）起病缓慢，痴呆的发展也缓慢，可有一段时期不恶化，但不可逆。

（4）不是血管疾病所致的痴呆。

（5）通过病史、体检或实验室检查，排除其他特定原因所致的痴呆。

（6）通过病史和精神检查，排除抑郁所致的假性脑器质性痴呆。

二、鉴别诊断

1. 轻度认知损害（mild congnitive impairment，MCI）

仅有记忆力障碍，无其他认知功能障碍，部分患者可能是 AD 的早期表现。老年性健忘是启动回忆困难，通过提示回忆可得到改善；遗忘是记忆过程受损，提示也不能回忆。

2. 抑郁症

抑郁症核心症状包括情绪低落，对各种事物缺乏兴趣、精力下降，有罪或无用感；常有食欲改变、睡眠障碍（失眠或睡眠过度），难以集中思维或决策；反复想到死亡或自杀。症状持续超过 2 周以上。

3. 血管性痴呆（vascular dementia，VD）

多有脑卒中史，高血压、动脉粥样硬化，急性起病，局灶性神经系统体征，

CT 或 MRI 检查可显示多发梗死灶，痴呆可突然发生或呈阶梯样缓慢进展。但 AD 与 VD 两种痴呆有时可并存。

4. 额颞痴呆和皮克病（Pick's disease）

AD 早期表现认知障碍，人格和社会行为相对保留，额颞痴呆和皮克病遗忘、空间定向及认知障碍出现较晚，早期表现为人格改变、自知力差和社会行为衰退，典型者出现双侧颞叶切除综合征，不停地把能拿到的可吃或不可吃的东西放入口中试探，食欲亢进等。额颞痴呆 CT 显示特征性额叶和颞叶萎缩，AD 多表现为弥漫性脑萎缩。

5. 路易体痴呆（dementia with Lewy body，DLB）

表现为进行性痴呆、波动性认知功能障碍，伴注意力、警觉异常，反复发作性生动的视幻觉、帕金森病症状（对左旋多巴治疗效果差），认知障碍与帕金森病症状在一年以内相继出现有诊断意义。患者易跌倒，对精神病药物敏感。

三、治疗原则

尚无特效治疗。轻者可以在饮食中增加磷脂酰胆碱，并给予高热量、维生素丰富的食物，并给予适宜的护理，防止并发症和意外。严重者要进行心理社会干预，注意对继发行为症状的及时处理。在行为紊乱和精神障碍时，可加用药物进行治疗。

四、一般治疗

1. 支持治疗

可给予扩张血管、改善脑血液供应、营养神经及抗氧化等治疗，这些治疗可作为阿尔茨海默病的基础药物治疗。

2. 心理社会治疗

心理社会治疗是对药物治疗的补充，鼓励早期患者参加各种社会活动和日常生活活动，尽量维持其生活自理能力。对有精神、认知功能、视空间功能障碍及行动困难的患者提供必要的照顾，以防意外。

五、药物治疗

处方①：多奈哌齐（安理申）。

乙酰胆碱酯酶抑制剂，起始剂量 2.5～5mg/d，每日 1 次，睡前口服；4～8 周增至 10mg/d，此为最大推荐剂量。服药后出现严重失眠的患者可改为晨服。

【注意事项】

（1）对本品过敏者和儿童禁用；妊娠和哺乳期妇女慎用。

（2）癫痫、哮喘和阻塞性肺疾病患者慎用。

（3）如有溃疡病史和服用合成非甾体抗炎药应监测大便隐血。

处方②：重酒石酸卡巴拉汀（艾斯能）：具有乙酰胆碱酯酶与丁酰胆碱酯酶

双重抑制作用，起始剂量 1.5mg，每日 2 次。如果能耐受，在至少 2 周后可以将剂量加至 3mg，每日 2 次；同样，可以逐渐加量至 4.5mg，每日 2 次；最大剂量 6mg，每日 2 次。如果漏服或多服，可能会出现不良反应。当出现不良反应时，可考虑减量至前一能耐受的剂量。

【注意事项】

（1）对本品、氨基甲酸盐过敏患者禁用。

（2）病态窦房结综合征、重度心律失常、胃和十二指肠溃疡活动期、尿路梗阻、哮喘及哮喘性支气管炎等呼吸道疾病和癫痫患者及妊娠和哺乳期妇女慎用。

处方③：加兰他敏：具有抑制胆碱酯酶活性和调节烟碱乙酰胆碱受体（nAChR）活性的双重作用；口服，每日 2 次，建议与早餐及晚餐同服。起始剂量：推荐剂量为一次 4mg，每日 2 次，服用 4 周。治疗过程中保证足够液体摄入。医师在对患者临床疗效及耐受性进行综合评价后，可以将剂量逐渐提高到临床最高推荐剂量，一次 12mg，每日 2 次。

【注意事项】

心绞痛、癫痫、心动过缓、支气管哮喘、机械性肠梗阻及尿路梗阻患者禁用。

处方④：盐酸美金刚（易倍申）：谷氨酸受体拮抗剂，每日最大剂量 20mg。为了减少副作用的发生，5mg/d，每日 1 次，一周后改为 5mg，每日 2 次。2 周后改为清晨 10mg，晚 5mg。3 周后改为 10mg，每日 2 次。

【注意事项】

（1）癫痫者慎用。

（2）严密监控下的心肌梗死、充血性心力衰竭、高血压患者应用本品，应避免与 NMDA 拮抗剂合用，如金刚烷胺、氯胺酮、氢溴酸右美沙芬等。

（王佳楠　崔美颖　冯巧婵　吕林利　张丹）

吉兰-巴雷综合征

吉兰-巴雷综合征即急性炎性脱髓鞘性多发性神经病（AIDP），是介于以广泛、严重的交感和副交感神经功能障碍为特征的急性全自主神经病和一躯体神经轴索损害为特征的急性运动性轴索性神经病之间的一组疾病谱系。AIDP 的诊断迄今主要还是根据其描述性的临床表现。AIDP 的主要特征：急性起病；上升性，主要为运动性，多神经根神经病；脑脊液蛋白增高而细胞数正常；反射消失。

一、诊断要点

（1）常有前驱感染史，呈急性起病，进行性加重，多在 2 周左右达高峰。

（2）对称性肢体和延髓支配肌肉、面部肌肉无力，重症者可有呼吸肌无力，四肢腱反射减低或消失。

（3）可伴轻度感觉异常和自主神经功能障碍。

（4）脑脊液出现蛋白-细胞分离现象。

（5）辅助检查　神经电生理特征：周围神经感觉、运动传导速度减慢。脑脊液特征：细胞-蛋白分离现象，即蛋白增高而细胞数正常。免疫学特征：脑脊液中 P_2 蛋白及其抗体增高。病理学特征：炎性脱髓鞘和（或）轴索性病变。

（6）病程有自限性。

二、鉴别诊断

1. 轻度认知损害

仅有记忆力障碍，无其他认知功能障碍，部分患者可能是 AD 的早期表现。老年性健忘是启动回忆困难，通过提示回忆可得到改善；遗忘是记忆过程受损，提示也不能回忆。

2. 抑郁症

抑郁症核心症状包括情绪低落，对各种事物缺乏兴趣、精力下降，有罪或无用感；常有食欲改变、睡眠障碍（失眠或睡眠过度），难以集中思维或决策；反复想到死亡或自杀。症状持续超过 2 周以上。

3. 血管性痴呆

多有脑卒中史，高血压、动脉粥样硬化，急性起病，局灶性神经系统体征，CT 或 MRI 检查可显示多发梗死灶，痴呆可突然发生或呈阶梯样缓慢进展。但 AD 与 VD 两种痴呆有时可并存。

4. 额颞痴呆和皮克病

AD 早期表现认知障碍，人格和社会行为相对保留，额颞痴呆和皮克病遗忘、空间定向及认知障碍出现较晚，早期表现为人格改变、自知力差和社会行为衰退，典型者出现双侧颞叶切除综合征，不停地把能拿到的可吃或不可吃的东西放入口中试探，食欲亢进等。额颞痴呆 CT 显示特征性额叶和颞叶萎缩，AD 多表现为弥漫性脑萎缩。

5. 路易体痴呆

表现为进行性痴呆、波动性认知功能障碍，伴注意力、警觉异常，反复发作性生动的视幻觉、帕金森病症状（对左旋多巴治疗效果差），认知障碍与帕金森病症状在一年以内相继出现有诊断意义。患者易跌倒，对精神病药物敏感。

三、治疗原则

鉴于患者病情严重程度不同，急性期治疗旨在挽救生命，针对呼吸肌麻痹采取不同措施。病情稳定后，进行相关免疫治疗和对症治疗。严密观察病情变化，预防肺部感染治疗等。经过治疗多数患者的病情得到缓解，加速其恢复，但迄今尚不能治愈。

四、一般治疗

1. 抗感染

考虑有胃肠道空肠弯曲菌感染者，可用大环内酯类抗生素治疗。

2. 呼吸道管理

重症患者可累及呼吸肌致呼吸衰竭，应置于监护室，密切观察呼吸情况，定时行血气分析。当肺活量下降至正常的 25%～30% 时，血氧饱和度、血氧分压明显降低时，应尽早行气管插管或气管切开，机械辅助通气。加强气道护理，定时翻身、拍背，及时抽吸呼吸道分泌物，保持呼吸道通畅，预防感染。

3. 营养支持

延髓支配肌肉麻痹者有吞咽困难和饮水呛咳，需给予鼻饲营养，以保证每日足够热量、维生素，防止电解质紊乱。合并消化道出血或胃肠麻痹者，则给予静脉营养支持。

4. 对症治疗及并发症的防治

重症患者连续心电监测，窦性心动过速常见，无需治疗；严重心脏阻滞及窦性停搏少见，发生时可立即植入临时性心内起搏器。高血压用小剂量 β 受体阻滞剂治疗，低血压可补充胶体液或调整患者体位；尿潴留可加压按摩下腹部，无效时导尿，便秘时可给予缓泻剂和润肠剂。抗生素预防和控制坠积性肺炎、尿路感染。阿片类药物、卡马西平和加巴喷丁可用于神经痛的治疗。

5. 血浆交换

推荐有条件者尽早应用，可清除特异的周围神经髓鞘抗体和血液中其他可溶性蛋白。宜在发病后 2～3 周内进行，用于重症或者呼吸肌麻痹患者，能改善症状、缩短疗程及减少合并症。每次血浆交换量为 30～50mL/kg，在 1～2 周内进行 3～5 次。禁忌证为严重感染、心律失常、心功能不全、凝血系统疾病等。其副作用为血液动力学改变可能造成血压变化、心律失常，使用中心导管引发气胸和出血以及可能合并败血症。一般不推荐血浆交换和 IVIG 联合应用。少数患者在 1 个疗程的血浆交换或免疫球蛋白治疗后，病情仍然无好转或仍在进展，或恢复过程中再次加重者，可以延长治疗时间或增加 1 个疗程。

五、药物处方

处方①：大剂量静脉免疫球蛋白，以 4g/(kg·d) 连用 5 天治疗，复发时可重复使用。

【注意事项】

（1）专供静脉注射。

（2）禁止与其他药物混合输用。

（3）若制品显现絮状物、混浊、沉淀或有异物，及瓶子有裂纹，有过期失效等情况不可使用。

（4）开启后需一次输完，不得分次或给第二人使用。

（5）颜色异常者，严禁使用。

（6）严禁冰冻。

（7）有严重酸碱代谢紊乱，应慎用。有系统性疾病而致严重酸、碱代谢紊乱患者，应慎用。

（8）一般无不良反应，极个别患者在输注时出现一过性头痛、心慌、恶心等反应，可能与输注速度过快或个体差异有关。上述反应大多轻微，且常发生在输注开始后1h。建议在输注全过程定期观察患者的一般情况和生命体征，必要时减慢或暂停输注，一般无需特殊处理可自行恢复。个别患者可在输注结束后发生上述反应，一般在24h内自行恢复。

处方②：硫唑嘌呤，国内一般口服，2mg/（kg·d）。国外报道口服3～4mg/（kg·d），自小量开始，直到临床上显效，100～200mg/d，最多不超过300mg/d。起效慢，可为数周，甚至3个月，然后一直维持到稳定、好转为止。10g为1个疗程。

【注意事项】

（1）约12%患者出现发热、腹痛、恶心和呕吐，需要停药。

（2）其他副作用包括骨髓抑制、肝毒性和发生感染或恶性病的危险。

（3）应每2周监测血常规和肝肾功能，并调节其剂量，而后每3个月1次，直到剂量稳定。

处方③：若粪培养有空肠弯曲菌，则应考虑用红霉素。

红霉素，推荐剂量为一次250mg，每6h 1次；或一次500mg，每12h 1次。最大剂量为每日4g。当一日剂量超过1g时，不建议一日2次的服用方法。

【注意事项】

（1）对本药及其他大环内酯类药物过敏者禁用。

（2）肝、肾功能不全者、重症肌无力患者（可能加重症状）慎用。

（3）哺乳妇女应慎用或暂停哺乳。

（4）长期用药时应常规监测肝功能；大剂量用药时应监测心电图和血药浓度水平。

（5）常见不良反应有胃肠道反应，其发生率与剂量大小有关。

（6）肾功能减退患者一般无需减量，严重肾功能损害者应适当减量；肝病患者应适当减量。

（王佳楠　崔美颖　冯巧婵　吕林利　张丹）

良性阵发性位置性眩晕

眩晕是一种运动性或位置性错觉，造成人与周围环境空间关系在大脑皮质中反应失真，产生旋转、倾倒及起伏等感觉。临床上常见的眩晕有梅尼埃病、良性阵发性位置性眩晕、前庭神经炎、颈源性眩晕、血管性眩晕等。

良性阵发性位置性眩晕（BPPV）是指某一特定头位诱发的短暂性眩晕。本病为自限性疾病，大多数数天至数月后治愈，故称为"良性"，但亦有长期不愈，超出 3 个月者称为顽固性位置性眩晕。本病常为特发性，也可继发于其他疾病，如头部外伤、病毒性迷路炎、化脓性中耳炎及内耳供血不足等。多数认为其发病机制为头位改变时重力作用于耳石牵引壶腹嵴而产生眩晕和眼震。常见 BPPV 分为后半规管性 BPPV 和水平半规管性 BPPV。发作亦较短暂，常在床上向患侧翻身时发作眩晕及眼震，垂直运动如抬头或弯腰后不引起眩晕。

一、诊断要点

1. 后半规管性 BPPV

发病突然，通常发生于在床上头部突然向一侧活动或做伸颈动作时出现眩晕和眼震，改变头位后眩晕可减轻或消失。在坐位迅速改变至激发头位时，约 3～6s 潜伏期后出现旋转性眼震，易疲劳，病程可为数小时或数天，可伴恶心、呕吐，但一般无听力障碍、耳鸣等症状，无中枢神经症状及体征，缓解期可无任何不适。诊断后半规管 BPPV 须根据眼震激发试验：对患者行 Dix-Hallpike 试验（具体操作：患者正坐位，头向患侧旋转 45°，保持头位后将患者上半身放倒，平躺于床上，头部 20°悬于床沿下，诱导出向上旋转性眼震，眼动快相向右侧）时，当头部侧向一旁，可见向上旋转性眼震，眼震快相朝向地面。

2. 水平半规管性 BPPV

眩晕发作亦较短暂，常在床上向患侧翻身时发作眩晕及眼震，垂直运动如抬头或弯腰后不引起眩晕。与后半规管性眼震相比，其潜伏期缩短，约 2～3s，持续时间则可能略长。眼震与头转动方向一致，称为向地性变位水平性眼震，而少部分眼震向健侧，即背离地面，称为向天性变位水平性眼震。水平半规管性 BPPV 患者行 Dix-Hallpike 试验时，当患者平躺，头转向一侧时，可见向地性眼震或向天性眼震。

二、鉴别诊断

1. 中枢性位置性眩晕

脑干、小脑、四脑室等引起的中枢性位置性眩晕，多为垂直性眼震，并且持续存在。往往合并中枢损害的其他表现，病灶常为影像学检查证实。

2. 前庭阵发症

机制为血管袢压迫前庭蜗神经或两者紧密接触，眩晕持续时间不超过 1min，刻板性发作，卡马西平或奥卡西平治疗有效，至少 10 次以上眩晕发作，排除其他眩晕疾病。

3. 后循环缺血

后循环缺血是指后循环脑梗死和后循环 TIA。除眩晕外，后循环缺血多伴有脑干小脑的症状体征，如复视、交叉性感觉障碍、共济失调、偏盲、构音障碍、吞咽困难等。但少数后循环缺血也可能仅表现为孤立性眩晕，HINTS 检查有助于区分中枢性和外周性头晕。

4. 颈性头晕

颈性头晕是指颈部问题导致的眩晕发作，发病机制的假说包括交感神功能障碍（Barre-Lieou 综合征）、旋转性椎动脉闭塞综合征（Bow hunter 综合征）、本体感觉传入障碍和偏头痛相关的颈性头晕/眩晕。多数专家对颈性头晕的概念和机制仍保持谨慎的态度。颈椎病概念泛化在我国尤为明显，对于绝大多数转颈或体位变化后的头晕，仅仅依靠一个颈椎 X 线片、颈椎 MRI、TCD，乃至单一体位的 DSA 检查都不足以诊断颈性头晕。

三、治疗原则

虽多数学者认为 BPPV 是自限性疾病，自愈率很高，但自愈时间可达数月或数年，严重者丧失工作能力，应尽早查出患病原因，对原发病进行病因及对症治疗。BPPV 主要的治疗方法包括体位疗法和前庭习服治疗，药物治疗主要是改善内耳微循环，对症抗眩晕及缓解恶心、呕吐等自主神经症状。对手法复位毫无效果时可考虑手术治疗，如后壶腹神经截断术和半规管堵塞术，不过很少采用。

四、一般治疗

1. 心理治疗

指出本病为良性病程，无严重的后遗症，以减少患者的精神负担。

2. 手法复位

（1）后半规管性 BPPV　Dix-Hallpike 手法诱导的眼震消失后，头向健侧旋转 90°，使耳石转移到总脚旁，如果此时出现眼震，方向则与之前 Dix-Hallpike 手法诱导的眼震方向相同。头继续向下旋转 90°，身体也同向旋转 90°，此时患者脸朝地面，身体于健侧侧躺，耳石顺势迁移。然后患者坐起，耳石则通过总脚掉回了前庭。每个姿势应保持到眼震和眩晕症状消失，一般不少于 30s。

（2）水平半规管性 BPPV　明确患侧是正确治疗该型的首要任务。假如当头转向左侧时的眼震比转向右侧时更加明显，则说明左侧为患侧。向地性眼震型通常采用翻滚法复位疗法，嘱患者依次患侧侧卧—仰卧—健侧侧卧—俯卧。连续翻滚 270°，耳石最终从水平半规管移回前庭。另外一种复位法称 Vannucchi 强迫侧卧体位疗法，即嘱患者连续健侧侧卧 12h。这种方法适合症状严重且容易因头位改变加重的患者及不能确定病变侧的患者。向天性眼震型常用 Gufoni 手法，嘱患者正坐，背部和头部挺直，快速向患侧侧卧，保持姿势 1～2min，直至患者眼震消失或明显减弱，然后迅速将头部向上旋转 45°，保持 2min 后让患者缓慢坐起。

3. 体位治疗

患者闭目坐立，向一侧卧至枕部接触检查床，保持该位置直至眩晕消失后坐起，30s 后再向另一侧侧卧，两侧交替进行直至眩晕症状消失。每 3h 1 次，1～2天内症状减轻，7～14 天症状消失。

4. 前庭习服治疗

通过前庭体操增强前庭系统对抗晕的耐力，常用 Cawthore 前庭训练操。如：躺在床上或坐位时进行眼球运动，由慢到快，上下运动（双眼向上看，再向下看），左右运动（双眼向一侧看，然后转到另一侧），远近注视（注视手指以患者面前 1m 处逐渐移近患者至 0.3m，患者双眼跟随手指移动）；头部运动，头前屈后伸或左右转头，先慢再快，然后闭眼。坐位时还可进行耸肩与转肩，或前屈，并从地下捡起物体。站位时除了以上眼球、头、肩部运动，还可睁眼和闭眼时从坐位到站位，或中间转身。

五、药物处方

处方①：金纳多，40～80mg，口服，每日 3 次，服 1 个月后停药观察，根据眩晕情况决定是否继续用药，最长不超过 2 个月。

【注意事项】

（1）对银杏叶制剂过敏者、孕妇及心力衰竭者慎用，本品不得与小牛血清等生物制品合用。

（2）不良反应有轻微的胃肠不适、皮肤过敏等反应，大部分不经处理可自行消失。

处方②：倍他司汀，6～12mg，口服，每日 3 次，1～2 个月为 1 个疗程。

【注意事项】

（1）对本药过敏者、嗜铬细胞瘤患者禁用。

（2）有消化性溃疡史和活动期消化性溃疡者、支气管哮喘患者、肝脏疾病患者、肾上腺髓质瘤患者慎用。

（3）副作用有口干、胃不适、心悸，但很少发生。

处方③：抗胆碱能药。

氢溴东莨菪碱，0.3～0.5mg，口服，皮注或稀释于5％葡萄糖注射液10mL静注。

硫酸阿托品，0.5mg，皮下注射或稀释后静滴，症状消失或缓解后停药。

山莨菪注射液，10mg，肌注或静滴，症状为完全消失，30～60min后，可重复注射一次。

【注意事项】

青光眼患者忌用抗胆碱能药。

（王佳楠　崔美颖　冯巧婵　吕林利　张丹）

颈源性眩晕

颈源性眩晕指眩晕与颈部运动有关的疾病，发病机制有颈交感神经受刺激、颈椎骨质损害、椎动脉病变及神经反射异常等。发病年龄多在40岁以上，眩晕多为运动错觉性眩晕，表现出椎基底动脉供血不足的症状，也可伴有头痛、视觉症状、颈神经根症状、意识障碍等。

一、诊断要点

1. 眩晕的形式

可为运动错觉性眩晕，也可为头昏、晃动、站立不稳、浮沉感等多种感觉，亦可有两种以上眩晕感同时存在。眩晕反复发作，其发生与头部突然转动有明显关系。一般发作时间短暂，数秒至数分钟不等，亦有持续时间较长者。部分患者有自发性和位置性眼震，为水平型或水平旋转型。出现率高达90％以上，多数呈反复发作性且和头颈活动关系密切。有50％以上伴耳鸣，约1/3病例有渐进性耳聋。

2. 头痛

出现率60％～80％，呈发作性跳痛，多局限于项颈部，重者伴以恶心、呕吐、出汗、流涎等自主神经症状，易误诊为偏头痛。

3. 视觉症状

可有视觉先兆，眼前一过性黑蒙或闪光，部分病例可有视力减退、复视、一过性视野缺损及不成形幻觉。

4. 颈神经根症

约30％病例可有颈神经根压迫症状，上肢串行性麻木或感觉异常，无力持物，不自主坠落，枕小或耳大神经压痛；部分病例有颈部活动受累，晨起颈项痛。

5. 意识障碍

发作性意识障碍约占 25%～30%，常于头颈转动时突发，可伴肢体张力低下、口周麻木、耳鸣、眼前火花、猝倒发作，意识障碍可持续 10～15min，但少数病例可达 2～3h。

6. 检查

颈部触诊可发现棘突、横突、脊旁项肌、枕外隆凸下方、肩胛上区有压痛、僵硬感。颈扭曲试验可呈阳性，但应再做位置试验以排除耳石器病变及 BPPV。有严重颈椎病者应慎用或禁用此法。其他的激发性眼震电图检查可无异常，或出现头位性眼震，少数可有冷热试验增强。颈椎 X 线检查有助于了解颈椎病变。超声多普勒颈椎血流检查，可有血管受压、血流减少征象。MRA 可清楚地观察颈、椎基底动脉及其分支的走形及血管粗细改变。

二、鉴别诊断

1. 其他原因引起的头痛

血管性头痛，可通过颈部、血管 B 超进行诊断；颅内肿瘤等引起的头痛，可采用头颅 CT、MRI、血管造影进行鉴别；青光眼、眼压增高等引起的头痛，一般患者会伴随眼部症状，如眼部不适等，可通过眼科检查鉴别；鼻窦炎引起的头痛，可伴随鼻涕增多，鼻部、鼻窦部压痛，可通过鼻腔检查鉴别；功能性头痛，如女性患者月经期间伴有头痛，是一过性、非持续性的，通过相应检查进行排除。

2. 良性位置性眩晕

通常和起、卧、翻身有关，又称耳石症。

3. 梅尼埃病

40 岁左右出现眩晕。发作性眩晕，若伴有耳鸣、耳聋、听力下降，应考虑梅尼埃病。

三、治疗原则

由于该病与颈部运动相关，积极针对病因进行治疗尤为重要，包括颈椎病的外科治疗或理疗等，其目的为改善椎动脉供血，解除眩晕症状。药物治疗如抗眩晕药及钙拮抗剂可用于对症治疗，缓解眩晕症状。

四、一般治疗

(1) 病因治疗　主要以颈椎的外科治疗为主，包括颈石膏固定、颈牵引，必要时手术治疗。

(2) 普鲁卡因椎旁注射、按摩等。

(3) 嘱患者避免诱发眩晕的体位，进行适当的体育锻炼，睡眠时枕头不能过高或过低，且应使肩上部也着枕。

（4）中药治疗　活血化瘀中药或颈部中药外敷治疗。

五、药物处方

处方①：倍他司汀，4～8mg，每日 3 次，1 个月后停药观察疗效。静脉用倍他司汀氯化钠液 500mL，含倍他司汀 20mg，10～15 天为 1 个疗程。

【注意事项】

（1）对本药过敏者、嗜铬细胞瘤患者禁用。

（2）有消化性溃疡史和活动期消化性溃疡者、支气管哮喘患者、肝脏疾病患者、肾上腺髓质瘤患者慎用。

（3）副作用有口干、胃不适、心悸，但很少发生。

处方②：氟桂利嗪，10mg，口服，每日 1 次，持续服药 1 个月。

【注意事项】

服用该药可引起锥体外系症状，表现为运动迟缓、静坐不能、下颌运动障碍、震颤、肌强直等。多数在用药 3 周后出现，停药后消失。老年人较易发生。

处方③：地芬尼多，一次 25～50mg，口服，每日 3 次；或一次 20～40mg，肌内注射，每日 4 次。或一次 20mg，静脉注射，要每小时重复 1 次。或一次 50mg，每 4～6h 1 次，眩晕消失后即停药。

【注意事项】

（1）对本药过敏者、无尿或肾功能不全者、6 个月以内婴儿禁用。

（2）青光眼、胃溃疡、胃肠道或泌尿生殖道梗阻性疾病；心动过速或过缓者慎用。

（3）常见不良反应有口干、心悸、头昏、头痛、嗜睡、不安或轻度胃肠不适，停药后即可消失。

（王佳楠　崔美颖　冯巧婵　吕林利　张丹）

血管性眩晕

血管性眩晕是老年人常见疾病，指前庭系统血液灌注不足而引发眩晕，供血情况取决于血管状态、血液成分及血液灌注压三因素。内耳及前庭系统主要有椎基底动脉供血，常见疾病有迷路卒中、椎基底动脉短暂缺血性眩晕。临床表现与受累部位、血流量减少程度、个体耐受能力有关，主要表现为眩晕与平衡障碍、视觉障碍、肢体麻木、构音障碍等。

一、诊断要点

（1）眩晕与平衡障碍　为常见症状，且可长时间内为唯一症状，孤立症状出现率 10%～62%，作为首发症状约 48%，常于 2～5min 内达高峰，持续 30min

至数小时。

(2) 视觉症状　视物模糊、水平或垂直复视、黑蒙、眼前闪光样发作。

(3) 肢体麻木、构音困难。

(4) 经颅多普勒（TCD）　可发现血流异常。

(5) 头颅 CT 及 MRI　可发现有腔隙性脑梗死。

根据临床症状及客观检查在排除其他疾病基础上，诊断本病。

二、鉴别诊断

本病包括一组疾病，需要根据具体病因进行鉴别。

三、治疗原则

血管性眩晕的治疗包括积极治疗原发病，如高血压、糖尿病、高脂血症、心脑综合征等；改善循环，增加脑血管血流量，如钙离子拮抗剂尼莫地平等；抗血小板聚集，防止血栓形成，如阿司匹林、双嘧达莫等；改善脑组织代谢，如甲磺酸阿米三嗪萝巴新（都可喜）、麦角隐亭咖啡因（洛斯宝）等。

四、一般治疗

(1) 卧床休息，避免声光刺激。

(2) 心理治疗。应消除眩晕患者的恐惧心理，接触顾虑，告知眩晕并非致命疾病，轻者可痊愈，眩晕重者经代偿后可减轻或消除。

(3) 积极治疗原发病。

五、药物处方

处方①：尼莫地平，20～40mg，口服，每日 3 次，服 2～3 周后停药观察。

【注意事项】

(1) 对本药过敏者、严重肝功能损害者、脑水肿或颅内压明显升高者、孕妇及哺乳期妇女禁用。

(2) 肝功能损害者、严重肾功能损害者、严重心血管功能损害者、严重低血压者慎用。

(3) 不良反应有血小板减少、贫血、弥漫性血管内凝血、血肿、血压下降（下降程度与剂量有关）、心率加快、心动过缓等。

(4) 用药前后及用药时应注意监测血压、心电图。

处方②：抗血小板聚集。

阿司匹林，75mg，口服，每日 1 次，长期服用，无固定疗程。

双嘧达莫（潘生丁），25mg，口服，每日 3 次，长期服用，无固定疗程。

【注意事项】

(1) 阿司匹林以肠溶片为佳，减少为黏膜刺激症状，在长期应用治疗期间注意观察脑及内脏出血情况。

（2）长期服用双嘧达莫，可与阿司匹林合用，合用时应减量。

（3）双嘧达莫禁忌及慎用情况：对本药过敏者、休克患者禁用；低血压患者、有出血倾向患者、冠心病患者慎用。

（4）双嘧达莫的不良反应与剂量有关，不良反应持续或不能耐受者少见，停药后可消除。常见不良反应有头痛、头晕、眩晕、恶心、腹部不适、腹泻、皮疹等，偶有肝功能异常，罕见心绞痛、肝功能不全；长期大量应用可致出血倾向。

处方③：改善脑组织代谢。

甲磺酸阿米三嗪萝巴新（都可喜），1片，口服，每日2次，疗程视病情而定。

麦角隐亭咖啡因口服溶液（洛斯宝），2～4mL，饭前或饭后口服，每日2次，15～30天后停药观察。

巴曲酶注射液，5BU，溶于100～200mL生理盐水溶液，静脉滴注。1h以上，隔日1次，每次5BU，10次为1个疗程。

【注意事项】

（1）甲磺酸阿米三嗪萝巴新禁忌证：对本药过敏者、严重肝功能损害者、周围神经病变者禁用；不宜用于治疗支气管哮喘。

（2）长期用甲磺酸阿米三嗪萝巴新可出现周围神经病变（如肢端感觉异常或疼痛），并可能伴有体重下降，停药后可自行消失；不良反应还有畏食、恶心、呕吐、头晕、眩晕等。

（3）服用甲磺酸阿米三嗪萝巴新期间应进行血气监测，在严密观察心脏、呼吸相关指标的情况下，适当调整本药剂量。

（4）洛斯宝副作用有消化道不适、头痛等，心功能不全者慎用。

（5）应用巴曲酶期间观察血纤维蛋白原，如有出血倾向立即停药，一般很安全。

（王佳楠　崔美颖　冯巧婵　吕林利　张丹）

重症肌无力

重症肌无力（MG）是一种神经肌肉接头传递功能障碍的获得性自身免疫性疾病。主要由于神经肌肉接头突触后膜上AChR受损引起。临床主要表现为部分或全身骨骼肌无力和极易疲劳，活动后症状加重，经休息和胆碱酯酶抑制剂（ChEI）治疗后症状减轻。

一、诊断要点

MG患者临床特点为受累肌肉在活动后出现疲劳无力，经休息或ChEI治疗可以缓解，肌无力表现为"晨轻暮重"的波动现象。结合药物试验、肌电图以及免疫学等检查的典型表现可以做出诊断。另外，还应该行胸腺 CT、MRI 检查确定有无胸腺增生或胸腺瘤，并根据病史、症状、体征和其他免疫学检查明确是否合并其他自身免疫性疾病。下述试验有助于 MG 的诊断。

1. 疲劳试验（Jolly 试验）

嘱患者持续上视出现上睑下垂或两臂持续平举后出现上臂下垂，休息后回复则为阳性。

2. 抗胆碱酯酶药物试验

（1）新斯的明试验　新斯的明 0.5～1mg 肌内注射，20min 后肌无力症状明显减轻者为阳性。

（2）滕喜龙试验　滕喜龙 10mg 用注射用水稀释至 1mL，静脉注射 2mg，观察 20s，如无出汗、唾液增多等不良反应，再给予 8mg，1min 内症状好转为阳性，持续 10min 后又恢复原状。

二、鉴别诊断

1. 眼肌型 MG 鉴别诊断

（1）米勒-费希尔综合征　该病早期可出现眼肌下垂，但米勒-费希尔综合征患者跟腱反射消失或出现有共济失调，EMG 检查可鉴别。

（2）慢性进行性眼外肌麻痹　最常见出现上睑下垂，单纯的 EMOs 麻痹，可双侧对称性受累，复视不常见，可行基因检测鉴别。

（3）眼咽型肌营养不良　多有双上眼睑下垂，有眼外肌麻痹及吞咽困难，部分患者出现四肢近端无力，但复视不多见，根据家族史、血清酶学检测增高和肌肉活检可鉴别，可行 *PABPN1* 基因检测鉴别。

（4）格雷夫斯眼病　可有甲亢的其他临床表现，有眼球突出和对新斯地明试验不明显可作为鉴别，甲状腺功能检查有异常。

2. 全身型 MG 鉴别诊断

（1）吉兰-巴雷综合征　为免疫介导的急性炎症性周围神经病变，表现为松弛性肢体肌无力，腱反射减弱或消失，电生理检查提示运动神经传导潜伏期延长，速度减慢，传导阻滞等，脑脊液提示蛋白-细胞分离现象，新斯的明试验和 AChR-Ab 抗体均阴性可进一步鉴别。

（2）兰伯特-伊顿（综合征）　为免疫介导的累及神经肌肉接头突触前膜电压依赖性钙通道疾病，多继发小细胞肺癌及其他恶性肿瘤，表现为肢体近端无力，亦疲劳，短暂用力后肌力增强，持续性收缩后病态疲劳伴有自主神经症状。部分新斯的明试验阳性，但 AChR-Ab 抗体阴性，肌电图提示低频重复电刺激可见波幅递减，高频重复电刺激可见波幅递增可作进一步鉴别。

（3）进行性脊肌萎缩症 为运动神经元病的亚型，表现为松弛性肢体肌无力和肌肉萎缩，肌束震颤、腱反射减低或消失，肌电图可见神经源性损害，可见明显的纤颤电位、运动单位减少和巨大电位，可有肌酶轻度升高，肌活检提示神经源性损害，新斯的明试验和 AChR-Ab 抗体均阴性可进一步鉴别。

（4）多发性肌炎 为多种原因导致的骨骼肌间质性炎症改变，表现为进行性加重的松弛性肢体肌无力和疼痛，肌电图提示肌源性损害，肌酶有升高，肌肉活检及基因检测有助于诊断。

三、治疗原则

（1）胸腺摘除。适用于 16～60 岁发病、无手术禁忌证的全身型 MG 患者，尤其是合并胸腺瘤（占 10%～15%）。胸腺摘除后，大多数患者疾病症状显著改善。

（2）静脉大剂量免疫球蛋白或血浆置换；若因病情严重而当时不能胸腺摘除者，则应先应用静脉大剂量免疫球蛋白或血浆置换，等病情好转且稳定后再行胸腺摘除。

（3）静脉大剂量免疫球蛋白或血浆置换和（或）肾上腺糖皮质激素，配合适量其他免疫抑制药物。对不能或拒绝做胸腺摘除的 MG 患者，若病情危重，则应先应用静脉大剂量免疫球蛋白或血浆置换，继以免疫抑制药物；非危重者，可选肾上腺糖皮质激素冲击配合其他免疫抑制药物治疗。

（4）其他免疫抑制剂。既拒绝或不能做胸腺摘除，又拒绝或不能耐受肾上腺糖皮质激素治疗的 MG 患者，应考虑用硫唑嘌呤、环磷酰胺、环孢素（赛斯平）、吗替麦考酚酯（赛可平、骁悉）等其他免疫抑制剂治疗。

四、一般治疗

（1）注意休息，避免受凉、劳累。

（2）营养支持。高蛋白、高热量饮食，吞咽困难者可行鼻饲饮食或静脉营养支持。

（3）加强护理，保持呼吸道通畅，累及呼吸肌者可行气管插管或气管切开，呼吸机辅助呼吸。

五、药物处方

处方①：胆碱酯酶抑制剂。

溴吡斯的明，为最常用的药物，成人每次口服 60～120mg，每日 3～4 次，可在进餐前 30min 服用，作用时间为 6～8h。应从小剂量开始，逐步加量，以维持日常起居为宜。

【注意事项】

不良反应可用阿托品对抗。

处方②：肾上腺皮质激素：适用于各种类型的 MG。

（1）冲击疗法 适用于住院危重病例、已用气管插管或呼吸机者。

甲泼尼龙，1000mg，静脉滴注，每日 1 次，连用 3～5 日，随后地塞米松 10～20mg，静脉滴注，每日 1 次，连用 7～10 日。临床症状稳定改善后，停用地塞米松，改为泼尼松 60～100mg 隔日顿服。当症状基本消失后，逐渐减量至 5～15mg 长期维持，至少 1 年以上。

（2）小剂量递增法 泼尼松，20mg，隔日 1 次，每晨顿服，每周递增 10mg，直至隔日每晨顿服 60～80mg，待症状稳定 4～5 日后，逐渐减量至隔日 5～15mg 维持数年。

【注意事项】

激素的不良反应有胃溃疡出血、血糖升高、库欣综合征、股骨头坏死、骨质疏松等。大剂量激素冲击疗法治疗初期可使病情加重，甚至出现危象，应予注意。

处方③：免疫抑制剂：适用于对肾上腺糖皮质激素疗效不佳或不能耐受，或因有高血压、糖尿病、溃疡病而不能用肾上腺糖皮质激素者。

环磷酰胺，静脉给药、间歇疗法，每次 400～800mg，每周静滴 1 次。

或环磷酰胺，口服，每日 100mg，分 2 次口服，直至总量达 10～20g。

硫唑嘌呤，25～100mg，口服，每日 2 次。

环孢素，6mg/(kg·d)，口服，疗程为 12 个月。

【注意事项】

硫唑嘌呤不良反应有肝毒性和白细胞减少；长期使用可能会增加患某些实体癌、皮肤癌和血液相关癌的风险，且该风险可能与剂量和疗程相关，故应注意选用最小有效维持剂量。约 15%～20% 的 MG 患者在接受硫唑嘌呤治疗 10～14 天内会出现流感样特异性反应，此时应停药。

处方④：大剂量静脉注射免疫球蛋白：重症肌无力症状加重或恶化的患者，作为辅助治疗缓解病情。

IgG，0.4g/(kg·d)，静脉滴注，5 日为 1 个疗程。

【注意事项】

（1）专供静脉注射。

（2）禁止与其他药物混合输用。

（3）若制品显现絮状物、混浊、沉淀或有异物，及瓶子有裂纹，有过期失效等情况不可使用。

（4）开启后需一次输完，不得分次或给第二人使用。

（5）颜色异常者，严禁使用。

（6）严禁冰冻。

（7）有严重酸碱代谢紊乱，应慎用。有系统性疾病而致严重酸、碱代谢紊乱患者，应慎用。

（8）一般无不良反应，极个别患者在输注时出现的一过性头痛、心慌、恶心等反应，可能与输注速度过快或个体差异有关。上述反应大多轻微，且常发生在输注开始后 1h。建议在输注全过程定期观察患者的一般情况和生命体征，必要时减慢或暂停输注，一般无需特殊处理可自行恢复。个别患者可在输注结束后发生上述反应，一般在 24h 内自行恢复。

（王佳楠　崔美颖　冯巧婵　吕林利　张丹）

多发性硬化

多发性硬化（MS）是一种免疫介导的中枢神经系统慢性炎性脱髓鞘性疾病。主要临床特点为病灶的空间多发性和时间多发性（缓解、复发的病程），并可能具有遗传易感性，在外界环境影响和（或）在炎症介导下可能诱发。

一、诊断要点

（1）空间多发性和时间多发性。

（2）本病最常累及的部位为脑室周围、近皮质、视神经、脊髓、脑干、小脑。

（3）该病多数在 20～50 岁发病（平均 30 岁），可为急性或亚急性起病。

（4）其临床表现也因累及部位不同而呈多样性。常见的临床表现有一个或一个以上肢体的感觉异常和（或）肢体无力、视物模糊或视力下降、眼肌麻痹、复视、眼球震颤、共济失调、头颈痛、眩晕呕吐、存在束带感、痛性肌痉挛、小便潴留、智能或情绪的改变等。

（5）当前 MRI 是诊断多发性硬化最为敏感的辅助检查方法，多发性硬化病灶在 MRI 上表现主要是长 T_1 及长 T_2 信号，对于新病灶或早期的病变 T_2 像显示比 T_1 像明显，有时甚至在 T_1 像上发现不了病灶。FLAIR 及质子密度像对小脑及脑干的多发性硬化病变显示较 T_2 像更为清晰。新病灶注射 Gd-DTPA 后明显强化。

（6）脑脊液化验也是一项重要辅助检查手段，多发性硬化患者在病情的活动期或复发期，脑脊液白细胞（主要为单个核细胞）可轻度增高，白细胞中 90% 为淋巴细胞；部分患者白蛋白可轻度增高；鞘内 24h IgG 合成率异常；除此之外，脑脊液寡克隆区带的测定有助于确诊多发性硬化。

（7）多发性硬化诊断标准　见表 7-1。

表 7-1　多发性硬化诊断标准

发作次数	病灶个数	其他 MS 诊断证据		是否诊断 MS
		空间多发	时间多发	
≥2	≥2	不需要	不需要	是
≥2	1	MRI 示空间的多发； 或≥2 个 MRI 病灶加阳性 CSF； 或再次临床发作	不需要	是
1	≥2	不需要	MRI 示时间的多发 或第二次临床发作	是
1	1	MRI 示空间的多发； 或≥2 个 MRI 病灶加阳性 CSF	病灶时间的多发； 或二次复发	是
隐匿进展	1	疾病进展 1 年和下列中两条： (1)阳性脑 MRI (2)阳性脊髓 MRI (3)阳性 CSF 发现		是

（8）依据其临床表现可分为五型。

① 复发-缓解型：临床最常见，约占 85％，疾病早期出现多次复发和缓解，可急性发病或病情恶化，之后可以恢复，两次复发间病情稳定。

② 继发进展型：复发缓解型经过一段时间（25 年后 80％）可转为此型，病情进行性加重不再缓解，伴有或不伴有偶尔的复发、轻微的缓解及平台期。

③ 原发进展型：约占 10％，起病年龄偏大（40～60 岁），起病后渐进展（无平台期或缓解），仅偶尔有短暂平台或轻微改善。

④ 进展复发型：症候一直进展，并间有急性复发，复发可完全缓解或无缓解。复发间隔期病情仍持续进展。

⑤ 良性型：约占 10％，病情呈现自发缓解（15 年后仍正常）。

二、鉴别诊断

对于早期 MS，尤其应注意与其他临床及影像上同样具有时间多发性和空间多发特点的疾病进行鉴别，尽可能完善如 AQP4、自身免疫相关抗体等检查进行排除期间疾病的可能性。多需与其他炎症性脱髓鞘病、脑血管病、感染性疾病、结缔组织病、肉芽肿性疾病、肿瘤性疾病、遗传代谢性疾病等相鉴别，下面列举最为常见的几种疾病作为鉴别。

1. 视神经脊髓炎谱系疾病（NMOSDs）

注意该疾病临床特点及影像学特征，AQP4、MOG、OB 等检查结果有助于进一步鉴别诊断。

2. 急性播散性脑脊髓炎（ADEM）

ADEM 多发生于感染或接种疫苗后，发病较急及凶险，常伴发热、精神异常及意识障碍等脑和脊髓弥漫性损害，球后视神经炎少见，在复发间期没有慢性脱髓鞘发生，而 MS 即使没有临床可见的发作，病理上也存在慢性炎性脱髓鞘。

3. 多发性腔隙性脑梗死

注意脑血管病有高血压、糖尿病等危险性因素，发作过程及临床特点可予鉴别，但注意 MR 影像学表现两者累及部位有相似的情况，多发性硬化多位于室管膜下分布于侧脑室体部前后方居多，且垂直于侧脑室分布，而多发性腔隙性脑梗死稍偏外，病灶多呈三角形改变。

三、治疗原则

多发性硬化的治疗包括急性发作期的治疗、缓解期治疗和对症治疗。多发性硬化急性期因是炎性介导的脱髓鞘，应进行免疫抑制及控制炎症等治疗，以减轻症状、尽快减轻残疾程度为主。缓解期治疗以减少复发、减少脑和脊髓病灶数、延缓残疾累积及提高生存质量为主。

四、一般治疗

避免或减少促使多发性硬化病情加重或复发的因素，如外伤、感冒、腹泻、全身或局部感染性疾患、手术或麻醉、环境温度过高或桑拿浴、受凉淋雨、情绪激动或过度悲伤等；重视患者的心理或精神治疗；注意吃易消化的食物，多吃生蔬菜及水果，增加不饱和脂肪酸（植物或蔬菜油）的摄入，适当增加蜂蜜、谷类制品，同时应保持大便通畅。

五、药物处方

处方①：糖皮质激素：多发性硬化急性期首选药物。

甲泼尼龙，常规用法为从 1g 开始，加入 5% 葡萄糖注射液 500mL 中静脉滴注 3～4h，共 3 天，然后剂量减半，每 3～5 天减半量，每个剂量用 3～5 天，直至减完，一般 30 天左右减完。如果第一次大剂量 3 天或 5 天缓解不满意，过 3 天或 5 天以后可以再用一次，1g/d，用 3～5 天。

地塞米松，用 30～40mg 加入 50mL 生理盐水中，5min 内缓慢静注，此法使血药浓度在短时间内迅速达到高峰，有效地起到免疫抑制作用。可在第 1、3、5、8、15 天分别用药。此外，还可用地塞米松 20～30mg 加入 5% 葡萄糖注射液 500mL 中静脉滴注，连用 2 周，再逐渐减药。还有直接口服此药进行治疗。

泼尼松，急性期或复发期有用此药，80～120mg/d，口服，10 天至 2 周左右再减量，6 周到 2 个月为 1 个疗程。特别是多次复发的患者，在减到 10～15mg 时可长期用下去，对复发有抑制作用。

【注意事项】

用激素类药物突出的要注意这些药物产生的副作用，并加以预防，如骨质疏松（嘱患者在激素治疗的前 3 个月内少活动，以免大关节负重）、低钾、胃肠刺激、水钠潴留等。

处方②：细胞毒性药物：对于激素治疗不敏感的患者或慢性进展性多发性硬化患者可加用以下细胞毒性药物中的一种。

环磷酰胺，每次 400～500mg，静滴，每周 2～3 次，2 周后改为口服，每日 100mg，总量控制在 10～20g 为宜。

硫唑嘌呤，每日 100～200mg，口服，疗程不详。

环孢素，应用剂量为 2.5mg/(kg·d)，疗程不详。

【注意事项】

（1）环磷酰胺对难治性的慢性进行性多发性硬化患者有一定疗效，应注意定期检查血象及肝功能情况，观察有无白细胞数下降。

（2）应用硫唑嘌呤期间应定期检查血象变化，观察有无白细胞数下降或再生障碍性贫血情况。

（3）有时在减少激素剂量的过程中为了使激素能较快地撤下而不至于反跳，或者由于长期应用激素出现了明显副作用而需换药，可用硫唑嘌呤，用量在每日 50～100mg。

（4）环孢素有一定的肾毒性和致高血压作用，需检测血清肌酐水平，血肌酐水平应控制在 13mg/L，为减少毒性分 2～3 次服用。

处方③：其他免疫调节剂，可用于缓解期治疗。

干扰素 β_{1a}，44mg，皮下注射，每周 3 次。

醋酸格拉替雷，20mg/d，皮下注射，每日 1 次，疗程不详。

静脉用免疫球蛋白 G（IVIG），0.4g/(kg·d)，5 天为 1 个疗程，一般在急性期应用。

克拉屈滨，0.7mg/kg，静脉注射，用 4 个月，总量 2.8mg/kg。

米托蒽醌，5～12mg/m²，静脉滴注，3 个月 1 次，持续 2 年。

【注意事项】

（1）临床研究提示干扰素 β 治疗的疗效与剂量呈正相关，干扰素 β 治疗后脑萎缩进展减慢，一旦开始 β 干扰素的治疗，如果疗效肯定且患者可以耐受，则应长期连续治疗。

（2）醋酸格拉替雷可减少缓解复发型 MS 的次数，但对重症者无效。

（3）免疫球蛋白一般在急性期应用，一般认为其对复发缓解型（RRMS）有效，但对复发进展型和原发进展型无效。

（4）克拉屈滨副作用有血液系统毒性和严重病毒感染。

（5）米托蒽醌治疗继发进展型 MS，副作用有恶心、脱发、闭经、一过性白细胞减少、尿道感染等，并具有心脏毒性作用，左心室射血量下降（10%）。

（王佳楠 崔美颖 冯巧婵 吕林利 张丹）

短暂性脑缺血发作

短暂性脑缺血发作（TIA）是由于脑动脉狭窄、闭塞或血流动力学异常导致的短暂性、反复发作性脑局部组织的血液供应不足，是该动脉所支配的脑组织发生缺血性损伤，表现出相应的神经功能障碍。本病的临床表现可持续数分钟至数小时，且在 24h 以内完全恢复，但大多数患者均在 30min 内恢复。针对病因治疗以及实施二级预防，包括抗血小板聚集或抗凝治疗，控制危险因素如颈动脉狭窄、高血压病、不良生活方式等。短暂性脑缺血发作后，脑缺血事件复发风险很高，应尽早入院进行评估，并开始二级预防。

一、诊断要点

（1）主要表现为单侧肢体力弱、麻木，或者单侧视觉缺失、失语或眩晕等局灶性脑部神经功能缺损症状。

（2）在短时间（通常十余分钟以内）内迅速完全缓解，应该考虑短暂性脑缺血发作。

（3）通过 MRI 弥散加权成像（DWI）系列排除脑梗死，是 TIA 诊断的充分条件之一。

二、鉴别诊断

1. 偏头痛

多有既往发作病史，且多位于一侧头部搏动样疼痛，部分伴有先兆症状，脑膜刺激征阴性，头颅 CT 多数可鉴别。

2. 脑实质出血

可以产生与蛛网膜下腔出血相似的临床表现，然而更常见局灶性无力或共济失调。

3. 脑膜炎

多有头痛、呕吐及脑膜刺激征阳性的表现，但病初多有发热，发病一般不如蛛网膜下腔出血急骤，头颅 CT 或脑脊液检查可作进一步鉴别。

三、治疗原则

TIA 是神经科急症，是卒中的高危因素，应该给予足够的重视，必须紧急处理。治疗原则是病因治疗、药物治疗以及手术治疗，其目的是减少和防止

TIA 的反复发作，预防其发展为脑卒中。

四、一般治疗

（1）积极查找病因，针对可能存在的脑血管病危险因素如高血压、糖尿病、血脂异常、心脏疾病等要进行积极有效的治疗。高血压患者在考虑高龄、基础血压、平时用药、可耐受性的情况下，降压目标一般应达到≤140/90mmHg，理想目标应达到≤130/80mmHg；低密度脂蛋白水平降至 2.59mmol/L 以下，伴有大动脉易损斑块、冠心病、糖尿病等多种危险因素的应控制在 2.07mmol/L 以下。

（2）改变不良生活方式，戒烟、限酒、减轻体重，体重指数维持在 18.5～24.9kg/m²，每天进行大约 30min 的中等强度体育锻炼。

（3）手术和介入治疗，常用方法包括颈动脉内膜切除术（CEA）和经皮腔内血管成形术（PTA）。对于有或无症状，单侧的重度颈动脉狭窄＞70％，或经药物治疗无效者可考虑行 CEA 或 PTA 治疗。

五、药物处方

处方①：抗血小板治疗（非心源性栓塞性 TIA）。

阿司匹林，应用小剂量，通常为一次 75～150mg，每日 1 次，在急性心肌梗死或做血管重建手术开始可以用较高剂量（160～325mg）作为负荷量，以后改为通常低剂量。

氯吡格雷，一次 50mg 或者 75mg，口服每日 1 次。

【注意事项】

（1）阿司匹林对消化道有刺激作用，严重者可引起胃出血，因此消化性溃疡者慎用。

（2）氯吡格雷也可以导致消化道出血、中性粒细胞减少、血小板减少、过敏等。

处方②：抗凝治疗（心源性栓塞性 TIA）。

华法林：第 1～3 日，每日 3～4mg，3 日后维持量每日 2.5～5mg。

【注意事项】

（1）与以下药物合用可增强抗凝作用：水杨酸类、保泰松、水合氯醛、依他尼酸、丙咪嗪、甲硝唑、肾上腺皮质激素、苯妥英钠等。

（2）与以下药物合用可减弱抗凝作用：苯巴比妥类、利福平、维生素 K、雌激素类。

（3）严重高血压、凝血机制障碍、出血倾向、消化性溃疡、肝肾功能障碍、外伤和手术后、妊娠或分娩妇女禁用。

处方③：扩容治疗（纠正滴灌注，适用于血流动力型 TIA）。

右旋糖酐 40，250～500mL，静脉滴注，每日 1 次，7～10 天为 1 个疗程。

【注意事项】

（1）脑出血、血小板减少症、凝血功能障碍患者禁用。

（2）1 次使用剂量不得超过 1500mL。

处方④：钙拮抗剂（能阻止细胞内钙超载，防止血管痉挛，增加血流量，改善微循环）。

尼莫地平，20～40mg/次，口服，每日 3 次。

盐酸氟桂利嗪，5～10mg/次，每日睡前口服 1 次。

【注意事项】

（1）尼莫地平应用时注意事项：对本药物过敏及严重肝功能损害者、孕妇及哺乳期妇女禁用；扩散性脑水肿或颅内压显著升高、严重心血管功能障碍、严重低血压者、脑水肿、严重肝肾功能损害者慎用或减少用量；用药前后及用药时，应注意监测血压和心电图；与芬太尼联用可能引起严重低血压，与胺碘酮联用可引起房室传导阻滞或窦性心动过缓；本品含有一定量乙醇和聚乙二醇 400，与后两者存在配伍禁忌的药物，也不能与本药配伍。同时，本药严禁与其他药物混合使用。

（2）极个别患者在应用氟桂利嗪过程中乏力现象可能会逐渐加剧，此时应停止治疗；请在推荐剂量下使用，医师应定期（特别是在维持治疗期间）观察患者，这样可保证在出现锥体外系或抑郁症状时能及时停药，如果在维持治疗时疗效下降，亦应停止治疗。

（3）由于服用氟桂利嗪可能引起困倦（尤其是在服药初期），驾驶车辆或操纵机器者应注意。

（4）应用氟桂利嗪可能会引发锥体外系症状、抑郁症和帕金森病，尤其是有此类病症发病倾向的患者，如老年患者，所以此类患者应慎用。

（王佳楠　崔美颖　冯巧婵　吕林利　张丹）

蛛网膜下腔出血

蛛网膜下腔出血通常为脑底部或脑表面的病变血管破裂，血液直接流入蛛网膜下腔引起的一种临床综合征，占急性脑卒中的 10％左右。颅内动脉瘤是最常见的病因（约占 50％～80％），其次为血管畸形（约占 10％）。各类脑血管造影常可证实动脉瘤等导致出血的血管病变的存在。常见并发症包括再出血、急性脑积水和血管痉挛等，是致死或致残的主要因素。

一、诊断要点

（1）表现为突然出现剧烈头痛，常表述为前所未有的最严重的头痛，伴恶心、呕吐和畏光。

（2）体检可能正常，或可发现意识改变，脑膜刺激征，眼玻璃体后出血，或者局灶性体征。

（3）头颅 CT 检查（头颅 CT 阴性时，做腰穿脑脊液检查）可以证实蛛网膜下腔出血的存在。

二、鉴别诊断

应与以下疾病相鉴别。

（1）短暂发作性神经系统疾病，如局灶性癫痫、偏头痛、内耳性眩晕、严重心律失常引起的发作性全脑供血不足。这些疾病可引起头昏、晕倒、意识丧失，但通常缺乏局灶性神经症状体征。

（2）多发性硬化、脑膜瘤、胶质瘤、脑内寄生虫、脑脓肿、慢性硬膜下血肿、特发性或继发性自主神经功能不全等均可出现类似 TIA 的症状。

（3）可逆性缺血性脑疾病（RIND）或小卒中，脑缺血导致神经功能缺损症状体征超过 24h，可在数日至 3 周内完全或近于完全消失。

三、治疗原则

预防再出血，降低颅内压，预防继发性脑血管痉挛，减少并发症，寻找出血原因，治疗原发病和预防复发；止血及防治再出血。

四、一般治疗

（1）保持生命体征稳定，保持气道通畅，维持稳定的呼吸、循环系统功能。

（2）避免用力和情绪波动，保持大便通畅。

（3）其他对症支持治疗，包括维持水、电解质平衡，给予高纤维、高能量饮食，加强护理，注意预防尿路感染和吸入性肺炎等。

（4）发生急性阻塞性脑积水者，应积极进行脑室穿刺引流和冲洗，清除血凝块，同时加用脱水剂。

五、药物处方

处方①：降颅压。

20% 甘露醇，250mL/次，静脉快速滴注，30min 内滴完，每 4～8h 1 次，可连续用 5～15 天。

呋塞米，40～100mg/次，肌内注射或静脉滴注，每 4～8h 1 次。

白蛋白，10g/次，溶于生理盐水 250mL 液体中，静脉滴注，每日 1～2 次，连用 5～10 天。

【注意事项】

（1）如果是老年患者伴有心肾功能不全，且出血量不多者，甘露醇只能每次用半量（125mL），1～3 次/日。在应用此脱水药时，注意补充电解质及水，并观察尿量、心脏功能及电解质情况。

（2）当患者心功能不全或肾衰竭不宜用甘露醇，或甘露醇应用后仍不足以降低颅内压者，则应用或加用呋塞米。

（3）白蛋白是一种理想的、较强的脱水剂，主要通过提高血液胶体渗透压达到脱水效果。上述脱水效果不佳时，可加用白蛋白。

处方②：调控血压。

尼卡地平，口服，起始剂量为 20mg/次，每日 3 次，有效剂量范围为一次 20～40mg，每日 3 次。

拉贝洛尔，口服，开始 100mg/次，每日 2～3 次，如疗效不佳，可增至一次 200mg，每日 3～4 次。通常对轻、中、重度高血压的日剂量相应为 300～800mg、600～1200mg、1200～2400mg，加用利尿药时可适当减量，极量为每日 2400mg。静脉 50～200mg/次，用前将本药 100mg 用 5% 葡萄糖注射液或 0.9% 氯化钠注射液稀释至 250mL，滴注速度为 1～4mg/min，取得较好效果后停止滴注。

【注意事项】

（1）尼卡地平与地高辛合用时，地高辛血药浓度增加。

（2）严重主动脉瓣狭窄慎用硝苯地平，禁用尼群地平和尼卡地平。孕妇、哺乳期妇女禁用尼卡地平、尼群地平、氨氯地平、拉西地平、非洛地平，慎用硝苯地平；儿童禁用硝苯地平。

（3）服用尼卡地平期间应经常测量血压、做心电图；降压后反射性引发心动过速，体位性低血压，面和踝肿胀，诱发心绞痛。

（4）拉贝洛尔与维拉帕米合用应谨慎。

（5）严重窦性心动过缓、房室传导阻滞、心力衰竭、心源性休克及对此尼卡地平、拉贝洛尔过敏、明显主动脉及二尖瓣病、支气管哮喘、过敏性鼻炎、外周血管痉挛性疾病者禁用拉贝洛尔。

（6）应用拉贝洛尔时不能用葡萄糖氯化钠注射液溶解、稀释做静脉注射治疗高血压危象（儿童、孕妇、哮喘患者、脑出血患者忌用静脉注射）。

处方③：抗纤溶药物。

氨基乙酸，口服，2g/次，每日 3～4 次，静脉滴注，初始剂量 4～6g，每日量不超过 20g，可连用 3～4 日。

氨甲苯酸，口服，250～500mg，每日 3 次，每日最大用量 2000mg。

酚磺乙胺，口服，0.5～1g/次，每日 3 次。

【注意事项】

（1）氨基乙酸不宜与酚磺乙胺配伍，不能用于静脉推注；心、肝、肾功能不全者慎用。

（2）氨基乙酸对凝血功能异常引起的出血疗效较差，对严重大量出血无止血作用。

（3）氨甲苯酸与青霉素或尿激酶等溶栓剂有配伍禁忌；且有血栓形成倾向者（如急性心肌梗死）、有血栓栓塞患者、血友病或肾盂实质病变发生大量血尿时慎用该药；妊娠和哺乳期妇女也慎用。

（4）血栓栓塞性疾病或有此病史者、肾功能不全者慎用酚磺乙胺。

（5）酚磺乙胺与氨基乙酸混合注射引起中毒，故两者不能同瓶合用。

（王佳楠　崔美颖　冯巧婵　吕林利　张丹）

附 录

附录A　合理用药与注意事项

药物是用于治疗、预防和诊断疾病的化学物质，对人体具有双重性，既有治疗疾病的一面，也有对人体产生不良反应和毒副作用的一面，临床应用时要综合权衡。临床用药是否合理涉及患者健康，合理用药是提高医疗质量整体水平的重要保证。合理用药是以当代药物及疾病的系统知识和理论为基础，安全、有效、经济、适当地使用药物，需要遵守一些原则，了解一些注意事项。

一、药物不良反应（ADR）分类及特点

分类依据	类型	特点
基于对药物不良反应的分类法，根据与剂量有无关联分类（1977年Rawlins和Thompson设计）	① A型药物不良反应，包括副作用、毒性反应、过度效应、首剂效应、撤药反应、继发反应等	常与剂量有关，药理作用增强所致，可以预测，发生率高而病死率低，如抗血凝药引起的出血等
	② B型药物不良反应，包括变态反应和异质反应等	一般与剂量无关，是一种与正常药理作用无关的异常反应，难以预测，发生率低（据国外数据，占药物不良反应的20%～25%）而病死率高，如青霉素引起的过敏性休克
基于药品不良反应的新的分类法，包括活性成分和赋形剂引起的不良反应，以机制为基础	① A类（扩大反应）	药物对人体呈剂量相关的反应，可根据药物或赋形剂的药理学和作用模式来预知，停药或减量可部分或完全改善。是不良反应中最常见的类型，常由各种药动学和药效学因素决定
	② B类（bugs反应）	由促进某些微生物生长引起的ADR，在药理学上可预测。如含糖药物引起的龋齿、抗生素引起的肠道内耐药菌群的过度生长、广谱抗生素引起的鹅口疮、过度使用某种可产生耐药菌的药物而使之再次使用时无效等。应注意，药物致免疫抑制而产生的感染不属于B类反应
	③ C类（化学反应）	取决于药物或赋形剂的化学性质而不是药理学性质，基本形式是化学刺激，这类反应的严重程度主要取决于药物浓度而不是剂量，可随已了解药物的化学特性进行预测。如外渗物反应、静脉炎、药物或赋形剂刺激而致的注射部位疼痛、酸碱灼烧、接触性（"刺激物"）皮炎和局部刺激引起的胃肠黏膜损伤等
	④ D类（给药反应）	反应由特定给药方式引起。这些反应不依赖于制剂成分的化学或药理性质，而是因剂型的物理性质和（或）给药方式而发生。这些反应不是单一的，给药方式不同，ADR特性也不同。共同特点是，如果改变给药方式，ADR即消失。如植入药物周围的炎症或纤维化、注射液中微粒引起的血栓形成或血管栓塞、片剂停留在咽喉部、用干粉吸入剂后的咳嗽、注射液经微生物污染引起的感染等。应注意，与注射相关的感染属D类，不是B类。这些感染的发生与给药方式等有关，与所用药物无关。B类反应则为药物与微生物之间的直接相互作用

续表

分类依据	类型	特点
基于药品不良反应的新的分类法,包括活性成分和赋形剂引起的不良反应,以机制为基础	⑤ E 类(撤药反应)	生理依赖的表现,只发生在停药或剂量减少后,再次用药症状改善。虽然这些反应一定程度上是药理学可预知的,但撤药反应发生也不是普遍的,许多患者虽然持续大剂量使用也不一定会发生此类反应。常见引起撤药反应的药物有阿片类、二环类抗抑郁药、β受体阻滞剂、可乐定、尼古丁等
	⑥ F 类(家族性反应)	仅发生在遗传因子决定的代谢障碍敏感个体,必须与人体对某种药物代谢能力正常差异而引起的 ADR 相鉴别。一些较常见的家族性障碍有苯丙酮尿、葡萄糖 6-磷酸脱氢酶(G-6-PD)缺陷、Cl 酯酶抑制剂缺陷、卟啉症和镰状细胞性贫血等。此类反应不可混淆于人体对某种药物代谢能力的正常差异而发生的反应。如西方人群 10% 以上缺乏细胞色素 P450 2D6,与其他人群相比,他们更易发生受 2D6 代谢的药物的已知的 A 类反应,因为他们对这些药物的消除能力较低。有上述代谢障碍的人群易发生的不良反应,在无此障碍的其他人群中,不管剂量多大也不会发生,如有 G-6-PD 缺陷的患者,使用奎宁时可能会出现溶血,而其他个体即使奎宁用量很大也不会发生
	⑦ G 类(基因毒性反应)	能引起人类基因损伤的 ADR,如致畸、致癌等
	⑧ H 类(过敏反应)	可能是继 A 类反应后最常见的不良反应。类别很多,均涉及免疫应答的活化。不是药理学可预测的,且与剂量无关。减少剂量通常不会改善症状,必须停药。如过敏反应、过敏性皮疹、斯-约综合征、光变应性、急性血管性水肿、过敏性胆汁阻塞、过敏介导的血质不调等
	⑨ U 类(未分类反应)	指机制不明的反应,如药源性味觉障碍、辛伐他汀的肌肉不良反应、气体全麻药物的恶心呕吐等
WHO 分类法	① A 类不良反应	可以预防。发生率高,病死率低。反应的发生与剂量、常规药理作用有关。如副作用、毒性作用、后遗症、继发反应等
	② B 类不良反应	难以预测,常规毒理学不能发现。发生率低,病死率高。反应的发生与剂量、常规药理作用无关。对不同个体来说剂量与不良反应的繁盛无关,但对同一敏感个体来说药物的量与反应强度相关。分为药物异常性和患者异常性。具有特应性,即一个人所具有的特性,特有的易感性,奇特的反应
	③ C 类不良反应	背景发生率高,非特异性(指药物)。潜伏期长,用药与反应发生没有明确的时间关系,如妊娠期用己烯雌酚,子代女婴至青春期后患阴道腺癌。反应不可不重视,如某些基因突变致癌、畸胎的发生。有些机制不清,尚在探讨中

注:药物不良反应(ADR)是指合格药品在正常用法用量下出现的与用药目的无关的或意外的有害反应。

二、合理用药原则

原则	注意事项
①科学用药	首先熟悉和了解所用药物的种类、特性、药理作用、药代动力学、剂型、剂量、用量、适应证、不良反应、禁忌证、使用方法、疗程以及药物的相互作用和配伍禁忌等,这是科学用药的前提。其次对病因、病种、病情、机体功能状态和个人特点等情况进行综合分析,找出问题的主要方面,权衡利弊,合理决策。此外,还要注意观察用药后的疗效与不良反应,通过周密细致的临床观察和反复验证来总结用药经验,使临床用药科学、有根据
②个体化用药	药物特性需要与患者个体化统一,做到因人、因地、因时具体用药。临床上有许多因素可影响药物选择和作用,比如患者年龄、性别、个体差异与特异体质和机体所处不同生理、病理状态等。一般而言,老年人与儿童用药剂量要较成年人小,尤其是婴幼儿用药必须按千克体重量进行计算;不同体质的个体对药物反应不同,有些人对某些药物具有较高耐受性,有些人对某些药物特别敏感,可产生过敏反应甚至过敏性休克。对于这些个体,临床用药时需特别谨慎小心。孕妇与哺乳期妇女由于处在特殊生理状态下,故对胎儿和婴幼儿有影响的药物都要慎用或禁用。还有肝、肾等重要脏器功能不全者,凡一切对肝、肾有不良影响或增加肝、肾负担的药物均应忌用,如果临床需要使用,则应减少药物用量,并在使用过程中密切观察肝、肾功能变化
③最佳用药	就是要把药物有利因素发挥到最大,把不利因素限制在最小,以实现疗效最好、副作用最小的目标。这就需要明确诊断、对症用药,不能只根据表面现象随便下药,也不能无原则地大撒网或合用多种药物,从而减少药源性疾病,减轻患者经济负担。临床必需的一定要用,可用可不用的坚决不用。当药物治疗作用与副作用发生矛盾时,权衡利弊,若利大于弊,临床又必须,有一定的副作用也是允许的,但需要加强对毒副反应的临床观察,采取适当措施以防止或减少毒副作用的发生。相反,若弊大于利,则禁忌使用。临床用药不仅考虑疗效,也要考虑成本与效益的关系,优先选择简单、价格便宜、疗效好、副作用小的药物。需要特别强调的是:①新药不等于疗效好,贵药不一定就是好药,反之,老药不等于疗效不好,药物价格便宜也不等于疗效差,关键是对症下药、合理用药;②禁食生冷、油腻、辛辣等刺激性食物,不应与酒、茶、牛奶同服,以免影响药的疗效;③严禁使用会降低治疗作用的过期失效药品;④重视药物配伍禁忌,提高药效,减少副作用;⑤熟悉药物与药物之间、药物与食物之间的相互作用,尽量减少用药品种;⑥不能将针剂改为内服、外用,不能将舌下含片改为口服,不能将口服片改为阴道塞药,不能将包衣片分割后服用,不能将胶囊剂改为冲剂服用;⑦慎重使用新药,确保用药安全

三、老年人用药

原则	注意事项	护理
① 了解病史、药物过敏史及用药情况	给老年患者用药前必须了解患者病史、药物过敏史、体征及相关辅助检查结果,了解既往和现在用药情况,要仔细分析症状,明确用药指征,现用药的作用与不良反应,选择合理药物	① 了解老年患者的自我用药能力、用药史和各脏器功能状况,设计科学用药护理程序,减少药物不良反应

原则	注意事项	护理
② 科学用药	熟悉和了解所用药物的种类、特性、药理作用、药代动力学、剂型、剂量、用量、适应证、不良反应、禁忌证、使用方法、疗程以及药物的相互作用和配伍禁忌等，再结合患者的病因、病情、病种、机体的功能状态和老年人的特点等进行综合分析比较，找出问题的主要方面，权衡利弊，科学决策，使用合适的药物和剂量。遵循"先理疗、食疗，后药物治疗""先外用，后内服""先口服，次肌注，后静脉""先老药，后新药""先中药，后西药"的用药原则。老年患者除急症或器质性病变外，一般情况下尽量少用药，如失眠、多梦的老年人，可通过避免晚间过度兴奋的因素包括抽烟、喝浓茶等措施来改善。凡是理疗、食疗能解决的老年性疾病，尽量不用药物	② 护理人员应熟练掌握患者常用药物不良反应及对策，如：a. 降压药，需经常观察血压，做好记录，防止血压降得过快或过低，造成脑血流量的不足而引起头晕或诱发脑梗死；b. 解热镇痛药，应掌握好剂量，以免造成大量出汗而发生虚脱；c. 降糖药，老年人对降糖药敏感，使用降糖药时应掌握好剂量，避免出现低血糖，住院患者注射胰岛素后应加强巡视，密切观察用药后反应；d. 强心剂、利尿药，老年人对洋地黄耐受性差，易发生中毒反应，要注意控制用药剂量。对长期应用利尿药的患者应注意监测血钾的变化，防止发生水、电解质紊乱。在服药期间应密切注意肝、肾功能情况，发现异常及时处理，尽量减少药物对肝、肾的损害 ③ 依据病情选择给药方法，轻者选用口服制剂，病情严重者选用静脉滴注，但要注意输液反应和静脉炎的发生。静脉用药应现配现用，应特别注意输液总量及滴速，以免心脏负荷过重而出现危险
③ 受益用药	老年人用药要有明确的适应证。用药的受益和风险的比值大于1。只有治疗好处大于风险的情况下才可用药，有适应证而用药的受益和风险比值小于1时，一般不主张用药，或选择疗效确切而毒副作用小的药物	
④ 5种以下药物	许多老年人多病共存，常常多药合用，过多使用药物不仅增加经济负担、减少依从性，还增加药物相互作用。联合用药品种越多，药物不良反应发生的可能性越高。用药品种要少，最好5种以下，治疗时应分轻重缓急。注意：a. 了解药物的局限性，许多老年性疾病无相应有效的药物治疗，若用药过多，药物不良反应的危害反而大于疾病本身；b. 抓主要矛盾，选主要药物治疗，对于治疗效果不明显、耐受性差、未按医嘱服用的药物应考虑终止，病情稳定时可以服用多种药物，但不应超过5种；c. 选用具有兼顾治疗作用的药物，如高血压合并心绞痛者，可选用β受体阻滞剂及钙拮抗剂，高血压合并前列腺肥大者，可用α受体阻滞剂；d. 重视非药物治疗，如心理治疗、物理治疗等；e. 减少和控制服用补药，老年人并非所有自觉症状、慢性病都需药物治疗，如轻度消化不良、睡眠欠佳等，只要注意饮食卫生，避免情绪波动均可避免用药；f. 治疗过程中若病情好转、治愈或达到疗程时应及时减量或停药	
⑤ 小剂量	老年人用药量在中国药典规定为成人量的3/4；一般开始时用成人量的1/4～1/3，然后根据临床反应调整剂量，直至出现满意疗效而无药物不良反应为止。剂量要准确适宜，老年人用药要遵循从小剂量开始，逐渐达到适宜于个体的最佳剂量。有学者提出，从50岁开始，每增加1岁，剂量应比成人药量减少1%，60～80岁应为成人量的3/4～4/5，80岁以上为成人量的1/2～2/3即可。最低有效量才是老年人的最佳用药剂量。老年人用药剂量的确定，要遵守剂量个体化原则，主要根据老年人年龄、健康状况、体重、肝肾功能、临床情况、治疗反应等进行综合考虑。注意严格控制老年人输液量，一般每天输液量控制在1500mL以内为宜。输生理盐水每天不超过500mL。在输葡萄糖注射液时要警惕患者有无糖尿病	

续表

原则	注意事项	护理
⑥ 择时用药	选择最佳时间服药,如健胃药、收敛药、胃肠解痉药等要求饭前服。根据时间生物学和时间药理学的原理,选择最合适的用药时间进行治疗,以提高疗效和减少毒副作用。因为许多疾病的发作、加重与缓解都具有昼夜节律的变化。如夜间容易发生变异性心绞痛、脑血栓和哮喘,类风湿关节炎常在清晨出现关节僵硬;药代动力学也有昼夜节律的变化。进行择时治疗时,主要根据疾病的发作、药代动力学和药效学的昼夜节律变化来确定最佳用药时间	④ 使用新药时需观察疗效和药物的不良反应,有疑问时及时询问 ⑤ 对于肝肾功能障碍的老年患者,尽量不选用影响肝肾功能的药物,有条件的要进行血药浓度测定,并监测肝功能 ⑥ 应用安眠药物时,应予监护,切勿任其自行用药,避免药物依赖性产生 ⑦ 应用降压类药物后应嘱其平卧,以免引起体位性低血压 ⑧ 输液时应注意量不宜过多,速度不宜过快,以免引起肺水肿
⑦ 暂停用药	在老年人用药期间应密切观察,一旦出现新的临床表现应考虑可能是药物的不良反应或病情进展。如果是药物不良反应的结果应立即停止用药,如果是由于病情的进展应及时咨询医师适当增加药量。对于服药的老年人出现新的临床表现,停药受益可能多于加药受益。暂停用药是现代老年病学中最简单、有效的干预措施之一	
⑧ 中西药不要重复使用	需中西药结合治疗者,服用中药后最好隔2h以上再服用西药,也不可随意合用,避免药物产生拮抗作用。用药时应考虑生物利用率高、易被老年人吸收的药物,安全有效的剂量,宜从小剂量开始	
⑨ 严格控制应用抗生素、滋补药和抗衰老药	滥用抗生素可使体内细菌产生耐药性,老年人机体抵抗力低下,容易出现二重感染。滋补药有辅助治疗的作用,但应遵循“缺什么补什么”的原则,切勿滥用,避免产生不良反应。抗衰老药能改善代谢和营养,调节免疫功能,但也不宜滥用	
⑩ 勿依赖药物	鼓励老年人多锻炼身体,保持健康应以预防为主,用药要根据主要疾病,提倡个体用药。慎选治疗指数低、安全系数小的药物。对一些慢性病需要长期服药者,要注意观察疗效及用药后水电解质平衡和副作用等	
⑪ 不要长时间使用一种药物	长期使用一种药物,不仅容易产生耐药性,使药效降低,而且会对药物产生依赖性或成瘾性。同时,老年人肾功能减退,药物排泄减慢,用药时间越长越容易发生药物的蓄积中毒,加上老年人机体功能衰退,反应迟钝,致使一些药物的不良反应不能被早期发现。老年人用药疗程(时间)宜短不宜长,临床上应根据病情及医嘱及时减量或停药,只有这样,才能有效避免因长期服药造成的肝脏功能损害、蓄积中毒等不良反应的发生	

续表

原则	注意事项	护理
⑫重视药物配伍禁忌	甲氧氯普胺为老年人胃肠用药,它可加速胃肠蠕动而影响某些药物(如 B 族维生素和地高辛)吸收,降低这些药物疗效。巴比妥类镇静催眠药可促进一些药物代谢酶活性,如西咪替丁、皮质激素、普萘洛尔(心得安)、苯妥英钠等,使这些药物迅速降解,降低疗效。药酶抑制剂如异烟肼、氯霉素、香豆素等可抑制苯妥英钠的代谢,合并使用时,如不减少苯妥英钠的剂量,易引起中毒。竞争肾小球排泄的药物都是从肾小球滤过后随尿排出,但经肾小球滤过有难易,排泄易者又使难者排泄减少,增加疗效或出现毒性反应,如丙磺舒与青霉素合用,就可使青霉素血药浓度增加,增强后者疗效。与血浆蛋白结合型药物药理活性,只有游离的药物分子才呈现作用,如乙酰水杨酸、苯妥英钠可将双香豆素从蛋白质结合部位置换出来,使其游离型增加而可能引起出血。互相结合妨碍吸收的药物,如钙制剂与四环素类药物形成难吸收的络合物	⑨用药期间应加强监护,多种药物应用时一定要注意用药相互作用而致毒副作用 ⑩加强药物治疗的健康指导,应向患者解释用药的目的、时间、方法、作用、不良反应等,并训练自我服药能力 ⑪鼓励老年患者多锻炼身体,勿依赖药物、滥用药物,树立健康以预防为主的观念
⑬用药期间患者应定期检查	老年人体内器官功能减退,在用对肝、肾、骨髓、眼睛、听力有损害的药物时要定期检查肝功能、肾功能、视力、听力的变化,以确保用药安全	

四、不同剂型的用药方法

剂型	用药方法	注意事项
气雾剂	使用前充分摇匀储药罐,使罐中药品和抛射剂充分混合。首次使用前或上次使用超过 1 周时,先向空中试喷一次。使用鼻腔气雾剂时,应将喷嘴伸入鼻腔内,按下喷雾阀时,不可吸气,以免药物随气流进入肺内,产生不良反应。使用肺部气雾剂时,除去罩帽,瓶身倒置,将罩口含在口中,对准咽部,先呼气,在深深吸气的同时立即按压阀门,使药物充分吸入肺部,屏息10s。如需再次吸入,至少等1min。吸入结束后用清水漱口,以清除口腔残留的药物。若使用激素类药物应刷牙,避免药物对口腔黏膜和牙齿的损伤	气雾剂药物使用耐压容器、阀门系统,有一定的内压。抛射剂多为液化气体,在常压下沸点低于室温,常温下蒸气压高于大气压。气雾剂药物遇热或受到撞击可能会爆炸,储存时应注意避光、避热、避冷冻、避摔碰,即使药品已用完的小罐也不可弄破、刺穿或燃烧
皮肤用药	皮肤用药前,应先清洗患处并擦干,不要用手涂药,用棉签涂擦,之后按摩患处 1～2min,以保证药物充分吸收	
栓剂	用时将栓剂取出,以少量温水湿润后,带上指套,轻轻塞入肛门内。对于起全身作用的栓剂,需塞入肛门内 2cm 处,达到直肠部位,以保证药物吸收。对于起局部作用(如治疗外痔和肛裂)的栓剂,仅塞入肛门口即可。给药后,丢掉指套,清洗双手	

续表

剂型	用药方法	注意事项
片剂	先要明确药片必须整片服用(如肠溶片、缓释片、控释片等)还是嚼碎服用(如咀嚼片、口腔速崩片等)。再弄清服药时间,是餐前还是餐后,是两餐之间还是和饭一起服用,是清晨还是睡觉前服用。最后,服药前洗净双手,准备一杯200mL左右的温开水,先喝一口水湿润一下口腔和食道,再把药片放入舌面上,喝一口水,把药片和水同时咽下,接着将剩下的水喝完,站立或走动1～2min	①忌干吞药片,不可喝水过少,不可吃完药就躺下,否则刚刚服下的药片会粘在食管上,导致食管炎症、溃疡、甚至穿孔等不良反应;②抗生素类药溶解后不可长时间放置,因为在高温有水的条件下容易分解产生致敏物质,不仅降低疗效,还会产生过敏反应;③维生素药和助消化药不宜热水送服,助消化药受热后立即凝固变性而失去作用,维生素C、维生素B_1、维生素B_2受热后易被还原破坏,有些药品服用后应多喝水,如平喘药、利胆药、抗痛风药、抗尿结石药、部分抗感染药(磺胺类),只有多喝水,才能减少副作用;④大多数药品是每日服3次,即每间隔6～8h 1次,以使血药浓度保持平稳,在体内吸收快的药品,服药次数应略增加,如某些抗生素需每日服4次,有些长效药或缓释剂每天服1～2次,有些药品毒性大,必须限制给药;⑤药品服用时间一般为清晨空腹、饭前、用餐时、饭后、睡前等几类,清晨空腹服用的药品有激素类、强心药(地高辛等)、盐类泻药(硫酸镁、硫酸钠等)、长效降压药、抗抑郁药等,需饭前0.5～1h服用的药品有止泻药、胃黏膜保护药(胃舒平等)、促进胃动力药(吗丁啉等)、胃肠解痉药、降血糖药(格列本脲等)、抗骨质疏松药、异烟肼、利福平、开胃药、利胆药(小剂量硫酸镁)、肠溶片或丸剂、人参、维生素、部分抗生素(头孢拉定、阿莫西林、磺胺脒、呋喃唑酮、氨苄西林等)、对肠无刺激的补药等,用餐时服用的药物有助消化药、降糖药(二甲双胍等)、抗真菌药、非甾体抗炎药(吡罗昔康等)、治疗胆结石和胆囊炎药等,需饭后(15～30min)服用的药品种类最多,如刺激性药品(红霉素、阿司匹林、水杨酸钠、保泰松、硫酸奎宁、小檗碱等)、呋喃妥因、普萘洛尔、苯妥英钠、氢氯噻嗪、维生素B_2等,需睡前(10～30min)服用的药品有泻药(大黄、酚酞等)、催眠药(水合氯醛临睡时服,巴比妥睡前0.5～1h服)、驱虫药(使君子、阿苯达唑等)、抗肿瘤药(甲氧芳芥等)、保护胃黏膜抑制胃酸分泌药(雷尼替丁、奥美拉唑等)、平喘药、降血脂药、抗过敏药等

续表

剂型	用药方法	注意事项
颗粒剂	西药颗粒剂,特别是抗生素类药物颗粒剂,只可用凉开水冲化后,立即服用。中药颗粒剂,需要温开水冲化,保证有效成分快速有效地溶解,待放冷后服用	
胶囊	服药时,饮一口水,放入胶囊后微微低下头。利用胶囊的密度比水轻能上浮的特点,轻轻一咽,胶囊很易咽下。这种方法对于懂事的儿童也非常适用,有些药因为很苦或有异味,儿童不愿吃,这时可以把药压碎,装入空心胶囊,按上法服用,效果很好	切忌像服用片剂一样,喝水后,扬起头往下咽,结果胶囊粘在口腔中,不但未咽下,且胶囊易溶化
糖浆	糖浆液一般都配备附有剂量的滴管或小杯,使用方便,但用后每次都必须清洗干净、晾干放好。有些人常把糖浆瓶口直接与嘴接触,一方面容易因瓶口粘上细菌而使糖浆液污染变质;另一方面不能准确控制摄入的药量,要么达不到药效,要么服用过量增大副作用	①禁止用水冲服,否则会稀释糖浆,不能在消化道形成一种保护性的"薄膜",影响疗效,同时喝完糖浆后5min内最好不要喝水;②一般糖浆的最佳保存温度在10~30℃,开瓶后应尽快用完,短时间内用不完,可用保鲜膜包裹好,放进冰箱冷藏保存;③特别要注意,每次服用前要充分摇晃瓶子,以看不到絮状沉积物为准。这样可以避免因药物分布不均匀导致取量不准;④如果摇晃瓶子,发现沉淀物不会消除,药物可能已经变质,最好不要服用

五、抗菌药物的应用

原则	注意事项
①诊断为细菌性感染者,方有指征应用抗菌药物	根据患者的症状、体征及血、尿常规等实验室检查结果,初步诊断为细菌性感染者以及经病原检查确诊为细菌性感染者方有指征应用抗菌药物;由真菌、结核分枝杆菌、非结核分枝杆菌、支原体、衣原体、螺旋体、立克次体及部分原虫等病原微生物所致的感染,亦有指征应用抗菌药物。缺乏细菌及上述病原微生物感染的证据,诊断不能成立者,以及病毒性感染者,均无指征应用抗菌药物
②尽早查明感染病原,根据病原种类及细菌药物敏感试验结果选用抗菌药物	抗菌药物品种选用原则上应根据病原菌种类及病原菌对抗菌药物敏感或耐药,即细菌药物敏感试验(以下简称药敏)的结果而定。因此,在有条件的医疗机构,住院患者必须在开始抗菌治疗前,先留取相应标本,立即送细菌培养,以尽早明确病原菌和药敏结果;门诊患者可以根据病情需要开展药敏工作。对于危重患者在未获知病原菌及药敏结果前,可根据患者的发病情况、发病场所、原发病灶、基础疾病等推断最可能的病原菌,并结合当地细菌耐药状况先给予抗菌药物经验治疗,获知细菌培养及药敏试验结果后,对疗效不佳的患者调整给药方案
③按照药物抗菌作用特点及其体内过程特点选择用药	各种抗菌药物的药效学(抗菌谱和抗菌活性)和人体药代动力学(吸收、分布、代谢和排出过程)特点不同,各有不同的临床适应证。临床医师应根据各种抗菌药物的上述特点,按临床适应证正确选用抗菌药物

原则	注意事项
④抗菌药物治疗方案应综合患者病情、病原菌种类及抗菌药物特点制订	根据病原菌、感染部位、感染严重程度和患者的生理、病理情况制订抗菌药物治疗方案，包括抗菌药物选用品种、剂量、给药次数、给药途径、疗程及联合用药等。在制订治疗方案时应遵循下列原则： ①品种选择：根据病原菌种类及药敏试验结果选用抗菌药物 ②给药剂量：按各种抗菌药物的治疗剂量范围给药。治疗重症感染(如败血症、感染性心内膜炎等)和抗菌药物不易达到的部位的感染(如中枢神经系统感染等)，抗菌药物剂量宜较大(治疗剂量范围高限)；而治疗单纯性下尿路感染时，由于多数药物尿药浓度远高于血药浓度，则可应用较小剂量(治疗剂量范围低限) ③给药途径： a. 轻症感染可接受口服给药者，应选用口服吸收完全的抗菌药物，不必采用静脉或肌内注射给药。重症感染、全身性感染患者初始治疗应予静脉给药，以确保药效；病情好转能口服时应及早转为口服给药 b. 抗菌药物的局部应用宜尽量避免：皮肤黏膜局部应用抗菌药物后，很少被吸收，在感染部位不能达到有效浓度，反易引起过敏反应或导致耐药菌产生，治疗全身性感染或脏器感染时应避免局部应用抗菌药物。抗菌药物的局部应用只限于少数情况，如全身给药后在感染部位难以达到治疗浓度时可加用局部给药作为辅助治疗。此情况见于治疗中枢神经系统感染时某些药物可同时鞘内给药；包裹性厚壁脓肿脓腔内注入抗菌药物以及眼科感染的局部用药等。某些皮肤表层及口腔、阴道等黏膜表面的感染可采用抗菌药物局部应用或外用，但应避免将主要供全身应用的品种作局部用药。局部用药宜采用刺激性小、不易吸收，不易导致耐药性和不易致过敏反应的杀菌剂，青霉素类、头孢菌素类等易产生过敏反应的药物不可局部应用。氨基糖苷类等耳毒性药不可局部滴耳 ④给药次数：为保证药物在体内最大限度地发挥药效，杀灭感染灶病原菌，应根据药代动力学和药效学相结合的原则给药。青霉素类、头孢菌素类和其他β内酰胺类、红霉素、克林霉素等消除半衰期短者，应1日多次给药。氟喹诺酮类、氨基糖苷类等药物可1日给药1次(重症感染者例外) ⑤疗程：抗菌药物疗程因感染不同而异，一般宜用至体温正常、症状消退后72～96h，特殊情况，妥善处理。但是，败血症、感染性心内膜炎、化脓性脑膜炎、伤寒、布鲁菌病、骨髓炎、溶血性链球菌咽炎和扁桃体炎、深部真菌病、结核病等需较长的疗程方能彻底治愈，并应防止复发 ⑥抗菌药物的联合应用要有明确指征：单一药物可有效治疗的感染，不需联合用药，仅在下列情况时有指征联合用药 a. 原菌尚未查明的严重感染，包括免疫缺陷者的严重感染 b. 单一抗菌药物不能控制的需氧菌及厌氧菌混合感染，2种或2种以上病原菌感染 c. 单一抗菌药物不能有效控制的感染性心内膜炎或败血症等重症感染 d. 需长程治疗，但病原菌易对某些抗菌药物产生耐药性的感染，如结核病、深部真菌病 e. 由于药物的协同抗菌作用，联合用药时应将毒性大的抗菌药物剂量减少，如两性霉素B与氟胞嘧啶联合治疗隐球菌脑膜炎时，前者的剂量可适当减少，从而减少其毒性反应。联合用药时宜选用具有协同或相加抗菌作用的药物联用，如青霉素类、头孢菌素类或其他β内酰胺类与氨基糖苷类联合，两性霉素B与氟胞嘧啶联合。联合用药通常采用2种药物联合，3种及3种以上药物联合仅适用于个别情况，如结核病的治疗。必须注意联合用药后药物不良反应将增多

原则	注意事项
⑤严格掌握适应证	抗菌药物的应用效果与适应证密切相关。对感染性发热患者,应区别是病毒性感染还是细菌性感染。对病毒感染性疾病,除了为预防一些重症(像乙型脑炎、重症肝炎、流行性出血热、麻疹等)继发细菌感染而适当应用抗生素外,一般不用抗生素。对重症细菌性感染患者,应尽早寻找病原菌。在未获得细菌培养及药敏试验结果前,可根据患者情况和临床经验选用抗菌药物;在获得实验室结果后,则要选用对相应致病菌有直接效果的抗生素。在治疗过程中,要进行血药浓度监测,以确保维持有效的血药浓度。抗生素大多在肝脏代谢、经肾脏排出,对肝、肾功能减退患者要注意调整抗生素的用量,以避免毒性作用出现
⑥科学联合用药	抗生素联合应用的目的在于获得协同作用,提高抗菌效果,减少药物用量及毒性反应,防止或延迟耐药菌株产生。联合用药可以产生"无关、累加、协同、拮抗"4种结果。在多种抗生素联用时,应了解所用药物的抗菌原理、药代动力学及副作用,以便科学配伍。抗生素可分为4类:A,繁殖期杀菌剂,如青霉素类、头孢菌素、万古霉素;B,静止期杀菌剂,如氨基糖苷类;C,快速抑菌剂,如氯霉素、大环内酯类、林可霉素、四环素类;D,慢效抑菌剂,如磺胺类及环丝氨酸类。A+B常起累加及协同作用;A+D多为无关作用;D+D可起累加及协同作用;A+C理论上有拮抗作用,应在给予大量A类药后再给C类药,以避免拮抗作用产生。有相同副作用的抗生素应避免联合应用
⑦严格控制预防用药	有些人在无细菌感染的情况下预防性地使用抗菌药物是有害无益的。药物具有双重性,既可治病也可致病。预防性使用抗菌药物要严格掌握其适应证,一般限于下列情况:①风湿病患者(特别是儿童)可长期应用青霉素G,以预防溶血性链球菌感染,进而防止或减少风湿热的复发;②风湿性或先天性心脏病患者在行导管术、口腔手术前后应用适当的抗菌药物,以防止感染性心内膜炎的发生;③因感染性肺部病变做切除术时,可根据致病菌药敏试验结果选用适当的抗菌药物;④战伤或复杂外伤发生后用青霉素G,以防止气性坏疽的发生;⑤在流行性脑脊髓膜炎发病季节,应用磺胺药进行预防;⑥在施行结肠手术前应用氨基糖苷类抗生素,以减少肠道内各种细菌的生长繁殖

(王佃亮　张国新　陈卫丰　杨蕾)

附录 B 常用实验室检查正常参考值

一、血常规检查

检验项目	英文缩写	正常参考值范围	临床意义
红细胞	RBC	男$(4.4\sim5.7)\times10^{12}$/L 女$(3.8\sim5.1)\times10^{12}$/L 新生儿$(6\sim7)\times10^{12}$/L 儿童$(4.0\sim5.2)\times10^{12}$/L	增多:见于真性红细胞增多症,严重脱水、烧伤、休克、肺源性心脏病、先天性心脏病、一氧化碳中毒、剧烈运动、高血压等 减少:见于各种贫血、白血病、大出血或持续性出血、重症寄生虫病、妊娠等
血红蛋白	Hb	男 $120\sim165$g/L 女 $110\sim150$g/L	血红蛋白增减的临床意义与红细胞计数基本相同
血细胞比容(红细胞压积)	PCV 或 HCT	男性 $0.39\sim0.51$ 女性 $0.33\sim0.46$	增大:见于脱水浓缩、大面积烧伤、严重呕吐腹泻、尿崩症等 减少:见于各种贫血、水中毒、妊娠
红细胞平均体积	MCV	$80\sim100$fL	MCV、MCH、MCHC 是三项诊断贫血的筛选指标
平均红细胞血红蛋白含量	MCH	$27\sim32$pg	
平均红细胞血红蛋白浓度	MCHC	$320\sim360$g/L	
网织红细胞计数	Ret·c	成人 $0.5\%\sim1.5\%$	增多:见于各种增生性贫血 减少:见于肾脏疾病,内分泌疾病,溶血性贫血再生危象,再生障碍性贫血等
血小板计数	PLT	$(100\sim300)\times10^9$/L	增多:见于急性失血、溶血、真性红细胞增多症、原发性血小板增多等 减少:见于①遗传性疾病;②获得性疾病,免疫性血小板减少性紫癜、各种贫血,以及脾、肾、肝、心脏疾患及药物过敏等
白细胞计数	WBC	成人$(4\sim10)\times10^9$/L 儿童$(5\sim12)\times10^9$/L 新生儿$(15\sim20)\times10^9$/L	增多:见于若干种细菌感染所引起的炎症,以及大面积烧伤、尿毒症、传染性单核细胞增多症等 减少:见于感冒、麻疹、伤寒、副伤寒、疟疾、斑疹伤寒、回归热等

续表

检验项目	英文缩写	正常参考值范围	临床意义
白细胞分类计数		中性粒细胞: 杆状核 1%～5% 分叶核 50%～70%	增多:见于急性和化脓性感染(疖痈、脓肿、肺炎、丹毒、败血症、猩红热等),各种中毒 减少:见于伤寒、副伤寒、麻疹、流感等传染病、化疗、放疗
		嗜酸性粒细胞 0.5%～5.0%	增多:见于过敏性疾病、皮肤病、寄生虫病、某些血液病、射线照射后、脾切除术后、传染病恢复期等 减少:见于伤寒、副伤寒,应用糖皮质激素、促肾上腺皮质激素等
		嗜碱性粒细胞 0～1%	增多:见于慢性粒细胞性白血病、嗜碱粒细胞白血病、霍奇金病、脾切除术后等
		淋巴细胞 20%～40%	增多:见于某些传染病(百日咳、传染性单核细胞增多症等) 减少:见于多种传染病的急性期、放射病、免疫缺陷病等
		单核细胞 3%～8%	增多:见于结核病、伤寒、感染性心内膜炎、疟疾、单核细胞白血病、黑热病及传染病的恢复期等

二、尿液检查

检验项目	英文缩写	正常参考值范围	临床意义
比重	SG	1.002～1.030	升高:见于心力衰竭、高热、脱水及急性肾炎等 降低见于过量饮水、慢性肾炎及尿崩症等
酸碱度	pH	4.6～8.0	尿液 pH 值升高:见于进食大量植物性食品,尤其柑橘类水果及无缺钾的代谢性碱中毒等 减低:见于饮食大量动物性食品,缺钾性代谢性碱中毒等
尿蛋白质定性	PRO	(—)	病理性蛋白尿是肾脏疾病的一个早期而易被忽视的指标。许多药物因素也可使尿蛋白出现阳性
尿糖定性	GLU	(—)	尿糖阳性可分暂时性和病理性,暂时性糖尿见于应激反应,一过性肾上腺素或胰高血糖素分泌过多所致。病理性尿糖见于胰岛素分泌相对绝对不足,继发性高血糖性糖尿
尿酮体定性	KET	(—)	阳性:见于糖尿病、酮酸症、丙醇或乙醇中毒、饥饿、禁食、脱水等

续表

检验项目	英文缩写	正常参考值范围	临床意义
尿潜血试验	BLO	（一）	阳性提示血尿、血红蛋白尿,见于肾炎、肾结核、肾结石、肾肿瘤、尿路损伤及溶血等
尿胆素	URB	（一）或（±）	增加:见于肝细胞性黄疸、阻塞性黄疸。肝炎时尿胆红素阳性可早于黄疸出现
尿胆原	URO UBG	（一）或（±）	增加:血管内溶血性贫血,组织内出血、肝细胞损伤、胆管部分阻塞并伴发胆管感染,缺氧、铅中毒、恶性贫血 减少:胆管阻塞,广泛肝细胞损伤、肾功能不全、酸性尿
尿亚硝酸盐	NIT	（一）	阳性:提示尿路细菌性感染
白细胞酯酶	LEU	（一）	阳性:提示尿路感染
尿沉渣镜检:红细胞	RBC	0～3/HPF	增多常见于泌尿系统结石、结核、肿瘤、肾炎及外伤,亦见于邻近器官的疾病,如前列腺炎症或肿瘤,直肠、子宫的肿瘤累及泌尿道时。此外,感染性疾病如流行性出血热、感染性心内膜炎。血液病如过敏性紫癜、白血病、血友病等,亦可在尿中出现较多的红细胞
白细胞	WBC	0～5/HPF	白细胞增多常见于肾盂肾炎、膀胱炎、尿道炎、肾结核、肾肿瘤等。妇女可因白带混入尿液而致白细胞增多
上皮细胞	EC	0～3/HPF	少量出现无临床意义
管型	CAST	0～偶见/LPF	出现管型结合临床症状分析

三、粪便检查

检验项目	英文缩写	正常参考值范围	临床意义
颜色与性状		新鲜粪便:正常人棕黄色、成形便;婴幼儿金黄色	水样便见于腹泻;绿色稀便见于消化不良;黏液脓血便见于痢疾、结肠炎;柏油样便见于上消化道出血;白陶土样便见于阻塞性黄疸和钡餐造影;米汤样便见于霍乱、副霍乱;细条样便见于直肠癌、直肠或肛门狭窄;球形硬便见于便秘
气味		粪臭味	恶臭味见于慢性胰腺炎、肠道吸收不良、直肠癌溃烂等
寄生虫		无	见于蛔虫病、蛲虫病等寄生虫病
粪便潜血试验	OBT	阴性	潜血阳性见于:①消化性溃疡,呈间歇性;②消化道肿瘤,呈持续性间歇性;③其他导致消化道出血的原因或疾病,如药物、肠结核等

四、体液检查

检验项目	英文缩写	正常参考值范围	临床意义
脑脊液常规	CSFRT	无色透明液体,不含红细胞,白细胞数极少,黏蛋白定性试验(一),pH 7.3~7.6	中性粒细胞增多:各种感染性增多见于多种脑膜炎,非感染性增多见于中枢神经系统出血后、多次腰穿后、脑室造影、白血病、肿瘤转移以及脑血管栓塞。淋巴细胞增多:感染性增多见于多种脑膜炎;非感染性增多见于药物性脑病、急性播散性脑脊髓炎、脑膜结节病、动脉周围炎
胸腹水常规		淡黄色,清晰透明,无凝块,黏蛋白定性试验阴性,无红细胞,漏出液中白细胞<$0.1×10^9$/L,渗出液中白细胞>$0.5×10^9$/L	红色:见于穿刺损伤、结核、肿瘤、出血性疾病等。白色:见于化脓性感染、真性乳糜积液、假性乳糜积液等。黄色或淡黄色:见于各种原因的黄疸。漏出液黏蛋白定性试验为阴性,渗出液黏蛋白定性试验为阳性
精液常规		正常精液为乳白色黏性液体,一次排出量为2.0~4.0mL,30min至1h自行液化。pH 7.5~8.5,活动率>70%,活力优+良>50%,WBC<5个/HPF,RBC<5个/HPF	精子密度低或无精子,可见于生殖系结核、非特异性炎症、流行性腮腺炎并发睾丸炎及某些先天性疾病,如睾丸发育不良、隐睾症等。此外大剂量射线、工业污染、多种药物亦可引起精子密度减低,前列腺炎症、精囊炎可影响精液量及精液凝固、液化性状。精液中大量白细胞并见红细胞者多见于生殖系统炎症、结核,大量红细胞者可见于外伤或肿瘤,如查见癌细胞则对诊断生殖系统癌极有意义
前列腺液常规		乳白色液体,可见卵磷脂小体,WBC低于10个/HPF,RBC低于5个/HPF,可见精子。老年患者可检出前列腺颗粒细胞和淀粉样体	炎症时可见成堆脓细胞,如白细胞每高倍视野多于10~15个即可诊断为前列腺炎

五、生物化学检查

检验项目	英文缩写	正常参考值范围	临床意义
同型半胱氨酸	HCY	<15μmol/L	高同型半胱氨酸血症是心血管疾病、动脉粥样硬化、心肌梗死、中风和阿尔茨海默病(老年性痴呆)等多种疾病的重要危险因素,同型半胱氨酸与心血管病显著相关
超敏C反应蛋白	HS-CRP	<5mg/L(全血)	感染、创伤、手术等情况快速上升,6~10h改变明显,48h达到高峰,升高的幅度和感染的程度成正比,炎症治愈后迅速下降。用于心血管疾病诊断和预测

检验项目	英文缩写	正常参考值范围	临床意义
透明质酸酶	HAase	<120ng/mL	①与肝纤维化程度密切相关。②在急性肝炎和慢性迁延性肝炎中轻度升高。③肾功能损害时血清 HA 也可升高
层粘连蛋白	LN	<102μg/L	①与肝纤维化程度有良好的相关性。②在肝纤维化进程中逐步升高。③水平与门静脉压力梯度相关。④升高还与肿瘤转移和浸润有关
谷丙转氨酶/丙氨酸转氨酶	GPT/ALT	0～40U/L	①显著增高:见于各种肝炎急性期,药物引起的肝病、肝细胞坏死。②中度增高:见于肝癌、肝硬化、慢性肝炎及心肌梗死。③轻度增高:见于胆道阻塞性疾病
谷草转氨酶/天冬氨酸转氨酶	GOT/AST	0～40U/L	①显著增高:见于各种急性肝炎、大手术后。②中度增高:见于肝癌、肝硬化、慢性肝炎、胆道阻塞性疾病。③轻度增高:见于进行性肌肉损害、胸膜炎、肾炎、肝炎等
乳酸脱氢酶	LDH	L 法 109～245U/L P 法 280～460U/L	增高:见于心肌梗死、肝炎、肺梗死、恶性肿瘤、白血病等
α-羟丁酸脱氢酶	α-HBDH	80～200U/L	心肌梗死患者 α-HBDH 增高
肌酸激酶	CK	25～200U/L	增高:①急性心肌梗死时显著增高,病毒性心肌炎可增高。②进行性肌萎缩。③其他脑血管意外、脑膜炎、甲状腺功能低下、剧烈运动、各种插管手术
肌酸激酶同工酶	CK-MB	0～25U/L	对急性心肌梗死可提高诊断特异性
总胆红素	T-BIL	0～18.8μmol/L	升高:见于肝细胞损害、肝内和肝外胆道阻塞、溶血病、新生儿溶血性黄疸
直接胆红素	D-BIL	0～6.84μmol/L	升高:见于肝损害及胆道阻塞
总蛋白	TP	60～80g/L	血清总蛋白增加:①脱水、糖尿病酸中毒、肠梗阻或穿孔、灼伤、外伤性休克、急性传染病等。②多发性骨髓瘤单核细胞性白血病。③结核、梅毒、血液原虫病等 血清总蛋白降低:①出血、溃疡、蛋白尿等。②营养失调、低蛋白饮食、维生素缺乏症、恶性肿瘤、恶性贫血、糖尿病、妊娠高血压综合征等
白蛋白	ALB	35～55g/L	降低:见于营养不良,肝脏合成功能障碍,尿中大量丢失,如肾病综合征等

续表

检验项目	英文缩写	正常参考值范围	临床意义
球蛋白	GLO	20~29g/L	升高:见于结缔组织疾病、肝脏纤维化、骨髓瘤等
白蛋白与球蛋白比值	A/G	1.5~2.5:1	降低:见于肝脏纤维化等
血尿素氮	BUN	2.9~7.14mmol/L (8~21mg/mL)	升高:见于肾血流不足、急性和慢性肾炎、肾衰竭及高蛋白质饮食等
血肌酐	CRE	53.0~132.6μmol/L (0.6~1.5mg/mL)	升高:见于慢性肾炎、肾衰竭等
血尿酸	UA	142.0~416.0μmol/L (2.3~6.9mg/mL)	升高:见于肾衰竭、痛风、肿瘤及肿瘤化疗后等
碱性磷酸酶	ALP	成人 20~110U/L 儿童 20~220U/L	增高:见于骨髓疾患、肝胆疾患、甲状腺功能亢进症、甲状腺腺瘤、甲状旁腺功能亢进症
γ-谷氨酰基转移酶	GGT	<50U/L	明显增高:见于肝癌、阻塞性黄疸、晚期性肝硬化、胰头癌。轻中度增高:见于传染性肝炎、肝硬化、胰腺炎
胆固醇	CHOL	2.3~5.69mmol/L	①用于高脂蛋白血症与异常脂蛋白血症的诊断、分析。②用于脑血管疾病危险因素的判断
甘油三酯	TG	0.6~1.69mmol/L	增高:见于遗传因素,饮食因素,糖尿病、肾病综合征及甲状腺功能减退、妊娠、口服避孕药、酗酒等 降低:无重要临床意义。过低见于消化吸收不良、慢性消耗性疾病等
高密度脂蛋白胆固醇	HDL-C	1.00~1.60mmol/L	与动脉粥样硬化的发病呈负相关,是冠心病的保护因子。病理性降低:见于冠心病、脑血管病、肝炎、肝硬化、糖尿病、肥胖症、吸烟等
低密度脂蛋白胆固醇	LDL-C	1.3~4.0mmol/L	增多是动脉粥样硬化的主要危险因素
淀粉酶	AMY	血清 0~220U/L 尿<1000U/L	增多:见于急性胰腺炎、流行性腮腺炎。减低见于严重肝病(血清尿淀粉酶同时降低)
血清葡萄糖	Glu	3.60~6.10mmol/L (64~108mg/mL)	升高:见于糖尿病、摄入高糖食物、应激状态,降低见于低血糖
糖化血红蛋白	HbA$_1$c	3.90~6.10mmol/L	反映患者过去4~8周之内的血糖平均水平,为糖尿病患者诊断和长期控制血糖水平提供参考

续表

检验项目	英文缩写	正常参考值范围	临床意义
钠	Na	135～145mmol/L	升高是由脱水及肾上腺皮质功能亢进引起 降低由摄入不足、呕吐、腹泻及大汗引起
钾	K	3.5～5.3mmol/L	升高由高钾饮食、肾衰竭、溶血及严重挤压伤引起 降低由摄入不足及服用利尿药引起
氯	Cl	96～108mmol/L	升高由肾衰竭及尿路梗阻引起 降低由使用利尿药(如呋塞米)等引起
二氧化碳结合力	TCO$_2$	22～29mmol/L	升高表示有代谢性碱中毒或代偿性呼吸性酸中毒 降低表示代谢性酸中毒或代偿性呼吸性碱中毒
钙	Ca	2.00～2.60mmol/L (8～10.4mg/mL)	升高:见于甲状旁腺功能亢进、溶骨性损害等 降低:见于甲状旁腺功能低下、严重肝肾疾病及维生素 D 缺乏等
磷	P	0.86～1.78mmol/L (2.6～5.5mg/mL)	升高:见于甲状旁腺功能低下、肾衰竭等 降低:见于甲状旁腺功能亢进、维生素 D 缺乏、软骨病等
镁	Mg	儿童 0.5～0.9mmol/L 成人 0.67～1.03mmol/L	增高:见于急慢性肾功能衰竭、甲状腺功能减退症(甲减)、甲状旁腺功能减退症(甲旁减)、多发性骨髓瘤等 降低:见于摄入不足,丢失过多,内分泌疾病等

六、内分泌激素检查

检验项目	英文缩写	正常参考值范围	临床意义
三碘甲状腺原氨酸	(T)T$_3$	0.8～2.0ng/mL	TT$_3$ 是 T$_3$ 型甲亢特异诊断指标
(总)甲状腺素	(T)T$_4$	5.1～14.1μg/dL	TT$_4$ 为甲状腺功能基本筛选实验,判断甲减的首选指标,增高亦提示治疗过量
游离三碘甲状腺原氨酸	FT$_3$	2.0～4.4pg/mL	游离三碘甲状腺原氨酸及游离四碘甲状腺原氨酸升高提示甲状腺功能亢进,降低提示甲状腺功能减退;促甲状腺激素主要用于诊断和鉴别甲状腺功能减退,原发性甲状腺功能减退时其升高,继发性甲状腺功能减退时其降低
游离四碘甲状腺原氨酸(游离甲状腺素)	FT4	0.93～1.7ng/dL	
促甲状腺激素	TSH	0.27～4.2μIU/mL	

检验项目	英文缩写	正常参考值范围	临床意义
卵泡刺激素	FSH	女性血 FSH 的浓度,在排卵前期为 1.5~10U/L,排卵期 8~20U/L,排卵后期 2~10U/L	FSH 值低见于雌、孕激素治疗期间、席汉综合征等。FSH 值高见于卵巢早衰、卵巢不敏感综合征、原发性闭经等
促黄体生成素	LH	女性血 LH 浓度,在排卵前期 2~15U/L,排卵期 20~100U/L,排卵后期 4~10U/L	低于 5U/L 比较可靠地提示促性腺激素功能低下,见于席汉综合征。高 FSH 如再加高 LH,则卵巢功能衰竭已十分肯定。LH/FSH≥3,则是诊断多囊卵巢综合征的依据之一
催乳素	PRL	在非哺乳期,血 PRL 正常值为 0.08~0.92nmol/L	高于 1.0nmol/L 即为高催乳素血症
雌二醇	E_2	血 E_2 的浓度在排卵前期为 48~521pmol/L,排卵期 370~1835pmol/L,排卵后期 272~793pmol/L	低值见于卵巢功能低下、卵巢功能早衰、席汉综合征
孕酮	P	血 P 浓度在排卵前期为 0~4.8nmol/L,排卵后期 7.6~97.6nmol/L	排卵后期血 P 值低,见于黄体功能不全、排卵型子宫功能失调性出血
睾酮	T	女性血浆睾酮水平在 0.7~2.1nmol/L	T 值高,称高睾酮血症,可引起女性不孕

七、免疫学检查

检验项目	英文缩写	正常参考值范围	临床意义
甲型肝炎病毒 IgM 抗体	HAV-IgM	(—)	阳性提示急性 HAV 感染早期
丙型肝炎病毒抗体	抗-HCV	(—)	抗-HCV 出现在临床发病后 2~6 个月,对丙型肝炎、肝硬化及肝癌的诊断具有一定价值
戊型肝炎病毒抗体	HEV	(—)	IgM 检出:急性 HEV 感染早期 IgG 检出:既往感染或恢复后期 同时检出:现症感染期和恢复期早期
立克次体凝集试验(外斐反应)	WFR	OX19<80	增高见于斑疹伤寒
肥达氏反应		O:<80 A:<80 H:<160 B:<80 C:<80	O、H 凝集价增高见于伤寒;O 及 A、B、C 中任何一项增高见于副伤寒甲、乙或丙型

检验项目	英文缩写	正常参考值范围	临床意义
抗链球菌溶血素O试验	ASO	（－）	阳性见于溶血性链球菌感染，如：扁桃体炎、猩红热、丹毒等
类风湿因子试验	RF	（－）	阳性见于类风湿关节炎、干燥综合征、系统性红斑狼疮等
结核菌素试验	OT	（－）	阳性表示曾感染过结核；强阳性表示正患结核病，可能为活动性感染
免疫球蛋白G	IgG	7～16g/L	增高见于各种自身免疫性疾病和各种感染性疾病；降低见于某些白血病、继发性免疫缺陷病等
免疫球蛋白A	IgA	0.7～4g/L	增高见于黏膜炎症和皮肤病变；降低见于继发性免疫缺陷病、自身免疫性疾病等
免疫球蛋白M	IgM	0.4～3g/L	增高见于毒血症和感染性疾病早期；降低见于原发性无丙种球蛋白血症
肺炎支原体抗体IgM		（－）	IgM抗体阳性可作为急性期感染的诊断指标。如IgM抗体阴性，也不能否定肺炎支原体感染，还需检测IgG抗体
梅毒抗体	TP	（－）	梅毒抗体产生后极少转阴故用于确证试验，但不适用于疗效监测
人类免疫缺陷病毒(艾滋病病毒抗体)	HIV-Ab	（－）	艾滋病病毒感染筛查实验。阳性为可疑HIV感染，需做确认检测
补体3	C3	1.2～2.29g/L	是一种急性时相蛋白，炎症反应时其值升高。低值见于肾小球肾炎和免疫复合物疾病
补体4	C4	0.2～0.4g/L	比C3敏感，炎症时C4增高，低值表明补体激活发生抗原抗体反应

乙型肝炎表面抗原	乙型肝炎表面抗体	乙型肝炎e抗原	乙型肝炎e抗体	乙型肝炎核心抗体	乙肝病毒前S1抗原	乙型肝炎核心抗体-免疫球蛋白M型抗体	临床意义
HBsAg	HBsAb	HBeAg	HBeAb	HBcAb	Pre-S1Ag	HBcAb-IgM	HBsAg是乙肝病毒标志物，表示患有乙肝；HBeAg、pre-S1Ag、HBcAb、HBcAb-IgM表示乙型肝炎病毒复制活跃，传染性强；HBsAb、HBeAb表示机体产生免疫力抵抗病毒，趋于恢复

乙型肝炎表面抗原	乙型肝炎表面抗体	乙型肝炎e抗原	乙型肝炎e抗体	乙型肝炎核心抗体	乙肝病毒前S1抗原	乙型肝炎核心抗体-免疫球蛋白M型抗体	临床意义
+	-	-	-	-	-	-	慢性表面抗原携带;急性乙型肝炎病毒感染潜伏期后期
+	-	+	-	-	+	-	急性乙型肝炎早期,传染性强
+	-	+	-	+	+	+	急慢性乙型肝炎,传染性强
+	-	-	-	+	-	+	急慢性乙型肝炎,具传染性
+	-	-	+	+	-	-	急慢性乙型肝炎,传染性弱
+	-	-	+	+	+	-	急慢性乙型肝炎,传染性强,乙型肝炎e抗原变异
-	-	-	-	+	-	-	乙型肝炎核心抗体隐性携带,既往有感染史
-	-	-	+	+	-	-	急性乙型肝炎恢复期或既往有感染史
-	+	-	+	+	-	-	乙型肝炎恢复期,具备免疫力
-	+	-	-	-	-	-	接种疫苗,乙型肝炎恢复,具备免疫力
+	-	-	+	-	-	-	慢性乙型肝炎表面抗原携带者,易转阴
+	-	+	+	+	+	-	急性乙型肝炎趋于恢复;慢性表面抗原携带
+	-	-	+	-	-	-	乙型肝炎感染后已恢复

八、肿瘤标志物检查

检验项目	英文缩写	正常参考值范围	临床意义
甲胎蛋白	AFP	0～7ng/mL	用于原发性肝癌以及生殖系统肿瘤的鉴别诊断。原发性肝癌有80%患者血清中AFP升高。其他消化道肿瘤,如胃癌、胰腺癌、结肠癌和胆道细胞癌等,也可造成AFP升高,但肝转移癌时却很少增高。妊娠妇女12～14周血中AFP开始上升,32～34周达高峰,以后下降

检验项目	英文缩写	正常参考值范围	临床意义
癌胚抗原	CEA	0~6.5ng/mL	CEA 是一种肿瘤相关抗原,CEA 明显升高时常见结肠癌、胃癌、肺癌、胆道癌等。CEA 检测对于监测治疗后伴有血液 CEA 持续升高的患者有非常重要的价值,可提示有潜伏的转移和残留病
糖类抗原19-9	CA 19-9	0~37U/mL	CA 19-9 作为胰腺癌、胆道癌的诊断和鉴别指标。80%~90%胰腺癌的患者血中 CA 19-9 明显升高。肝癌、胃癌、食管癌、部分胆道癌的患者亦可见增高,手术前 CA 19-9 水平与预后有关
细胞角质蛋白 19 片段抗原 21-1	CYFRA21-1	0.1~3.3ng/mL	CYFRA21-1 是肺癌诊断的重要指标,50%~70%肺癌患者血清中 CYFRA21-1 明显升高;其他器官肿瘤,如结肠癌、胃癌,CYFRA21-1 仅轻度增高。非肿瘤性疾病一般不升高
神经元特异性烯醇化酶	NSE	0~16.3ng/mL	NSE 是小细胞肺癌的特异性诊断标志物。对神经内分泌系统肿瘤、甲状腺髓样癌、成神经细胞瘤等也有特异性诊断价值
前列腺特异性抗原	PSA	0~4.0ng/mL	PSA 是前列腺癌的特异性标志物。随着前列腺癌的病程进展,血清中 PSA 值渐渐增高。PSA 在前列腺炎和前列腺肥大时也可见增高
恶性肿瘤相关物质群	TSGF	33.88~70.57U/mL	TSGF 是不同于其他标志物的一种独立物质,可以对浑身各系统、各脏器、各组织来源的肿瘤(包括鳞癌、腺癌、肉瘤、骨髓瘤、胶质瘤、淋巴瘤、内外分泌腺肿瘤及血液病)起到联合检测的效果,敏感性为 85.6%~86.9%,特异性为 91%~96%
糖类抗原72-4	CA 72-4	0~6.9U/mL	CA 72-4 是生殖系统、呼吸系统和消化系统等腺癌的主要诊断指标,患卵巢癌、乳腺癌、直肠癌、结肠癌、胃癌、胰腺癌时 CA 72-4 增高
糖类抗原125	CA 125	0~35U/mL	CA 125 常用于卵巢癌的诊断、鉴别诊断和治疗效果判定。60%~97%卵巢癌的患者血中 CA 125 明显升高。子宫内膜癌、胰腺癌、输卵管癌也有轻度升高
糖类抗原15-3	CA 15-3	0~25U/mL	CA 15-3 可用于乳腺癌患者的诊断,尤其对于转移性乳腺癌的早期诊断有非常重要的价值。肺癌、胰腺癌、肝癌等 CA 15-3 也可轻度升高
糖类抗原242	CA 242	<20U/L	用于消化道肿瘤的诊断,尤其对胰腺癌、胆道癌的诊断有较高的特异性
鳞癌相关抗原	SCC	0~2ng/mL	SCC 是扁平上皮癌的诊断指标。子宫颈部扁平上皮癌和肺扁平上皮癌时血清中 SCC 明显升高,也可见于食管癌、膀胱肿瘤

九、分子生物学检测

检验项目	英文名称	正常参考值范围	临床意义
乙型肝炎病毒核脱氧糖核酸定量	HBV-DNA	<500IU/mL（高灵敏度法） <40IU/mL	用于乙肝辅助诊断及抗病毒疗效的判断
丙型肝炎病毒核糖核酸定量	HCV-RNA	<10³IU/mL	用于丙型肝炎诊断和治疗
巨细胞病毒核酸定量	CMV-PCR	<10³copies/mL	监测病毒活跃程度，监测器官移植、免疫缺陷患者、抗肿瘤治疗中CMV的感染，预测CMV疾病的发生、发展和预后，观察抗病毒治疗的效果
人类乳头状病毒HPV检测	HPV-DNA	阴性	用于预测发生宫颈癌的风险
解脲支原体荧光定量PCR检测	UU-DNA	<10³copies/mL	可引起生殖系统炎症，是女性不孕不育的重要原因
梅毒螺旋体荧光定量PCR检测	TP-DNA	<10³copies/mL	对梅毒螺旋体进行定量测定，用于梅毒诊断和疗效观察
沙眼衣原体核酸扩增	CT-PCR	<10³copies/mL	反映沙眼衣原体感染数量和治疗恢复情况，用于沙眼衣原体诊断和疗效观察

十、电泳分析

检验项目	英文名称	正常参考值范围	临床意义
蛋白电泳	protein electrophoresis	白蛋白 60%～70% α1球蛋白：1.7%～5% α2球蛋白：6.7%～12.5% β球蛋白：8.3%～16.3% γ球蛋白：10.7%～20%	用于营养障碍、肾病综合征、肝病、骨髓瘤、炎症、自身免疫性疾病的诊断
免疫球蛋白固定电泳	immunofixation，IF	正常人无M蛋白	用于单克隆免疫球蛋白增殖病的诊断

十一、骨髓涂片检测

检验项目	英文名称	正常参考值范围	形态特征
原粒细胞	myeloblast	0～1.0%	圆形或椭圆形，直径 10～18μm。胞核大，呈圆形或椭圆形，可以有浅的凹陷。有2～5个较小而清楚的核仁，染色质呈淡紫红色,细致均匀。胞质少，无颗粒或少量嗜天青颗粒，胞质均匀透明,天蓝或深蓝色

检验项目	英文名称	正常参考值范围	形态特征
早幼粒细胞	promyelocyte	0~2.5%	较原粒细胞大,直径 12~25μm。胞核较原粒细胞略小,圆形或椭圆形,随细胞发育逐渐出现凹陷,核内常染色质仍占优势,但异染色质在核周的凝集较原粒细胞明显,核仁常见。胞质内开始出现一些紫红色非特异性嗜苯胺蓝颗粒,大小、形态不一,分布不均,可盖于核上,染浅蓝色
中性中幼粒细胞	neutrophilic myelocyte	3.2%~13.2%	比早幼粒细胞小,直径 10~18μm。外形呈圆形或椭圆形,有时外形较不规则。胞核较早幼粒小,可有凹陷,核内常染色质相对减少,异染色质在核周凝集进一步增加,并逐渐向胞核中央发展,两种染色质的比例相近,核仁少见。胞质更丰富,胞质内常出现很多特异性颗粒,可分为中性、嗜酸性和嗜碱性颗粒。胞质呈浅红色或浅蓝色,常被特异性颗粒掩盖了颜色
嗜酸性中幼粒细胞	eosinophilic myelocyte	0~1.1%	
嗜碱性中幼粒细胞	basophilic myelocyte	0~0.1%	
中性晚幼粒细胞	neutrophilic metamyelocyte	5.2%~20.2%	略小于中幼粒细胞。直径 10~16μm。胞核较小,肾形或凹陷明显,凹陷程度<1/2假设直径。两端圆钝。核内异染色质占优势,仅有少量常染色质位于近中央部位。无核仁。胞质比中幼粒细胞多,有较多的特异性颗粒。胞质淡红色,常被增多的颗粒掩盖
嗜酸性晚幼粒细胞	eosinophilic metamyelocyte	0~2.0%	
嗜碱性晚幼粒细胞	basophilic metamyelocyte	0~0.1%	
中性杆状核粒细胞	neutrophilic granulocyte band form	8.5%~24.4%	略小于晚幼粒细胞。直径 10~15μm。胞核弯曲成带状,核凹陷更深,超过假设核直径的一半,或核最窄径大于最宽径的1/3。可呈马蹄形或 S 形,粗细均匀,两端钝圆,尚未分叶。染色质粗糙,排列更紧密,呈细块状。胞质同晚幼粒细胞
嗜酸性杆状核粒细胞	eosinophilic granulocyte band form	0~1.1%	
嗜碱性杆状核粒细胞	basophilic granulocyte band form	0~0.1%	
中性分叶核粒细胞	neutrophilic granulocyte segmented form	6.1%~24.9%	平均直径 10~14μm。核一般分 3~4叶,各叶之间有异染色质丝相连,无核仁。胞质多,同杆状核粒细胞
嗜酸性分叶核粒细胞	eosinophilic granulocyte segmented form	0~3.4%	
嗜碱性分叶核粒细胞	basophilic granulocyte segmented form	0~0.3%	
原始红细胞	proerythroblast	0~0.5%	较原粒细胞大,直径 15~25μm,呈不规则的圆形或卵圆形。胞核大,占整个细胞的大部分,一般呈圆形或卵圆形,常见 1~2个较大核仁,染色质颗粒状。胞质量少,无颗粒,染深蓝色不透明,常有核周淡染区

续表

检验项目	英文名称	正常参考值范围	形态特征
早幼红细胞	basophilic erythroblast	0～2.0%	较原始红细胞小,直径10～18μm。外形不规则。胞核大,呈圆形或卵圆形,核仁模糊或无,染色质细颗粒状。胞质稍增多,无颗粒,染深蓝色不透明,可见核周淡染区
中幼红细胞	polychromatophilic erythroblast	3.8%～13.0%	较早幼红细胞小,直径8～15μm,呈圆形、卵圆形。胞核较早幼红细胞小,呈圆形或卵圆形,无核仁,染色质呈大块状凝集。胞质较多,无颗粒,染灰蓝或灰红色
晚幼红细胞	normoblast	3.4%～10.0%	晚幼红细胞略大于成熟红细胞,直径7～10μm。胞核缩小,无核仁,染色质固缩成团块状,胞质多,无颗粒,染浅红色或略带灰色
原淋巴细胞	lymphocyte	0	直径10～18μm。胞体圆形或椭圆形。胞核较大,位于中央或稍偏一侧,占细胞的大部分,核仁1～2个,小而明显,染色质呈细颗粒状,分布不十分均匀,核边缘部位染色质排列较密,染色也较深。胞质量少,无颗粒,染透明蓝或天蓝色,可见核周淡染区
幼淋巴细胞	prolymphocyte	0～0.6%	直径10～16μm。胞体圆形或椭圆形。胞核圆形,仍占细胞的大部分,染深紫红色,核仁模糊或消失,染色质较为紧密,有浓集趋势。胞质量稍增多,可有少许粗大分散排列的嗜苯胺蓝颗粒,染深紫红色,胞质天蓝色,透明
成熟淋巴细胞	mature lymphocyte	8.4%～32.4%	胞体圆形或椭圆形。胞核圆形,占细胞的绝大部分,圆形,偶有小切迹。可见未完全消失的核仁遗迹,染色质致密,常浓集成块。胞质量极少,常无颗粒,有时可含少量粗大的嗜苯胺蓝颗粒,胞质天蓝色,透明
原单核细胞	monoblast	0	直径15～20μm。胞体圆形或椭圆形。胞核椭圆或不规则形,有时呈扭曲折叠状。核仁1～3个,大而清楚,浅蓝色,染色质很纤细,呈疏松、均匀的网状,染浅紫红色,较原粒细胞及原淋巴细胞为淡。胞质丰富,无颗粒,染灰蓝或浅蓝色,不透明,有时有伪足突出
幼单核细胞	promonocyte	0	直径15～25μm。胞体圆形或椭圆形。胞核不规则,圆形、扭曲、折叠或分叶状,核仁可有可无,染色质较原单核细胞粗,呈网状。胞质增多,可见少数细小的嗜苯胺蓝颗粒,胞质染灰蓝色,不透明偶有伪足突出

检验项目	英文名称	正常参考值范围	形态特征
成熟单核细胞	mature monocyte	0～2.9%	直径 12～20μm。胞核不规则,有切迹、折叠、分叶等,如马蹄、肾形或 S 形,无核仁,染色质较粗,仍呈网状,稍有浓集趋势,呈淡紫红色。胞质多,可见少数细小的嗜苯胺蓝颗粒,胞质染浅灰蓝色,半透明
原巨核细胞	megakaryoblast	0	早期原巨核细胞与原粒细胞相似,呈圆形或椭圆形,随着细胞发育体积增大,直径达 15～30μm。胞核大,占整个细胞的大部分,呈圆形或椭圆形,表面多处可见凹陷。核仁 2～3 个。染色质为粒状,较其他原始细胞粗,排列呈疏松粗网状,染淡紫红色。胞质量少,无颗粒,染淡蓝色,不均匀,较透明,胞质边缘不整齐,色较深,有泡沫感
幼巨核细胞	promegakaryocyte	0～0.05%	随着细胞发育胞体逐渐增大,直径可达 30～50μm,甚至更大,外形不规则。胞核大,不规则,有时分叶,核仁可有可无,染色质呈粗颗粒状或小块状,有部分浓集现象,染紫红色。胞质量增多,一般无颗粒,有时近核周有少数细小的嗜苯胺蓝颗粒,染蓝色,核周较淡。边缘染色较深蓝,常有舌状突出,带泡沫感
颗粒型巨核细胞	granular megakaryocyte	0.10%～0.27%	胞体大小不等,外形不规则,直径 40～70μm 或可达 100μm。胞核巨大而不规则,呈分叶状,可互相重叠,或分散为环状。无核仁,染色质粗糙,排列紧密,染暗紫红色。胞质量极丰富,充满大量较细小的紫红色颗粒而呈淡红色或夹杂有蓝色;早期细胞的边缘呈狭窄的嗜碱性透明区,形成外浆,而内浆中充满颗粒。在血膜厚的部位,颗粒非常密集而使核、浆难以辨认
产血小板型巨核细胞	thrombocytogenous megakaryocyte	0.44%～0.60%	胞体大小不等,外形不规则,直径 40～70μm 或可达 100μm。胞核巨大而不规则状,可互相重叠。无核仁,染色质浓密,染暗紫红色。胞质量多,可见许多较粗、大小不等的紫红色颗粒,10 余个颗粒可聚集成小簇,隔以透明的胞质,颗粒聚集可出现在整个或部分胞质内。胞质染紫红色或粉红色
裸核型巨核细胞	naked nucleous	0.08%～0.30%	胞体不规则。胞核与产血小板型巨核细胞相似,染色质浓密,暗紫红色。胞质无或少许

续表

检验项目	英文名称	正常参考值范围	形态特征
成浆细胞	plasmablast	0	直径 14~20μm。胞体圆形或椭圆形。胞核圆形或椭圆形,约占细胞的2/3,居中或偏于一旁,核仁2~5个,染淡蓝色,染色质细致网状,染紫红色。胞质较少,胞质中无颗粒,有时可见空泡,染深蓝色不透明,较其他原始细胞的染色深而暗浊。近核处色稍浅,但不如原淋巴细胞清晰
幼浆细胞	proplasmacyte	0	直径 12~16μm。胞体多呈椭圆形。胞核圆形或椭圆形,约占细胞的 1/2,位于细胞中央或偏于一旁,核仁隐约可见或消失,染色质呈深紫红色,排列较成浆细胞粗糙,有浓集趋势,尚无显著车轮状结构。胞质量多,胞质中可含有空泡,少数可有细小的嗜苯胺蓝颗粒,胞质染暗浊不透明的深蓝色,核周稍浅
浆细胞	plasmacyte	0~1.2%	直径 8~15μm。胞体椭圆形或彗星状。胞核小,约占细胞的 1/3,常偏于一侧。有时可呈双核。核仁无,染色质浓集,粗而密,排成车轮状,呈紫色。胞质丰富,空泡多见。极少见到嗜苯胺蓝颗粒,胞质染暗浊不透明的深蓝色,且稍带紫红色,环核淡染带清晰
其他细胞	网状细胞 吞噬细胞 脂肪细胞 组织嗜酸(碱)细胞 分类不明细胞		

十二、骨髓特殊染色检查

检验项目	英文缩写	临床意义
过氧化物酶染色	POX	用于白血病的诊断,阳性:见于急性粒细胞白血病(除早期原粒细胞呈阴性或弱阳性)、再生障碍性贫血、急性单核细胞白血病(除早期原粒细胞呈阴性或弱阳性)、慢性粒细胞白血病、淋巴细胞性白血病等
碱性磷酸酶染色	ALP	积分降低:见于病毒感染、恶性组织细胞增生症、急慢性粒细胞性白血病、急性单核细胞性白血病、慢性淋巴细胞白血病 积分增高:见于化脓性细菌感染、原发性血小板增多症、再障、急性淋巴细胞性白血病、恶性淋巴瘤、类白血病反应等
酸性磷酸酶染色	ACP	鉴别戈谢细胞(阳性反应)和尼曼-皮克细胞(阴性反应)、红血病及红白血病时幼红细胞呈核旁单侧阳性反应。急性单核细胞性白血病、恶性组织细胞增生症细胞、T淋巴细胞性白血病、多毛细胞性白血病呈强阳性反应

续表

检验项目	英文缩写	临床意义
铁染色	Fe	升高:见于铁粒幼细胞贫血、骨髓增生异常综合征、溶血性贫血、巨幼红细胞贫血、再生障碍性贫血和白血病等。降低:见于缺铁性贫血
糖原染色	PAS	阳性或强阳性反应:见于急性淋巴细胞性白血病、淋巴组织恶性增生性疾病、红白血病、戈谢病的原始细胞、缺铁性贫血、珠蛋白生成障碍、骨髓增生异常综合征;急性粒细胞白血病、良性淋巴细胞增多症、尼曼-皮克细胞呈阴性或弱阳性反应
脱氧核糖核酸染色	DNA	①鉴别细胞的成熟程度,小原粒细胞与淋巴细胞的区别,小原粒细胞染色浅、核仁明显;淋巴细胞染色深。②鉴别急性白血病的类型,原粒细胞核反应弱,呈细颗粒状;原单核细胞反应最弱,呈纤细网状。③鉴别巨幼红细胞与正常红细胞,巨幼红细胞核染色呈细网状,正常红细胞核染色呈粗颗粒状至块状
氯乙酸 AS-D 萘酚酯酶染色(特异性酯酶)	NAS-DCE	粒细胞特异性酯酶、单核细胞、淋巴细胞、浆细胞、巨核细胞为阴性;粒细胞为阳性,主要用于白血病类型鉴别诊断
醋酸 AS-D 萘酚酯酶染色(非特异性酯酶)	NAS-DAE	粒细胞特异性酯酶、单核细胞、淋巴细胞、浆细胞、巨核细胞为阴性;粒细胞为阳性,主要用于白血病类型鉴别诊断
氟化钠抑制实验	NaF	用于识别骨髓细胞中的单核细胞
α-丁酸萘酚酯酶染色	α-NBE	粒细胞特异性酯酶、单核细胞、淋巴细胞、浆细胞、巨核细胞为阳性;粒细胞为阳性,主要用于白血病类型鉴别诊断

(董书魁　于楠　涂晓文　武涧松　周莉　邵清　郑雪萍)

参 考 文 献

[1] 王佃亮. 全科医师临床处方 [M]. 北京：中国医药科技出版社，2021.

[2] 王佃亮，唐志辉，危岩. 口腔科医师处方 [M]. 北京：中国协和医科大学出版社，2019.

[3] 王佃亮，陈火明. 肿瘤科医师处方 [M]. 北京：中国协和医科大学出版社，2018.

[4] 王佃亮. 中医医师处方 [M]. 北京：中国协和医科大学出版社，2018.

[5] 王佃亮. 当代急诊科医师处方 [M]. 北京：人民卫生出版社，2016.

[6] 王佃亮. 当代全科医师处方 [M]. 北京：人民军医出版社，2015.

[7] 黄峻，黄祖瑚. 临床药物手册 [M].5 版. 上海：上海科学技术出版社，2015.

[8] 北京协和医院药剂科. 北京协和医院处方手册 [M]. 北京：中国医药科技出版社，2013.

[9] 韦镕澄，吉济华. 全科医生处方手册 [M]. 南京：江苏科学技术出版社，2009.

[10] 中国医师协会血液科医师分会，中华医学会儿科学分会血液学组，噬血细胞综合征中国专家联盟. 中国噬血细胞综合征诊断与治疗指南（2022 年版）[J]. 中华医学杂志，2022，102（20）：1492-1499.

[11] 中国抗癌协会血液肿瘤专业委员会，中华医学会血液学分会，中国霍奇金淋巴瘤工作组. 中国霍奇金淋巴瘤工作组中国霍奇金淋巴瘤的诊断与治疗指南（2022 年版）[J]. 中华血液学杂志，2022，43（9）：705-715.

[12] Martin Aringer, Karen Costenbader, David Daikh, Ralph Brinks, Marta Mosca, Rosalind Ramsey-Goldman. 2019 European League Against Rheumatism/American College of Rheumatology Classification Criteria for Systemic Lupus Erythematosus [J]. Arthritis & Rheumatology. 2019，71（9）：1400-1412.